临床医学专业"十三五"规划教材

多媒体融合创新教材/省级文化产业项目规划教材

供临床医学类、护理学类、药学类、相关医学技术类等专业使用

预防医学

YUFANG YIXUE

主编 ⊙ 吴孔菊　静香芝　朱秀敏

郑州大学出版社

图书在版编目(CIP)数据

预防医学/吴孔菊,静香芝,朱秀敏主编. —郑州:郑州大学出版社,
2018.8(2023.8 重印)

ISBN 978-7-5645-5572-6

Ⅰ.①预… Ⅱ.①吴…②静…③朱… Ⅲ.①预防医学
Ⅳ.①R1

中国版本图书馆 CIP 数据核字(2018)第 126210 号

郑州大学出版社出版发行

郑州市大学路 40 号　　　　　　　　　邮政编码:450052

出版人:孙保营　　　　　　　　　　　发行电话:0371-66966070

全国新华书店经销

广东虎彩云印刷有限公司印制

开本:850 mm×1 168 mm　1/16

印张:20

字数:483 千字

版次:2018 年 8 月第 1 版　　　　　　印次:2023 年 8 月第 5 次印刷

书号:ISBN 978-7-5645-5572-6　　　　定价:47.00 元

作者名单

主　　编　吴孔菊　静香芝　朱秀敏
副 主 编　孙　静　丁　可　刘建涛　李占霞
编　　委　(按姓氏笔画排序)
　　　　　丁　可(南阳医学高等专科学校)
　　　　　朱秀敏(河南护理职业学院)
　　　　　刘建涛(河南医学高等专科学校)
　　　　　孙　静(漯河医学高等专科学校)
　　　　　李　艳(河南医学高等专科学校)
　　　　　李占霞(濮阳医学高等专科学校)
　　　　　吴孔菊(平顶山学院)
　　　　　张　军(河南医学高等专科学校)
　　　　　静香芝(信阳职业技术学院)

临床医学专业"十三五"规划教材/ 多媒体融合创新教材

建设单位

（以单位名称首字拼音排序）

安徽医学高等专科学校	漯河医学高等专科学校
安徽中医药高等专科学校	南阳医学高等专科学校
安阳职业技术学院	平顶山学院
达州职业技术学院	濮阳医学高等专科学校
汉中职业技术学院	三门峡职业技术学院
河南大学	山东医学高等专科学校
河南护理职业学院	商丘医学高等专科学校
河南科技大学	邵阳学院
河南医学高等专科学校	襄阳职业技术学院
湖南医药学院	新乡医学院
黄河科技学院	新乡医学院三全学院
嘉应学院	信阳职业技术学院
金华职业技术学院	邢台医学高等专科学校
开封大学	永州职业技术学院
临汾职业技术学院	郑州大学
洛阳职业技术学院	郑州澍青医学高等专科学校

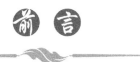

前言

为了培养应用型人才,根据高技能应用型人才培养的需求,参照医疗体制改革对专科教育提出的全方位的指导意见,依据全国执业助理医师资格考试大纲的要求,按照临床医学专业"十三五"规划教材编写指导思想及编写原则,组织编写了本版《预防医学》教材,供高职高专临床医学及相关医学专业学生使用。

本教材理论内容共九章,介绍预防医学的基本理论、基本概念、基本知识,其中,第一章至第五章为环境与健康,概述环境与健康的关系,阐述生活环境、职业环境、社会心理因素对健康的影响与控制措施;第六章和第七章为医学研究方法,介绍基本的医学统计学方法及流行病学方法;第八章和第九章为预防保健策略与措施,介绍预防保健的工作方法,阐述传染病、慢性病、食物中毒、地方病、突发公共卫生事件等的预防与控制措施。实习内容有六个,突出预防医学的基本技能,包括职业病案例讨论分析、医学资料的收集整理和分析方法、食物中毒案例讨论分析等,旨在提高学生应用所学知识分析问题、解决问题的能力。

本教材的设计和编写注重基础,体现"适用、够用"原则,理论与实践相结合,表述简洁明晰。每章前有"学习目标",使学生清晰各章的学习要求;每章后有"小结",帮助学生凝练学习重点及执业助理医师资格考试考点内容;"案例分析及能力提升"可启发学生思考,有助于培养学生的学习兴趣;"同步练习"有利于检测和巩固学生的学习效果;同时,有配套的电子学习资料辅助学习。

本教材由吴孔菊、静香芝、朱秀敏担任主编,孙静、丁可、刘建涛、李占霞担任副主编,具体分工:李占霞老师编写第一、二章及第三章第一、二节;刘建涛老师编写第三章第三节、第九章第五节;吴孔菊老师编写第四章、第九章第一节;孙静老师编写第五章、第九章第三节;朱秀敏老师编写第六章第一、二节;张军老师编写第六章第三至第五节、第八章第四节;丁可老师编写第七章;李艳老师编写第八章第一至第三节、第九章第四节;静香芝老师编写第九章第二节。本教材编写过程中,全体编委尽职尽责、通力合作,经过多轮审稿、校稿,现如期出版,在此感谢各位编者的倾力奉献及各参编院校的大力支持!

限于编者编写水平及时间有限,书中疏漏和不足之处,恳请同行专家及广大师生提出宝贵意见和建议,以便进一步修订和完善。

编者

2018 年 5 月

目 录

第一章

绪 论

学习目标

掌握	预防医学的概念;医学模式的概念和种类;我国新时期卫生工作的方针。
熟悉	预防医学的研究内容与研究方法。
了解	预防医学的发展;现代医学模式的意义及要求;我国预防工作面临的挑战。

第一节 预防医学概述

一、预防医学的概念

预防医学(preventive medicine)是一门独立的学科。它是在"预防为主"卫生工作方针指导下,以环境–人群–健康为模式,运用辩证唯物主义的观点、立场和方法面向人群,研究环境因素与人体健康的关系、人群中健康和疾病的动态变化与分布规律,评价疾病预防及治疗效果,探讨并提出改善和利用环境因素的理论依据和方法措施,以预防疾病,保护和促进人群健康,在提高生命质量的基础上延长寿命,提高劳动生产力为目的的一门综合学科。

预防医学的概念

二、预防医学的研究内容与研究方法

预防医学研究环境卫生、营养与食品卫生、劳动卫生与职业病、流行病学、社会医学等内容。环境卫生、营养与食品卫生、劳动卫生与职业病简称为三大卫生。

预防医学依据其性质、任务、研究对象和研究目的的不同而采取不同的研究方法,常用现场调查、实验研究和统计分析方法作为特定的研究方法。

1. **现场调查方法** 该方法是在自然条件下进行观察的方法,通过环境流行病学调查,查明环境因素对人体健康产生的危害和危害的根源及发展规律,并评价措施的预防效果。

2.实验研究方法　该方法是在严格控制条件的情况下所进行的观察方法,可用动物实验,也可在一定人群中进行试验观察。

现场调查与实验研究二者相互配合,现场调查为实验研究提出线索,实验研究的结果又必须通过现场调查进行观察考验,使认识不断深化,进而取得可靠结果。

3.统计分析方法　无论是现场调查还是实验研究,事先都需要用统计方法进行科学设计,其结果也需要用统计学的方法分析处理,才能发现客观规律,科学地阐明问题。

上述 3 种方法是预防医学研究最基本的方法,使预防医学从实践到认识,再从认识上升为理论,以理论指导实践,往返循环,不断深化医学,是预防医学解决问题的重要方法。

三、预防医学的发展

人类为求生存,在适应环境及与自然界各种危害因素的斗争中,通过医治疾病和创伤,掌握了防病养生之道,逐步形成了以个体为对象进行预防的医学。《黄帝内经》中早已指出:"圣人不治已病治未病,不治已乱治未乱""夫病已成而后药之,乱已成而后治之,譬如临渴穿井,斗而铸锥,不亦晚乎!"治未病,就是防患于未然,主张从生活起居、饮食劳动、精神情感等方面进行调养,以保持"正气充足,外邪无从干犯"。这是预防医学的思想基础,比希腊的希波克拉底(公元前 4 世纪)的疾病预防思想还早。世界各民族的传统医学中,都有治疗和预防两部分。16 世纪中叶起,随着人们对解剖学、生理学、显微镜等知识和技能的掌握,以及微生物免疫学的发展,对生物病因(Pasteur,1857 年)及个体受到病损的真相逐步认识,又从疾病在躯体的表面现象,逐步认识到细胞在疾病中的表现,形成了细胞病理学(Virchow,1858 年)。在生物医学迅猛发展的基础上,临床医学得到了飞跃发展。此时,工业发展,都市人口增长,除了传染病威胁人类健康外,增加了物理和化学因素所致的职业危害。但当时仍多限于以个体为对象进行治疗和预防,以个体为对象进行疾病预防的科学称为卫生学,此词相当于我国"养生""摄生"等词。

19 世纪末到 20 世纪初,人类从战胜天花、霍乱、鼠疫等烈性传染病的经验中,逐渐认识到仅从个体预防疾病,其效益不高,必须以群体为对象进行预防,其方法有免疫接种、隔离消毒、检疫监测、消灭病媒动物、处理垃圾粪便、重视食物和用水安全等。于是卫生学的概念扩展为公共卫生。个人摄生防病扩大到社会性预防措施。这是医学史上著名的第一次卫生革命。从此,确立了预防医学的主导地位,即群体预防,其特点是把人群预防作为解决卫生问题的主要措施。

随着社会的发展和医学科学的进步,传染病得以有效控制,人类的健康水平有所提高,平均寿命延长,但随之而来的心脑血管疾病、恶性肿瘤、糖尿病、工业和环境污染所引起的慢性非传染性疾病的发生率却大幅增加。同时,一些新的病毒性传染病如艾滋病、传染性非典型肺炎、禽流感、甲型流感又在世界范围内流行,严重威胁着人类的生命和健康。此外,亚健康状态人群的比例也越来越高。研究发现,疾病的发生实际上是生物、心理和社会因素综合作用的结果。人们的健康观和对疾病发生的认识,跳出了单一生物医学模式的束缚,走向生物-心理-社会医学模式,预防医学由对个体疾病的研究发展到对人群健康的研究。人类卫生史上迎来了以防治慢性病为主要内容的第二次卫生革命。预防保健的群体观念、大卫生观念开始形成。

与世界其他国家一样,随着社会的发展,心脑血管疾病、恶性肿瘤的发病率和死亡率也上升到了我国疾病谱的前三位。为了让卫生工作更好地为社区人群健康服务,《中共中央、国务院关于卫生改革与发展的决定》中明确提出了 21 世纪我国卫生工作的基本方针,即"以农村为重点,预防为主,中西医并重,依靠科技与教育,动员全社会参与,为人民健康服务,为社会主义现代化建设服务"。与此同时,我国的卫生立法工作也逐步加强,《中华人民共和国传染病防治法》《中华人民共和国食品卫生法》《中华人民共和国食品安全法》等多部卫生法规相继颁布实施,我国预防医学事业进入了一个快速发展的时期。

第二节　医学模式

一、医学模式的概念

医学模式是一种关于医学整体的概念模式,它是指人们的医学观和医学思维方式及医疗卫生体制结构,是人们对人类生命、健康和疾病的根本观点和总看法,也是各个历史时期具体医疗活动和医学研究活动的总指导原则。

二、医学模式的种类

医学模式的形成和演变是一个历史过程,不仅同医学自身的发展密切相关,而且与社会政治经济、科学、科技、文化密切相关。医学模式的核心是医学观,是由各个时期医学发展水平、医学研究的主要方法和思维方式决定的,与各个时期社会、经济和科学发展的总体状况及哲学思想紧密联系。它形成以后,又反过来对各个时期的医学研究、医疗卫生工作、临床诊治及医学教育产生强大的能动作用,成为其指导思想和工作方针的理论基础。

随着社会经济、文化、科学、哲学和医学的发展,医学模式经历了一系列的转变。医学模式的转变分为 5 个阶段,包括神灵医学模式、自然哲学医学模式、机械论医学模式、生物医学模式、生物-心理-社会医学模式。生物-心理-社会医学模式又称为现代医学模式,是由美国著名医学家恩格尔(G. L. Engel)于 1977 年首次提出的。

1. 神灵医学模式　远古时代,由于社会生产力水平低下,与医学相关的科学技术知识非常贫乏,加之人类的认识和实践能力也非常有限,对人体结构、生命活动、疾病现象和本质的认识都非常肤浅。人们根据直观的医疗经验和想象,用神化、宗教和巫术来解释,把疾病看成是鬼神作祟、天谴神罚,对疾病的治疗则是有限的药物与祈祷神灵的巫术交错混杂,逐渐形成了神灵医学模式。神灵医学模式虽然原始、粗糙甚至荒谬,但它毕竟是早期人类艰难探索和智慧的结晶,体现了人类的探索精神及与疾病斗争的理念。它在实践中对医者的思想和行为都产生了重要的指导作用,指引医者从不同的角度、用不同的方法,去探求人体生命活动与疾病的原因及本质,其对医学发展的重要性和积极意义是不容忽视的。

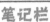

2. 自然哲学医学模式　古代医学,无论是中医学还是古希腊医学,都深受自然哲学思想和学术传统的影响。医学家们基于医疗实践经验的总结和天才的思辨,解释人体的生命、健康和疾病,寻求治疗疾病的方法,实现了医学与巫术的分离。在这一过程中,逐渐形成了自然哲学医学模式。

自然哲学医学模式的方法论是直观观察和思辨的整体论,其理论基础是自然哲学,其基本的医学思想是朴素唯物主义。但在社会生产力和科学技术都不甚发达、人类的认识和实践能力也受到局限的情况下,自然哲学医学模式所提供的只能是笼统、模糊的观点,其理论阐述也只能是总体的说明。尽管如此,自然哲学医学模式对于指导当时的医疗实践和医学研究都是必要的,并且也确实发挥了积极的作用。但也正因为自然哲学医学模式对人体结构和功能、健康和疾病的许多细节认识不清,又在一定程度上给宗教神学留下了可乘之隙,甚至使医学在欧洲中世纪被宗教神学歪曲利用,又客观上妨碍了医学的发展和进步

3. 机械论医学模式　随着科学技术的进步,医学的研究逐渐从宏观步入微观,并已进入分子水平,这样使人们逐渐产生了一种观念,即认为人体只不过是一部精密的机器,疾病则是某一部件出现故障和失灵,医生的工作就是修补和完善。

4. 生物医学模式　19 世纪以来,随着哈维(Harvey)的实验生理学和魏尔啸(Virchow)的细胞病理学的出现,以及解剖学、生理学、微生物学和免疫学等生物科学体系的形成,加上外科方面消毒和麻醉技术的出现,将人作为"人体机器"的观点注入了新的研究成果,于是生物医学模式诞生了。

5. 生物-心理-社会医学模式　1977 年美国著名医学家恩格尔首先提出了生物-心理-社会医学模式,建议用该模式取代生物医学模式。他指出:"为了理解疾病的决定因素,以及达到合理的治疗和卫生保健模式,医学模式必须考虑到患者、患者生活在其中的环境及由社会设计来对付疾病的破坏作用的补充系统,即医生的作用和卫生保健制度。"这就是说,人们对健康和疾病的了解不仅仅包括对疾病的生理(生物医学)解释,还包括了解患者(心理因素)、患者所处的环境(自然和社会因素)和帮助治疗疾病的医疗保健体系(社会体系)。

三、现代医学模式的意义及要求

1. 现代医学模式是现代社会发展背景下的产物　伴随着"征服自然"的节节胜利,人们一次次发起征服疾病的冲击,开始了以防治疾病为中心的卫生革命。这一时期的人们普遍认为,只有将人视为高级智能生物,把生物、心理和社会因素作为一个三维坐标系,把人的心理活动纳入视野,把人的健康和疾病放在社会系统中去理解,恢复心理和社会因素在医学中的应有地位,才是解开生命之谜,征服一切疾病的唯一正确的选择。

2. 现代医学模式提出了身心整体论　现代医学模式认为作为医学研究对象的人,不仅仅是由各种器官组织构成的有机实体,而且是具有各种复杂心理活动的社会成员,一切不良精神刺激、不恰当的生活方式、行为与环境因素都可导致研究对象发生疾病。

3. 现代医学模式运用科学研究方法探索生命科学　首先,现代医学模式广泛采用分析为主的方法,强调分科研究,从横向来看分科越来越细,从纵向来看分化日益深

入,分支学科越来越多。这使近代医学在人体细节至细胞层次上的认识日益加深,又使对人体内在的有机联系和系统整体上的生命机制有所忽视。其次,使用还原方法探索生命过程中物理、化学变化的根据,对任何疾病都试图追求明晰的第一病因及实施对策。再次,在观察实验的基础上,从事实出发来认识生命现象,使近代医学彻底摆脱了"神创论""目论"等宗教神学和唯心主义的桎梏。

4. 现代医学模式关注社会环境对人类身心健康的影响　现代医学模式主张认识健康和疾病不应只是局限于生物学领域,必须扩展到社会领域;不能只在生物属性上来认识健康和疾病,必须从生物、心理、社会等多方面因素的结合上来综合认识人类的健康和疾病。

5. 现代医学模式对近代西方医学的发展起了巨大的推动作用　在这一时期,实验医学已发展成具有 50 多门学科和数百门分支的庞大科学体系;它将人视为生物,强调各种理化检测手段和高技术医学领域渗透;将医学技术化,注重仪器设备的研制和开发应用,从而使医疗卫生领域成为技术竞争的巨大市场。在生物医学模式的指引下,人们在对抗传染病和主动预防某些疾病方面取得了巨大成果。20 世纪上半叶,人们广泛采用预防接种、杀菌灭虫和应用抗生素防治疾病,在短短几十年里明显降低了急、慢性传染病和寄生虫病的发病率和病死率。它的另一个功劳是在普及生命科学的同时,在开展社会卫生防疫方面取得了很大的成绩。现代医学模式倡导科学的生命观、人体观和疾病观,促进了医学知识的普及。

第三节　我国卫生工作的发展

一、我国新时期卫生工作的方针

中华人民共和国成立初期,提出了"面向工农兵、预防为主、团结中西医、卫生工作与群众运动相结合"的卫生工作方针。为了适应我国社会主义现代化建设的需要,1997 年 1 月《中共中央、国务院关于卫生改革与发展的决定》明确提出"以农村为重点,预防为主,中西医并重,依靠科技与教育,动员全社会参与,为人民健康服务,为社会主义现代化建设服务"作为我国新时期卫生工作的方针。"预防为主"是我国卫生工作的总方针。

二、我国卫生工作面临的挑战

尽管我国的卫生工作取得了巨大的成就,但我国卫生工作仍然面临着很大的挑战。当前我国人群的主要健康问题有以下几种。

1. 常见传染病和多发传染病　传染病目前仍是危害我国人民健康的主要疾病之一,几十年来,由于我国强调了预防为主方针,消灭和控制了一些严重危害人民健康的疾病,如天花、鼠疫、霍乱、回归热、流行性斑疹伤寒、黑热病等,麻疹、脊髓灰质炎、白喉、百日咳、流行性脑脊髓膜炎和流行性乙型脑炎发病率明显下降。但常见和多发的传染病目前仍是危害我国人民健康的主要疾病之一,如病毒性肝炎、感染性腹泻、流行性感冒(简称流感)等;目前又有多种传染病死而复燃或卷土重来,如结核病、性传播疾病、血吸虫病等;近30年,每年都有一种新的传染病出现,其中大部分在我国有病例或造成流行,如艾滋病、传染性非典型肺炎、高致病性禽流感等。传染病不但对我国人民的健康和生命构成了很大威胁,对我国政治、经济、社会安定等都有一定的影响。

2. 慢性非传染性疾病　在我国,随着人口的老龄化,慢性非传染性疾病已成为影响我国人民健康和死亡的首要原因。从2003年全国部分市县疾病死亡统计资料可以看出:恶性肿瘤、脑血管疾病、呼吸系统疾病和心血管疾病等慢性非传染性疾病的死亡率在城市和农村均占全死因构成的前4位,合计分别高达74.48%和79.78%;脑血管疾病和心血管疾病合计则位居第1位。慢性非传染性疾病的防治同样是我国人民必须面临的严峻挑战和当前全球重要的公共卫生问题。

3. 环境与职业卫生问题　在社会经济快速发展的中国,正面临着生活和工作环境的恶化。目前,粗放的生产方式导致资源和能源过度消耗,引起的环境问题日益严重。消耗了大量能源的城市正在加重全球的能源危机。不可持续的发展及不负责任的能源利用破坏了环境,并且导致了气候变化。《气候变化国家评估报告》指出:中国海岸带已经受到气候变化和海平面上升的影响,风暴潮、洪水、强降雨和干旱等极端的天气或气候事件对沿海地区造成的灾害更明显,气候变化增加了疾病发生和传播的机会,危害人类健康。

由于我国经济发展水平的限制,以及乡镇企业和私营企业的兴起,新工种、新行业、新毒物的出现,当前的职业性危害仍不容忽视,职业危害在我国仍然是影响人群健康特别是劳动者健康的严重问题。

4. 食源性健康问题　近年来,食源性疾病越来越受到重视,食品安全已经列入我国公共卫生和农业的重要工作内容之一。瘦肉精事件、工业酒精事件、牛乳中检测出三聚氰胺事件等,造成多起食物中毒的暴发,对人民的健康、生命及财产造成了巨大损失。

5. 人口老龄化问题　20世纪末,我国60岁以上老年人口的比例超过10%,标志着我国开始进入老龄化阶段。2005年底,我国60岁以上的老年人口近1.44亿,占总人口的比例达11%,预计2040年我国老年人口将达到4亿多,占总人口的27.2%,占全世界老年人口的22%,特别是80岁以上的老龄人口,将由1 300万增加到7 400万,这表明我国很快就要进入老龄化社会,老年人的健康问题将成为一个非常突出的问题。促进老年人健康、提高其生活质量是我国社会发展中将面临的重大问题。

小　结

1. 预防医学是以环境-人群-健康为模式,研究环境因素与人体健康的关系。

2. 医学模式是指人们的医学观和医学思维方式及医疗卫生体制结构,是人们对人类生命、健康和疾病的根本观点和总看法,也是各个历史时期具体医疗活动和医学研究活动的总指导原则。医学模式是发展变化的,现代医学模式是指生物-心理-社会医学模式。

3. 我国新时期卫生工作的方针是以农村为重点,预防为主,中西医并重,依靠科技与教育,动员全社会参与,为人民健康服务,为社会主义现代化建设服务。

同步练习

一、选择题

【A1 型题】

1. 医学模式的转变经历几个阶段 （ ）
   A.1 个 B.2 个
   C.3 个 D.4 个
   E.5 个

2. 我国卫生工作的总方针是 （ ）
   A. 病史为主 B. 临床症状为主
   C. 预防为主 D. 环境监测结果为主
   E. 实验室检测资料为主

3. 美国著名医学家恩格尔教授于 1977 年首次提出的是 （ ）
   A. 神灵医学模式 B. 机械论医学模式
   C. 生物-心理-社会医学模式 D. 生物医学模式
   E. 自然哲学医学模式

4. 医学模式的转变的第 5 个阶段是 （ ）
   A. 神灵医学模式 B. 机械论医学模式
   C. 生物-心理-社会医学模式 D. 生物医学模式
   E. 自然哲学医学模式

5. 我国新时期卫生工作的方针的目的是 （ ）
   A. 农村为重点 B. 预防为主
   C. 中西医并重 D. 依靠科技进步
   E. 为人民健康和社会主义现代化建设服务

【A3 型题】

"圣人不治已病治未病,不治已乱治未乱"

6. 出自 （ ）
   A.《伤寒杂病论》 B.《黄帝内经》
   C.《千金要方》 D.《预防医学》
   E.《本草纲目》

7. 体现出什么思想? （ ）
   A. 圣人治病技术有待提高 B. 圣人治理混乱无方
   C. 圣人能力虽高也有不足之处 D. 预防医学的思想境界
   E. 人非圣贤,需要不断学习

8. 我国新时期卫生工作的方针中,体现该思想的是 （ ）
   A. 农村为重点 B. 预防为主
   C. 中西医并重 D. 依靠科技与教育
   E. 为人民健康服务,为社会主义现代化建设服务

二、名词解释

1. 预防医学 2. 医学模式

三、思考题

如何根据我国新时期卫生工作的方针做好老龄化人群工作?

(李占霞)

第二章

环境与健康

🌿 **学习目标**

掌握 环境的概念;健康的概念及影响健康的因素;环境污染的概念、特点、来源。

熟悉 环境污染对人体健康的危害。

了解 环境保护的基本国策、方针和基本措施。

第一节　人类与环境

人类在漫长和曲折的进化发展过程中依赖于环境,同时又不断地适应环境、改造环境,与环境保持着一种密不可分、协调的动态平衡关系。以人类为代表的生物体活动也在不断地改变其生存环境的状态,特别是人类一些生产活动对环境的影响尤为显著。人类作为生物种群中最高级的动物,在漫长的发展过程中逐步认识和掌握了自然发展的规律,并在日益扩大的范围内逐步改变着自己生存的环境。环境质量的优劣直接影响人类健康水平及生存,人类也越来越清楚地认识到,人类的健康和疾病除与遗传因素有关外,环境因素是影响人类健康的另一类重要因素。现代流行病学研究表明,70%~90%的人类疾病与环境有关,与环境有关的疾病所致死亡约占总死亡的90%。

一、环境的概念与组成

世界卫生组织公共卫生专家委员会认为:环境(environment)是指在特定时刻由物理、化学、生物、社会等因素构成的整体状态,这些因素可能对生命机体或人类活动直接或间接地产生现时或远期作用。即人类生存的环境是由各种物质因素和非物质因素所组成的。根据环境的组成要素将环境分为两类:自然环境和社会环境。

自然环境是人类社会出现之前就客观存在的各种自然因素总和,包括大气圈、岩石圈、水圈、生物圈。自然环境可分为原生环境和次生环境。原生环境是指天然形成的,未受或少受人为因素影响的环境,其中存在着许多对机体健康有利的因素。如清洁并含有正常化学组成的空气、水、土壤,适宜的阳光照射和微小气候,以及秀丽的风光均是有益人体健康的因素。而原生环境中水、土壤中某种元素含量异常,也会对当地居民身体健康产生不良的影响,出现生物地球化学性疾病,这类疾病的发病具有明显的地区性特点,故又称为地方病。次生环境是指在人类活动影响下形成的环境。人类在改造环境的活动中如果重视环境中的物质、能量的平衡,就会带来良好的影响,使次生环境优于原生环境;否则就会使次生环境的质量恶化,给人类带来危害,对人类健康产生明显的不良影响。

例如,由于自然力作用而引起的自然灾害和地方病等属于原生环境问题;由于人类经济和社会活动等因素导致的环境污染和生态系统破坏属于次生环境问题,这类问题也是目前存在的最严重的环境问题。

二、生态系统与生态平衡

(一)生态系统

由生物群落及其生存的环境所构成的一个有物质循环、能量流动和信息传递的功能系统称为生态系统(ecosystem)。生态系统是一个复杂的系统,是生物与非生物环境之间、生物与生物之间一个相互依存的完整体系。生态系统可大可小,大至整个生物圈,小至一个局部范围。

生态系统一般是由生产者、消费者、分解者和非生命物质四大要素所组成的整体。生态系统中四大要素之间存在着密切的联系。生态系统中的生产者(绿色植物和生物群落)利用非生命物质(阳光、空气和无机元素)生产绿色植物,生产者可被一级消费者(食草动物)所消费,一级消费者又被二级消费者(食肉动物)所消费;生产者和消费者的残骸均被分解者(微生物)分解为无机元素等,供生产者再次生产,进入新一轮循环。

(二)生态平衡

在一定的时间内,生态系统中的生产者、消费者和分解者之间,生物群落与非生物环境之间,物质、能量的输出和输入,生物学种群的数量或比例,始终保持着一种动态平衡关系,称为生态平衡(ecological balance)。生态平衡是生物生存、活动、繁衍得以正常进行的基础。影响生态平衡的因素很多,可归纳为自然因素和人为因素。自然因素主要指自然变迁,如火山喷发、地震、山洪、海啸、泥石流和雷电引发的森林火灾等。人为因素如过度砍伐森林、破坏植被,过度开发水资源,对野生动物的滥捕、滥杀,导致生物种群减少、失调,自然生态、生物结构改变;人类生产、生活废弃物的排放,大量使用农药、化肥而造成环境污染等,这些都可能破坏生态平衡。人类可以驾驭和利用自然环境,但是人类必须与整个生态系统的其他部分和环节保持动态平衡,才可求得自身的存在和发展。

在生态系统中维持生物种群间物质和能量流动的纽带和渠道是食物链(food chain)。生态系统中一种生物被另一种生物吞食,后者再被第3种生物所吞食,彼此以食物联结起来的链锁关系称为食物链。食物链是在生态环境中不同营养级的生物逐级被吞食,以满足生存的需要而建立起来的链锁关系。以人类为终点的食物链称为人类食物链。

食物链是生态系统中物质循环、能量流动和信息传递的一种方式,在维持生态平衡中发挥了重要作用。但通过食物链的生物富集作用,也会给人类健康带来负面影响。环境中某些污染物含量在生物体之间沿着食物链逐级增高,使生物体内浓度超过环境中浓度,称为生物富集作用(bioconcentration)。

Woodwell 关于滴滴涕生物富集的研究发现,滴滴涕农药在环境中有很强的生物富集作用(表2-1)。经过食物链的4级生物富集,可使水鸟类体内的滴滴涕含量为海水中含量的151万倍。

表2-1 滴滴涕在环境中的富集作用

环境状态	环境中浓度/$\times 10^{-6}$	富集系数
海水	5.00×10^{-5}	—
藻类植物	4.00×10^{-2}	8.00×10^{2}
鱼类	2.07	4.14×10^{4}
水鸟类	75.50	1.51×10^{6}

当环境中某一种污染物浓度很低时,人类长期摄入可能不会对健康造成危害,但如果摄入经生物富集的生物体时,就有可能产生中毒,说明生物富集作用缩短了人与环境之间的距离。水俣病就是由于人们长期食用高度富集有机汞的鱼、贝类而发生的慢性有机汞中毒。

三、人类与环境的关系

人类在不断地适应环境、改造环境的过程中,与环境构成既相互对立、相互制约,又相互依存、相互转化的对立统一关系。

(一)人与环境的统一性

在人类生态环境中,人和环境之间不断地进行着物质、能量、信息交换,保持着动态平衡而成为不可分割的统一体,从而实现了人与环境的统一。这种统一性首先是人体通过新陈代谢与周围环境进行物质交换来实现的,同时人体又不断地进行自身调节,适应环境变化,通过相互适应达到统一。人与环境都是由物质组成的,英国地球化学家 Hanmil 分析了220名英国人血液与地壳中元素的含量,发现人体血液中60多种元素与地壳中的含量呈明显的相关性,说明人与环境的高度一致性。此外,人体内具有重要生理功能的9种化学元素(氟、氧、碳、氯、钠、镁、硫、钙、钾)在海水中的含量也极为丰富,反映出水环境与人体间的相互联系。

(二)人对环境的适应性

环境中存在的很多自然因素,往往对人体健康存在利害皆有的作用。如适量的紫外线照射能消毒空气和提高机体的抗病能力,但过强的紫外线照射则可引起人群中皮肤癌发病率增加。有些环境因素在常态情况下对机体将产生不利影响,但又无法改变这些环境因素不利的状态,此时人体可通过生理生化的调节机制,动员机体的防御系统与这些不利的环境因素保持平衡状态,逐步对环境产生适应。如长期居住在海拔3 000 m以上高原地区的居民,由于高原低氧环境的影响,机体从空气中吸入的氧远远低于平原地区的居民,但机体可通过神经-体液调节,使解剖和生理功能发生一系列可逆和非遗传性的改变,如体内红细胞和血红蛋白代偿性增多,使机体的内环境与外界环境相适应,并得以继续生存和发展。

(三)人与环境的相互作用

在地球发展的历史长河中,人类不仅没有退化,反而在进化,其原因在于人类不是被动地依赖于环境、被动地适应环境的变化,而是主动地适应环境、改造环境,这也是人类与其他动植物的根本区别。人类会随着环境的各种自然条件的改变,逐步形成自身的遗传学特征。如居住在北极的人群,为了减少散热,其个头都长得比较矮小,而四肢特别发达。长期生活在不同地区的人群,对各种异常的外环境有着不同的反应性和适应性。

四、当前人类面临的主要环境问题

当前人类面临的主要环境问题有臭氧层被破坏、酸雨、全球气候变暖、沙漠化等。

(一)臭氧层被破坏

臭氧层位于地球表面上20~50 km的平流层中。臭氧层能吸收对人体健康和生态系统有害的较短波长的紫外线。若平流层中臭氧浓度降低,平流层吸收紫外线的能力就会相应地减弱,到达地球表面的紫外线辐射就会增加。臭氧层的破坏主要是由于人类大量生产与使用制冷剂氯氟烃类所致。氯氟烃类在对流层中降解缓慢,进入平流层后,受短波紫外线辐射发生光降解而释放出游离氯,后者可与臭氧反应破坏臭氧层,甚至形成臭氧层空洞,其结果是减弱了臭氧层遮挡吸收短波紫外线的功能。人群会因为接触过量的短波紫外线,导致患皮肤癌和白内障等疾病的概率增加。

(二)酸雨

酸雨,通常是指pH值小于5.65的酸性降水,包括雨、雹和雾。影响降水酸度的酸性物质很多,但在酸雨中起主要作用的是硫酸和硝酸,这两种强有机酸的氧化物气体主要是硫氧化物和氮氧化合物,虽然火山喷发会排放出大量二氧化硫,闪电能生成氮氧化合物,但它们主要来源于人类生产和生活活动。二氧化硫和氮氧化合物等酸性污染物溶于大气的水气中,经过氧化可形成酸雨。以南宁、柳州、广州、韶关为代表的华南地区酸雨区,近年来酸雨污染明显加重,如广州地区1997年降水pH值为4.37,其频率达72.7%。酸雨可使土壤酸化,使土壤中锰、铅、汞、镉等重金属转为可溶性化合物,易被冲刷而转入水体,引起水质污染,再通过食物链在水产、粮食、蔬菜等物质中积累,间接危害人体健康。酸雾对眼和呼吸道黏膜也具有刺激性,也可对人体健康造成直接危害。

(三)全球气候变暖

由于燃料大量燃烧,产出大量二氧化碳,使大气中二氧化碳含量增加,二氧化碳能吸收红外线等长波辐射,使气温变暖,并在空间起到温室保护层的作用,直接妨碍地面热量向大气中放散,致使地球表面气温上升,这种现象称为温室效应(greenhouse effect)。除二氧化碳外,制冷剂氟利昂除能破坏臭氧层外,也是强有力的温室气体,每个氟利昂分子的温室能力比二氧化碳分子强 1 万倍。气候的变暖必然影响人类的生存环境和生活条件,对人体健康发生广泛的影响。一些与温度和湿度变化关系密切的传染病(如疟疾、登革热、乙型脑炎、麻疹和黄热病等)的发病率会增加,因为它们的病原体主要由生物性传染媒介(蚊、蚤和虱等)传播。此外,全球变暖后,炎热地区扩大,炎热程度增加,炎热天数增多,也严重影响危重患者和老年人的健康。

(四)沙漠化

沙漠化是指在干旱和亚干旱地区(也包括一部分亚湿润地区),在干旱多风和具有疏松沙质地表的情况下,由于人类不合理的经济活动,使原非沙质荒漠的地区,出现了以风沙活动、沙丘起伏为主要标志的类似沙漠景观的环境退化过程。

地球上受到沙漠化影响的土地面积有 3 800 多万平方公里,目前,全世界每年约有 600 万公顷土地发生沙漠化。沙漠化问题涉及的范围之广,已引起全世界关注。产生沙漠化的自然因素主要是干旱、地表为松散砂质沉积物和大风的吹扬等;人为因素主要是过度放牧、过度垦殖、过度砍伐和不合理地利用水资源等。沙漠化是环境退化的现象,是一种逐步导致生物性生产力下降的过程。沙漠化的危害是破坏土地资源,使可供农牧的土地面积减少,土地滋生能力退化,植物量减少,土地载畜力下降,作物的单位面积产量降低。沙漠化已给许多国家和地区的农业、牧业和人民生活财产造成严重损失。

第二节　健康概述

一、健康及亚健康的概念

(一)健康的概念

世界卫生组织对健康的定义:"健康不仅仅是没有疾病或虚弱,而且是躯体、精神和社会方面的完好状态",并提出健康包含躯体健康、心理健康、社会适应良好、道德健康 4 个方面的现代健康新标准。

1. 躯体健康　是指躯体的结构完好,功能正常。

2. 心理健康　又称为精神健康,是指在身体、智能、情感上与他人的心理健康不相矛盾的范围内,将个人心境发展为最佳的状态。即①智力正常;②情绪良好;③人际和谐;④适应环境;⑤人格完整;⑥意志品质健全;⑦自我意识正确;⑧行为得体。

3. 社会适应良好　包括 3 个方面,即每个人的能力应在社会系统内得到充分的发挥;作为健康的个体,应有效地扮演与其身份相适应的角色;每个人的行为与社会规范一致。

4. 道德健康　"道"指规律、规则、规范等,"德"指品德、情操等。道德是人类所应遵守的自然、社会、家庭、人生的规律的统称。道德健康就是调整人与人、人与社会之间的关系,使之适应人类健康需要的行为准则和规范的总和。

近年来,世界卫生组织又提出了"合理膳食,戒烟,心理健康,克服紧张压力,体育锻炼"的促进健康新准则。世界卫生组织于1999年提出了身心健康的新标准,即"五快"(机体健康)和"三良好"(精神健康)。

机体健康"五快"内容如下。①吃得快:说明消化功能好,有良好的食欲,不挑剔食物。②便得快:说明机体胃肠功能和排泄功能正常,一旦有便意,能很快排泄。③走得快:说明运动功能及神经协调功能良好,步履轻盈,行走自如。④说得快:说明思维敏捷,反应迅速,口齿伶俐。⑤睡得快:说明神经系统兴奋-抑制过程协调好,上床很快入睡,睡得沉,醒后精神饱满,头脑清醒。

精神健康"三良好"内容如下。①良好的个性人格:情绪稳定,性格温和,意志坚强,感情丰富,胸怀坦荡,豁达乐观。②良好的处世能力:观察问题客观现实,具有较好的自控能力,能适应复杂的社会环境。③良好的人际关系:助人为乐,与人为善,对人际关系充满热情。

(二)亚健康的概念

亚健康是介于健康与疾病之间的一种中间状态,即机体虽无明确的器质性病变,却有某些功能改变的一种生理状态,又称为"慢性疲劳综合征""第三状态""灰色状态"等。

亚健康状态的特征是患者主观有不适感觉,如体虚困乏、易疲劳、失眠、睡眠质量不高、注意力不易集中、生活能力下降、适应能力不同程度减退,甚至不能正常生活和工作……但现有医学技术检查往往不能发现其病理改变。亚健康状态如果长期存在,轻者会影响人体神经系统、免疫系统、内分泌系统等的正常工作,重者将引起一些较严重的疾病,如心脑血管疾病、肿瘤、胃肠疾病、心理疾病等。如果不重视自身或周围存在一些不利于健康的行为和因素,亚健康状态则会逐渐转化为疾病状态;反之,如果及时控制和消除对健康不利的因素,亚健康状态亦可逐渐转化为健康状态。

亚健康状态人群年龄多在20~45岁,且女性占多数。目前处于亚健康状态的人口在许多国家和地区呈上升趋势。世界卫生组织认为,人群中健康与患病者估计不足1/3,其余2/3以上者均处于亚健康状态。疲劳是21世纪人类健康的头号敌人。

二、影响健康的因素

健康是许多因素相互交叉、渗透、影响和制约的结果。影响人类健康的因素可归纳为社会经济环境、社会物质环境、个体因素及医疗卫生服务四大类。

1. 社会经济环境 主要指社会地位、个人收入、文化背景、社会支持网络、受教育程度、就业状况等。

2. 社会物质环境 即环境中存在的各种有害因素。物质环境因素分类:①按有害物质的性质分为生物因素、化学因素和物理因素;②按物质来源分为来自自然环境、工业生产、农业耕种过程中产生的各种有害物质;③按所存在的载体分为空气、水、土壤和食物中的各类有害物质;④按接触地点分为家庭、学校、工作场所和社区;⑤按接触途径分为呼吸道吸入、消化道吸收、皮肤渗入和被咬伤等。

3. 个体因素 个体因素是指婴幼儿发育状态、个人的行为方式和生活习惯、个人的能力和技能、人类生物学特征和遗传因素等。

4. 医疗卫生服务 包括拥有促进健康、预防疾病、治疗和康复等卫生服务健全的卫生机构,有完备和质量保证的服务网络,有一定的经济收入及公平合理的卫生资源配置,以及保证卫生服务的可得性。

健康决定因素的生态学模型(图2-1)强调个体和人群健康是个体因素、卫生服务及物质和社会环境因素相互依赖和相互作用的结果,且这些因素间也相互依赖和相互制约,以多层面的交互作用来影响个体和群体的健康。作为一种思维方式,它是总结和指导预防医学和公共卫生实践的重要理论模型。

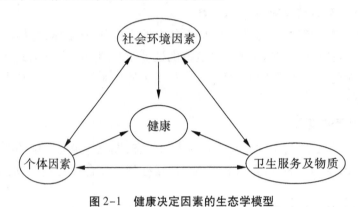

图2-1 健康决定因素的生态学模型

第三节 环境污染及其对健康的影响

一、环境污染的概念、特点及来源

由于各种人为的或自然的原因,使环境的构成发生重大变化,并造成环境质量恶化,破坏了生态平衡,对人类健康造成直接、间接或潜在的有害影响,这种现象称为环境污染(environmental pollution)。严重的环境污染称为公害(public nuisance)。因严重的环境污染而引起的区域性疾病称为公害病(public nuisance disease)。

(一)环境污染的特点

1.广泛性 环境污染的范围大,受影响的人多,对象广泛。

2.多样性 环境中存在有各种污染物,其造成的人体健康损害中表现出明显的多样性,如有急性、亚急性、慢性的损害;有局部的、全身的损害;有近期的,也有远期的损害;既有特异性的,又有非特异性的损害等。

3.复杂性 环境污染物在环境中可多种同时存在,而且相互之间可以影响,环境污染物作为致病因素造成的健康损害属多因多果,关系复杂。

4.长期性 有些环境污染物可较长时间存在于空气、水、土壤等自然环境中,并长时间作用于人群;有些污染物造成的健康损害,在短时间内不易被发现,如一些引起致癌、致畸、致突变作用的化学物质引起的健康损害,在短时间内人们不易察觉。

(二)环境污染的来源

目前,环境中以化学性污染物为主,物理性和生物性污染物所造成的环境污染也不可忽视。主要来源如下。

1. 生产性污染　生产过程中形成的废气、废水、废渣,被称为工业"三废"。工业"三废"中含有大量对人体健康有害的物质,如未经处理或处理不当,就大量排放到环境中去,就可能造成空气、水、土壤、食物等的污染。工业"三废"中常见的主要有害物质及污染来源见表2-2。农业生产过程中各类农药(如杀虫剂、杀菌剂、除草剂、植物生长调节剂等)的广泛长期应用,可造成农作物、畜产品及野生生物中的农药残留;空气、水、土壤也可能受到不同程度的污染。

表2-2　工业"三废"中主要有害物质及其来源

主要有害物质	主要污染来源
煤烟及粉尘	火力发电站、工业锅炉、交通工具、水泥厂、粮食加工厂等
有毒粉尘:铅、砷、锰、氟、镉、磷等及其化合物	金属冶炼及加工工业、机械制造、造船等
有害气体:二氧化硫、氮氧化合物、一氧化碳、硫化氢、苯、甲苯、三氯乙烯、正己烷等	煤燃烧、化工、印染、合成纤维工业、制鞋、家电制造、玩具制造等
化学毒物:酚、氰、铅、铬、砷、氯及其化合物,有机磷,苯及其硝基化合物,酸、碱等	化工、机械、冶金、印染、采矿、造纸工业、电镀、家电等
有机质:油脂、有机悬浮物、细菌及其他病原体	造纸、皮革、屠宰、生物制品、食品加工、制糖、石油化工及医院废水等
无机废渣:矿石、炉渣、灰烬、含无机毒物的金属矿渣、化工生产废渣等	采矿、冶炼、锅炉等
有机废渣:食品加工厂的废渣、动植物尸体、动物内脏及皮、毛、骨等	生物制品、屠宰、食品加工、皮革工业等

2. 生活性污染　随着人口的不断增长和消费水平的提高,生活性"三废"的产量不断上升,特别是在一些大中城市,随着污染严重的一些工厂外迁,生活性污染已成为城市污染的主要来源。日常生活中产生的污水、垃圾、粪尿等废弃物若卫生处理不当,不仅污染空气、水、土壤,还是滋生蚊蝇的重要原因。随着人们生活的变化,生活性"三废"的性质和成分也发生了很大变化,如生活垃圾中塑料及其他高分子化合物大量的增加,其无害化难度增加了。生活污水中广泛存在着烷基磺酸盐型合成洗涤剂,其中含有大量的氮、磷等物质。若含此类物质的废水流入水体,可使水中的藻类植物大量繁殖,水的感官和化学性状迅速恶化,引起水体富营养化问题。

3. 其他污染　交通运输工具产生的噪声、振动和各种废气;电磁波通信设备产生的微波和其他电磁辐射波;医用和军用的原子能和放射性同位素机构排放的各类放射性废弃物和飘尘;火山爆发、森林大火、地震等自然灾害所释放的大量烟尘、废气等,都可使自然环境受到程度不同的污染,并造成不良后果。

二、环境污染物的概念及种类

进入环境并能引起环境污染的物质称为环境污染物(pollutant)。环境污染物一

般可分为三大类。

1. 化学性污染物　如铅、汞、铬、镉等重金属,二氧化硫、氮氧化合物、一氧化碳等有害气体及农药、化肥等。

2. 物理性污染物　如噪声、振动、电离辐射、电磁辐射等。

3. 生物性污染物　如各种病原体及其他微生物等。

三、环境污染对人类健康的危害

(一)环境致病因素的健康效应

环境构成及状态任何异常变化,都会不同程度地影响人体的正常生理活动。人类本身具有调节自己生理功能以适应不断变化的环境的能力,当环境的异常改变不超过一定的范围时,人体可通过自身的调节完全适应。例如,人体可以通过体温调节来适应环境中高低气温等气象条件的变化;通过增加血液中的红细胞数量和血红蛋白的含量来适应高山高原地区氧分压偏低的环境。但是人体的自身调节能力是有限的,如果环境中的异常变化超出了人类正常生理调节的范围,则可能引起人体某些功能和结构发生异常的改变,严重者甚至可致病理性的改变。这种能使人体发生病理性改变的环境因素称为环境致病因素。

人体对致病因素引起的损害有一定的代偿能力,在疾病发展过程中有些变化是属于代偿性的,有些变化则属于损伤性的,二者可同时存在。当机体代偿能力较强时,机体还可能保持着相对稳定,暂时不出现疾病的临床症状和体征,如果这时致病因素停止作用,机体可能向着恢复健康的方向发展;如果致病因素继续作用,机体有限的代偿功能将发生障碍,并出现明显的病理性改变,从而表现出各种疾病所特有的临床症状和体征,再进一步作用将引起死亡。根据世界卫生组织对健康的定义,处于代偿状态暂时尚未表现出临床症状的人,不能认为是健康的人,其中一些人实际上已处于疾病的早期阶段,即临床前期。因此,从预防医学的观点研究环境因素对人体健康的影响,可将生理、生化效应和病理效应作为连续的健康效应谱,随着环境因素异常变动的程度加强,对人体健康的影响逐渐由生理代偿阶段向病理阶段发展。在研究环境与健康的关系时,必须注意观察环境引起的人体各种生理生化功能的早期敏感的生物标志物,以便早期发现临床前期的表现和潜在的健康效应,以防止向疾病发展。

(二)环境污染对人群的危害

由于环境有害因素的多样性及产生有害作用的机制十分复杂,可对机体造成多种多样的危害。这些有害效应可以涉及人体任何器官、系统,引起急性危害、慢性危害及远期危害。

1. 环境污染对人群的急性危害　环境污染可引起急性中毒及亚急性中毒。如汽车排出的氮氧化合物和碳氢化合物废气与工厂烟囱排放的废气,经强烈太阳紫外线照射而形成的光化学烟雾,可使人急性中毒,表现为眼睛红肿、上呼吸道刺激、血压下降及呼吸困难等,严重者可昏倒。历史上洛杉矶、纽约等城市曾多次发生这种光化学烟雾事件。烟雾事件自 1873 年以来在伦敦共发生 7 次,主要是采暖煤烟、粉尘与浓雾结合,二氧化硫污染较严重,烟尘达 4.5 mg/m^3,二氧化硫达 3.8 mg/m^3,造成数千人死亡。化学污染物污染食品引起的急性中毒事件也时有发生,如发生在日本的米糠油事件,就是由于食用油被多氯联苯污染而引起的。在生产环境中,因生产事故或排毒设备不良等原因造成生产场所空气严重污染,也可能引起急性职业中毒。因生物性污染引起的急性传染病,如1993年在美国威斯康星州暴发的由隐孢子虫引起的介水传染病,导致40.3万人患病,4 000余人住院治疗,112人死亡。又如游泳池池水腺病毒污染,可导致"红眼病"传播。

2. 环境污染对人群的慢性危害　环境中有害物质以低浓度、长时间反复作用于机体所产生的危害,称为慢性危害。无论是环境中的化学污染物还是有害的物理污染物,长期暴露均可造成慢性危害。低浓度的环境污染物对机体损害的逐渐积累,包括该物质在机体内的物质或功能蓄积,是产生慢性危害的根本原因。环境污染物所致的慢性危害主要有3类。

(1)非特异性危害　环境污染物所致的慢性危害,往往不是以某种典型的临床表现方式出现。在环境污染物长时间作用下,机体生理功能、免疫功能、对环境有害因素作用的抵抗力等可明显减弱,对生物感染的敏感性增加,健康状况逐步下降,表现为人群中患病率、死亡率增加,儿童生长发育受到影响。

(2)引起慢性疾患　在低剂量环境污染物长期作用下,可直接造成机体某种慢性疾患,如慢性阻塞性肺疾病(chronic obstructive pulmonary diseases,COPD)是与大气污染物长期作用和气象因素变化有关的一种肺部疾病。随着大气污染的加重,居民慢性阻塞性肺疾病在疾病死亡中的比重增加。1955—1972年发生在日本富士山神通川下游地区的慢性镉中毒事件,因锌冶炼厂排出的含镉废水使周围地区水及水稻受到污染,主要损害骨骼,疼痛难忍,又称为痛痛病。1953—1956年发生在日本熊本县水俣湾的慢性汞中毒事件,是当地石油化工厂将含汞废水直接排放到周围水体中,汞在鱼虾体内甲基化,甲基汞经过食物链在人体蓄积,损害神经系统,造成数百人患病,50多人死亡。

(3)持续性蓄积危害　环境中有些污染物进入人体后能较长时间贮存在组织和器官中。尽管这些物质在环境中浓度低,长期暴露会导致在人体内的持续性蓄积,使受污染的人群体内浓度明显增加。长期贮存于组织和器官中的毒物,在机体出现某种异常如疾病、妊娠等情况下,由于生理或病理变化的影响,可能从蓄积的器官或组织中动员出来,而造成对机体的损害。同时,机体内有毒物质还可能通过胎盘屏障或授乳传递给胚胎或婴儿,对下一代的健康产生危害。

环境污染所致的慢性危害往往是非特异性的弱效应,发展呈渐进性。因此,出现的有害效应不易被察觉或得不到应有的重视,一旦出现了较为明显的症状,往往已经成为不可逆的损伤,造成严重的后果。如何早期评价环境污染对人群健康产生的慢性危害并及时地采取干预措施加以预防,是环境卫生学面临的巨大挑战。

3. 环境污染对人群的远期危害　环境污染对人群的远期危害包括致癌、致畸、致突变作用。

(1)致癌作用　研究证明外界环境中存在着一些致癌因素。国际癌症研究机构(International Agerncy for Reseach on Cancer,IARC)根据大量的研究资料,将800多种化学物质的致癌性分为4类:①确证的人类致癌物,此类致癌物已在人类流行病学及动物致癌实验方面取得了充分的证据;②动物致癌物,有充分的动物实验结果证明,但目前尚缺乏人类流行病学调查的证据;③可疑致癌物,此类化学物质经动物实验及流行病学调查研究均有一定的线索,但均未能确切证实其有致癌性;④非致癌物,据目前的研究结果,还未发现其有致癌性。

环境中除了致癌化学物外,还存在一些物理性和生物性的致癌因素。如放射线的外照射或吸入放射性物质的内照射引起白血病、肺癌等;紫外线过度照射与皮肤癌有密切关系;鼻咽癌与 EB 病毒密切相关;肝吸虫与肝癌、血吸虫与结肠癌等可能也有一定关系。在众多的环境致癌因素中,化学性致癌因素约占 90%,物理性因素约占 5%,病毒、寄生虫等生物性因素约占 5%。

(2)致畸作用 人类出生缺陷又称为先天畸形,指胎儿的外观或体内器官的结构异常。20 世纪 60 年代初期,震惊世界的反应停事件造成 28 个国家及地区出生了 8 000 多个短肢畸形儿。此事件的发生也使医学界首次认识到母体安全的化学药物不一定对胎儿安全,此后,人们开始重视药物及其他化学物质对人类生殖的影响,首先关注的是各类物质的致畸性。后期的一些研究发现,放射线照射、某些药物和化学毒物及风疹病毒等,均可干扰胚胎的正常发育,造成胎儿畸形。工农业生产环境中某些毒物、农药等,在动物实验中也发现有致畸作用。日本水俣病流行地区,某些孕妇本身虽然无明显中毒症状,但甲基汞可通过胎盘,使胎儿中枢神经系统畸变,出现小头怪胎、先天性麻痹性痴呆等。除化学毒物和药物外,遗传因素、孕妇的健康状况、胎儿本身的疾病等也可引起胎儿发育不良而引起畸形。

(3)致突变作用 突变是指机体的遗传物质在一定条件下发生突然的变异。突变是致突变作用的后果,可表现在两方面:①基因突变,即 DNA 分子上一个或几个碱基对发生变异;②染色体畸变,即染色体结构和数目的改变。由化学致突变物引起的各种突变,有些对机体可能无害,但大多数突变,特别是基因突变对机体可产生不利的影响。如果突变发生在生殖细胞,则可能导致不孕、早产、死胎或畸形及遗传性疾病;若突变发生在体细胞,则常导致体细胞的增殖异常而形成肿瘤。环境中一些化学因素、物理因素(如 X 射线、紫外线等)及生物因素均有一定的致突变作用。现已证明,绝大部分致癌物都是致突变物,而许多致突变物也是致癌物,两者有很密切的关系。

第四节 环境保护的基本措施

一、环境保护的基本国策和方针

随着社会的进步和经济的发展,环境污染的问题已备受关注。人们清楚地意识到,只有保持环境的生态平衡,才有人类的发展和进步。我国在 1973 年全国第一次环境保护工作会议上就提出了"全面规划,合理布局,综合利用,化害为利,依靠群众,大家动手,保护环境,造福人民"的 32 字环境保护方针。1983 年全国第二次环境保护工作会议明确了环境保护是我国的一项基本国策,同时制定了我国环境保护事业的战略方针:"经济建设、城乡建设、环境建设同步规划、同步实施、同步发展,实现经济效益、社会效益和环境效益统一"。我国在 20 世纪 70 年代到 80 年代,相继颁布了《中华人民共和国环境保护法》《中华人民共和国水污染防治法》《中华人民共和国大气污染防治法》等 5 部法律和 9 部同环境密切相关的资源法律。除此以外,还制定了一系列的政策、方案和计划,如《中国环境与发展十大对策》《中国环境保护战略》《中国环境保护21世纪议程》等,形成了由环境保护专门法律和相关法律、国家法规和地方法规相结合的比较完整的环境保护法律法规体系。

二、我国环境保护的基本措施

至今,我国的环境状况仍然相当严峻,环境污染的问题仍然相当严重,环境污染的防治工作任务还相当繁重。面对环境污染的新形势、新内容,环境污染的防治必须从源头抓好下述几个方面的工作。

(一)治理工业"三废"

工业"三废"是环境污染的主要来源,治理"三废"是防止环境污染的主要措施。因此,应在工业企业设计和生产过程中采取有效措施,力求不排放或少排放"三废"。对于不得不排放的"三废",在排放前要进行适当的净化处理,使其达到国家排放标准。治理"三废"的基本措施如下。

1.合理布局工业企业　这是保护环境、防治污染危害的一项战略性措施。在选择厂址时,排放有毒废气、废水的企业,应设在当地主要风向的下风侧和水源的下游,并与居民区保持一定距离。居民区内,不准设立污染环境的工厂,已设立的要改造,危害严重的要迁移。新建、扩建和改建的企业,要将防治"三废"污染的项目和主体工程同时设计、同时施工和同时投产使用。

2.改革工艺、综合利用　这是治理"三废"的根本性措施。如我国创造的无氰电镀新工艺代替过去的含氰电镀工艺,就消除了含氰废水对环境的污染。厂矿企业要"一业为主,多种经营",大搞综合利用,将生产过程中排放的"三废"回收利用,化害为利。如从造纸厂排出的废水中回收大量烧碱、脂肪酸和木质素等产品;将石油工厂排出的硫化氢和二氧化硫尾气回收利用制成硫酸等。

3.净化处理　对于暂时还没有适当方法进行综合利用的"三废",为了避免排放后污染环境,应采取经济有效的方法加以净化。常用的净化方法:筛滤、沉淀、浮选等物理方法;加混凝剂、氧化剂、还原剂等化学方法及各种生物学方法。近年来利用微生物的方法处理废水的技术发展很快;自然界存在着大量微生物,它们具有氧化分解有机物的巨大能力,利用微生物处理工业废水比用化学方法要经济得多,是一种有前途的方法,应用它可以去除废水中的有机污染物质,特别用来处理酚、氰化物等已取得很好的效果。工业企业所排出"三废"多系成分复杂的混合体,单一的净化方法常常达不到彻底净化的目的,实际工作中往往把几种方法结合起来,才能收到较好的效果。

(二)预防农业性污染

1.合理使用农药,减少农药残留　农药作为消灭害虫的有效药物,已经广泛地应用于防治农、林、牧等的病、虫、草害,为农业增产起了重要的作用。但是滥施乱用农药也造成了环境污染,危害人类健康。特别是一些残留时间较长的有机氯农药(如六六六、滴滴涕)和含铅、砷、汞等重金属制剂的农药,危害更大。因此,在使用农药时,应大力推广高效、低毒、低残留的农药,限制使用某些毒性大、残留期长的农药。施用农药要严格按照国家规定,控制使用的范围和用量,执行一定间隔期,以减少农药在作物上的残留量,防止农药污染粮食、蔬菜、水果等。对于有致癌、致畸、致突变作用的农药,应禁止使用。

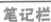

笔记栏

在农业病虫害防治工作中,应提倡综合防治,即将化学农药、生物防治(利用害虫天敌)和物理防治方法(如电离辐射使雄性绝育)等配合起来,联合或交替使用,既能减少化学农药的用量,又能更有效地防治病虫害。

2. 加强污水灌溉农田的卫生管理　利用城市污水及工业废水灌溉农田,既解决了污水的处理问题,又为农业生产提供不可缺少的水、肥。但如果用未经处理的含毒工业废水灌田,则可能带来破坏土壤、污染环境(特别是污染地下水)等不良后果,因此,要求在引灌前进行预处理,并使水质达到灌溉标准后才能使用。

(三)预防生活性污染

日常生活中会产生大量的废气、污水及垃圾等,生活污水及粪便垃圾中富含氮、磷、钾及其他有机物,可以作为农业生产的肥源,但若未经处理,直接排放,也可引起环境污染,甚至引起疾病。如人体粪便中可能含有各种寄生虫卵和病原微生物;医院的污水垃圾中更是含有大量的病原微生物,因此应经过专门的消毒处理才能排放。

随着人们生活水平的提高,生活性污染物的成分已发生很大的变化,垃圾中塑料、纤维等难处理的高分子化合物已占了一定的比例;生活污水中,用于洗涤的烷基磺酸钠等有机物是造成水体富营养化的主要成分。与其他有机污染物比较,这些生活性污染物的无害化处理难度更大,需要进一步开发研究新的无害化处理方法,阻遏生活性污染状态的进一步恶化。

(四)预防交通性污染

汽车尾气是造成大中型城市大气污染的主要原因之一。按照传统的汽车燃料成分,汽车尾气可向大气排放氮氧化合物、一氧化碳、碳氢化合物、多环芳烃及铅等化学性污染物。近年来,在全球范围内,针对汽车尾气污染新开发的交通工具燃料、新的汽化器等对降低汽车尾气中有毒、有害化学成分起到了非常重要的作用。如用无铅汽油取代有铅汽油后,道路旁大气中铅含量明显下降。

在搞好环境卫生防护的工作中,卫生监督、疾病控制和医疗预防机构是不可缺少的部门。这些部门可根据现行卫生法规和标准,开展预防性和经常性的卫生监督监测;根据目前存在的环境问题,组织现场调查及开展实验研究,以阐明环境污染对人体健康的影响及规律;也可根据研究成果及防治工作经验,制定和经常性修订适合我国国情的卫生标准等。

小　结

1. 环境是指在特定条件由物理、化学、生物、社会等因素构成的整体状态,包括自然环境和社会环境。

2. 健康不仅仅是没有疾病或虚弱,而且是躯体、精神和社会方面的完好状态。影响健康的因素可归纳为4类:社会经济环境、社会物质环境、个体因素及医疗卫生服务等。

3. 环境污染是由于各种人为的或自然的原因,使环境的构成发生重大变化,并造成环境质量恶化,破坏了生态平衡,对人类健康造成直接、间接或潜在的有害影响。环境污染的特点有广泛性、多样性、复杂性、长期性。环境污染的来源有生产性污染、生活性污染和其他污染。环境污染物分为化学性污染物、物理性污染物和生物性污染物3类。

案例分析及能力提升

1952 年 12 月 5—8 日英国伦敦市几乎全境为浓雾覆盖,4 d 中死亡人数较常年同期约多 4 000 人,45 岁以上的死亡人数最多,约为平时的 3 倍;1 岁以下死亡人数,约为平时的 2 倍。事件发生的 1 周中因支气管炎死亡是事件前 1 周同类人数的 93 倍。

(1)分析伦敦烟雾事件的产生原因。

(2)如何预防此类事件的发生?

同步练习

一、选择题

【A1 型题】

1. 构成人类环境的主要因素不包括 　　　　　　　　　　　　　　　　　　　(　)

    A. 社会心理因素 　　　　　　　　　　　B. 化学因素

    C. 遗传因素 　　　　　　　　　　　　　D. 生物因素

    E. 物理因素

2. 不属于环境污染概念范畴的是 　　　　　　　　　　　　　　　　　　　　(　)

    A. 环境质量变化 　　　　　　　　　　　B. 尚未扰乱生态平衡

    C. 由于各种人为原因 　　　　　　　　　D. 环境组成发生重大变化

    E. 对人类健康造成直接、间接或潜在危害

3. 环境污染对健康造成的特异性损害不包括 　　　　　　　　　　　　　　　(　)

    A. 急性中毒 　　　　　　　　　　　　　B. 致癌作用

    C. 致畸作用 　　　　　　　　　　　　　D. 慢性中毒

    E. 抵抗力下降

4. 具有致癌作用的环境因子主要是 　　　　　　　　　　　　　　　　　　　(　)

    A. 氟化物 　　　　　　　　　　　　　　B. 甲基汞

    C. 甲醛 　　　　　　　　　　　　　　　D. 砷化物

    E. 非电离辐射

5. 与城市空气二氧化硫污染的危害有关的是 　　　　　　　　　　　　　　　(　)

    A. 硝酸盐 　　　　　　　　　　　　　　B. 光化学烟雾

    C. 汞的甲基化 　　　　　　　　　　　　D. 酸雨

    E. 水体富营养化

6. 氮氧化合物与碳氢化合物反应生成的二次污染物属于 　　　　　　　　　　(　)

    A. 硝酸盐 　　　　　　　　　　　　　　B. 光化学烟雾

    C. 汞的甲基化 　　　　　　　　　　　　D. 酸雨

    E. 水体富营养化

7. 光化学烟雾可致 　　　　　　　　　　　　　　　　　　　　　　　　　　(　)

    A. 急性中毒 　　　　　　　　　　　　　B. 慢性中毒

    C. 致癌作用 　　　　　　　　　　　　　D. 致畸作用

    E. 致突变作用

【A3 型题】

Woodwell 研究发现:滴滴涕农药在海水中的浓度是 $5.00×10^{-11}$,在藻类植物中的浓度是 $4.00×10^{-8}$,在鱼类中的浓度为 $2.07×10^{-6}$,在水鸟类体内的浓度为 $75.50×10^{-6}$,是海水中含量的 151 万倍。

8.滴滴涕农药的浓度从海水到水鸟类体内的逐渐升高,说明滴滴涕农药有 （ ）

    A.递增效应   B.浓缩效应

    C.生物富集作用   D.生化作用

    E.生理作用

9.海水、藻类植物、鱼类及水鸟类之间的关系是 （ ）

    A.生物群   B.生态系统

    C.生物聚集体   D.生态平衡

    E.生态失衡

10.维系藻类植物、鱼类及水鸟类相连的是 （ ）

    A.生物体   B.生物链

    C.食物链   D.滴滴涕

    E.海水

研究证明外界环境中存在着一些致癌因素。国际癌症研究机构根据大量的研究资料,将800多种化学物质的致癌性分为4类:①确证的人类致癌物;②动物致癌物;③可疑致癌物;④非致癌物。

11.确证的人类致癌物是 （ ）

    A.此类致癌物已在人类流行病学方面取得了充分的证据

    B.此类致癌物已在动物致癌实验方面取得了充分的证据

    C.此类致癌物已在人类流行病学及动物致癌实验方面取得了大量证据

    D.此类致癌物已在人类流行病学及动物致癌实验方面取得了非常多的证据

    E.此类致癌物已在人类流行病学及动物致癌实验方面取得了充分的证据

12.下列化学物质不属于确证的人类致癌物的是 （ ）

    A.黄曲霉毒素   B.联苯及联苯胺

    C.石棉   D.三氯化铁

    E.氯乙烯

13.减少致癌物形成的主要措施可采用 （ ）

    A.减少农药使用   B.在城市大力推广共享单车活动

    C.做好工业"三废"处理   D.采取集体供暖等

    E.严格审批和监督核技术应用

二、名词解释

1.环境   2.生态平衡   3.健康   4.环境污染   5.生态系统

三、填空

1.构成环境的主要因素有＿＿＿＿＿、＿＿＿＿＿、＿＿＿＿＿、＿＿＿＿＿。

2.环境污染的来源有＿＿＿＿＿、＿＿＿＿＿、＿＿＿＿＿及其他,其中最普遍的污染是＿＿＿＿＿。

3.人类环境是人类赖以生存的外部条件,一般可分为＿＿＿＿＿和＿＿＿＿＿。

4.按照人类活动的关系可将自然环境分为＿＿＿＿＿和＿＿＿＿＿。

5.生态系统中生物与环境进行能量和＿＿＿＿＿交换,二者交换的基本方式是通过＿＿＿＿＿。

6.环境污染的特点:＿＿＿＿＿、＿＿＿＿＿、＿＿＿＿＿。

7.当前全球性环境问题是＿＿＿＿＿、＿＿＿＿＿、＿＿＿＿＿、＿＿＿＿＿。

四、简答题

1.什么是健康?影响健康的因素有哪些?

2.环境污染对健康影响的特点有哪些?

3.环境污染对人体健康的损害有哪些?

第三章

生活环境与健康

学习目标

掌握 紫外线对健康的影响；大气污染的来源及主要危害；饮用水的基本卫生要求；饮用水净化和消毒的目的；氯化消毒的原理及影响氯化消毒效果的因素；合理营养的基本要求；常见的营养缺乏病；食品安全的概念；食品污染的概念及其预防。

熟悉 室内空气污染的来源及危害；饮用水水质卫生标准；各类营养素的生理功能、膳食来源、参考摄入量；中国居民膳食指南与平衡膳食宝塔。

了解 空气的理化性状及意义；水资源状况及水源卫生防护；各类食物的营养价值；特殊人群营养；营养调查方法；食品添加剂的概念及使用要求。

生活环境是指与人类生活密切相关的各种自然条件和社会条件的总体。生活环境的保护与每个人的生活质量息息相关。本章主要介绍空气、水及食物对健康的影响。

第一节 空气与健康

空气是人类重要的生活环境因素之一，是一切生命存在的必要条件。地球表面有一层很厚的、随着地球旋转的空气层，称为大气层。按照气温的垂直变化特点，可将 2 000 ~ 3 000 km 厚的大气层自下而上分为对流层、平流层、中间层、热层和逸散层，其中，对流层和平流层与人类健康关系最密切。对流层是最靠近地面的一层，约12 km，空气对流运动强烈，气温随着高度的增加而递减，气温的递减使大气污染主要发生在该层。平流层位于对流层之上，其上界延伸至 55 km 处，空气以水平运动为主，其中 15 ~ 30 km 高度处有厚约 20 km 的臭氧层，后者吸收太阳的短波紫外线和宇宙射线，保护地球生物免受这些射线的危害。近几十年来，随着工业和经济的发展，大气污染和臭氧层破坏日益加重，给人类健康和生活带来的不良影响越来越突出。因此，空气的清洁程度和它的理化性质与人类的健康有密切关系。

一、大气的理化性状及意义

（一）大气的化学性状及意义

自然状态的大气是无色、无臭、无味的混合气体,主要由氮(占78.09%)、氧(占20.95%)、氩、氖、氦、氪、氙、二氧化碳、水蒸气等组成。一般情况下,由于大气的垂直和水平流动及动植物气体代谢的作用,空气中氮、氧及惰性气体成分保持相对恒定;二氧化碳、水蒸气的含量随季节、气象及人们生活和生产活动的影响而有所变化。近年来,随着工业的发展,燃料的利用大幅度增加,森林等资源受到破坏,再加上人口增长,使大气中二氧化碳浓度增加。人体对二氧化碳浓度比较敏感,当二氧化碳浓度达3%时,呼吸显著加快、加深,出现头痛、气喘、心悸、眩晕、耳鸣等症状;当浓度超过8%时,很快出现意识丧失、呼吸停止而死亡。另外,当空气中氧含量降至12%时,可发生呼吸困难,降至7%以下,可危及生命。

（二）大气的物理性状及意义

大气的物理性状包括太阳辐射、气象条件及空气离子化等,与人类的健康密切相关。

1. 太阳辐射对健康的影响　太阳辐射是指太阳向宇宙空间发射的电磁波和粒子流。太阳辐射光谱由红外线、可视光及紫外线组成,不同波长的辐射线生理作用不同。

(1)紫外线　波长为200~400 nm,可分为3段:A段(UV–A)波长320~400 nm,B段(UV–B)波长275~320 nm,C段(UV–C)波长200~275 nm。紫外线的卫生学意义如下。

1)色素沉着作用　A段紫外线可以使人皮肤细胞中的黑色素原通过氧化酶的作用转变成黑色素,并沉着于皮肤,是机体对光刺激的生理保护作用。同时,黑色素吸收的光转变成热能,促进汗腺分泌,增强局部散热能力。

2)抗佝偻病作用　皮肤和皮下组织中的麦角固醇和7-脱氢胆固醇在B段紫外线照射下可形成维生素D_2和维生素D_3,以维持正常钙磷代谢和骨骼的正常生长发育,儿童应增加户外活动时间,预防佝偻病的发生。

3)红斑作用　B段紫外线可使照射部位皮肤出现潮红现象即为红斑作用。原发性红斑是照射后通过反射作用导致毛细血管扩张而引起的,在照射后立即发生;继发性红斑是表皮细胞在照射后产生的组胺及类组胺刺激神经末梢,使表皮血管扩张,血管壁通透性增加而引起的,在照射后6~8 h发生。

4)杀菌作用　C段紫外线能进入细胞核,使核蛋白变性甚至凝固,从而导致细菌死亡。紫外线波长越短,杀菌效果越好。一日之中,从中午12点到下午2点紫外线强度最大、波长最短、空气中细菌最少。

5)增强免疫力作用　长波紫外线照射可以刺激体液及细胞免疫活动,增强机体对感染的抵抗力。

适量紫外线照射能促进人体免疫反应,增强对疾病的抵抗力,促进伤口愈合,对于儿童来说是预防佝偻病的最佳途径,是任何补钙方式都无法比拟的。但过度照射紫外线则有害健康,可引起日光性皮炎、皮肤老化甚至皮肤癌、电光性眼炎和白内障等。因此,长期在野外、高山、海洋或沙漠工作的人员,应注意防护。

（2）可视线   波长为 400 ～ 760 nm，是太阳辐射中能使人产生光觉和色觉的光谱部分。适宜地照射可视光，可以防止疲劳和近视，提高情绪和工作效率。因此，合理利用可视光，使室内保持适宜的日照，有利于预防眼睛疲劳和近视。

（3）红外线   波长为 760 ～ 1 000 nm，主要产生热效应，是地表热能最主要的来源。红外线经皮肤吸收后，可使局部组织温度升高、血管扩张充血，促进细胞新陈代谢和细胞增生，并有消炎和镇痛作用。临床上常用红外线治疗仪治疗慢性皮肤病、神经痛、冻伤等疾病。过强的红外线照射，可以使皮肤、颅脑的温度升高达 40 ℃ 以上，危害健康，导致日射病、热射病甚至引起白内障等疾病。南方夏季中午时段，太阳辐射很强，气温升高，不利于人类体温保持正常，在室外作业和军事训练时应防止过热而中暑。

2. 气象条件对健康的影响   气象条件包括气温、气湿、气流、气压 4 个方面，对人体健康有重要的影响。

（1）气温   通常气温随大气高度的上升而下降，易形成气团对流，把地面污染物带入高空，有利于污染物扩散；特殊情况下，出现气温随大气高度的上升而递增，空气不能形成对流而处于稳定状态，地面污染物难以扩散。污染物大量积聚，可严重危害人体健康。气温也是机体体温调节最主要的影响因素，气温过高或过低均会使机体出现热平衡失调，引起疾病。如高温可致中暑，低温可致冻伤，气温骤变可诱发呼吸道感染、风湿病等。

（2）气湿   气湿是指空气中水蒸气的含量，其大小常用相对湿度来表示。相对湿度是指一定气温条件下，单位体积空气中实际含有的水蒸气量与单位体积空气中最多能容纳的水蒸气量的百分比。在一般温度下，相对湿度在 40% ～60% 最为适宜；相对湿度在 30% 以下时，称为低气湿，可使口腔、皮肤、黏膜干燥或皲裂；相对湿度在 80% 以上，称为高气湿，细菌、霉菌等病原微生物易繁殖、扩散而使人致病，低温高气湿的环境易使机体发生上呼吸道感染或风湿病。

（3）气流   气流是指按一定方向流动的空气。空气的水平流动形成风，风的状态通常以风速和风向来表示，风速大小直接影响大气中污染物的浓度。风作用于人体，可以加速体表的散热，促进体内物质代谢过程。在温度适宜的条件下，微风或中等强度的风有兴奋和提高精神的作用；但持续的强风对神经则有不良刺激作用，尤其是在寒冷的冬天。一般认为室内气流不宜超过 0.5 m/s，否则将影响人的体温调节和主观感觉。

（4）气压   气压是指包围在地球表面的大气层对地球表面产生的压力。在不同的海拔高度、地理纬度和空气温度的状态下，气压的高低是不同的。一般情况下，气压的微小变化对健康人影响不大，但对心血管疾病、风湿病患者影响较大。人在低气压环境中生活和工作可发生高原适应不全症或航空病；离开高气压环境时如减压过快可产生潜涵病。

3. 空气离子化对健康的影响   空气中的气体分子或原子在紫外线、雷电等外界理化因子的强烈作用下，失去外层电子而成为带正电荷的正离子，游离的电子附在另一个中性分子上成为带负电荷的负离子，这种使空气形成正、负离子的过程称为空气离子化。自然情况下，空气离子化形成的离子对约为每秒每立方厘米 5 ～ 10 个。根据空气离子大小及移动速度，可将离子分为轻离子、重离子和中离子 3 种。如果一部分离

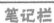

子把周围空气中 10~15 个中性分子吸附到一起形成空气离子,称为轻离子,即空气负离子;如果一部分轻离子与空气中的灰尘、烟雾等结合形成空气离子,称为重离子。在清洁的空气中,轻离子多、重离子少。新鲜空气的重、轻离子的比值不应大于 50。空气中一定浓度的负离子有镇静、催眠、镇痛、镇咳、降低血压、增进食欲等作用。临床上应用空气负离子吸入来治疗原发性高血压、支气管炎、支气管哮喘等疾病。但是,如果浓度超过 $10^6/m^3$,无论是负离子或是正离子,对机体均可产生不良作用。

二、大气污染及危害

大气污染是指由于人为和自然的因素排放的污染物进入大气并达到一定浓度,超过大气的自净能力,致使大气的组成和性状发生了变化,给人类健康及动植物的生长繁殖带来直接和间接的危害。

(一)大气污染的来源

大气污染的来源包括自然因素和人为因素两大类。自然污染是由于自然界自身的原因所引起的,如火山爆发、台风等引起的大气污染;人为污染是由于人们从事生产和生活活动而产生的污染。由于人为污染普遍存在,危害较大,备受人们关注。大气污染的来源主要有以下几种。

1. 工业活动 工业活动是大气污染的主要来源,其排放的污染物主要来自以下两个环节。

(1)燃料的燃烧 工业生产中燃烧燃料是大气污染最主要的来源。目前我国主要的工业燃料是煤和石油,煤的主要杂质是硫化物,其次是氟、砷、钙、镉等元素的化合物;石油的主要杂质是硫化物和氮化物。燃料燃烧完全时排放的污染物主要有二氧化碳、二氧化硫、二氧化氮、水汽、灰分(含有氧化物或卤化物,如氧化铁、氟化钙等)。燃烧不完全时排放的污染物主要有一氧化碳、硫氧化物、氮氧化合物、醛类、炭粒、多环芳烃等。

(2)生产过程中排出的污染物 工业企业在生产过程中能排出多种污染物,从原材料到成品各个生产环节都可能有污染物排出。污染物的种类与生产性质和工艺过程有关。如火力发电厂排出的污染物主要有烟尘、二氧化硫、二氧化碳、氮氧化合物、多环芳烃等;铝厂排出的污染物主要有氟化氢、氟尘、氧化铝等;有色金属冶炼厂排出的污染物主要有烟尘(含有各种金属如铅、锌、镉、铜等)、二氧化硫、汞蒸气等;农药厂排出的污染物主要有砷、汞、氯等;合成橡胶厂排出的污染物主要有丁间三烯、苯乙烯、乙烯、异戊二烯、二氯乙烷、二氯乙醚、氯化甲烷等;仪器仪表厂排出的污染物主要有汞、氰化物、铬酸等;造纸厂排出的污染物主要有烟尘、硫醇、硫化氢、臭气等;玻璃厂排出的污染物主要有氟化氢、二氧化硅、硼等;沥青油毡厂排出的污染物主要有油烟、苯并(α)芘、石棉、一氧化碳等;砖瓦厂排出的污染物主要有氟化氢、二氧化硫等。

2. 生活活动 主要来源于生活炉灶和采暖炉灶。生活炉灶主要使用煤球、煤制气、石油液化气、天然气;采暖炉灶一般用煤作为燃料,造成大气污染的主要是煤制品。污染物主要有烟尘、二氧化硫、一氧化碳、烃类物质等。这种生活性污染气体具有排放量大、分布广、排放高度低等特点,危害性不容忽视。

3. 交通运输 主要是指汽车、火车、飞机、轮船等交通运输工具造成的污染。其中蒸汽机火车和轮船使用煤为燃料,其余均使用汽油、柴油等液体燃料。随着汽车在居民交通中使用量增大,汽车尾气距离人们更近,甚至直接被人吸入,危害极大。汽车等释放的废气成分复杂,主要含有大量的二氧化硫、一氧化碳、氮氧化合物、碳氢化合物、多环芳烃、醛类等污染物。若汽油中含有抗爆剂四乙基铅,则废气中含有铅化合物。

4. 其他污染源　地面尘土、垃圾被风刮起,可能将某些化学性污染物(如铅等)和生物性污染物(如结核分枝杆菌等)转入大气;水体和土壤中的挥发性化合物(如挥发酚、氰氢酸等)也能进入大气;某些意外事故(如火灾、工厂爆炸、毒气泄漏等)也能严重污染大气。

(二)常见大气污染物及其危害

大气污染严重威胁人类健康,全世界有 10 亿多城市人口受到空气污染的威胁。据世界卫生组织估计,到 2020 年,全世界死于空气污染的人数将达到 800 万。据统计,我国 11 个大城市中,空气中的烟尘和细颗粒物每年致使 5 万人死亡,40 万人患上慢性支气管炎。大气中常见的污染物主要有二氧化硫、氮氧化合物、可吸入颗粒物、多环芳烃类等,对健康的危害分别如下。

空气化学污染物
及其危害

1. 二氧化硫　二氧化硫为刺激性、腐蚀性气体,易溶于水,易被上呼吸道和支气管黏膜吸附,对眼、上呼吸道黏膜有强烈的刺激作用。如 1952 年 12 月发生的伦敦烟雾事件,污染物就主要是二氧化硫和烟尘。当时气象条件是大雾、气温逆增,致使污染物不易扩散到高空,冬季因生活用煤增加和工业燃烧煤产生大量的废气聚集在整个城市上空,浓雾持续 5 d 之久,导致患有慢性呼吸道疾病、心脏病的老年人病情加重甚至死亡,死亡人数达 3 500～4 000 人。长期吸入低浓度二氧化硫可引起慢性支气管炎、慢性鼻炎;高浓度可导致肺水肿甚至死亡。二氧化硫在大气中遇水溶解形成酸雨。酸雨使水质酸化,影响水生生物的生长繁殖,危害森林、农作物,还可腐蚀建筑物等。

2. 氮氧化合物　氮氧化合物难溶于水,对眼睛和上呼吸道的刺激较小,易侵入细支气管和肺泡。急性吸入的氮氧化合物可缓慢溶入肺泡表面的水分中,形成硝酸、亚硝酸,对肺组织产生强烈的刺激及腐蚀作用,使毛细血管通透性增加,导致肺水肿。如 1955 年 8 月底在洛杉矶发生的急性光化学烟雾事件。洛杉矶光化学烟雾事件主要的污染物氮氧化合物和碳氢化合物在日光紫外线的照射下,经过一系列的光化学反应而生成了一种刺激性很强的淡蓝色烟雾,后者主要成分是新生成的臭氧、醛类、过氧酰基硝酸酯类等混合物。接触该烟雾后,大批居民出现眼睛红肿、流泪、咽喉疼痛、呼吸困难等急性刺激症状。长期吸入氮氧化合物可损害细支气管和肺泡,使肺泡回缩能力减弱,引起肺气肿样症状。亚硝酸根进入血液后可引起高铁血红蛋白症和血管扩张,引起组织缺氧,出现发绀、呼吸困难、血压下降及中枢神经损害。

3. 可吸入颗粒物　可吸入颗粒物是指粒径小于 10 μm 能长时间悬浮于大气中的固体颗粒物。不同粒径的可吸入物滞留在呼吸道的部位不同,大于 5 μm 的多滞留在上呼吸道,对黏膜产生刺激和腐蚀作用,引起慢性鼻咽炎、慢性支气管炎;小于 5 μm 的多滞留在细支气管和肺泡,引起支气管和肺部炎症。

4. 多环芳烃类　多环芳烃类中的苯并(α)芘,动物实验已证明能诱发皮肤癌、肺癌和胃癌。流行病学资料表明,肺癌、皮肤癌的发病率与大气中苯并(α)芘的浓度呈正相关。

(三)大气污染的防治措施

大气污染与能源结构、工业布局、交通管理、地形地势和气象条件等密切相关,又严重威胁着人类健康。因此,必须采取强有力的综合性措施对大气污染进行严格治理。

1. 控制污染源　控制污染源是防治大气污染的根本措施,主要从工业合理布局、改变燃料构成及开发新能源、改革工艺、集中供暖和充分利用大气的自净能力等方面控制大气污染。

(1)工业合理布局　结合城乡规划,从厂址选择、烟囱设计到居住区、工业区、功能区的合理规划,全面设计工业布局。工业区应设在城市远郊、工矿区或发展卫星城镇,并建立废气除污排放设施,设置一定的绿化防护带,做好卫生防护工作;还应设在大频率风向的下风侧,避免在山谷内建立有废气排放的工厂。总之,工业要合理布局,以利于污染物的扩散和工厂之间互相利用废气,减少废气排放量。

(2)改变燃料构成及开发新能源　在工业或生活燃料方面,逐渐推广使用天然气、煤气或石油液化气,选择低硫燃料,对重油和煤炭进行脱硫处理;随着科技发展,开发太阳能、氢燃料、地热能等新能源,减少废气产生和排放,促进环境卫生防护。

(3)改革工艺　开展技术革新,使用革新设备,用无毒或低毒的原料代替毒性大的原料。生产过程尽量采取密闭化、自动化和管道化,减少污染物排放污染空气环境。加强管理,防止跑、冒、漏、滴等一切可能排放废气影响环境的情况发生。对于工业排放的大气污染物的治理,主要集中在除尘、控制二氧化硫和氮氧化合物排放方面。

(4)集中供暖　在城市或农村小镇尽量设立大的电热厂和供热站,实行区域集中供暖、供热,尤其应将电热厂和供热站设置在郊外,有利于改善北方取暖环境,减少因冬季取暖产生大量烟尘污染空气环境。

(5)充分利用大气的自净能力　空气自净能力因气象条件不同,对污染物的容量不同,排入同样量的污染物,造成的污染危害不同。对于风力大、通风好、湍流盛、对流强的地区和时段,大气扩散稀释能力强,可接受较多的厂矿企业;对于逆温的地区和时段,大气扩散稀释能力弱,不能接受较多的污染物,否则会造成严重的大气污染。或者采用高烟囱排烟,烟囱越高越有利于烟气的扩散稀释,一般烟囱高度应超过 100 m。但这种挑战空气自净能力的方法是一种以扩大污染范围为代价来减少局部地区地面污染的方法,控制不好会污染广大区域。

2. 加强绿化造林　植物既能美化环境,又具有调节气候,阻挡、滤除和吸附烟尘,吸收大气中有害气体,净化空气等功能。因此,绿化造林是防治大气污染比较经济有效的生物防治措施。10 000 m² 树木每年吸尘量为 67 t,18 m 宽的绿林带可降低噪声10 dB。绿地的吐氧、防尘、调节湿度的能力主要由叶面积来决定。乔木的叶面积可达其树冠正投影面积的 20 倍以上,灌木为 5~10 倍,草坪只有 2 倍左右。同等面积的乔木与草坪的生态值相比,吸收二氧化碳量、释放氧气量、蒸腾水汽量、蒸腾吸热量分别是草坪的 27.2、25.5、23.3、32.2 倍。

3. 贯彻执行大气卫生标准　我国现行的大气卫生标准是《环境空气质量标准》(GB 3095—2012),是防治大气污染、保护居民健康、评价大气污染程度、制定大气防护措施的法定依据,包括污染物的日平均最高容许浓度和一次最高容许浓度两种指标。根据污染物在大气中的存在状态,可将污染物分为气态污染物和颗粒污染物。气态污染物包括气体和蒸气,主要有二氧化硫、三氧化硫、二氧化碳、硫化氢、氮氧化合物、烃类等,其中以二氧化硫的数量最大、危害最严重;颗粒污染物有固体和液体两种状态;根据颗粒污染物的粒直径可分为总悬浮颗粒物(total suspended particulate, TSP)、可吸入颗粒物(inhalable particles,IP)和细颗粒物(particulate matter,$PM_{2.5}$), $PM_{2.5}$已被我国新的《环境空气质量标准》列入检测指标。

三、室内空气污染及危害

室内空气污染是指室内各种化学、物理、生物的污染物积聚扩散,使室内空气质量下降,危害人类生活、工作和健康的现象。

(一)室内空气污染的来源

室内空气污染主要来源如下。

1. 家庭炉灶　人们在烹调和采暖过程中产生的燃烧产物是室内空气污染的主要来源。燃料燃烧时产生的有害物质主要有二氧化硫、氮氧化合物、一氧化碳、二氧化碳、烃类及悬浮颗粒物等。烹调油烟也是室内污染的来源之一。

2. 家用电器　随着生活水平的提高,越来越多的电器进入家庭,如电蚊灯、电蚊香、充电器、吸尘器、微波炉、电磁炉、计算机、手机、电须刀、电热毯、吹风机、洗衣机、红外管电暖气、电视机、空调等,这些电器或多或少都会产生电磁辐射。

3. 建筑材料和装修材料　建筑材料中砖、混凝土、石块、土壤及粉煤灰等含有氡,涂料、油漆、胶合板、防热材料、隔音材料及家具等装修材料中可释放甲醛、氨、苯和苯系物等。

4. 人的活动　人们呼吸排放的二氧化碳、水蒸气,使空气中氧含量减少;人们吸烟时香烟烟雾含有二氧化碳、一氧化碳、甲醇、苯、二硫化碳、氯仿、硫化氢、砷化氢、甲醛等多种有害物。

5. 室外大气污染　室外各种大气污染物均可通过门窗进入室内产生污染。

(二)室内空气污染对健康的危害

室内空气污染对健康的危害包括以下几方面。

1. 致癌作用　燃料燃烧排放的苯并(α)芘、烹调产生的油烟、香烟烟雾中的焦油、装修材料中的苯等均有致癌作用,可诱发肺癌、白血病等。

2. 刺激作用　引起刺激作用的主要污染物是甲醛及其他挥发性有机化合物。甲醛有刺激性,可引起眼红、眼痒、流泪、咳嗽、气喘、皮炎等,还可引起变态反应,主要是过敏性哮喘。挥发性有机化合物主要有苯、甲苯等,有刺激作用,能引起机体免疫功能失调,影响中枢神经系统功能,出现头晕、头痛、无力等,可损伤肝和造血系统等。

3. 对心血管系统的影响　污染物中一氧化碳与动脉粥样硬化、心肌梗死、心绞痛有密切关系。

4. 呼吸道传染病　室内空气污染对呼吸道传染病的传播有重要意义,如流行性感冒、麻疹、结核等,均可经空气传播。

5. 过敏反应　家居尘埃中含有尘螨,长期吸入尘螨可引起哮喘、过敏性鼻炎及皮肤过敏等,由于使用空调或封闭式窗户,循环使用空气,降低了空气质量,有利于尘螨滋生。

室内空气污染
的危害

6.其他 长期处于高电磁辐射的环境中,会使血液、淋巴液和细胞原生质发生改变,电磁辐射过度会影响人体的循环系统、免疫系统、生殖系统和代谢功能。电脑屏幕发出的低频辐射与磁场,会导致多种症状,包括流鼻涕、眼睛痒、颈背痛、短暂失忆、暴躁及抑郁等。

(三)室内空气污染的防护

由于室内空气污染的来源较多,因此保证室内空气清洁的措施也是多方面的。

1.合理布局 住宅用地应选择在大气清洁的地区,有足够的居室面积,内部设计合理,厨房应与其他房间隔开,电脑、电视等尽量不放在卧室。

2.加强室内通风 增加室内换气频率是减轻污染的关键性措施。一般家庭在春、夏、秋季,都应经常开窗通风;冬季每日至少早、午、晚开窗 10 min 左右。不能开窗通风的要安装排风扇,定期通风。厨房应安装抽油烟机,每次烹饪完毕必须开窗换气。

3.禁止在室内抽烟 在居室及工作、学习的房间内绝对禁止吸烟。

4.燃料要充分燃烧 用煤、木柴等取暖的家庭,要经常检修炉灶,保持通风良好,严防不完全燃烧。

5.正确使用家庭化学剂 用化学剂时应开窗,用后不可马上关窗,至少应开窗换气半小时。

6.使用环保建筑装修材料 建筑及装修时应尽可能使用合格材料,刚装修的居室或新家具放置的房间,应暂不住人,并加强通风换气,一般在 2~3 个月后甲醛等刺激性气体才能显著减少。

7.不要长时间使用电器 不要长时间连续使用电脑、电视、空调等,以减少辐射,并注意通风。

第二节 水质与健康

水是维持人类生存必不可少的外环境因素之一。水是人体重要的组成部分,成人体内含水量占体重的 65% 左右,儿童可达 80% 左右。人体一切生理、生化过程都靠体液来完成。成人一天水的生理需要量为 2~3 L。此外,水对维持个人卫生、改善环境卫生、调节气候、绿化环境、防温降暑等也有非常重要的作用。

一、水源种类及特征

水源是指全球水量中对人类生存、发展可用的水量,主要是指逐年可以得到的更新的那部分淡水量。地球表面 70% 被水覆盖,但大多数是海水,淡水仅占地球总水量的 3% ,可被人类开发利用的淡水资源所占比例也不到总水量的 0.2% 。

地球上的水源分为降水、地面水和地下水。淡水资源是指浅层地下水、湖泊和河流水等。我国淡水资源总量居世界第 6 位,但人均拥有量不到世界人均拥有量的1/4,是全球人均水资源最贫乏的国家之一。人类已面临水资源危机,我国 600 多个城市中有 400 多个城市供水不足、180 个城市严重缺水。随着人口的增长,工业的发展,资源的超量开发,加剧了对水体的污染。我国主要河流 90% 以上存在不同程度的污染,加剧了水资源的缺乏。因此,控制水污染、重视饮水卫生对增进人体健康显得愈来愈重要。

二、水体污染及危害

水体污染是指人类活动排放的污染物进入水体后,超过了水体的自净能力,使水体理化特性和水环境的生物特性、种群及组成发生改变,从而影响水的使用价值,造成水质恶化。引起水体污染的污染物主要来自人类的生产和生活活动。由于人类的生产和生活活动使水体污染,称为人为污染。人为污染是当前水体污染的主要污染源,可分为化学性污染、生物性污染和物理性污染。

(一)化学性污染

主要是由于生产、生活性污水的排放使水体受到污染。其中,有机污染物主要有苯类、酚类、卤烃类化合物、油类、有机农药等;无机污染物主要有铅、汞、镉、砷、铬、锌、铜、锰、氮、氰化物等。化学污染物进入水体后,通过饮水或食物可引起人群急、慢性中毒,如汞污染对健康的危害。汞及其化合物属于剧毒物质,可在体内蓄积。水体汞污染主要来源于工业废水(如仪表厂、食盐电解、汞金属冶炼、含汞农药、军工等)、医院口腔科废水及农田农药的使用。进入水体的汞多吸附在悬浮的固体微粒上,沉积于水底,水底淤泥中的汞在微生物的作用下可被甲基化形成甲基汞,通过食物链进入人体,从而引起全身中毒。甲基汞的化学稳定性较高,各种加工烹调方法都不能除掉,且极易被肠道黏膜吸收,在体内缓慢蓄积引起慢性中毒。发生在日本的水俣病就是人们摄入了被污染的鱼贝类而引起的慢性甲基汞中毒。慢性甲基汞最突出的症状是神经系统症状,主要表现为头痛、乏力、注意力不集中、健忘、口周围及手足末端麻木,重者波及上下肢甚至躯干、说话不清楚、共济失调、双侧向心性视野缩小、运动失调、中枢性听力障碍、肌肉萎缩等。中毒症状出现的顺序一般是感觉障碍、语言障碍、视野缩小、听力障碍,严重者可完全瘫痪、精神错乱甚至死亡。

(二)生物性污染

生物性污染是由于制革、屠宰等行业的废水、生活污水和医院污水排入水体,造成大量的病原微生物污染水体,可引起介水传染病的流行。介水传染病的病原体主要见于细菌(伤寒杆菌、副伤寒杆菌、霍乱弧菌、痢疾杆菌等)、病毒(甲型肝炎病毒、脊髓灰质炎病毒等)和原虫(溶组织内阿米巴原虫、血吸虫等)。介水传染病的流行特点:①水源受到一次严重污染后,疾病可呈现暴发流行,短期内突然出现大量患者,且多数患者发病日期集中在同一潜伏期内,若水源经常受到污染,则发病者可终年不断;②病例分布与供水范围一致,大多数患者都有饮用或接触同一水源的历史;③一旦对污染源采取处理措施,加强饮用水的净化和消毒后,疾病的流行能迅速得到控制。介水传染病在全世界一直没有得到有效控制。世界卫生组织的资料显示,目前发展中国家每年约有 12 亿人口因饮水不洁而患疾病,有 400 万儿童死于介水传染病。

(三)物理性污染

物理性污染包括热污染和放射性污染。热污染的主要来源是工业、企业等排放的高温废水,排入天然水体后,引起水温升高,使化学反应和生化反应速度加快,造成水中溶解氧减少,还会使水中某些毒物的毒性升高和水中鱼贝类的种群改变与死亡,水

笔记栏

中藻类在高温下快速生长繁殖。水中藻类在高温下快速生长繁殖,加剧水体的富营养化,影响水体的感官性状,水质出现变黑、恶臭等现象;微藻类毒素是富营养化水体中含量最多、对人体危害最大的藻类毒素,直接接触引起眼睛、皮肤过敏及急性胃肠炎等,还具有肝毒性和遗传毒性,是乙肝病毒致癌的促癌剂,与黄曲霉毒素有协同促癌作用。放射性污染主要来自核动力工厂、核生产废物、核试验沉降物、核医疗研究单位的排水及核动力船舶事故泄漏的核燃料等。水体中放射性物质可以通过饮水或受污染的食物进入机体而引起肝、骨髓、造血功能的损害,也可导致肿瘤等疾病发生。

综上所述,水被污染后的主要危害:①介水传染病;②引起急、慢性中毒,甚至引起公害病;③诱发癌症;④使水体的感官性状恶化,使水失去利用价值。

三、饮用水的卫生要求及水质标准

(一)饮用水的卫生要求

生活饮用水应符合下列基本要求。

1. 流行病学上是安全的 水中不得含有细菌、病毒、寄生虫幼虫和虫卵,不能因饮水而导致肠道传染病和寄生虫病的发生。

2. 化学组成对人体有益无害 水中所含化学物质不得对人体健康产生危害,不会引起急、慢性中毒。

3. 水的感官性状良好 饮用水应清澈、透明、无色、无味,不得含有肉眼可见物。

4. 水量充足,使用方便 水量应能满足居民总用水量需要,并考虑近期和远期的发展需要。

生活饮用水一般
化学指标

(二)饮用水水质标准

根据上述饮用水的基本卫生要求,卫生部和国家标准化管理委员会修订了国家《生活饮用水卫生标准》(GB 5749—2006),并已于2007年7月1日实施。《生活饮用水卫生标准》分水质常规指标及限值、饮用水消毒剂常规指标及要求、水质非常规指标及限值,共106项水质标准。其中水质常规指标75项,分为4类,即微生物指标、毒理指标、感官性状和一般化学指标及放射性指标。

1. 微生物指标

(1)细菌总数 细菌总数是指1 mL水在普通琼脂培养基中,经37 ℃培养24 h所生长的细菌菌落总数。细菌总数是评价水质清洁度和净化效果的一项指标。饮用水水质标准规定,饮用水细菌总数不得超过100 个/mL。

(2)总大肠菌群 总大肠菌群是指经37 ℃培养24 h和48 h后,能使乳糖发酵并产酸、产气的革兰氏阳性无芽孢杆菌菌落数。总大肠菌群是评价饮用水被粪便或其他污染源污染的重要指标。标准规定,任意100 mL水样中不得检出总大肠菌群。

(3)粪大肠菌群 包括大肠埃希氏菌和耐热大肠菌群。大多数大肠埃希氏菌寄居在人和动物肠道中,可随人及动物的排泄物广泛分布于水、土壤和腐物中;耐热大肠菌群是指将培养温度提高到44~45 ℃仍能生长和发酵乳糖的菌群。粪大肠菌群是评价水体可能被粪便或其他污染源污染的重要指标。

(4)游离性余氯 游离性余氯是指水体氯化消毒30 min后,水体中剩余的游离性氯化消毒剂。氯化消毒剂在与水接触30 min后,出厂水游离性余氯浓度应不低于

0.3 mg/L,管网末梢水不应低于 0.05 mg/L。游离性余氯是评价水体是否发生二次污染的重要指标(表3-1)。

　　2.毒理指标　《生活饮用水卫生标准》中常规毒理指标有 15 项,具体指标限值见表3-1。

　　3.感官性状和一般化学指标　感官性状指标包括色度、浑浊度、臭和味、肉眼可见物;一般化学指标包括 pH 值、总硬度、铝、铁、锰、铜、锌等,共 17 项,具体指标限值见表3-1。

　　4.放射性指标　包括总 α 放射性和 β 放射性,具体指标限值见表3-1。

表 3-1　生活饮用水卫生指标

卫生指标		限值
微生物指标	细菌总数	100 个/mL
	总大肠菌群	每 100 mL 水样中不得检出
	粪大肠菌群	每 100 mL 水样中不得检出
	游离性余氯	出厂水不低于 0.3 mg/L 管网末梢水不应低于 0.05 mg/L
毒理指标	砷	0.01 mg/L
	镉	0.005 mg/L
	铬(六价)	0.05 mg/L
	铅	0.01 mg/L
	汞	0.001 mg/L
	硒	0.01 mg/L
	氰化物	0.05 mg/L
	氟化物	1.0 mg/L
	硝酸盐(以 N 计)	10 mg/L(地下水源限制时为 20 mg/L)
	三氯甲烷	0.06 mg/L
	四氯化碳	0.002 mg/L
	溴酸盐(臭氧消毒时)	0.01 mg/L
	甲醛(臭氧消毒时)	0.9 mg/L
	亚氯酸盐(二氧化氯消毒时)	0.7 mg/L
	氯酸盐(复合二氧化氯消毒时)	0.7 mg/L

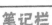
续表 3-1

卫生指标		限值
	色度(铂钴色度单位)	15
	浑浊度(NTU-散射浊度单位)	1.0(水源与净化技术条件限制时为3.0)
	臭和味	无异臭、异味
	肉眼可见物	无
	pH(pH 单位)	6.5≤pH≤8.5
	铝	0.2 mg/L
	铁	0.3 mg/L
感官性状和	锰	0.1 mg/L
一般化学	铜	1.0 mg/L
指标	锌	1.0 mg/L
	氯化物	250 mg/L
	硫酸盐	250 mg/L
	溶解性总固体	1 000 mg/L
	总硬度(以 $CaCO_3$ 计)	450 mg/L
	耗氧量(COD_{Mn} 法,以 O_2 计)	3.0 mg/L(原水耗氧量>6 mg/L 时为 5.0 mg/L)
	挥发酚类(以苯酚计)	0.002 mg/L
	阴离子合成洗涤剂	0.3 mg/L
放射性	总 α 放射性	0.5 Bq/L
指标	总 β 放射性	1 Bq/L

四、饮用水的净化与消毒

(一)饮用水的净化

饮用水的净化方法包括沉淀和过滤。饮水经过净化处理后,大大减少了悬浮物质和微生物,再进行消毒时可节省消毒剂的用量,又可提高消毒效果。因此,饮水处理应先净化,再消毒。

1.沉淀 沉淀是指水中悬浮物质由于重力的作用逐渐下沉而使水澄清的过程。如果没有外界因素的影响,自然发生的沉淀叫自然沉淀。但是,自然沉淀过程所需时间较长,沉淀效果也不好,达不到净化的目的。在实际工作中常向水中加入混凝剂,与水中细微颗粒物发生化学反应,生成絮状物(俗称矾花),这些絮状物表面积很大,能吸附水中的悬浮物和细菌,从而加速沉淀过程,提高沉淀效果,这种方法叫混凝沉淀。常用的混凝剂有无机盐类和高分子混凝剂两类。无机盐类混凝剂有明矾、氯化铁、硫酸铝等,高分子混凝剂主要有聚合氯化铝、碱式氯化铝、聚丙烯酰胺等。

(1)混凝沉淀的原理 混凝沉淀的原理包括电荷中和作用、吸附架桥作用及压缩双电层作用。电荷中和作用是指在水中电解为带正电荷的混凝剂胶粒与水中带负电荷的胶粒相互吸引、彼此的电荷中和而凝聚;凝聚体称绒体,具有强大的吸附能力,能不断吸附悬浮物质及部分细菌和溶解性物质,随着体积增大而逐渐下沉。吸附架桥作用是指混凝剂经水解和缩聚形成的线型结构高聚物,强大地吸附胶体微粒后弯曲变形或呈网状,从而起到架桥的作用,使胶体微粒间因距离缩短而相互黏结,逐渐形成粗大的絮状物,继续吸附细菌和溶解性物质而下沉。压缩双电层作用是指水中具有吸附层和扩散层的双电子层黏土胶团,其正离子的浓度由里面的吸附层向外面的扩散层逐渐减低,最后与水中的正离子浓度基本相等;如果向水中加入大量的电解质,则其正离子就会进入扩散层,随后进入吸附层,使胶体表面的电位降低,使双电层变薄。双电层被压缩后,颗粒间的静电斥能降低,使双电层小于颗粒布朗运动能与颗粒表面吸能之和时,颗粒就会迅速相互吸附凝集。凝集颗粒彼此接触吸附而增大,形成絮状物。絮状物具有强大的吸附力,可吸附水中悬浮物、溶解性物质和细菌等而下沉。

(2)影响混凝沉淀效果的因素　包括原水质中悬浮粒子的性质、粒度和含量,原水质中溶解性有机物和离子的成分和含量,水温,水的 pH 值和碱度,混凝剂的种类和用量等。

2.过滤　过滤是指让水流经滤料时,水中的悬浮物质和微生物等杂质被滤料阻留和吸附,从而使水的感官性状得以改善的过程。常用滤料有粗砂、棕皮、活性炭等。常用的过滤装置有砂滤池和砂滤缸。砂滤池适用于集中式给水使用,砂滤缸一般在分散式给水的居民家庭中使用。自制砂滤缸时,缸内自下而上依次铺石子 10 ~ 15 cm、细砂 40 cm、棕皮和碎石 5 cm。初滤时,净化效果一般不好,使用一段时期形成滤膜后效果渐佳。砂滤层上需要经常保持有水,否则砂层内进入空气将影响过滤效果。

(1)过滤原理　过滤原理包括机械阻留作用、接触混凝及吸附作用和沉淀作用。机械阻留作用即水中的悬浮颗粒直径大于滤料而阻留于滤料表面或滤料中。接触混凝及吸附作用是指细小的絮状物及悬浮微粒在通过滤料时与滤料碰撞而被吸附于滤料表层,经过一段时间后在滤料表面沉积形成滤膜,使净化效果大大提高。沉淀作用是指密度较大的颗粒随水流动时可因惯性作用直接碰撞到滤料表面而降落。滤料使用过久后,滤料的微孔会被水中悬浮物质阻塞,使滤料阻力越来越大,影响过滤效果,微粒继续发挥过滤效果,滤料需要冲洗后再继续过滤。

(2)影响过滤效果的因素　影响过滤效果的因素包括滤料层的厚度和粒径、滤速、进水水质、滤池类型等。滤料层过薄时,水中悬浮物会穿透滤料层影响出水水质,过厚时会延长过滤时间;粒径过大时,筛滤、沉淀杂质的作用比较小。滤速过快会影响滤后水质,过慢则过滤效果好,但会影响出水量。进水水质的浑浊度、色度、有机物、藻类等对过滤效果影响较大,其中影响最大的是进水的浑浊度,要求浑浊度低于 10 度。滤池分快滤池和慢滤池,慢滤池因滤料粒径小,过滤效果好,去除微生物的效果一般在 99% 以上;快滤池去除微生物的效果一般在 99% 以下,有的甚至远低于 90%。

(二)饮用水的消毒

饮用水的消毒是指利用各种方法杀灭水中病原体,以保证饮用水在流行病学上的安全性。经过净化处理的水,其感官性状、化学指标和毒理学指标都有了很大程度的改善,水中细菌也大幅度减少。但还不能直接饮用,必须经过消毒,才能预防介水传染病的传播和流行。常用的消毒方法有煮沸、紫外线、超声波等物理消毒法和臭氧、碘、高锰酸钾、氯化消毒等化学消毒法。

1.氯化消毒法 目前我国应用最广的水消毒方法是氯化消毒法,常用的氯化消毒剂有液氯和漂白粉。

(1)原理 氯化消毒剂可与水发生化学反应生成次氯酸,次氯酸分子小,为中性分子,易于穿过细菌的细胞壁进入细菌体内,同时又是强氧化剂,能损坏细菌的细胞膜使其通透性增加,导致细胞内蛋白质、RNA、DNA等内容物漏出,并能影响和干扰细菌的多种酶系统,尤其是能氧化磷酸葡萄糖脱氢酶中的巯基,使其糖代谢发生障碍,导致细菌死亡。次氯酸还能破坏病毒的核酸杀灭病毒。

(2)方法 常用的氯化消毒方法有常量加氯消毒法、持续加氯消毒法和过量加氯消毒法3种。常量氯化消毒法常用于对经过净化处理的水进行消毒,要求是出厂水和管网末梢水的游离性余氯在接触30 min后分别为≥0.3 mg/L和≥0.05 mg/L。过量氯消毒法常用于新井开始使用、旧井修理或淘洗、居民区发生饮水型肠道传染病、井水大肠菌值或化学性状显著恶化、井被洪水淹没等严重污染的水源水或紧急用水时,加入10倍于常量氯化消毒时所用的加氯量,要求余氯量达1~5 mg/L,消毒后可用亚硫酸钠、硫代硫酸钠或活性炭等去除水中过高的余氯。持续加氯消毒法常用于对井水的消毒,方法是将常量氯化消毒20~32倍加氯量的漂白粉装入带小孔的塑料袋或竹筒内,让消毒剂持续地从小孔漏出以达到持续消毒的目的,一般可持续消毒10~20 d。

(3)影响氯化消毒效果的因素 加氯量和接触时间:通常,加氯量越大,接触时间越长,消毒效果越好;但加氯量过大,游离性余氯浓度过高,既影响水的感官性状,又影响人的健康。标准规定消毒30 min后,出厂水游离性余氯≥0.3 mg/L,管网末梢水的游离性余氯≥0.05 mg/L。水的pH值:次氯酸是弱酸,水体pH值<5时,电离平衡左移,主要以次氯酸分子为主,水体pH值>7时,电离平衡右移,主要以次氯酸根离子为主,但次氯酸的杀菌效果比次氯酸根高80~100倍,所以,水体pH值越低,越利于消毒。水温:水温每提高10 ℃,病菌杀灭率提高2~3倍。水温愈低,杀菌效果愈差。水的浑浊度:浑浊度愈高,悬浮颗粒越多,悬浮颗粒吸附微生物成团,影响消毒效果。因此,饮用水消毒前应先净化处理,尽量降低水体的浑浊度。此外,微生物的种类及数量同样影响消毒效果,如肠道病毒对氯的耐受性高于肠道细菌。

2.其他消毒法

(1)煮沸消毒法 煮沸是最常用的消毒方法之一。煮沸消毒效果可靠,一般肠道传染病的病原体和寄生虫卵经煮沸3~5 min可全部被杀灭。

(2)紫外线消毒法 波长200~295 nm的紫外线具有杀菌能力,其中以波长253 nm者杀菌能力最强。紫外线的杀菌效果除与波长有关外,还取决于照射的时间、强度、被照射的水深及水体的透明度等因素。用紫外线消毒的饮用水必须预先经过混凝沉淀和过滤处理,水层厚度不超过30 cm,照射时间不少于1 min。紫外线消毒的优点是接触时间短、效率高、不影响水的嗅和味;缺点是消毒后无持续杀菌作用,而且每支灯管处理水量有限,耗资较大。

(3)臭氧消毒法 臭氧是强氧化剂,化学性质极不稳定,必须临用前制备并立即通入水中。臭氧用量一般不超过1 mg/L。当接触时间达15 min、剩余臭氧为0.4 mg/L时,可达到良好的消毒效果。臭氧消毒的优点是其对细菌和病毒的杀灭效果均较高,且用量少,接触时间短,在pH值6.0~8.5时均有效,不产生卤仿反应等。缺点是投资大、投入量不易调节、在水中不稳定、不易维持剩余臭氧等。

（4）碘消毒法　碘消毒法用于小规模一时性的饮水消毒和战时军用水壶消毒。优点是效果可靠,使用方便,一般接触 10～15 min 即可饮用。缺点是价格较贵,消毒后水呈黄绿色。常用碘消毒剂是 2.5% 的碘酒及有机碘化合物。2.5% 的碘酒 20 mL 加入 50 kg 水,即含碘量 10 mg/L,10 min 可以饮用。有机碘化合物每片 100 mg,含有效碘 10 mg,每个行军壶可加 1 片,振荡后 10～15 min 即可饮用。

五、水源卫生防护

生活饮用水水源保护区由环保、卫生、公安、城建、水利、地矿等部门共同划定,报经当地人民政府批准后公布,供水单位应在防护地带设置固定的告示牌,落实相应的水源保护工作。

饮用水的供水方式有集中式给水和分散式给水。集中式给水即自来水,是由水源集中取水,进行统一净化和消毒,然后通过输水管和配水管网送到给水站和用户,是城镇居民主要的取水方式。分散式给水是指居民直接从水源分散取水,原来是广大农村居民的主要取水方式;随着农村现代化、城镇化,分散式给水方式使用区域在减少。

（一）集中式给水的卫生防护

集中式给水方式的卫生防护包括水源卫生防护、水厂及有关构筑物卫生防护和输水管网的卫生防护。

1. 水源卫生防护　以地面水为水源时,在取水点上游 1 000 m、下游 100 m 范围内不得有污水排放口,上游 1 000 m 以外的水域,应严格限制污染物的排放。取水点周围 100 m 范围内,严禁可能污染水源的一切活动。以地下水为水源时,取水点周围不应有土壤污染,不应从事破坏深层地层的活动。

2. 水厂及有关构筑物的卫生防护　水厂生产区内不得设置生活居住区,不得堆放垃圾、粪便,生产设备应定期检修,水厂工人应定期体检,一旦发现传染病患者或带菌者,应及时调离工作。

3. 输水管网的卫生防护　输水管网应定期检修、清洗和消毒,以防管道生锈、磨损、渗漏造成饮用水污染,同时应维持一定的水压,防止因停水造成负压而把外界污染物吸入管网。

（二）分散式给水的卫生防护

1. 井水的卫生防护　用井水作为水源时,应注意井址的选择,并保证井的结构合理。为防止污染,井址应尽可能设在地下水污染源的上游,选择地势高、不易积水的位点,周围 20～30 m 内无渗水厕所、粪坑等污染源。井壁上部距地面 2～3 m 范围内应以不透水材料构筑,井周以黏土或水泥填实,以防附近的污水渗入井内;井底应用砂石铺装;井口应用不透水材料做成高出 0.2 m 左右的井台,井台向四周倾斜,周围并设立专门的排水沟,以防井台上污水倒流入井;井台上设置高出台面 0.1～0.2 m 的井栏;井口设井盖及公共吊桶。当前农村推广的压水井是密封的,是一种较好的净水防护方法。

2. 地面水的卫生防护　地面水包括江河、湖塘、水库水等。以地面水为取水点时,取水点设在河段上游,取水点周围半径 100 m 的水域内严禁捕捞、网箱养殖、停靠船只或游泳等可能污染水源的任何活动,并加强净化和消毒,尽可能地保证饮用水卫生。地面水常常需要将水放入缸内进行氯化消毒方可饮用,有条件者在消毒前要进行过滤处理。

第三节　饮食与健康

一、营养素与健康

(一)营养素概念及分类

食物能够为人体提供各类营养素以维持生命和健康,是人类赖以生存的物质基础。

1.营养　营养是指机体摄取、消化、吸收和利用食物中的营养物质,满足机体生理需要,维持生命活动的生物学过程。

2.营养素　营养素是指食物中含有的可为机体提供能量、构成机体组织成分、调节生理功能的化学物质。

3.营养素分类　按照食物中所含营养素的化学性质和生理作用分为五大类:蛋白质、脂类、碳水化合物、矿物质和维生素。根据人体需要量不同又可将其分为宏量营养素与微量营养素。宏量营养素包括蛋白质、脂类、碳水化合物,人体需要量较大,可在体内代谢产能,为人体生命活动提供能量,属于产热营养素;微量营养素包括矿物质和维生素,人体需要量较小,不能分解产能,属于非产热营养素。

除了上述五大营养素外,食物中还有许多影响人体健康的其他膳食成分,如水、有生物活性的食物成分等。营养学中有的将水作为一类营养素,有的则作为其他膳食成分阐述。有生物活性的食物成分包括植物化学物和动物性活性成分,其中植物化学物有黄酮类化合物、有机硫化物、植物固醇等,具有抗癌、抗氧化、降胆固醇等预防慢性非传染性疾病的作用。

(二)膳食营养素参考摄入量

推荐的每日膳食营养摄入量(recommended dietary allowance,RDA)是在人体营养素生理需要量的基础上,考虑了人群安全率、饮食习惯、食物生产水平及社会经济水平等因素所提出的能量和各种营养素的适宜数量。RDA 的提出主要是为了预防营养缺乏病,但随着社会经济发展和人类膳食模式的变化,与营养相关的一些慢性非传染性疾病逐渐成为威胁人类健康的重要问题,RDA 中的营养素摄入量已不能适应新的要求。2000 年 10 月,中国营养学会颁布了符合我国国情的膳食营养素参考摄入量(dietary reference intakes,DRIs)。

DRIs 是在 RDA 基础上发展起来的一组每日平均膳食营养素摄入量的参考值,既考虑了预防营养缺乏病,也考虑了预防营养过剩所致的疾病。DRIs 最初包括 4 项营养水平指标:平均需要量、推荐摄入量、适宜摄入量、可耐受最高摄入量,随着营养学的发展,中国营养学会于 2013 年完成了 DRIs 的修订,在《中国居民膳食营养素参考摄入量(2013 版)》中增加了与非传染性疾病相关的 3 个指标——宏量营养素可接受范围、预防慢性非传染性疾病的建议摄入量和特定建议值。DRIs 主要适用于健康个体及人群,也适用于不必限制膳食或进行膳食治疗的轻度高血压、脂质异常及糖尿病患者。

1. 平均需要量 平均需要量(estimated average requirement,EAR)是指某一特定性别、年龄及生理状况群体中的所有个体对某营养素需要量的平均值。摄入量达到 EAR 水平时,可满足群体中 50% 个体对该营养素的需要,但不能满足其余 50% 个体的需要。EAR 是制订推荐摄入量的基础。

2. 推荐摄入量 推荐摄入量(recommended nutrient intake,RNI)相当于 RDA,是指可以满足某一特定性别、年龄及生理状况群体中绝大多数(97%~98%)个体需要的营养素摄入水平。长期摄入某营养素达到 RNI 水平,可以满足机体对该营养素的需要,并维持组织中的适当储备。RNI 是个体每日膳食营养素摄入量的目标值。

能量需要量(estimated energy requirement,EER)是指能长期保持良好健康状态、维持良好体型和机体构成及理想活动水平的个体或群体,达到其能量平衡所需的膳食营养素摄入量。EER 的制订考虑了性别、年龄、体重、身高及体力活动水平的差别。

3. 适宜摄入量 适宜摄入量(adequate intake,AI)是通过观察或试验获得的健康人群某种营养素的摄入量。当个体营养素需要量研究资料不足,不能计算 RNI 时,可用 AI 代替 RNI。AI 可以满足人群中几乎所有个体的营养需要,主要用于个体营养素摄入量的目标值,同时用作限制过多摄入的标准。当健康个体营养素摄入量达到 AI 时,出现该营养素缺乏的危险性很小。

4. 可耐受最高摄入量 可耐受最高摄入量(tolerable upper intake level,UL)是平均每日摄入营养素的最高限量,UL 对一般人群中几乎所有个体都不至于损害健康。主要用于检查个体营养素摄入量过高的可能,避免中毒。UL 不作为建议的营养素摄入水平。

5. 宏量营养素可接受范围 宏量营养素可接受范围(acceptable macronutrient distribution ranges,AMDR)是指蛋白质、脂肪、碳水化合物理想的摄入量范围,一般用某营养素摄入量占摄入总能量的百分比表示。AMDR 一方面可以保证人体对营养素和能量的需要,另一方面也有利于降低慢性病发生的危险。

6. 预防非传染性慢性病的建议摄入量 预防非传染性慢性病的建议摄入量(proposed intakes for preventing non-communicable chronic disease,PI-NCD)简称建议摄入量(PI),营养素摄入量过高或过低易导致肥胖、糖尿病、高血压、血脂异常、脑卒中、心肌梗死及某些癌症。PI 所提出的必需营养素的每日摄入量是为了预防非传染性慢性病(non-communicable chronic disease,NCD)。NCD 易感人群某些营养素摄入量接近或达到 PI,可减少 NCD 发生的风险。

7. 特定建议值 特定建议值(specific proposed level,SPL)的提出,目的在于预防 NCD,当 NCD 易感人群经膳食摄入营养素以外的某些膳食成分(如植物化学物)接近或达到 SPL 时,能够改善机体生理功能,预防某些 NCD 的发生。

(三)蛋白质

蛋白质是一切生命的物质基础,是人体组织的重要组成成分。构成人体蛋白质的氨基酸有 20 种,其中有 9 种氨基酸是人体不能合成或合成速度不能满足机体需要,必须从食物获得,称为必需氨基酸(essential amino acid,EAA),包括苯丙氨酸、缬氨酸、色氨酸、蛋氨酸、苏氨酸、赖氨酸、亮氨酸、异亮氨酸和组氨酸,其中组氨酸是婴儿的必需氨基酸。

1. 生理功能

(1)构成人体组织成分 蛋白质是人体组织器官的重要组成成分,正常人体内蛋白质占体重的16%~19%。如心、肝、肾等器官中含有大量蛋白质,牙齿和骨骼中含有大量胶原蛋白,细胞各种结构中也都含有蛋白质。

(2)构成体内多种生理活性物质 如构成酶、抗体和某些激素,从而参与机体重要的生理过程;另外,血液的凝固、视觉的形成、维持血浆渗透压和酸碱平衡都与蛋白质有关。

(3)供给能量 当机体需要时,蛋白质可在体内经分解代谢产生能量,每克食物蛋白质约产生16.74 kJ(4.0 kcal)的能量。

2. 营养价值评价

(1)蛋白质含量 蛋白质含量是评价食物蛋白质营养价值的基础。食物中蛋白质含量测定常采用凯氏定氮法,测定食物中氮的含量,并乘以蛋白质的换算系数6.25,即得食物中蛋白质含量。各类食物中,大豆类蛋白含量最高(30%~40%),其次是肉类(12%~20%)和粮谷类(<10%)。

(2)蛋白质消化率 蛋白质消化率(protein digestibility)是指食物蛋白质在消化道内被消化酶消化分解的程度。食物蛋白质消化率越高,被机体吸收利用的可能性越高,其营养价值越高。

$$蛋白质消化率 = \frac{吸收氮}{食物氮} \times 100\% = \frac{食物氮-(粪氮-粪代谢氮)}{食物氮} \times 100\%$$

食物蛋白质消化率高低与食物种类有关,一般动物性食物蛋白质的消化率高于植物性食物,如肉类为92%,蛋类为98%,乳类为97%~98%,大米为82%。同一种食物由于加工方式不同,其蛋白质消化率也不同,整粒大豆的蛋白质消化率仅为60%,而加工成豆腐后可提高到90%以上。

(3)蛋白质的生物学价值 蛋白质的生物学价值(biological value,BV)简称生物价,是指食物蛋白质经消化吸收后被机体利用的程度。蛋白质生物价越高,说明其被机体利用的程度越高。动物性食物生物价一般高于植物性食物。几种常见食物蛋白质生物价见表3-2。

$$蛋白质生物价 = \frac{储留氮}{食物氮} \times 100\% = \frac{吸收氮-(尿氮-尿内源性氮)}{食物氮} \times 100\%$$

表3-2 几种常见食物蛋白质的生物价

食物	生物价/%	食物	生物价/%
全鸡蛋	94	熟黄豆	64
牛乳	90	大米	77
鱼	83	精制面粉	52
牛肉	76	玉米	60
猪肉	74	小米	57
豆腐	65	花生	59

食物蛋白质生物价的高低主要取决于其必需氨基酸的含量和比值。食物蛋白质的必需氨基酸比值与人体必需氨基酸需要量比值越接近,则该食物蛋白质的生物价越高,在人体内的利用率就越高。某些食物中一种或几种必需氨基酸含量相对较低,从而影响其余必需氨基酸在人体内的充分利用,使该食物蛋白质的营养价值降低,这些含量较低的必需氨基酸称为限制氨基酸。其中含量最低者称为第一限制氨基酸,如粮谷类食物中的赖氨酸。

不同食物蛋白质的必需氨基酸含量与比值各异,因此可将富含某种必需氨基酸的食物与缺乏该种必需氨基酸的食物搭配食用,可使混合后的食物蛋白质必需氨基酸比值更适合人体需要,从而提高蛋白质的利用率,这种现象称为蛋白质的互补作用。因此,提倡粗粮与细粮搭配、荤食与素食搭配食用,如粮谷类食物与富含赖氨酸的大豆类食物混合食用,可以弥补其赖氨酸的缺乏。

3. 食物来源及参考摄入量 蛋白质广泛存在于动植物食物中,肉类、蛋类、乳类及大豆类食物中蛋白质含量丰富,生物价高,属于优质蛋白质,是蛋白质的良好食物来源。我国居民以粮谷类食物为主,植物性蛋白质是人们膳食蛋白质的主要来源,但因其生物价较低,应注意利用蛋白质的互补作用。

不同人群的蛋白质推荐摄入量存在差异(表3-3)。一般来讲,蛋白质摄入量应占每日膳食总能量的10%~15%。蛋白质长期摄入不足,成人可出现消瘦、易疲倦,儿童与青少年可出现生长发育迟缓、贫血、免疫功能低下等。食物中蛋白质摄入过高,则会增加肝、肾的负担。

(四)脂类

脂类包括脂肪和类脂,易溶解于有机溶剂而难溶于水。脂肪是指三酰甘油,又称为中性脂肪,由甘油和脂肪酸组成,脂肪酸按照饱和程度可以分为饱和脂肪酸、单不饱和脂肪酸和多不饱和脂肪酸。类脂包括磷脂、固醇类、脂蛋白等。

1. 生理功能

(1)供能和储能 每克脂肪在体内完全氧化约产生37.7 kJ(9 kcal)的能量,当机体能量摄入过多而不能被及时利用时,会以脂肪的形式储存在体内。

(2)机体的重要组成成分 脂类占正常人体重的10%~20%,磷脂和固醇是细胞膜的重要成分,也是人体中许多重要活性物质的合成原料。

(3)提供必需脂肪酸 必需脂肪酸(essential fatty acid,EFA)是指人体必不可少,而自身不能合成,必须由食物供给的多不饱和脂肪酸,包括亚油酸和α-亚麻酸。

必需脂肪酸在机体内有着特殊的生理功能:作为磷脂的组成成分参与构成线粒体和细胞膜;合成前列腺素的前体;参与胆固醇的代谢,降低血脂。必需脂肪酸缺乏可导致生长发育迟缓、生殖障碍、皮肤损伤等。

(4)促进碳水化合物的有效利用和节约蛋白质 脂肪的代谢产物能够促进碳水化合物的能量代谢。充足的脂肪还可以保护体内蛋白质不被作为能源物质分解产能,使其更加有效地发挥其他生理功能。

(5)提供脂溶性维生素 鱼油和肝脂肪中富含维生素A、维生素D,植物油中富含维生素E、维生素K。同时脂肪还可促进脂溶性维生素在肠道内的吸收。

(6)改善食物感官性状,增加饱腹感 食物脂肪可增加食品的色、香、味,促进食欲。脂肪进入十二指肠时可刺激其产生肠抑胃素,抑制胃蠕动,使胃排空减慢。

表 3-3　中国居民膳食蛋白质总碳水化合物、总脂肪的 RNI 和 AMDR

年龄(岁)/生理阶段	蛋白质/(g/d)		总碳水化合物/(%/E)	总脂肪/(%/E)
	男	女		
0 ~	9(AI)	9(AI)	—	48(AI)
0.5 ~	20	20	—	40(AI)
1 ~	25	25	50 ~ 65	35(AI)
2 ~	25	25	50 ~ 65	35(AI)
3 ~	30	30	50 ~ 65	35(AI)
4 ~	30	30	50 ~ 65	20 ~ 30
5 ~	30	30	50 ~ 65	20 ~ 30
6 ~	35	35	50 ~ 65	20 ~ 30
7 ~	40	40	50 ~ 65	20 ~ 30
8 ~	40	40	50 ~ 65	20 ~ 30
9 ~	45	45	50 ~ 65	20 ~ 30
10 ~	50	50	50 ~ 65	20 ~ 30
11 ~	60	55	50 ~ 65	20 ~ 30
14 ~	75	60	50 ~ 65	20 ~ 30
18 ~	65	55	50 ~ 65	20 ~ 30
50 ~	65	55	50 ~ 65	20 ~ 30
65 ~	65	55	50 ~ 65	20 ~ 30
80 ~	65	55	50 ~ 65	20 ~ 30
孕妇(早)	—	+0	50 ~ 65	20 ~ 30
孕妇(中)	—	+15	50 ~ 65	20 ~ 30
孕妇(晚)	—	+30	50 ~ 65	20 ~ 30
乳母	—	+25	50 ~ 65	20 ~ 30

注:%/E 为占总能量的百分比;未制订参考值者用"—"表示;在同龄人群参考值基础上额外增加量用"+"表示。

2.营养价值评价

(1)脂肪的消化率　与脂肪熔点密切相关,熔点越低,越容易消化。一般来讲,植物脂肪熔点低、消化率高,而动物性食物来源熔点高、较难消化。

(2)必需脂肪酸的含量　必需脂肪酸含量越高的脂肪,其营养价值越高。一般来讲,动物脂肪中除鱼油外,必需脂肪酸含量较低,而植物油中必需脂肪酸含量较高,其营养价值优于动物脂肪。

(3)脂溶性维生素含量　脂类中脂溶性维生素含量越高,其营养价值也越高。植物油富含维生素 E,动物脂肪几乎不含维生素,但动物肝、鱼肝油含有丰富的维生素 A、维生素 D。

3.食物来源及参考摄入量　膳食脂类主要来源于动物性食物和植物性食物。动物性食物来源主要有猪油、牛油、羊油、奶油、蛋类及其制品,饱和脂肪酸含量高;鱼油中富含 $n-3$ 系列多不饱和脂肪酸,如二十碳五烯酸(eicosapentaenoic acid,EPA)、二十二碳六烯酸(docosahexoenoic acid,DHA),EPA 可降低人体血胆固醇和三酰甘油,具有预防心血管疾病的作用,而 DHA 可促进胎儿大脑发育。植物性食物来源主要有各种植物油及坚果类食物,如植物油中含有丰富的 $n-6$ 系列多不饱和脂肪酸,是人体这类脂肪酸的主要来源,可调节血脂及参与磷脂的组成。另外,肝、蛋黄、大豆、花生等磷脂含量丰富,动物脑、肝、肾及蛋类中含有较高的胆固醇。

摄入过量的脂肪易导致肥胖、高脂血症、高血压、冠心病、癌症等,因此应控制脂肪的摄入以预防此类疾病。依据《中国居民膳食营养素参考摄入量(2013 版)》,脂肪摄入量应占每日膳食总能量的 20%~30%,其中必需脂肪酸的摄入应不少于总能量的 3%,膳食脂肪中的饱和脂肪酸、单不饱和脂肪酸及多不饱和脂肪酸的摄入比例以 1∶1∶1 为宜,胆固醇摄入量每日不超过 300 mg。

(五)碳水化合物

碳水化合物又称为糖类,由碳、氢、氧 3 种元素组成,广泛存在于动植物体内。碳水化合物有多种分类方法,目前主要根据其化学结构和生理作用分为糖、寡糖和多糖 3 类。糖由 1~2 个单糖组成,包括单糖、双糖和糖醇,如葡萄糖、蔗糖、山梨醇等;寡糖又称为低聚糖,是由 3~9 个单糖分子构成的聚合物,有麦芽糊精、低聚果糖等;多糖是由 10 个以上的单糖构成的聚合物,如淀粉和糖原。

1. 生理功能

(1)供能和储能 碳水化合物是人类最经济、最重要的能量来源,在体内以糖原形式储存于肌肉和肝中,每克碳水化合物在人体内氧化可产生 16.7 kJ(4 kcal)的能量。葡萄糖在体内氧化较快而彻底,能及时供给机体所需的能量,是神经系统和心肌的主要能量来源。

(2)构成机体的重要物质 碳水化合物参与构成机体组织结构和重要的生理活性物质。如核糖是 DNA 和 RNA 的重要组成部分,对遗传信息起传递作用;糖蛋白如黏蛋白与类黏蛋白,是构成骨骼、角膜的成分;糖脂参与神经组织的构成;另外,一些抗体、酶和激素也需要碳水化合物参与构成。

(3)节约蛋白质及抗生酮作用 当膳食碳水化合物供给充足时,人体有足够的 ATP 产生,有利于氨基酸的主动转运合成人体蛋白,可防止由于能量供给不足而分解蛋白质供能,因此碳水化合物具有节约蛋白质的作用。机体内脂肪的分解代谢需要葡萄糖的协助,当碳水化合物供给不足时,脂肪加速分解成脂肪酸供能,脂肪酸不能彻底氧化而产生过多酮体,因其不能被及时氧化而在体内蓄积,产生酮血症。膳食中充足碳水化合物的供给能够避免这一现象的发生,因此碳水化合物具有抗生酮作用。

2. 食物来源及参考摄入量 碳水化合物主要来源于粮谷类和薯类食物,还可来自于精制糖,如蔗糖。蜂蜜、糖果、甜味水果及含糖饮料等是单糖、双糖的主要来源。

依据《中国居民膳食营养素参考摄入量(2013 版)》,碳水化合物摄入量应占每日膳食总能量的 50%~65%。

(六)能量

人体为维持各项生理功能和生命活动所需能量,要通过碳水化合物、脂肪和蛋白质在体内分解代谢提供。

1.能量单位与能量系数　国际上通用的能量单位是焦耳（Joule，J）、千焦耳（kJ）或兆焦耳（MJ），营养学中常用千卡（kilocalorie，kcal），它们的换算关系如下。

$$1\ kcal = 4.184\ kJ \qquad 1\ kJ = 0.239\ kcal \qquad 1\ MJ = 1\ 000\ kJ$$

每克碳水化合物、脂肪、蛋白质在体内氧化产生的能量值称为能量系数。3 种产热营养素的能量系数分别为碳水化合物 16.7 kJ/g（4 kcal/g）、脂肪 37.7 kJ/g（9 kcal/g）、蛋白质 16.7 kJ/g（4 kcal/g）。

2.人体的能量消耗　人体能量消耗主要用于维持基础代谢、体力活动、食物热效应的需要，对于儿童和青少年还有生长发育的能量需要。

（1）基础代谢能量消耗　基础代谢能量消耗（basic energy expenditure，BEE）是维持基础代谢（basal metabolism，BM）所消耗的能量，是指人处于室温（18～25 ℃）时，空腹、静卧及清醒状态下测定的维持体温、心跳、呼吸等机体最基本生命活动所必需的能量消耗。人体每小时每平方米体表面积基础代谢消耗的能量即为基础代谢率（basal metabolism rate，BMR）。基础代谢受体表面积、体型、年龄、性别、内分泌、环境温度等因素的影响，基础代谢耗能占每日总能量消耗的 60%～75%。

（2）体力活动的能量消耗　是指由任何骨骼肌收缩引起的能量消耗，占每日总能量消耗的 15%～30%。体力活动的能耗在人体各项能量消耗中变化最大，是保持能量平衡、维持健康最重要的部分。体力活动能耗的大小与肌肉发达程度、体重及活动的种类、持续时间和熟练程度有关。

在 DRIs 中将中国居民劳动强度分为轻、中、重三级体力活动水平（physical activity level，PAL）（表 3-4）。

表 3-4　中国营养学会建议的中国成人体力活动水平分级

活动水平	职业工作分配时间	工作内容
轻	75% 的时间坐或站立 25% 的时间站着活动	办公室工作、修理电器钟表、售货员、酒店服务员、化学实验操作员、教师讲课等
中	25% 的时间坐或站立 75% 的时间特殊职业活动	学生日常活动、机动车驾驶、电工按照、车床操作、精工切割等
重	40% 的时间坐或站立 60% 的时间特殊职业活动	非机械化劳动、炼钢、舞蹈、体育运动、装卸、采矿等

（3）食物热效应　食物热效应（thermic effect of food，TEF）又称为食物特殊动力作用（specific dynamic action，SDA），是食物在体内消化、吸收及代谢等过程中消耗的额外能量，约相当于基础代谢的 10%。不同食物成分其食物生热效应存在差异，蛋白质最高，占其本身所产能量的 30%～40%，脂肪为 4%～5%，碳水化合物为 5%～6%。

（4）生长发育能量消耗　婴幼儿、儿童及青少年生长发育期新生组织的生长也需要能量，如新生儿按照每千克体重算，其能量消耗比成人要多消耗 2～3 倍。孕妇除供给胎儿的生长发育外，其胎盘及子宫等器官的发育也导致能量消耗增加。

3.食物来源及参考摄入量　人体能量来源于碳水化合物、脂肪及蛋白质。我国居民膳食以植物性食物为主,谷类、薯类碳水化合物含量较高,是能量的主要来源。

根据DRIs,三大供能营养素供能占总能量的比例:碳水化合物50%~65%,脂肪20%~30%,蛋白质10%~15%。不同人群能量需要量见表3-5。

正常情况下,健康成人能量的摄入与消耗应保持平衡。如果能量摄入不足,机体可出现体重减轻、全身无力、头晕、皮肤苍白、粗糙等症状和体征,甚至可能使蛋白质分解供能,导致蛋白质缺乏;如果能量长期过剩,则过多的能量会转化为脂肪在体内储存,导致肥胖,增加心脑血管疾病、糖尿病等疾病发生的危险。

表3-5　中国居民膳食能量需要量(EER,kcal/d)

年龄(岁)/生理阶段	轻体力活动水平		中体力活动水平		重体力活动水平	
	男	女	男	女	男	女
0 ~	—	—	90*	90*	—	—
0.5 ~	—	—	80*	80*	—	—
1 ~	—	—	900	800	—	—
2 ~	—	—	1 100	1 000	—	—
3 ~	—	—	1 250	1 200	—	—
4 ~	—	—	1 300	1 250	—	—
5 ~	—	—	1 400	1 300	—	—
6 ~	1 400	1 250	1 600	1 450	1 800	1 650
7 ~	1 500	1 350	1 700	1 550	1 900	1 750
8 ~	1 650	1 450	1 850	1 700	2 100	1 900
9 ~	1 750	1 550	2 000	1 800	2 250	2 000
10 ~	1 800	1 650	2 050	1 900	2 300	2 150
11 ~	2 050	1 800	2 350	2 050	2 600	2 300
14 ~	2 500	2 000	2 850	2 300	3 200	2 550
18 ~	2 250	1 800	2 600	2 100	3 000	2 400
50 ~	2 100	1 750	2 450	2 050	2 800	2 350
65 ~	2 050	1 700	2 350	1 950	—	—
80 ~	1 900	1 500	2 200	1 750	—	—
孕妇(早)	—	+0	—	+0	—	+0
孕妇(中)	—	+300	—	+300	—	+300
孕妇(晚)	—	+450	—	+450	—	+450
乳母	—	+500	—	+500	—	+500

注:未制订参考值用"—"表示;在同龄人群参考值基础上额外增加量用"+"表示;＊单位为kcal/(kg·d)。

(七)矿物质

人体是由多种元素组成的,这些元素中除碳、氢、氧、氮构成蛋白质、脂类、碳水化合物等有机物外,其余元素统称为矿物质,亦称无机盐。按其在人体内含量多少,分为常量元素和微量元素。凡体内含量大于体重0.01%的矿物质称为常量元素,包括钾、钠、钙、镁、硫、磷、氯;凡体内含量小于体重0.01%的矿物质称为微量元素,其中铜、铁、锌、硒、碘、铬、钴、钼是人体的必需微量元素。

矿物质的特点:矿物质不能在体内生成,且在机体代谢中,每日都有一定量的矿物质随粪便、尿液、汗液等途径排出体外,因此必须通过膳食补充;矿物质在体内分布不均匀,如钙、磷主要分布于骨骼、牙齿,铁主要存在于红细胞中,碘集中在甲状腺;某些矿物质的生理作用剂量与中毒剂量差距较小,摄入过量容易引起毒副作用;矿物质之间存在协同或拮抗作用,如过量摄入铁会抑制锌的吸收,过量摄入锌同样也可抑制铁的吸收,而铁对氟的吸收却有促进作用。

1. 钙　钙是人体内含量最多的矿物质,成人体内钙的含量可占体重的1.5%~2.0%,其中99%集中在骨骼和牙齿中,其余的钙以游离或结合形式存在于体液和软组织中,称为混溶钙池。骨钙与混溶钙池维持着动态平衡,骨钙不断地释放进入混溶钙池,混溶钙池中的钙也不断沉积于骨细胞,使骨骼不断更新。

(1)生理功能　①构成骨骼和牙齿的主要成分。②维持神经肌肉的兴奋性、神经冲动的传导。③通过参与神经递质的释放来促进细胞信息传递。④参与酶促反应,如调节磷酸腺苷酶、鸟苷酸环化酶的活性。另外,钙还参与调节激素的分泌,作为凝血因子参与凝血过程,维持体液酸碱平衡等。

(2)缺乏与过量　钙缺乏症在我国是较常见的营养缺乏病。儿童长期摄入钙不足,严重者可患佝偻病,出现肋骨串珠、鸡胸、"O"形腿或"X"形腿等症状。成年期钙严重缺乏,可发生骨软化与骨质疏松,骨软化多见于生育次数多、哺乳时间长的妇女;骨质疏松多发生于中老年人,特别是绝经期妇女因分泌雌激素减少,更易发生骨质疏松。过量摄入钙可能增加肾结石的发生危险,甚至出现以高血钙、碱中毒和肾功能障碍为主要表现的奶碱综合征;另外,高钙膳食会抑制铁、镁、磷等元素的吸收。

(3)影响钙吸收的因素　膳食钙的吸收受到机体因素影响。机体可根据需要来调节钙的吸收,如青春期、妊娠期和哺乳期对钙的需求增加,肠内钙的吸收率较高;随着年龄增长,钙的吸收率逐渐降低,儿童期约40%,成年期约20%。

膳食因素也是肠内钙吸收的重要影响因素。促进钙吸收的因素:维生素D是促进钙吸收的重要因素之一;某些氨基酸(如赖氨酸、色氨酸、精氨酸等)能和钙生成可溶性钙盐,有利于钙的吸收;乳糖能和钙螯合成低分子可溶性物质,促进钙吸收。阻碍钙吸收的因素:谷类和某些蔬菜中的植酸、草酸等与钙结合生成不溶性的钙盐,降低钙的吸收率;膳食脂肪过多或脂肪消化不良时,未被吸收的脂肪酸能与钙结合生成钙皂而影响吸收;某些碱性药物(如小檗碱、苏打、四环素等)也可干扰钙的吸收。

(4)食物来源及参考摄入量　乳类与乳制品含钙丰富,且吸收利用率高,是最理想的钙来源。虾皮、海带、豆制品、坚果类含钙量均较高。

依据DRIs,各年龄人群钙参考摄入量不同。RNI:18岁以上人群800 mg/d,50岁以上及老年人1 000 mg/d,中晚期孕妇和乳母1 200 mg/d。钙的UL为2 000 mg/d。

2. 铁　铁是人体含量最多的必需微量元素,正常成人体内含铁4~5 g,按其在人体内的功能状态分为功能性铁和储存铁。功能性铁约占70%,存在于血红蛋白、肌红蛋白、含铁酶类、辅助因子及运铁载体中,其余约30%为储存铁,主要以铁蛋白、含铁血黄素的形式储存在肝、脾、骨髓中。

（1）生理功能　①参与体内氧的运送和组织呼吸过程,铁是构成血红蛋白、肌红蛋白、细胞色素氧化酶等呼吸酶的组成成分,在体内氧的转运、交换和组织呼吸过程中起着十分重要的作用。②参与血红蛋白的合成,维持正常的造血功能。③参与抗体的产生,维持正常的免疫功能。

（2）缺乏与过量　铁缺乏是世界性的营养问题之一。膳食铁长期摄入不足可致机体缺铁而引起缺铁性贫血,特别是婴幼儿、孕妇及乳母更易发生。铁缺乏可表现为食欲缺乏、烦躁、乏力、面色苍白、头晕、指甲脆薄、反甲、免疫功能低下等。儿童及青少年缺铁可影响身体发育,易烦躁,学习能力下降。误服过量的铁制剂可导致急性铁中毒,长期摄入过量铁可致慢性中毒,造成肝损害。

（3）影响铁吸收的因素　①食物中铁的存在形式:膳食铁有血红素铁和非血红素铁两种形式,血红素铁主要以卟啉铁的形式存在于动物性食物中,吸收率一般在40%左右。非血红素铁主要以络合物的形式存在于植物性食物中,必须在胃酸作用下还原为亚铁离子才能被吸收,吸收率为5%~10%。②其他膳食成分:维生素C可将铁还原为亚铁离子,有利于铁的吸收,氨基酸、叶酸、维生素 B_2、维生素 B_{12} 也可促进铁的吸收;食物中的磷酸盐、植酸盐、草酸盐及多酚类物质等,可与非血红素铁形成不溶性的铁盐而抑制铁的吸收。③机体因素:机体的铁储存量与需要量、生理与病理状态都会影响铁吸收,如体内铁的储备充足时,会减少铁的吸收,儿童期及妊娠期因铁的需要量增加而使机体吸收增加,胃酸缺乏及抗酸药物可减少铁吸收。

（4）食物来源及参考摄入量　食物中铁的良好来源为动物全血、肝、瘦肉等,豆类、黑木耳、芝麻酱也含有丰富的铁。而乳类、蔬菜中的含铁少且生物利用率低。

依据DRIs,铁的RNI:18岁以上人群男性 12 mg/d,女性 20 mg/d;50岁以上人群12 mg/d,中期孕妇和乳母 24 mg/d,晚期孕妇 29 mg/d。铁的UL为 42 mg/d。

3. 锌　成人体内含锌 2.0~2.5 g,分布于人体所有组织、器官、体液与分泌物中,约60%的锌存在于肌肉,30%存在于骨骼。

（1）生理功能　①锌是人体许多重要酶的组成成分或激活剂,如超氧化物歧化酶、乳酸脱氢酶等,在组织呼吸、能量代谢及抗氧化过程中起着重要的作用。②促进胎儿的生长发育及性器官和性功能的正常发育。③锌可促进淋巴细胞有丝分裂,增加T细胞数量与活力,从而维持正常免疫功能。④维持细胞膜的正常结构,锌可以与细胞膜含硫、氮等基团结合形成稳定的化合物,增强细胞膜的稳定性和抗自由基的能力。另外,锌还可与唾液蛋白结合,形成味觉素而增强味觉和食欲,锌对皮肤和视觉也有一定的保护作用。

（2）缺乏与过量　锌缺乏在人群中普遍存在,尤其是婴儿、儿童、孕妇及乳母发生率较高。锌缺乏能够影响细胞核酸蛋白合成、味蕾细胞的更新、免疫调节因子的合成,可导致生长发育障碍、免疫力降低、性发育障碍、食欲缺乏、异食癖等。盲目过量补锌或因食用镀锌铁皮污染的食物可引起锌过量或锌中毒,过量摄入锌会影响铜、铁等元素的吸收与利用,也会损害免疫功能。

（3）影响锌吸收的因素　人体对锌的吸收可根据机体需要量调节,体内缺锌时锌的吸收率高。膳食因素也会影响锌的吸收,氨基酸、维生素D、葡萄糖等有利于锌的吸收,食物中的植酸、膳食纤维不利于锌的吸收,铁、铜可抑制锌的吸收。

（4）食物来源及参考摄入量 动物性食物锌含量和生物利用率均高于植物性食物，贝壳类海产品、红肉和动物内脏都是锌的良好来源。海牡蛎含锌最丰富，每100 g含锌超过100 mg。蛋类、豆类、谷类胚芽、燕麦、花生等含锌也较多。蔬菜、水果含锌较少。

依据 DRIs，锌的 RNI：18 岁以上人群男女差别较大，男性 12.5 mg/d，女性 7.5 mg/d；孕妇9.5 mg/d，乳母 12 mg/d。锌的 UL 为 40 mg/d。

（八）维生素

维生素参与机体重要的生理过程，如参与各种酶和辅酶构成，是生命活动不可缺少的物质。维生素种类很多，因其化学结构和理化性质不同，使其具有不同的生理功能。按其溶解性分为脂溶性维生素和水溶性维生素两大类。脂溶性维生素有维生素 A、维生素 D、维生素 E、维生素 K，水溶性维生素有 B 族维生素（包括维生素 B_1、维生素 B_2、维生素 B_6、烟酸、叶酸、泛酸等）和维生素 C。脂溶性维生素在食物中常与脂类共存，人体吸收后大部分储存于肝和脂肪组织中，排出缓慢，过量摄入可在体内蓄积而造成中毒。水溶性维生素在体内仅有少量储存，常以原形从尿中排出体外，因易排出体外，必须每日通过食物供给，当摄入不足时，易出现缺乏。

1. 维生素 A 又称为视黄醇，存在于动物体内。植物中含有类胡萝卜素，其中一部分类胡萝卜素（如 α-胡萝卜素、β-胡萝卜素、γ-胡萝卜素等）可在体内转变成维生素 A，因此称为维生素 A 原。维生素 A 和类胡萝卜素对酸碱稳定，一般的加工烹调不易破坏，但易被氧化。

（1）生理功能 ①参与视网膜中视紫红质的合成与再生，维持正常视觉。②参与糖蛋白的合成，维持上皮细胞的正常结构与功能。③促进生长和骨骼发育：维生素 A 有助于细胞的增殖与生长，是动物生长所必需的维生素。④增加机体免疫力和抗癌作用：维生素 A 通过调节细胞和体液免疫提高免疫功能，β-胡萝卜素具有抗氧化、清除自由基作用，流行病学研究和动物实验表明，高维生素 A 和 β-胡萝卜素摄入者患肺癌等上皮癌的危险性减小。

（2）缺乏与过量 维生素 A 缺乏时，可导致暗适应能力降低，严重时可致夜盲症；结膜干燥角化致眼干燥症，进一步发展可致角膜软化、溃疡、穿孔而失明；还会引起皮肤干燥、毛囊过度角化；婴幼儿和儿童维生素 A 缺乏的发生率高于成人，引起生长发育迟缓和免疫功能低下，易发生呼吸道感染。

过量摄入维生素 A 可引起急、慢性中毒。一次或多次连续大量摄入维生素 A 可致急性中毒（成人>100 RNI，儿童>20 RNI），表现为头痛、恶心、呕吐、嗜睡等；慢性中毒更常见，当长期摄入剂量超过 10 RNI 时，可发生慢性中毒，出现头痛、疲劳、肝大、长骨末端外周部分痛、皮肤干燥瘙痒等症状。

（3）食物来源及参考摄入量 维生素 A 的食物来源主要是动物肝、鱼肝油、乳类、蛋类。胡萝卜素主要存在于深绿色和红黄色蔬菜、水果中，如菠菜、胡萝卜、辣椒、红心红薯、南瓜、杧果等。

依据 DRIs，成人维生素 A 的 RNI：男性 800 μgRE/d，女性 700 μgRE/d，中晚期孕妇770 μgRE/d，乳母 1 300 μgRE/d。维生素 A 的 UL 为 3 000 μgRE/d（RE 为视黄醇当量）。

2. 维生素 D 维生素 D 是具有钙化醇生物活性的一大类物质,包括了维生素 D_2(麦角钙化醇)和维生素 D_3(胆钙化醇)等,前者由存在于酵母或植物油中的麦角固醇经紫外线照射转变而成,存在于人体皮下的 7-脱氢胆固醇在紫外线照射下可转变为维生素 D_3。维生素 D 易溶于脂肪,对热、碱较稳定,一般的加工烹调不会损失,但脂肪酸败可使其破坏。

(1)生理功能 $1,25-(OH)_2-D_3$ 是维生素 D 的主要活性形式,其主要功能:①促进小肠对钙的吸收和肾小管对钙、磷的重吸收;②与甲状旁腺激素和降钙素共同调节血钙平衡;③促进骨骼和牙齿的正常生长与钙化;④调节细胞分化、增殖与生长。近年来研究发现维生素 D 对免疫功能还有调节作用。

(2)缺乏与过量 缺乏维生素 D,儿童易患佝偻病,成人可患骨软化和骨质疏松,多见于妊娠期、哺乳期妇女和老年人,表现为骨软化、易变形,老年人易患骨质疏松。一般膳食不会导致维生素 D 中毒,但过量摄入维生素 D 制剂可在体内蓄积引起中毒,表现为食欲缺乏、体重减轻、恶心、呕吐、腹泻及血清钙、磷增高,甚至引起软组织钙化和肾结石。

(3)食物来源及参考摄入量 动物肝、鱼肝油、蛋黄、海产品中富含维生素 D,乳类维生素 D 含量不高,因此婴儿应适当补充维生素 D。成人如果经常接受日照,一般不会出现维生素 D 缺乏。

依据 DRIs,维生素 D 的 RNI:成人 10 μg/d,65 岁以上老年人 15 μg/d。维生素 D 的 UL 为 50 μg/d。

3. 维生素 B_1 又称为硫胺素、抗神经炎因子或抗脚气病因子。在酸性环境中较稳定,加热 120 ℃时仍不分解。在碱性环境中不耐热易被氧化失活,蒸馒头、煮稀饭、炸油条时加碱会造成大量维生素 B_1 损失。

(1)生理功能 ①维生素 B_1 吸收后在肝内转化为焦磷酸硫胺素,焦磷酸硫胺素是氧化脱羧酶的辅酶,该酶可使可使丙酮酸和 α-酮酸氧化脱羧进入三羧酸循环,是物质代谢和能量代谢的关键酶。②维持神经、肌肉的正常功能。③抑制胆碱酯酶活性,维持正常食欲、胃肠蠕动及消化液的分泌。

(2)缺乏与过量 摄入不足、需要量增加或吸收利用障碍是导致维生素 B_1 缺乏的常见原因,多见于以精白米面为主食的人群,长期酗酒者也可因乙醇中毒造成维生素 B_1 缺乏。维生素 B_1 缺乏症早期症状不典型,可有疲乏、淡漠、烦躁、食欲缺乏、脚麻木等症状,严重者可出现典型脚气病症状,有以下 3 种类型。①干性脚气病:主要表现为多发性神经炎,出现肢端麻痹、肌肉酸痛等。②湿性脚气病:以心血管功能障碍为主,可表现为心动过速、右心室肥大、水肿等。③混合型脚气病:可同时出现神经炎、心力衰竭和水肿。

另外,乳母缺乏维生素 B_1 可致喂养的婴儿发生婴儿脚气病,多见于 2~5 个月龄婴儿,发病突然,病情急。初期食欲缺乏、呕吐、兴奋、心动过速,晚期可有发绀、水肿、心力衰竭和强直性痉挛,常在症状出现后 1~2 d 后突然死亡。

过量维生素 B_1 可经肾排出,罕见过量维生素 B_1 中毒的报道。

(3)食物来源及参考摄入量 维生素 B_1 广泛存在于各种天然食物中,粮谷类、豆类、坚果类含量丰富,动物内脏、瘦肉含量也较高。我国居民维生素 B_1 主要来源于谷类食物,但若谷类加工过细或烹调不当时,会造成大量维生素 B_1 损失而致缺乏。

维生素 B_1 与能量代谢密切相关,所以维生素 B_1 的供给量常按所需能量确定,一般成人为 0.5 ~ 0.6 mg/4.2 MJ。依据 DRIs,维生素 B_1 的 RNI:成年男性 1.4 mg/d,女性 1.2 mg/d,中期孕妇 1.4 mg/d,晚期孕妇及乳母 1.5 mg/d。

4. 维生素 B_2　又称为核黄素。在酸性环境中较稳定,在碱性环境中易被破坏。维生素 B_2 在食物中多与蛋白质形成复合物,一般烹调损失较少,少量游离状态的维生素 B_2 日光下易被破坏。

(1)生理功能　①参与体内生物氧化与能量代谢。维生素 B_2 以黄素单核苷酸和黄素腺嘌呤二核苷酸作为辅酶参与体内多种氧化酶系统,如氨基酸氧化酶、细胞色素 C 还原酶、丙酮酸脱氢酶等。②黄素单核苷酸与黄素腺嘌呤二核苷酸作为辅酶参与烟酸与维生素 B_6 的代谢。另外,维生素 B_2 还参与体内抗氧化防御系统、药物代谢及铁的吸收利用等过程。

(2)缺乏与过量　维生素 B_2 缺乏很少单独出现,往往伴有其他维生素的缺乏。维生素 B_2 缺乏主要表现为口角炎、唇炎、舌炎、脂溢性皮炎、阴囊炎及角膜毛细血管增生等;由于维生素 B_2 缺乏影响铁的吸收,可继发缺铁性贫血;儿童长期缺乏维生素 B_2 可致生长发育迟缓。膳食摄入不足,食物加工、储存不当造成维生素 B_2 破坏,以及感染、腹泻、酗酒均可引起维生素 B_2 缺乏。一般不会出现维生素 B_2 的过量中毒。

(3)食物来源及参考摄入量　动物内脏、乳类、蛋类富含维生素 B_2,其次是豆类、绿叶蔬菜,谷类和浅色蔬菜含量较少。加工、储存方式不当会导致维生素 B_2 的损失。

依据 DRIs,维生素 B_2 的 RNI:成年男性 1.4 mg/d,女性 1.2 mg/d,中期孕妇 1.4 mg/d,晚期孕妇及乳母 1.5 mg/d。

5. 烟酸　又称为尼克酸、维生素 PP。烟酸的性质较稳定,在酸、碱、光、氧或加热的情况下不易被破坏。烟酸在小肠吸收,在体内以烟酰胺形式构成辅酶Ⅰ和辅酶Ⅱ,代谢产物随尿排出。

(1)生理功能　①烟酸作为辅酶Ⅰ、辅酶Ⅱ的组成成分,参与体内物质和能量代谢。②与核酸的合成有关。③降低血胆固醇水平。④烟酸与三价铬、谷胱甘肽组成葡萄糖耐量因子,能够增加葡萄糖利用,促进葡萄糖转化成脂肪。

(2)缺乏与过量　烟酸缺乏主要见于以玉米为主食的地区,因为玉米中的烟酸是结合型的,不能被人体吸收利用。烟酸缺乏可出现癞皮病,其症状为皮炎、腹泻、痴呆,即"三 D"症状。皮炎常发生于身体暴露部位,如手背、足背,有红肿、粗糙、脱屑等症状,多为对称性。神经精神症状主要表现为抑郁、忧虑、记忆力减退、痴呆。过量摄入烟酸主要表现为皮肤发红、恶心、呕吐、糖耐量异常等,长期大量摄入可致肝损害。

(3)食物来源及参考摄入量　烟酸广泛存在于动植物食物中,动物内脏、肉类、鱼类含量丰富,谷类中大部分烟酸存在于谷壳,其含量受加工方式影响较大。

烟酸与能量代谢关系密切,能量需要增加,烟酸也相应增加。膳食中烟酸参考摄入量以烟酸当量(niacin equivalence,NE)表示,NE(mg)= 烟酸(mg)+1/60 色氨酸。

依据 DRIs,烟酸的 RNI:18 岁以上人群男性 15 mg NE/d,女性 12 mg NE/d。烟酸的 UL 为 35 mg NE/d。

6. 维生素 C　又称为抗坏血酸,在体内以还原型抗坏血酸和脱氢型抗坏血酸两种形式存在,两种形式可以通过氧化还原互变。还原型抗坏血酸有很强的还原性,遇碱、热、光极易氧化,而在酸性溶液中较稳定。

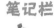

（1）生理功能 ①参与体内羟化反应,激活羟化酶,促进胶原蛋白的合成。②可将三价铁还原为二价铁,使小肠对食物中非血红素铁的吸收增加2~4倍,维生素 C 也参与叶酸活化为四氢叶酸,对缺铁性贫血和巨幼细胞贫血都有一定的辅助治疗作用。③降低血液中胆固醇含量,防治动脉粥样硬化。④是一些重金属毒物如铅、汞、砷等的解毒剂。⑤阻断亚硝胺形成,具有抗癌、防癌作用。⑥作为强有力的抗氧化剂,可有效清除体内自由基。

（2）缺乏与过量 膳食中长期缺乏维生素 C 可导致坏血病,临床表现为毛细血管脆性增加、牙龈肿胀出血、关节及皮下出血、伤口愈合不良等。维生素 C 毒性很低,但一次性口服2~8 g 时可能出现腹泻等症状,长期过量摄入可增加结石患者患尿路结石的风险。

（3）食物来源及参考摄入量 维生素 C 良好来源是新鲜的蔬菜和水果,叶菜类比根茎类含量多,酸味水果比无酸味水果多。水果中维生素 C 含量较高的有枣类、山楂、柑橘、猕猴桃、沙棘等。

依据 DRIs,维生素 C 的 RNI:成人 100 mg/d,中晚期孕妇 115 mg/d,乳母 150 mg/d。维生素 C 的 UL 为 2 000 mg/d。

（九）其他膳食成分

1. 膳食纤维 膳食纤维主要来自于植物细胞壁的复合碳水化合物,包括纤维素、半纤维素、果胶及木质素等,不能被机体消化吸收,但对机体健康却有着重要作用。

（1）促进排便 膳食纤维通过在肠道内吸收水分,增加粪便体积,促进肠蠕动,减少粪便在肠道中的停留时间。

（2）预防结肠癌和直肠癌 膳食纤维可吸附部分致癌物质,加上对肠蠕动的刺激作用,使致癌物质与肠壁接触时间大大缩短,从而减少其吸收。

（3）利于减肥 膳食纤维可吸水膨胀,减缓食物由胃进入肠道的速度,使人产生饱腹感,减少能量的摄取,从而起到控制体重和减肥作用。

（4）降糖、降脂 可溶性纤维能降低葡萄糖在肠道的吸收速度,进餐后血糖不会上升过快,胰岛素释放减少,进而影响体内胆固醇的合成。另外,膳食纤维还能吸附胆汁酸、脂肪,降低其吸收率,也可起到降低血胆固醇的作用。

膳食纤维也存在妨碍消化和吸附营养素的不利作用。过多摄入膳食纤维会导致腹部不适,如增加肠蠕动和增加产气量,影响其他营养素(如蛋白质)的消化和钙、铁的吸收等。

依据 DRIs,成人膳食纤维的 SPL 为 25 g/d。

2. 植物化学物 随着营养科学的发展,在营养与健康关系的研究中,人们发现食物中除了含有已知的多种营养素外,还含有一类具有生物活性的食物成分,包括植物性食物中的黄酮类化合物、有机硫化物、萜类化合物、胡萝卜素等,也包括动物性食物中的辅酶 Q、γ-氨基丁酸、褪黑素、左旋肉碱等。其中来自植物性食物的生物活性成分属于植物的次级代谢产物,统称为植物化学物(个别维生素的前体物除外,如 β-胡萝卜素)。天然存在的植物化学物有(6~10)万种。

按照化学结构或功能特点,植物化学物可分为类胡萝卜素、植物固醇、皂苷、芥子油苷、多酚、萜类化合物、植物雌激素、有机硫化物、植酸。

植物化学物在机体内有多种生物学作用。①抗癌:植物化学物多有预防人类癌症的潜在作用,有 30 多种植物化学物能降低人群癌症发病率。欧洲一些国家坚持推荐食用蔬菜、水果和富含纤维的谷类食品,实践结果显示胃癌的发生率明显降低。②抗氧化:癌症和心血管疾病的发病与过量反应性氧分子及自由基有关。目前已发现类胡萝卜素、多酚、植物雌激素、蛋白酶抑制剂和硫化物等植物化学物,也具有明显的抗氧化作用。③免疫调节:许多动物实验和干预性研究表明类胡萝卜素对免疫功能有调节作用。离体研究表明类黄酮有免疫抑制作用。④抗微生物:蒜素具有很强的抗微生物作用。芥子油苷的代谢物异硫氰酸盐和硫氰酸盐也有抗微生物的活性。将水芹、金莲花、辣根混合食用后,泌尿道中芥子油苷代谢物可以达到治疗尿路感染的有效浓度。⑤降胆固醇:动物实验和临床研究结果显示,以皂苷、植物固醇、硫化物和生育三烯酚为代表的植物化学物能够降低血胆固醇。

二、各类食物的营养价值

食物能够为人体提供热能及各种营养物质,按照其来源可以分为两类:植物性食物、动物性食物。植物性食物包括粮谷类、豆类、蔬菜、水果等,动物性食物包括畜禽肉类、水产品、乳类、蛋类等。

食物的营养价值是指食物所含热能及营养素能够满足机体营养需要的程度。影响食物营养价值的因素:所含营养素种类是否齐全;营养素的量与比例是否适合人体需要;是否易于消化、吸收与利用等;另外,食物的产地、品种及加工烹调方式也可影响其营养价值。

(一)植物性食物

1. 粮谷类　粮谷类食物主要有小麦、大米、玉米、小米等,其中小麦和大米在我国居民膳食中占有很大比例,称为主食。我国居民每日能量的 50%～60% 及蛋白质的 50% 左右均来自谷类食物。

粮谷类食物含有丰富的碳水化合物,其含量一般在 70%～80%,主要是淀粉,是人体最理想、最经济的能量来源。粮谷类蛋白质含量因种类、气候及栽培条件不同而各异,一般在 7%～15%,虽含量不高,但作为我国居民的主食,粮谷类食物仍是膳食蛋白质的重要来源。粮谷类食物所含赖氨酸、苯丙氨酸、蛋氨酸等较少,不属于优质蛋白,因此食用时应注意与富含这类氨基酸的肉类、大豆类食物搭配,以提高其蛋白质生物学价值。粮谷类食物脂肪含量普遍较低,一般只占 1%～2%。粮谷类脂肪多为不饱和脂肪酸,以亚油酸为主,还含有少量植物固醇和卵磷脂。玉米中脂肪含量较高,从玉米胚芽中提取的胚芽油营养价值很高,不饱和脂肪酸可达 80% 左右。粮谷类食物的矿物质含量为 1.5%～3.0%,主要为磷和钙,主要存在于谷皮和糊粉层,加工中易损失,且消化吸收率较低。粮谷类食物是 B 族维生素的重要来源,如硫胺素、核黄素、烟酸等,主要存在于糊粉层和胚芽中,加工方式不同会影响其含量。玉米中所含烟酸为结合型,必须经加工处理成游离型,才能被人体吸收、利用。粮谷类食物不含维生素 C、维生素 A 和维生素 D。

2. 豆类及其制品　豆类包括大豆类和其他豆类。大豆类有黄豆、青豆、黑豆,蛋白质和脂肪含量较高;其他豆类有豌豆、绿豆、赤豆、蚕豆等,含有较多的碳水化合物,蛋白质和脂肪相对较少。这里主要介绍大豆类及其制品。

大豆类蛋白质含量较高,为30%~40%,不仅是植物性食物中蛋白含量最高的,也高于肉类、乳类等动物性食物,且大豆蛋白所含氨基酸种类齐全、数量充足,属于优质蛋白。因其赖氨酸含量较高,常与粮谷类食物混合食用,起到了很好的蛋白质互补作用。大豆类含15%~20%的脂肪,在人体内的消化率高达97.5%。大豆中脂肪主要为不饱和脂肪酸,以亚油酸含量最丰富,磷脂含量也较多。大豆中碳水化合物含量相对较少,占25%~30%,其中约有一半为能被机体利用的淀粉、半乳聚糖、蔗糖、阿拉伯糖,而另一半为不能消化吸收的寡糖。大豆中钙含量丰富,是膳食钙的较好来源,但大豆中所含植酸对钙的吸收影响较大。大豆中富含 B 族维生素,如维生素 B_1 和维生素 B_2,也含有一定量的胡萝卜素和维生素 E。另外,大豆中还含有大豆甾醇、大豆卵磷脂等植物化学物,对心脑血管疾病等慢性病具有一定的预防作用。

虽然大豆营养价值丰富,但其中也含有一些抗营养因子,如蛋白酶抑制剂、胀气因子、植酸、植物红细胞凝集素等,影响大豆中营养素的消化与吸收,可采取适当的加工措施去除这些物质,以提高大豆的营养价值。

大豆经过浸泡、加热、脱皮、碾磨等加工后,制成豆腐、豆浆、豆芽等豆制品,可减少大豆中的抗营养因子,使各种营养素的利用率都得到很大提高。如豆腐在加工过程中去除了大量的膳食纤维,蛋白质的消化率由整粒大豆的60%提高至90%以上,同时也使钙、铁等矿物质的消化率得到提高。大豆发芽制成豆芽,不但在发芽过程中产生了维生素 C,还可将大豆蛋白分解为氨基酸或多肽,破坏大豆中的胰蛋白酶抑制剂,提高了蛋白质的利用率。

3.蔬菜和水果　蔬菜和水果的种类很多,含有人体所需的多种营养成分,是膳食维生素、矿物质的主要来源,还含有丰富的膳食纤维及多种对人体健康有益的植物化学物。

蔬菜按其结构和可食部分不同,分为叶菜类、根茎类、瓜茄类、鲜豆类、花芽类和菌藻类,因种类不同所含营养成分各有特点。大部分蔬菜蛋白质含量较低,一般为1%~2%,菌藻类中的香菇、蘑菇富含蛋白质,可高达20%,且必需氨基酸种类较齐全。蔬菜中脂肪含量极低,多数蔬菜碳水化合物含量也不高,但能为机体提供丰富的膳食纤维。蔬菜是人体矿物质的重要来源,如钾、钙、钠、镁等,绿叶蔬菜含矿物质较为丰富。新鲜的蔬菜富含维生素 C、维生素 B_2、叶酸、胡萝卜素,深色的新鲜蔬菜维生素含量较高。

水果按其形态和生理特征可分为仁果类、核果类、浆果类、柑橘类及瓜果类。水果的营养价值与蔬菜相似,是人体矿物质、维生素及膳食纤维的重要来源。新鲜水果含水多,蛋白质与脂肪含量较少,碳水化合物含量比蔬菜高,主要是果糖、葡萄糖、蔗糖,还富含纤维素、半纤维素、果胶。水果是人体钙、磷、钾、镁等矿物质的良好来源,新鲜的水果富含维生素 C,红黄色水果含有较多胡萝卜素。

(二)动物性食物

动物性食物种类很多,主要有畜肉、禽肉、水产品、乳类、蛋类及其制品。动物性食物含有多种人体必需的营养成分,还可加工成各种菜肴和制品,是人类重要的食物资源。

1.畜禽肉类　畜禽肉类主要包括猪、牛、羊、鸡、鸭、鹅等畜禽的肌肉、内脏及其制品,主要提供蛋白质、脂肪、矿物质和维生素。

肉类食品含蛋白质10%～20%,含人体所需的各种必需氨基酸,氨基酸模式与人体接近,属于优质蛋白。肉类脂肪含量为10%～30%,与动物品种、肥瘦程度、身体不同部位有关。畜类脂肪饱和脂肪酸含量高,一般猪肉脂肪含量高于牛肉、羊肉。禽肉脂肪含量较少,且约含20%的亚油酸,熔点低,易于消化。肉类中含有多种矿物质,是锌、铁、铜等微量元素的良好来源。肉类所含维生素主要是维生素A和B族维生素,内脏中含量较高,特别是肝富含维生素A和维生素B_2。

一般的加工烹调方式对肉类蛋白质的影响不大,酱煮制品因脂肪溶于汤汁而使饱和脂肪酸含量降低,B族维生素也有所损失,肉类罐头在高温灭菌时B族维生素损失较多。

2. 水产品 水产品分为鱼类、甲壳类、软体类。鱼类蛋白质含量为15%～25%,且含有人体必需的各种氨基酸,特别是赖氨酸、亮氨酸含量丰富。鱼肉蛋白质生物学价值仅次于鸡蛋,尤其适合儿童和老年人食用。甲壳类蛋白质含量约为17%,软体类约为15%。鱼类因种类不同,脂肪含量差异较大,在1%～10%之间,如鳕鱼脂肪含量约为0.5%,而河鳗则超过了10%。鱼类脂肪主要是不饱和脂肪酸,极易消化、吸收,其中的EPA、DHA具有调节血脂、防治动脉粥样硬化的作用。鱼类体内碳水化合物主要以糖原形式存在,含量较低。鱼类矿物质含量较高,钙含量高于畜禽肉,钾、铁、硒等含量也较丰富,海鱼富含碘,甲壳类是锌的良好来源。鱼类维生素含量也很丰富,鱼肝中富含维生素A、维生素D,鱼肉中B族维生素含量也较丰富,如鳝鱼中核黄素含量是猪肉的10倍。

3. 乳类及乳制品 乳类包含的营养成分种类齐全,容易消化、吸收,包括牛乳、羊乳、马乳等,不同种类的营养成分存在一定差异,本节以消费量最大的牛乳为例。

牛乳蛋白质含量为2.8%～3.3%,含有各种人体必需氨基酸,消化吸收率高,属于优质蛋白。牛乳中脂肪含量约3%,其中油酸约占30%,亚油酸和亚麻酸只占2.1%～5.3%,牛乳脂肪颗粒很小,容易消化、吸收。牛乳中所含碳水化合物主要是乳糖,为4.6%～5.1%,具有调节胃酸、促进胃肠蠕动和消化液分泌的作用,且能促进钙的吸收及肠道内乳酸菌的繁殖。牛乳中矿物质含量丰富,如钙、磷、钾、镁、钠等,钙含量可达104 mg/100 mL,且易消化、吸收,是膳食钙的良好来源。但牛乳中铁含量较低,喂养婴儿时应注意补充含铁丰富的食物,如蛋黄、肝泥等。牛乳中含有人体所需的各种维生素,含量随饲养方式、季节变化,在喂养青饲料时维生素A、胡萝卜素、维生素C含量明显高于冬季喂干饲料时,牛乳中维生素D含量较低。

乳制品是以乳类为原料经浓缩、发酵等工艺制成,如奶粉、酸奶等,因加工方式不同,其营养成分会有所变化。酸奶是鲜奶消毒后经乳酸菌发酵制成,经过发酵作用提高了酸奶中营养素的消化吸收率,营养价值高于鲜奶,而且发酵后牛乳中的乳糖变为乳酸,适合乳糖不耐症人群食用。奶粉是鲜奶经浓缩、喷雾干燥后制成的粉状产品,可分为全脂奶粉、脱脂奶粉和调制奶粉。全脂奶粉主要去除了鲜奶中的水分,对奶的色香味及营养成分影响较小;脱脂奶粉在加工过程中去除了鲜奶中的大部分脂肪,脂溶性维生素损失较多,适合腹泻婴儿和低脂膳食者食用;调制奶粉是根据不同人群的特殊营养需求,对牛乳的营养成分加以调整改善制成,最常见的是婴儿配方奶粉。

4. 蛋类 常见的蛋类有鸡蛋、鸭蛋、鹅蛋、鹌鹑蛋等,消费量最大的是鸡蛋。鸡蛋中蛋白质含量为11%～13%,鸡蛋蛋白质的氨基酸模式与人体十分接近,是天然食物中最理想的优质蛋白,常被作为参考蛋白。蛋类的脂肪主要集中在蛋黄,蛋清脂肪含量极少,其中不饱和脂肪酸约占 60%,磷脂约占 30%,是膳食中磷脂的良好来源。蛋黄中胆固醇含量较多,每个鸡蛋含胆固醇 200~300 mg。蛋类矿物质主要在蛋黄中,钙、磷、钾、钠含量高,另外,蛋黄中也含有丰富的铁,但其以非血红素铁的形式存在,吸收率较低。蛋黄中维生素含量也较丰富,如维生素 A、维生素 D、维生素 B_1、维生素 B_2 等,其含量受品种、季节、饲料的影响较大。

三、合理营养与膳食指南

(一)合理营养

1. 合理营养与平衡膳食 合理营养是指全面而均衡的营养,是机体健康的基础。平衡膳食是指各种营养素种类齐全、数量充足、比例恰当,能满足机体需要的膳食。合理营养是一个综合性的概念,是通过平衡膳食提供能够满足机体需要的能量和营养素,利用合理的膳食制度和烹调方法,以利于营养素的消化、吸收和利用,避免出现某些营养素过多或损失。

饮食不当对健康的危害

2. 平衡膳食的基本要求

(1)提供数量充足的能量和各种营养素,以满足机体需求 不同年龄、性别、劳动强度和生理状态的个体营养需求亦不同,膳食所提供的能量及营养素必须符合其需要,以达到 DRIs 标准。

(2)营养素种类齐全、比例适当 除了母乳能满足 4 个月以内婴儿的全部营养需要以外,没有任何一种单一的天然食物能够满足人体对所有营养素的需要。因此,必须通过合理的食物搭配来达到营养素种类齐全。同时应保证各种营养素之间恰当的比例,以充分发挥营养素的功能。

(3)合理烹调加工 食物烹调加工应尽量减少营养素损失,使食物具有良好的感官性状,促进食欲,并提高消化吸收率。

(4)合理的膳食制度 膳食制度是根据不同个体的劳动特点、生理状况等,将一天的食物定时、定质、定量分配,有助于形成良好的饮食习惯。健康成人一般一日三餐,每餐间隔 4~6 h。中国营养学会建议的三餐能量分配:早餐 25%~30%,午餐 30%~40%,晚餐 30%~35%。

(5)保证食物安全 食物腐败变质或被有害物质污染时,营养素受到破坏,不但无法满足机体营养需要,还会对机体造成危害。因此,平衡膳食应由符合国家食品安全标准的食物构成。

(二)膳食结构与健康

膳食结构是指膳食中各类食物的数量及其所占比重。不合理的膳食结构会损害机体健康,导致某些慢性病的患病风险增加,确立合理的膳食结构对维护机体健康意义重大。

根据动物性食物和植物性食物在膳食中比例不同,膳食结构一般分为 4 种。

1. 发达国家膳食结构 欧美发达国家膳食以动物性食物为主,粮谷类食物摄入少,其特点是高蛋白、高脂肪、高热量、低膳食纤维,容易造成营养过剩。这种膳食结构导致发达国家肥胖、高血压、心脑血管疾病等营养过剩性疾病发病率上升。

2.东方膳食结构 中国、印度等发展中国家的膳食以植物性食物为主,粮谷类食物消费较多。由于动物性食物摄入较少,导致优质蛋白质、钙、铁、维生素 A 等营养素不足,容易出现营养不良,但这种膳食结构人群的心脑血管疾病等慢性病的发病率较欧美发达国家低。随着经济发展,我国居民膳食结构目前也发生了较大的变化,粮谷类等植物性食物消费量下降,而动物性食物摄入量上升。

3.日本膳食结构 日本的膳食中动物性食物与植物性食物搭配比较合理,是一种较为均衡的膳食结构。其特点是蛋白质、碳水化合物、脂肪供热比例适宜,优质蛋白约占蛋白质摄入总量的 50%,营养缺乏病和营养过剩性疾病发生率相对较低。

4.地中海膳食结构 以希腊、意大利等地中海地区为代表的膳食结构,富含粮谷类、蔬菜、水果、豆类等植物性食物,动物性食物主要为鱼、禽肉,较少食用畜肉,食用油主要是橄榄油。地中海膳食的显著特点是不饱和脂肪酸摄入量较高,而饱和脂肪酸摄入量少。这种膳食结构对于预防心脑血管疾病有着积极的意义。

(三)中国居民膳食指南

为了指导居民合理选择食物,科学搭配食物,我国于 1989 年首次发布了居民膳食指南,之后于 1997 年和 2007 年进行了两次修订。为了更加切合当前我国居民营养状况和健康需求,国家卫生计生委疾控局委托中国营养学会于 2014 年再次启动指南修订工作。并于 2016 年 5 月发布中国营养学会组织编著的《中国居民膳食指南(2016)》。《中国居民膳食指南(2016)》由一般人群膳食指南、特定人群膳食指南和中国居民平衡膳食宝塔 3 个部分组成。同时推出了中国居民平衡膳食宝塔(图 3-1)、中国居民平衡膳食餐盘(图 3-2)和中国儿童平衡膳食算盘(图 3-3)3 个可视化图形,指导大众在日常生活中进行具体实践。

中国居民平衡膳食宝塔

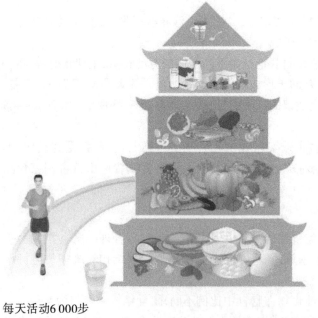

盐	<6 g
油	25~30 g
奶及乳制品	300 g
大豆及坚果类	25~35 g
畜禽肉	40~75 g
水产品	40~75 g
蛋 类	40~50 g
蔬菜类	300~500 g
水果类	200~350 g
谷薯类	250~400 g
全谷物和杂豆	50~150 g
薯类	50~100 g
水	1 500~1 700 mL

每天活动6 000步

图 3-1 中国居民平衡膳食宝塔

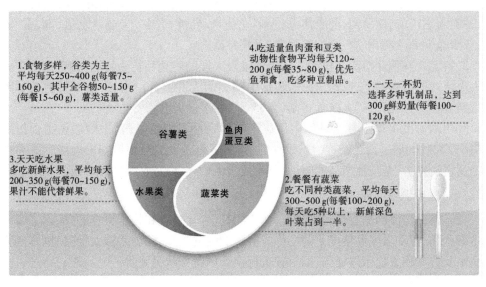

图 3-2　中国居民平衡膳食餐盘

1.食物多样，谷类为主
平均每天250~400 g(每餐75~
160 g)，其中全谷物50~150 g
(每餐15~60 g)，薯类适量。

3.天天吃水果
多吃新鲜水果，平均每天
200~350 g(每餐70~150 g)，
果汁不能代替鲜果。

4.吃适量鱼肉蛋和豆类
动物性食物平均每天120~
200 g(每餐35~80 g)，优先
鱼和禽，吃多种豆制品。

5.一天一杯奶
选择多种乳制品，达到
300 g鲜奶量(每餐100~
120 g)。

2.餐餐有蔬菜
吃不同种类蔬菜，平均每天
300~500 g(每餐100~200 g)，
每天吃5种以上，新鲜深色
叶菜占到一半。

谷薯类　鱼肉蛋豆类　水果类　蔬菜类

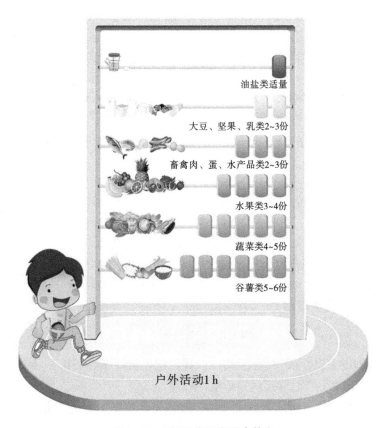

油盐类适量

大豆、坚果、乳类2~3份

畜禽肉、蛋、水产品类2~3份

水果类3~4份

蔬菜类4~5份

谷薯类5~6份

户外活动1 h

图 3-3　中国儿童平衡膳食算盘

1. 一般人群膳食指南　适用于 2 岁以上健康人群,共有 6 条核心推荐:①食物多样,谷类为主;②吃动平衡,健康体重;③多吃蔬果、乳类、大豆;④适量吃鱼、禽、蛋、瘦肉;⑤少盐少油,控糖限酒;⑥杜绝浪费,兴新食尚。

2. 特定人群膳食指南　根据不同年龄阶段人群的生理和行为特点,膳食指南在一般人群膳食指南基础上进行了补充,包括中国妇幼人群膳食指南、中国学龄前及学龄儿童膳食指南、中国老年人膳食指南(≥65 岁)和素食人群膳食指南。

3. 中国居民平衡膳食宝塔　中国居民平衡膳食宝塔是根据《中国居民膳食指南(2016)》和我国居民膳食结构特点设计的,按照平衡膳食的原则推荐中国居民各类食物的适宜消费量,是膳食指南的辅助图形,便于人们理解、记忆和实践应用。

(四)营养调查与评价

营养调查与评价是通过膳食调查、体格测量、生化检查和临床检查的方法,了解不同生理状况、劳动强度等情况下的个体或群体的膳食结构、营养素摄入情况、机体营养素水平及营养相关临床体征等,以对其进行全面的营养状况评价。

1. 营养调查

(1)膳食调查　膳食调查是营养调查与评价的基础,通过了解一段时间内个体或群体摄取能量及营养素的数量、质量,以判断其能量及营养素需要得到满足的情况。常用的方法有称重法、记账法、膳食回顾法、化学分析法、食物频率法。

24 h 膳食回顾法是膳食调查最常用的方法,要求调查对象回忆 24 h 内摄入的各种食物的种类与数量,借助于食物成分表计算其每日能量及各种营养素的摄入量。因该方法需要调查对象回顾其过去 24 h 的膳食摄入情况,一般不适用于 7 岁以下儿童和 75 岁以上老年人。

(2)体格测量　体格测量资料能够较好地反映机体营养状况,通常测量身高、体重、皮褶厚度、上臂围、腰臀比等。

1)体质指数　体质指数(body mass index,BMI)是评价肥胖与消瘦的可靠指标。

$$BMI = \frac{体重(kg)}{[身高(m)]^2}$$

适用于中国人的评价标准:BMI<18.5 kg/m² 为消瘦,BMI 在 18.5～23.9 kg/m² 为正常,BMI≥24.0 kg/m² 为超重,BMI≥28.0 kg/m² 为肥胖。

2)皮褶厚度　常用来反映皮下脂肪的含量,一般选择肱三头肌、肩胛下、脐旁 3 个部位测量。肱三头肌皮褶厚度是最常用的评价脂肪贮存与消耗的指标。

3)腰臀比　腰臀比(waist to hip ratio,WHR)是用来反映体脂分布的指标,该指标与心血管疾病的发病密切相关。

$$WHR = \frac{腰围(cm)}{臀围(cm)}$$

标准的 WHR 为男性<0.8、女性<0.7。我国建议男性 WHR>0.9、女性 WHR>0.8 为中央型肥胖,其发生心血管疾病的危险性较高。

(3)生化检查　检查机体蛋白质、脂肪、微量元素及维生素的营养水平,对早期发现营养缺乏具有重要意义,在临床实践中较为常用。

(4)临床检查　包括眼、口唇、舌、牙齿、皮肤、指甲等部位的检查,以发现与营养缺乏病或营养过剩有关疾病的体征改变。

2.营养状况评价 膳食调查结果的评价主要包括食物结构、能量和各种营养素的摄入量是否符合DRIs要求、营养素间相互比例是否恰当,同时还应考虑食品加工、烹调方式及膳食制度等因素的影响。将膳食调查结果与体格测量、生化检查及临床检查相结合进行综合分析,全面评价调查对象的营养状况。

四、特殊人群的合理营养

(一)孕妇及乳母营养

妊娠期和哺乳期妇女的身体发生了一系列生理变化,为了孕育胎儿和分泌乳汁,其营养和膳食需求与一般妇女显著不同。

1.孕妇合理营养 妊娠是一个复杂的生理变化过程,为了满足胎儿生长发育的需要,孕妇的生理状态发生了较大的适应性变化,如基础代谢率增加、血浆容量增加、胃肠蠕动减弱、胃酸分泌减少、肾的负担加重、体重增长等。

依据DRIs,孕妇自妊娠中期开始,能量摄入开始增加,妊娠中期每日增加300 kcal,妊娠晚期每日增加450 kcal;妊娠中晚期蛋白质RNI分别增加15 g和30 g,其中优质蛋白摄入量至少应占蛋白质总量的1/3以上;妊娠期对矿物质、维生素的需要量均有所增加,特别是容易缺乏的钙、铁、锌、碘及维生素A、维生素D、叶酸、维生素B_{12}、维生素B_1等,应注意及时补充。

备孕妇女及孕妇膳食指南如下。

(1)备孕妇女膳食指南 ①调整妊娠前体重至适宜水平。②常吃含铁丰富的食物,选用碘盐,妊娠前3个月开始补充叶酸。③禁烟酒,保持健康生活方式。

(2)孕妇膳食指南 ①补充叶酸,常吃含铁丰富的食物,选用碘盐。②孕吐严重者可少量多餐,保证摄入必要量碳水化合物的食物。③妊娠中晚期适当增加乳类、鱼、禽、蛋的摄入量。④适量身体活动,维持妊娠期适宜增重。⑤禁烟酒,愉快孕育新生命,积极准备母乳喂养。

2.乳母合理营养 由于乳汁中的各种营养成分全部来自母体,乳母的营养状况直接影响泌乳量及乳汁营养素含量,哺乳期的合理膳食对于母体恢复健康及婴儿的生长发育十分重要。

乳母能量及各种营养素需要较大,除了满足自身需要外,还要供给乳汁所含能量及营养素。依据DRIs,乳母每日能量RNI应增加500 kcal;蛋白质RNI增加25 g,应多摄入优质蛋白;脂肪供热比为20%~30%;矿物质及维生素RNI在非孕妇女基础上有所增加,钙为1 200 mg/d,铁为16 mg/d,锌为12 mg/d,维生素A为1 300 μgRE/d,维生素B_1为1.5 mg/d。

乳母膳食指南:①增加富含优质蛋白质和维生素A的动物性食物和海产品,选用碘盐;②产褥期食物多样、不过量,重视整个哺乳期营养;③愉悦心情,充足睡眠,促进乳汁分泌;④坚持哺乳,适度运动,逐步恢复适宜体重;⑤忌烟酒,避免饮浓茶和咖啡。

(二)婴幼儿营养

婴儿的喂养方式有3种:母乳喂养、人工喂养、混合喂养。母乳的营养成分最适合6月龄内婴儿需要,含有大量免疫物质,可增强婴儿免疫力,而且能够促进乳母产后恢复、增进母婴交流。人工喂养是因疾病或其他原因不能母乳喂养时,采用婴儿配方奶粉等乳品喂养婴儿的喂养方式。当母乳不足时,可将婴儿配方奶粉作为母乳喂养的补充进行混合喂养。幼儿消化功能增强,膳食已经由婴儿的以乳类为主,逐步向以谷类为主的混合膳食过渡,但与成人相比仍有差别。《中国居民膳食指南(2016)》为此制订了6月龄内婴儿母乳喂养指南和7~24月龄婴幼儿喂养指南。

6月龄内婴儿母乳喂养指南:①产后尽早开奶,坚持新生儿第一口食物是母乳;②坚持6月龄内纯母乳喂养;③顺应喂养,建立良好的生活规律;④生后数日开始补充维生素D,不需补钙;⑤婴儿配方奶是不能纯母乳喂养时的无奈选择;⑥监测体格指标,保持健康生长。

7~24月龄婴幼儿喂养指南:①继续母乳喂养,满6月龄起添加辅食;②从富含铁的泥糊状食物开始,逐步添加达到食物多样;③提倡顺应喂养,鼓励但不强迫进食;④辅食不加调味品,尽量减少糖和盐的摄入量;⑤注意饮食卫生和进食安全;⑥定期监测体格指标,追求健康生长。

(三)儿童营养

1.学龄前儿童营养 学龄前儿童的身高、体重稳步增长,消化能力仍然有限,此期儿童注意力分散,不能专注进食,应注意培养良好的饮食和卫生习惯。

依据DRIs,学龄前儿童能量RNI为1 000~1 600 kcal/d,男童高于女童;蛋白质RNI为25~30 g/d,其中优质蛋白摄入量应占1/2以上;脂肪供热比由4岁前的35%逐步降至20%~30%;碳水化合物供热比为50%~65%;另外,应注意膳食中供给充足的矿物质和维生素,如钙、铁、碘、锌、维生素A、维生素D及B族维生素等,以满足学龄前儿童的生长发育需要。

学龄前儿童膳食指南适用于2周岁以后未满6周岁的学龄前儿童,该指南在一般人群膳食指南基础上增加了5条关键推荐:①规律就餐,自主进食,不挑食,培养良好的饮食习惯;②每日饮奶,足量饮水,正确选择零食;③食物应合理烹调,易于消化,少调料、少油炸;④参与食物选择与制作,增进对食物的认知与喜爱;⑤经常进行户外活动,保障健康生长。

2.学龄儿童营养 学龄儿童是指从6周岁到18周岁的未成年人,处于在校学习阶段,尤其是进入青春期后,生长发育迅速,对能量和营养素的需要量较高。

依据DRIs,学龄儿童能量RNI为1 450~2 850 kcal/d,男童高于女童;蛋白质RNI为25~75 g/d,优质蛋白应占1/2以上;脂肪、碳水化合物供热比分别为20%~30%和50%~65%;学龄儿童骨骼生长迅速,应增加钙的摄入量,钙的RNI为800~1 200 mg/d,女生进入青春期后应增加膳食铁的摄入量。

《中国居民膳食指南(2016)》在一般人群膳食指南的基础上,增加了学龄儿童膳食指南:①认识食物,学习烹饪,提高营养科学素养;②三餐合理,规律进餐,培养健康饮食行为;③合理选择零食,足量饮水,不喝含糖饮料,禁止饮酒;④不偏食节食,不暴饮暴食,保持适宜体重增长;⑤保证每日至少活动60 min,增加户外活动时间。

(四)老年人营养

随着老年人年龄的增长,基础代谢率下降,合成代谢功能减退,分解代谢功能增强,消化功能减弱。合理营养有助于延缓老年人衰老,预防疾病。

依据DRIs,老年人能量供给可适当减少,以维持理想体重为宜;蛋白质RNI为男性 65 g/d,女性 55 g/d,优质蛋白应占 1/3 以上;脂肪供热比为 20%~30%,老年人脂代谢能力减退,脂肪摄入不宜过多,胆固醇摄入应少于 300 mg/d;碳水化合物供热比为 50%~65%,因糖耐量减低,应减少精制糖的摄入量,增加膳食纤维摄入量;老年人对钙的吸收、利用能力降低,应适当补充钙和维生素 D,钙的 RNI 为 1 000 mg/d,维生素 D 的 RNI 为 15 μg/d。

老年人群膳食指南:①少量多餐细软,预防营养缺乏;②主动足量饮水,积极户外活动;③延缓肌肉衰减,维持适宜体重;④摄入充足食物,鼓励陪伴进餐。

(五)素食人群营养

素食人群是指以不食肉、海鲜等动物性食品为饮食方式的人群,按照所戒食物种类不同,可分为全素、蛋素、奶素、蛋奶素人群。《中国居民膳食指南(2016)》首次为素食人群的合理膳食提供了科学的膳食指导。

素食人群膳食指南:①谷类为主,食物多样,适量增加全谷物;②增加大豆及其制品的摄入量,经常食用发酵豆制品,每日 50~80 g(相当于大豆干重);③常吃坚果、海藻和菌菇;④蔬菜、水果应充足;⑤合理选择烹调油。

五、食品污染与食品腐败变质

(一)食品污染

食品污染是指在各种条件下,有毒、有害物质进入食品,导致食品安全性、营养性、感官性状发生改变的现象。在食品的养殖、种植、生产、加工、贮存、运输、销售、烹调直至餐桌的各个环节,都可能受到生物性、化学性或物理性有毒有害物质的污染,使食品失去食用价值,甚至损害人体健康。

1. 食品的生物性污染

(1)细菌污染 细菌包括致病菌、条件致病菌、非致病菌。食品中存活的细菌大多数是非致病菌,往往与食品的腐败变质有关。致病菌有沙门菌、大肠埃希氏菌等。食品被细菌污染的评价指标有两个:菌落总数和大肠菌群。菌落总数常作为食品被细菌污染程度的标志,与食品腐败变质的速度有关;而食品中若检出大肠菌群,则提示该食品被肠道致病菌污染。

(2)真菌毒素污染 真菌毒素是真菌在污染食品后产生有毒代谢产物,耐高温、不具有抗原性,人体一次性摄入大量的真菌毒素可导致急性中毒,长期低剂量摄入可引起慢性毒性作用。

黄曲霉毒素是黄曲霉、寄生曲霉的代谢产物,目前已分离鉴定出 20 余种,其中黄曲霉毒素 B_1 毒性、致癌性最强。世界各国粮食的黄曲霉毒素污染较常见,我国黄曲霉毒素污染在南方湿热地区高于北方,主要污染的粮食作物有花生和玉米。

黄曲霉毒素具有极强的急性毒性,其毒性是氰化钾的 10 倍,最典型的急性中毒事件发生在 1974 年的印度,有 200 个村庄居民因食用发霉玉米,暴发了黄曲霉毒素中毒性肝炎,有近 400 人发病,甚至出现了死亡病例。黄曲霉毒素也具有慢性毒性,动物实验表现为生长障碍及肝的亚急性、慢性损伤。另外,黄曲霉毒素也是目前公认的最强化学致癌物,国际癌症中心将黄曲霉毒素 B_1 列为人类致癌物,我国流行病学调查发现人群膳食中黄曲霉毒素水平与原发性肝癌的发生率呈正相关。

预防黄曲霉毒素污染的最根本措施是食物防霉,如收获时去除霉变玉米,储存时保持粮库通风干燥等。还可以在加工环节利用挑选霉粒法、辗轧加工法、紫外线照射法、氨气处理法等方法去除毒素。另外,我国也制定了主要食品黄曲霉毒素 B_1 的限量标准,如玉米、花生仁、花生油中黄曲霉毒素 B_1 不得超过 20 μg/kg。

2. 食品的化学性污染 食品的化学性污染物包括有毒的金属、非金属及其化合物,种类较多,污染的途径复杂且难以控制,因外观无显著改变而不易辨别,许多污染物性质稳定不易清除,部分污染物具有蓄积性,可通过生物富集作用危害人类健康。

(1)农药污染 农业生产中使用农药可以提高农作物的产量、减少损失,但使用不当可致严重的环境污染,并可通过多种途径污染食品。由于使用农药在农产品或食品中出现的原药及其衍生物称为农药残留物,可对人体产生急、慢性危害,如有机氯农药主要损害肝和神经系统,有机磷农药可损害血液系统和神经系统。

(2)多环芳烃化合物污染 多环芳烃化合物是一类由 2 个以上苯环组成的具有较强致癌性的化合物,已鉴定出几百种,以苯并(α)芘[B(α)P]为代表。

B(α)P 由 5 个苯环构成,易溶于脂肪,经食物或水进入肠道后可很快吸收入血,几乎分布于全身各个组织、器官。B(α)P 对人具有较强的致癌性,人群流行病学调查显示其与胃癌等多种癌症具有相关性。

食品中的 B(α)P 污染主要来自于食品烘烤熏制、食品成分高温衍生、环境污染及食品加工过程、包装材料等的污染。预防 B(α)P 污染的措施:加强环境治理,减少B(α)P 对环境的污染;改变加工烹调方式及不良饮食习惯;还可采用活性炭吸附的方法去除食用油脂中 90% 左右的 B(α)P。我国食品中 B(α)P 的限量标准:粮食和熏烤肉 ≤5 μg/kg,植物油 ≤10 μg/kg。

3. 食品的物理性污染 食品的物理性污染物包括放射性污染物与杂物两类。食品中放射性污染物有天然放射性核素和人为放射性核素,由于宇宙射线及地球本身的放射性核素的存在,动植物食品中均含有不同剂量的天然放射性核素,而食品中人为放射性污染主要是由于人为因素造成了环境放射性污染所致,如 2011 年 3 月发生于日本福岛核电站的核泄漏事故,对环境及食品造成了放射性污染,其在民众中的影响一直延续至今。

食品杂物的污染包括动物排泄物、稻草、沙土等,虽然可能不直接影响人体健康,但严重影响了食物的感官乃至营养价值,难以保障食品的质量。

(二)食品腐败变质

食品腐败变质是指以微生物为主的多种因素作用,改变了食品原有的物理或化学性状,导致食品营养价值降低或失去的过程。如肉蛋类腐臭、谷物霉变及油脂酸败等。

1. 食品腐败变质的影响因素 细菌、酵母、真菌等微生物是食品腐败的主要原因;食品的组成成分及其性质影响腐败的进程和特征,食品中的酶可引起组成成分的分解而加速腐败变质,食品的营养成分本身就是微生物良好的培养基,动物性食物容易发生蛋白质腐败,而碳水化合物含量丰富的食物腐败以发酵为主要特征。另外,食品的pH 值、水分含量、渗透压及外界环境的温度、湿度、氧环境等因素都可以影响食品的腐败变质。

2. 食品腐败变质的卫生学意义 食品发生腐败变质时,首先引起的就是感官性状的恶化;其次是由于食品组成成分的分解导致的营养价值降低;由于食品的腐败变质主要是微生物污染导致,这样就可能因致病菌的大量繁殖或产生毒素而危害人体健康。

3.食品腐败变质的预防措施 针对导致食品腐败变质的影响因素,可以采取以下措施预防食品的腐败变质:低温保藏,有冷藏(-1~10 ℃)和冷冻(-18 ℃以下)两种方式,低温可以降低食品中酶的活性及化学反应的速度,同时还可抑制微生物的繁殖;高温处理,高温可以杀灭大多数微生物并破坏食品中酶类;脱水保藏,通过降低食品中水分(15%以下)达到抑制微生物繁殖的目的,使食品在常温下可长期保藏;另外,还可通过腌制、辐照等方法控制食品的腐败变质。

六、食品添加剂

食品添加剂是指为改善食品品质和色、香、味及因防腐、保鲜和加工工艺的需要而加入食品中的化学合成或者天然物质。营养强化剂、食用香料等也属于食品添加剂。多数食品添加剂不是食品天然成分,长期摄入可能对人体健康产生潜在的危害。为保证食用安全,我国在《食品添加剂使用标准》(GB 2760—2014)中规定了食品添加剂的使用原则。

(一)食品添加剂的使用原则

1.食品添加剂使用时的基本要求 ①不应对人体产生任何健康危害。②不应掩盖食品腐败变质。③不应掩盖食品本身或加工过程中的质量缺陷或以掺杂、掺假、伪造为目的而使用食品添加剂。④不应降低食品本身的营养价值。⑤在达到预期效果的前提下尽可能降低在食品中的使用量。

2.可使用食品添加剂的情况 ①保持或提高食品本身的营养价值。②作为某些特殊膳食用食品的必要配料或成分。③提高食品的质量和稳定性,改进其感官性状。④便于食品的生产、加工、包装、运输或者贮藏。

(二)常用的食品添加剂

1.抗氧化剂 抗氧化剂能够防止或延缓油脂或食品成分氧化分解、变质,提高食品的稳定性。我国目前允许使用的抗氧化剂有丁基羟基茴香醚、二丁基羟基甲苯、抗坏血酸等,如丁基羟基茴香醚可用于食用油脂、油炸食品、方便面等防止油脂发生酸败,L-抗坏血酸钠盐可用于火腿等肉制品防止其因血红蛋白被氧化而变色,并保持肉制品的香味。

2.着色剂 即色素,可以改善食品色泽,有天然色素与合成色素。天然色素如番茄红素、β-胡萝卜素等,多数天然色素食用比较安全,但存在着色不匀、对光热稳定性差及成本高等问题,目前我国允许使用的天然色素有40余种。合成色素主要从煤焦油中提取制成,具有性质稳定、着色力强、成本低的特点,使用广泛。目前我国允许使用的合成色素有苋菜红、柠檬黄、靛蓝胭脂红等20余种。

3.甜味剂 甜味剂是世界各国在食品工业中使用最多的一类食品添加剂。天然甜味剂如糖醇类甜味剂,其甜味与蔗糖接近,所含能量较低,多用于糖尿病、肥胖患者的食品。人工合成的甜味剂甜度比蔗糖高几十倍甚至数百倍,但无任何营养价值,如安赛蜜口味接近蔗糖,为蔗糖甜度的200倍,因其甜度大、性质稳定、风味良好,而广泛应用于饮料、糕点、冰淇淋、果酱、乳制品中。

另外,《食品添加剂使用标准》还对漂白剂、护色剂、防腐剂、增味剂、酸度调节剂等食品添加剂的使用范围及安全标准做了详细规定。

七、食品安全

食品与人类生活密切相关,是人类赖以生存和发展的基本物质条件,食品安全关系到人们的身心健康和生命安全。世界卫生组织认为食品安全是食物中有毒、有害物质对人体健康影响的公共卫生问题。为保证食品安全,保障公众身体健康和生命安全,我国于 2009 年颁布实施了《中华人民共和国食品安全法》,并于 2015 年重新修订,其中食品安全被定义为:食品无毒、无害,符合应当有的营养要求,对人体健康不造成任何急性、亚急性或者慢性危害。

食品安全是一个综合概念,既包括食品卫生、食品质量、食品营养等方面内容,同时也包括了食品生产、经营、贮存、运输及食品添加剂的生产经营和食品相关产品的生产经营等各个环节的安全。

食品安全的保障措施主要有两个方面,一方面是从源头上杜绝食品安全事件的发生,这需要食品的生产经营者掌握相关食品安全知识,同时提高守法意识;另一方面需要加强食品安全的监督管理,在食品消费和流通环节把好关。

《中华人民共和国食品安全法》针对食品安全风险监测和评估、食品安全标准、食品生产经营、食品进出口、食品安全事故处置、食品安全监督管理及法律责任都做了详细的规定,为民众的食品安全提供了法律保障。其中食品安全标准是判定食品是否符合安全卫生要求的主要技术依据,对于保证国民健康,维护社会稳定具有重要意义,也是食品安全监督管理的重要依据。目前,我国已发布实施的食品安全标准基本涵盖了食品生产、加工、流通乃至消费的整个环节,包括食品、食品添加剂、食品相关产品中的致病性微生物,农药残留、兽药残留、生物毒素、重金属等污染物质,以及其他危害人体健康物质的限量规定;食品添加剂的品种、使用范围、用量;专供婴幼儿和其他特定人群的主辅食品的营养成分要求;对与卫生、营养等食品安全要求有关的标签、标志、说明书的要求;食品生产经营过程的卫生要求;与食品安全有关的质量要求;与食品安全有关的食品检验方法与规程等。

小 结

1. 紫外线有色素沉着作用、抗佝偻病作用、红斑作用、杀菌作用、增强免疫力作用;但过度照射可引起日光性皮炎、皮肤癌、电光性眼炎等。

2. 大气污染主要来源于工业活动、生活活动、交通运输及其他污染源。常见的污染物主要有二氧化硫、氮氧化合物、颗粒物、多环芳烃类等,对健康的危害主要有对眼、上呼吸道黏膜的刺激作用及引起恶性肿瘤等。

3. 饮用水净化目的是除去水中悬浮物质、胶体物质和部分病原体,以改善水的感官性状,消毒目的是杀灭水中病原体,预防介水传染病的传播和流行。目前我国应用最广的是氯化消毒法。影响氯化消毒效果的因素有加氯量和接触时间、水的 pH 值、水温、水的浑浊度、微生物的种类及数量。

4. 营养是指机体摄取、消化、吸收和利用食物中的营养物质,维持生命活动的生物学过程。营养素是指食物中含有的可为机体提供能量、构成机体组织成分、调节生理功能的化学物质。三大产热营养素蛋白质、脂类、碳水化合物供热比分别为 10%～15%、20%～30%、50%～65%。

5. 营养素摄入不足易出现缺乏症：①钙缺乏，儿童表现为佝偻病，成人则为骨质软化或骨质疏松；②铁缺乏表现为缺铁性贫血，婴幼儿、孕妇及乳母易发生；③维生素 A 缺乏可致夜盲症、眼干燥症、皮肤干燥、毛囊过度角化，以及婴幼儿和儿童生长发育迟缓等；④维生素 B_1 缺乏可出现脚气病；⑤维生素 B_2 缺乏主要表现为口角炎、唇炎、舌炎、脂溢性皮炎、阴囊炎及角膜毛细血管增生等。

6. 膳食纤维虽然不能被人体消化吸收，但具有重要的生理作用：促进排便、预防结肠癌和直肠癌、利于减肥、降糖、降脂。

7. 平衡膳食是指各种营养素种类齐全、数量充足、比例恰当，能满足机体需要的膳食。

8. 食品安全是指食品无毒、无害，符合应有的营养要求，对人体健康不造成任何急性、亚急性或者慢性危害。

9. 食品污染是指在各种条件下，有毒有害物质进入食品，导致食品安全性、营养性、感官性状发生改变的现象。生物性污染中黄曲霉毒素污染较常见，黄曲霉毒素对肝具有极强的急性、亚急性、慢性损伤。化学性污染中 B(α)P 具有较强的致癌性。

10. 食品添加剂是指为改善食品品质和色、香、味及因防腐、保鲜和加工工艺的需要而加入食品中的化学合成或天然物质。常用的食品添加剂有抗氧化剂、着色剂、甜味剂等。

案例分析及能力提升

1. 2004 年 12 月中下旬，杭州市西湖区留下镇横街社区有一些居民高热持续不退，经检查，这些居民患的是副伤寒。经调查是化粪池渗漏导致地下水污染，村民习惯用井水，不愿意花钱用自来水。

(1) 副伤寒事件可能起因是什么？

(2) 如何彻底预防介水传染病？

(3) 居民用水观念合理吗？应如何调整？

2. 某牧区一位 20 岁青年，日常饮食以肉类为主，平日反复牙龈出血、鼻衄、皮下出血。

(1) 该青年可能患了什么疾病？如果考虑药物治疗，首选哪一种药物？

(2) 从营养学角度考虑，如何预防该种疾病的发生？

同步练习

一、选择题

【A1 型题】

1. 光化学烟雾是由下列哪些环境污染物在强烈的太阳紫外线作用下，发生光化学反应而形成的一种浅蓝色烟雾　　　　　　　　　　　　　　　　　　　　（　　）

　　A. 硫化氢、一氧化碳　　　　　　　　B. 二氧化碳、氮氧化合物

　　C. 氮氧化合物、烃类　　　　　　　　D. 烃类、醛类

　　E. 醛类、酮类

2. 饮用水的基本卫生要求不包括　　　　　　　　　　　　　　　　　　　　（　　）

　　A. 净化消毒设施完善　　　　　　　　　　B. 感官性状良好

　　C. 水量充足,取用方便　　　　　　　　　　D. 流行病学上安全

　　E. 化学组成有益无害

3. 大气污染的主要来源是　　　　　　　　　　　　　　　　　　　　　　　（　　）

　　A. 生活活动　　　　　　　　　　　　　　B. 生产活动

　　C. 交通运输　　　　　　　　　　　　　　D. 核试验

　　E. 光化学烟雾

4. 饮用水水质标准规定,饮用水细菌总数不得超过　　　　　　　　　　　　（　　）

　　A. 50 个/mL　　　　　　　　　　　　　　B. 100 个/mL

　　C. 150 个/mL　　　　　　　　　　　　　　D. 0 个/mL

　　E. 200 个/mL

5. 影响氯化消毒效果的说法,错误的是　　　　　　　　　　　　　　　　　（　　）

　　A. 加氯量和接触时间充足较好　　　　　　B. 水的 pH 值偏低较好

　　C. 水温偏低较好　　　　　　　　　　　　D. 水的浑浊度越低越好

　　E. 微生物的种类及数量越少越好

6. 能降低慢性病发生风险的膳食营养素参考摄入量指标是　　　　　　　　（　　）

　　A. EAR　　　　　　　　　　　　　　　　B. RNI

　　C. AI　　　　　　　　　　　　　　　　　D. UL

　　E. PI-NCD

7. 导致癞皮病的直接原因是缺乏　　　　　　　　　　　　　　　　　　　　（　　）

　　A. 维生素 A　　　　　　　　　　　　　　B. 维生素 B_1

　　C. 维生素 C　　　　　　　　　　　　　　D. 烟酸

　　E. 维生素 D

8. 儿童生长发育迟缓、有异食癖,最可能缺乏的是　　　　　　　　　　　　（　　）

　　A. 维生素 B_2　　　　　　　　　　　　　B. 钙

　　C. 碘　　　　　　　　　　　　　　　　　D. 锌

　　E. 蛋白质

9. 膳食纤维的生理作用不包括　　　　　　　　　　　　　　　　　　　　　（　　）

　　A. 供给机体热能　　　　　　　　　　　　B. 降低血胆固醇

　　C. 刺激肠蠕动　　　　　　　　　　　　　D. 预防大肠病、直肠癌

　　E. 增加粪便体积

10. 防止食品中黄曲霉毒素污染的根本措施是　　　　　　　　　　　　　　（　　）

　　A. 防霉　　　　　　　　　　　　　　　　B. 去霉

　　C. 去毒　　　　　　　　　　　　　　　　D. 挑出霉粒

　　E. 碾轧加工

11. 目前公认的必需脂肪酸是　　　　　　　　　　　　　　　　　　　　　（　　）

　　A. 亚麻酸和花生四烯酸　　　　　　　　　B. 亚油酸和花生四烯酸

　　C. 亚油酸和 α-亚麻酸　　　　　　　　　　D. α-亚麻酸和 DHA

　　E. ARA 和 DHA

12. 中国营养学会建议妊娠中期妇女钙的摄入量为　　　　　　　　　　　　（　　）

　　A. 800 mg/d　　　　　　　　　　　　　　B. 1 000 mg/d

　　C. 1 200 mg/d　　　　　　　　　　　　　D. 1 500 mg/d

　　E. 2 000 mg/d

13. 粮谷类蛋白质的第一限制氨基酸是 （　　）

    A. 蛋氨酸   B. 亮氨酸

    C. 缬氨酸   D. 丝氨酸

    E. 赖氨酸

14. 不属于合理营养基本要求的是 （　　）

    A. 营养素和能量能满足机体需要   B. 合理加工、烹调方式

    C. 膳食制度合理   D. 不含有毒有害物质

    E. 无须考虑食物的加工与烹调方式

15. 膳食钙的良好食物来源是 （　　）

    A. 粮谷类   B. 绿豆

    C. 瘦肉   D. 乳及乳制品

    E. 蔬菜、水果

【A2 型题】

16. 男,40 岁,每日摄入总能量达到需要,碳水化合物占总能量的 30%,脂肪占 40%,蛋白质占 30%,为达到平衡膳食要求,应提高摄入比例的食物是 （　　）

    A. 粮谷类   B. 肉类

    C. 蛋类   D. 蔬菜

    E. 乳类

17. 男,45 岁,疲倦,体重下降,机体免疫力下降,伴有伤口愈合不良及营养性水肿,血常规检查血红蛋白<130 g/L,血浆蛋白低于正常。此时最适宜采取的膳食措施是 （　　）

    A. 补充碳水化合物   B. 补充优质蛋白质

    C. 补充铁制剂   D. 补充铁与维生素 C

    E. 补充高热能食物

18. 男,68 岁,长期以瘦肉、鸡蛋等动物性食物为主,几年来一直有便秘之苦。从营养学角度来说,应该建议他多摄入哪类食物以缓解便秘 （　　）

    A. 大米饭   B. 蔬菜、水果

    C. 肥肉   D. 牛乳

    E. 鱼类

19. 女,20 岁,饮食以肉类为主,平日反复牙龈出血、鼻衄、皮下出血,饮食应增加 （　　）

    A. 海产品   B. 蛋类

    C. 新鲜蔬菜与水果   D. 豆类及其制品

    E. 粮谷类

20. 男,1 岁,查体发现方颅、枕秃、串珠肋、夜间经常啼哭,最可能的原因是 （　　）

    A. 受惊吓   B. 锌缺乏

    C. 维生素 A 缺乏   D. 钙缺乏

    E. 铁缺乏

【A3 型题】

1955 年 8 月底,在洛杉矶发生急性光化学烟雾事件。接触该烟雾后,大批居民出现眼睛红肿、流泪、咽喉疼痛、呼吸困难等急性刺激症状。

21. 洛杉矶光化学烟雾事件主要是大气中的哪些污染物在紫外线的照射下,经过一系列的光化学反应而生成的淡蓝色烟雾 （　　）

    A. 氮氧化合物和碳氢化合物   B. 臭氧和碳氢化合物

    C. 醛类和碳氢化合物   D. 臭氧和氮氧化合物

    E. 醛类和氮氧化合物

22. 急性吸入该大气污染物容易造成 （　　）

　　A. 细支气管和肺泡损害　　　　　　　　B. 肺气肿样症状

　　C. 高铁血红蛋白症　　　　　　　　　　D. 对眼睛和上呼吸道的剧烈刺激

　　E. 导致肺水肿

23. 淡蓝色烟雾组成不包括 （　　）

　　A. 臭氧　　　　　　　　　　　　　　　B. 醛类

　　C. 过氧酰基硝酸酯类　　　　　　　　　D. 氮氧化合物和碳氢化合物

　　E. 臭氧和过氧酰基硝酸酯类

某寄宿中学对学生体检发现,有20%的学生暗适应时间较正常人延长30 s,其他各项检查无异常。

24. 造成学生暗适应能力下降最可能的原因是由于缺乏 （　　）

　　A. 维生素 C　　　　　　　　　　　　　B. 维生素 B_1

　　C. 维生素 E　　　　　　　　　　　　　D. 维生素 PP

　　E. 维生素 A

25. 为改善学生该种营养素缺乏的现象,应在学生膳食中注意补充 （　　）

　　A. 蔬菜　　　　　　　　　　　　　　　B. 水果

　　C. 猪肝　　　　　　　　　　　　　　　D. 猪心

　　E. 鸡肉

二、名词解释

1. 推荐摄入量　2. AMDR　3. 平衡膳食　4. 膳食调查　5. 食品安全

三、思考题

1. 怎样合理利用紫外线促进人体健康?

2. 简述饮用水的基本卫生要求。

3. 应从哪几个方面评价膳食蛋白质的营养价值?

4. 膳食纤维的主要生理功能有哪些?

5. 哪些因素可以影响膳食钙的吸收?

6. 钙、铁、锌等矿物质缺乏会对机体造成哪些危害?

7. 简述维生素 B_1、维生素 B_2 缺乏症的主要表现。

8. 一般人群膳食指南适用人群有哪些? 简述其核心内容。

9. 简述黄曲霉毒素的主要危害及防止食物污染的措施。

第四章

职业环境与健康

学习目标

掌握　职业病的概念、特点、诊断依据；常见职业病的危害、救治和预防。
熟悉　工作有关疾病的概念、种类及预防；工伤发生的原因及预防。
了解　常见职业病的发病机制。

职业环境是人类环境的一个组成部分,认清职业环境对健康的影响,改善工作条件,创造安全、舒适的工作环境,可以提高劳动者的工作效率,改善职业生活质量和健康状况。目前,我国职业环境尚存在严峻的问题,职业性有害因素分布广泛,从传统工业到新兴产业及第三产业,都存在一定的职业危害。职业危害主要以粉尘为主,职业病以尘肺病为主,占全部职业病的71%,职业中毒约占20%。因此,必须识别、监测、预防和控制不良工作条件中存在的职业性有害因素,防止其损害劳动者的健康,并加强健康监护服务。

第一节　职业性有害因素与职业损害

一、职业性有害因素

职业性有害因素是指在职业活动中产生和存在的可能危害劳动者健康和劳动能力的因素,也称生产性有害因素或职业有害因素。不同的职业环境条件存在的有害因素不同,它们对劳动者健康的影响也不同。职业性有害因素主要来源于生产过程、劳动过程、生产环境三方面,按职业性有害因素的性质可将其分为物理因素、化学因素、生物因素、生理及心理因素。

(一)生产过程中产生的有害因素

生产过程是指由原材料加工到成品的整个工艺过程,在此过程中产生的有害因素如下。

1.化学因素　化学因素是最重要的职业性有害因素。

(1)生产性毒物 如金属铅、汞、砷等,有害气体一氧化碳、氯气、氨气等,有机溶剂苯、甲苯等,各类农药等。

(2)生产性粉尘 如矽尘、石棉尘、煤尘、有机粉尘等。

2.物理因素

(1)异常气象条件 高温、高湿、低温、高气压、低气压等。

(2)噪声和振动。

(3)非电离辐射 可见光、紫外线、红外线、射频辐射等。

(4)电离辐射 X射线、γ射线等。

3.生物因素

(1)细菌 如从事屠宰、皮毛加工等工作的工人可能被附着在动物皮毛上的炭疽杆菌感染。

(2)霉菌 如甘蔗加工厂工人接触甘蔗渣上的霉菌。

(3)病毒 如野外工作者可能接触到森林脑炎病毒等。

(二)劳动过程中产生的有害因素

劳动过程是指劳动者为完成某项生产任务而进行的各种操作的总和。劳动过程中存在的有害因素:①劳动组织和制度不合理,劳动强度过大或生产定额不当等;②精神(心理)性职业紧张;③个别器官或系统过度紧张,如视力紧张等;④长时间处于不良体位或使用不合理的工具等。

(三)生产环境中的有害因素

这类因素包括自然环境中的因素,如炎热季节的太阳辐射;厂房建筑或布局不合理,如有毒工段与无毒工段安排在一个车间;缺乏卫生防护措施,如缺乏有效的通风、除尘、隔热设施等。

二、职业损害

职业损害是指职业性有害因素对劳动者健康和劳动能力所产生的不良影响。造成职业损害的致病条件与接触方式、浓度(或强度)及接触时间有关,后两者是决定机体接触量的主要因素,在接触量相同的情况下,个体因素不同,个体的感受性和受损害的程度也有差异,这些个体因素包括遗传因素、年龄、性别、营养状况、生活方式等。按照职业性有害因素在职业损害中的作用,将其分为职业病、工作有关疾病和职业性外伤三大类。

(一)职业病

1.概念 广义的职业病是指劳动者在生产劳动及其他职业活动中,因接触职业性有害因素而引起的特定疾病。狭义的职业病是指从立法意义上,政府部门或立法机构根据生产力发展水平、经济状况、医疗水平等综合因素所规定的法定职业病。凡属法定职业病患者,在治疗和休息期间及在确定为伤残或治疗无效死亡时,均应按工伤保险有关规定给予相应待遇。

职业病的定义
和种类

2.职业病分类和目录 2013年12月23日,国家卫生计生委、人力资源社会保障部、安全监管总局、全国总工会4部门联合印发《职业病分类和目录》,公布了10类132种职业病。

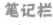

（1）职业性尘肺病及其他呼吸系统疾病19种

1）尘肺病13种　硅沉着病、煤工尘肺、石墨尘肺、炭黑尘肺、石棉尘肺、滑石尘肺、水泥尘肺、云母尘肺、陶工尘肺、铝尘肺、电焊工尘肺、铸工尘肺、根据《尘肺病诊断标准》和《尘肺病理诊断标准》可以诊断的其他尘肺病。

2）其他呼吸系统疾病6种　过敏性肺炎、棉尘病、哮喘、金属及其化合物粉尘肺沉着病（锡、铁、锑、钡及其化合物等）、刺激性化学物所致慢性阻塞性肺疾病、硬金属肺病。

（2）职业性皮肤病9种　接触性皮炎、光接触性皮炎、电光性皮炎、黑变病、痤疮、溃疡、化学性皮肤灼伤、白斑、根据《职业性皮肤病的诊断总则》可以诊断的其他职业性皮肤病。

（3）职业性眼病3种　化学性眼部灼伤、电光性眼炎、白内障（含放射性白内障、三硝基甲苯白内障）。

（4）职业性耳鼻喉口腔疾病4种　噪声聋、铬鼻病、牙酸蚀病、爆震聋。

（5）职业性化学中毒60种　铅及其化合物中毒（不包括四乙基铅）、汞及其化合物中毒、锰及其化合物中毒、镉及其化合物中毒、铍病、铊及其化合物中毒、钡及其化合物中毒、钒及其化合物中毒、磷及其化合物中毒、砷及其化合物中毒、铀及其化合物中毒、砷化氢中毒、氯气中毒、二氧化硫中毒、光气中毒、氨中毒、偏二甲基肼中毒、氮氧化合物中毒、一氧化碳中毒、二硫化碳中毒、硫化氢中毒、磷化氢和磷化锌及磷化铝中毒、氟及其无机化合物中毒、氰及腈类化合物中毒、四乙基铅中毒、有机锡中毒、羰基镍中毒、苯中毒、甲苯中毒、二甲苯中毒、正己烷中毒、汽油中毒、一甲胺中毒、有机氟聚合物单体及其热裂解物中毒、二氯乙烷中毒、四氯化碳中毒、氯乙烯中毒、三氯乙烯中毒、氯丙烯中毒、氯丁二烯中毒、苯的氨基及硝基化合物（不包括三硝基甲苯）中毒、三硝基甲苯中毒、甲醇中毒、酚中毒、五氯酚（钠）中毒、甲醛中毒、硫酸二甲酯中毒、丙烯酰胺中毒、二甲基甲酰胺中毒、有机磷中毒、氨基甲酸酯类中毒、杀虫脒中毒、溴甲烷中毒、拟除虫菊酯类中毒、铟及其化合物中毒、溴丙烷中毒、碘甲烷中毒、氯乙酸中毒、环氧乙烷中毒、上述条目未提及的与职业有害因素接触之间存在直接因果联系的其他化学中毒。

（6）物理因素所致职业病7种　中暑、减压病、高原病、航空病、手臂振动病、激光所致眼（角膜、晶状体、视网膜）损伤、冻伤。

（7）职业性放射性疾病11种　外照射急性放射病、外照射亚急性放射病、外照射慢性放射病、内照射放射病、放射性皮肤疾病、放射性肿瘤（含矿工高氡暴露所致肺癌）、放射性骨损伤、放射性甲状腺疾病、放射性性腺疾病、放射复合伤、根据《职业性放射性疾病诊断标准（总则）》可以诊断的其他放射性损伤。

（8）职业性传染病5种　炭疽、森林脑炎、布鲁氏菌病、艾滋病（限于医疗卫生人员及人民警察）、莱姆病。

（9）职业性肿瘤11种　石棉所致肺癌和间皮瘤、联苯胺所致膀胱癌、苯所致白血病、氯甲醚和双氯甲醚所致肺癌、砷及其化合物所致肺癌和皮肤癌、氯乙烯所致肝血管肉瘤、焦炉逸散物所致肺癌、六价铬化合物所致肺癌、毛沸石所致肺癌和胸膜间皮瘤、煤焦油和煤焦油沥青及石油沥青所致皮肤癌、β-萘胺所致膀胱癌。

（10）其他职业病3种　金属烟热，滑囊炎（限于井下工人），股静脉血栓综合征、股动脉闭塞症或淋巴管闭塞症(限于刮研作业人员)。

3.职业病的特点

(1)病因明确　职业病一般都有明确的病因,即职业性有害因素。在控制病因或限制其作用条件后,可有效地减少或消除发病。

(2)有剂量–反应关系　职业病的病因大多是可检测的,需达到一定浓度或剂量才能致病,一般有明确的剂量–反应关系或剂量–效应关系。

(3)群体发病现象多见　接触同一有害因素的人群中,可同时或先后发生一定数量的相同职业病患者,很少出现个别病例。

(4)治疗效果差　有些职业病(如尘肺病等)目前无特效治疗方法,发现越晚,预后越差。有些职业病如能早期发现、早期诊断、早期处理,预后较好。

(5)可以预防　由于职业病病因明确,并可检测和监测,因此有效地控制和消除病因,或限制其作用条件,就可能有效地消除或减少发病,故必须强调预防为主。

4.职业病的诊断依据

(1)职业接触史　职业接触史是诊断职业病的前提条件,没有职业接触史不能诊断为职业病。主要询问患者的职业、工种、工作时间、劳动强度、生产环境、生产条件、防护设备和措施等。

(2)现场危害调查与评价　现场危害调查主要是监测和调查职业性有害因素的种类、接触方式、浓度和时间,同时还要调查是否有防护措施及防护效果。

(3)临床表现和辅助检查　包括询问病史、体格检查、实验室检查。职业病的检查需要在全面基础上有重点和针对性,如苯中毒重点检测造血系统和进行尿苯酚测量;尘肺重点是拍 X 射线胸片;噪声危害重点是听力测定等。

5.职业病的报告与处理

(1)急性职业病　由最初接诊的医疗卫生机构在 24 h 之内向患者单位所在地的卫生监督机构发出《职业病报告卡》;凡有死亡或同时发生 3 名以上急性职业中毒或发生 1 名职业性炭疽时,接诊的医疗卫生机构应立即电话报告患者单位所在地的卫生监督机构并及时发出报告卡;卫生监督机构在接到报告后要直接上报卫生部,并立即赶赴现场,会同有关部门调查、分析发生原因,做出相应的处理。

(2)慢性职业病　由各级卫生行政部门授权的职业病诊断单位或诊断组织负责报告,并在确诊后 15 d 内将其报送患者单位所在地的卫生监督机构。

各级负责职业病报告工作的单位和人员必须树立法制观念,不得虚报、漏报、拒报、迟报、伪造和篡改。任何单位和个人不得以任何借口干扰职业病报告人员依法执行任务。

职工被确诊为职业病后,应立即休息、治疗,确认不宜继续从事原有害作业者,应限期调离,另行安排工作单位;治疗休养期,确定为伤残、治疗无效死亡者,按规定给予劳保待遇。

(二)工作有关疾病

工作有关疾病是指在工作中接触职业性有害因素,使机体抵抗力下降,潜在的疾病发作或现患疾病病情加重,从而表现为接触人群中某些常见病的发病率增高或病情加重。

1.工作有关疾病的特点　①职业性有害因素不是唯一的致病原因,不存在直接因果关系。②职业性有害因素的作用往往在于促使潜在的疾病暴露或病情恶化。③在控制和改善劳动条件后,可使这些疾病的发病率降低或症状减轻。

2.工作有关疾病的种类　①心血管疾病:如从事紧张作业的会计、科研人员所患的高血压、冠心病等。②慢性非特异性呼吸系统疾病:接触有毒气体和粉尘所导致的慢性支气管炎、肺气肿等。③溃疡病:如高温作业、轮班作业人员的胃及十二指肠溃疡。④骨骼及软组织损伤:如建筑工、搬运工的腰肌劳损及韧带损伤等。⑤心理精神障碍:长期精神紧张可引起紧张性头痛、神经衰弱等。

(三)职业性外伤

职业性外伤是指劳动者在生产劳动过程中发生的意外伤害事故。其主要原因:生产设备落后;缺乏防护意识和防护设备;违反操作规程和规章制度;劳动制度不合理等。

三、职业损害的预防措施

(一)第一级预防

主要是控制和消除各种职业有害因素,使职业人群不接触或少接触有害因素,这是预防职业病的根本措施。主要措施如下。

1.加强立法　不断修订和完善劳动卫生法规及卫生标准,使劳动卫生的监督和管理有法可依,从"人管"走向"法管"。

2.加强劳动卫生监督和生产环境监测　卫生监督机构对新建企业认真验收、审查;对现有企业执行劳动卫生法规和卫生标准情况定期和经常进行检查和监测,发现问题及时采取防治对策,使职业有害因素的浓度不超过国家卫生标准。

3.改善劳动条件　加强技术革新和工艺改革,采取机械化、自动化、密闭化的生产方式,以无毒、低毒物质代替有毒、高毒物质;配备有效的防护设备;合理布局有毒和无毒车间,从而消除或控制生产环境中的有害因素。

4.做好就业前体检　就业前体检的目的是及时发现职业禁忌证,降低职业损害的发生率。如贫血患者不能从事铅作业;肺结核患者不能从事粉尘作业等。

5.加强就业健康教育　向劳动者介绍职业的工作性质、特点,让其了解有害因素进入人体的途径、方式及对人体的损害,使其自觉遵守安全操作规程,提高自我保护意识,加强个体预防,形成良好的工作习惯,减少职业有害因素对劳动者健康的危害。

6.合理使用个人防护用品　个人防护用品能有效地防止职业性有害因素进入人体,减少对劳动者健康的损害,应教育和督促劳动者正确合理地使用个人防护用品。

7.合理供应保健食品　根据劳动者所接触毒物作用的特点,供应合理的保健食品,有针对性地补充某些营养成分。如铅作业、苯作业人员应增加优质蛋白质、维生素C等。

(二)第二级预防

第二级预防的主要任务是早发现、早诊断、早治疗。定期健康体检是实现"三早"预防的有效措施,可及时发现机体的早期损害,以便及时处理;定期对生产环境进行监测,可发现问题立即采取防治对策。

（三）第三级预防

对职业病患者应及时诊断、治疗和进行劳动能力鉴定，根据情况考虑是否调离该工作岗位。同时防止病情恶化及复发，采取各种康复治疗、心理治疗等综合措施，提高患者的生活质量。

第二节　生产性毒物与职业中毒

一、生产性毒物

生产性毒物是指在生产过程中产生和使用的有毒化学物质，由生产性毒物引起的中毒称为职业中毒。

（一）生产性毒物的来源及存在形态

生产性毒物的来源可有多种形式，同一毒物在不同行业或生产环节中各有差异，可来自原料、中间产品、辅助原料、成品、夹杂物、副产品或废物。主要以固体、液体、气体或气溶胶（烟、雾、尘）的形式存在。

（二）生产性毒物进入人体的途径

生产性毒物进入人体的途径与毒物的形态、污染环境的方式及劳动者的操作方式有关。由于生产性毒物以气态、烟雾、粉尘等形式污染生产环境较多见，因此，毒物主要经呼吸道进入人体，其次是皮肤，经消化道进入人体的很少见。不遵守劳动制度，不注意个人卫生，可增加毒物经消化道进入人体的机会。

（三）毒物在体内的过程

1. 分布　毒物进入体内被吸收后，在各器官的分布是不均衡的，常具有选择性，如汞在肾中含量最高，苯主要分布于骨髓组织等。

2. 生物转化　进入体内的毒物在体液或组织内参与机体的生化过程，使其化学结构发生一系列的变化，即生物转化。大多数毒物经过生物转化毒性降低，称为解毒作用；少数毒物经过生物转化毒性增强，称为活化作用。

3. 蓄积　有些毒物长期接触，机体对毒物的吸收速度超过解毒及排泄速度，使体内某些器官或组织内毒物的量逐渐积累，称为蓄积。蓄积量达到中毒剂量时会导致中毒；在过度劳累、患病、饮酒等诱因的作用下，蓄积在组织或器官内的毒物可重新进入血液循环，可引起中毒的急性发作。

4. 排泄　进入体内的毒物可在转化前或转化后排出，排泄途径主要是肾、呼吸道和肠道。

（四）影响毒物作用的因素

1. 毒性　主要取决于毒物的化学结构和理化性质，如一氧化碳比二氧化碳的毒性大，分散度大的毒物颗粒小，在空气中飘浮的时间长，进入机体的机会多；挥发性高的毒物很容易进入空气中，被机体吸收后达到中毒剂量。

2. 毒物的剂量、浓度和接触时间　不论毒物的毒性大小如何，都必须在体内达到一定剂量才会引起中毒。空气中毒物浓度高,接触时间长,若防护措施不当,则进入体内的剂量大,容易发生中毒。

3.毒物的联合作用　在生产环境中常有几种毒物同时存在,表现为独立、相加、协同和拮抗作用。

4.个体感受性　造成个体感受性差异的原因有年龄、性别、健康状况、生理变动期、营养、内分泌功能、免疫状态及个体遗传特征等。

二、常见职业中毒的防治

(一)铅中毒

铅为蓝灰色重金属,用途广泛,接触铅的作业主要有铅矿开采、铅冶炼、铸件、浇板、焊接、喷涂、蓄电池制造及油彩、玻璃、搪瓷、橡胶制品等行业,含铅的废气、废水、废渣等污染大气、水源和农作物,可危及附近居民。

1.体内代谢　在生产条件下,铅及其化合物主要以蒸气、烟和粉尘形式经呼吸道进入人体,少量经消化道进入。进入血液中的铅,95%以不溶性的磷酸铅形式稳定地沉积于骨骼、牙齿等组织中;仅5%左右的铅存留于肝、肾、脑、心、脾等器官和血液中。骨铅与血铅之间处于一种动态平衡,当机体感染、创伤、劳累、酗酒或服酸性药物等破坏体内酸碱平衡时,骨内不溶解的磷酸铅转化为可溶的磷酸氢铅移至血液;当血铅达到一定程度,可引起中毒。吸收的铅主要通过肾随尿液排出,小部分随粪便、乳汁、汗液、唾液、头发等排出。

铅中毒

2.中毒机制

(1)影响卟啉代谢　卟啉是血红蛋白合成的中间产物,铅可抑制 δ-氨基-γ-酮戊酸脱水酶,使 δ-氨基-γ-酮戊酸形成卟胆原过程受阻,血中 δ-氨基-γ-酮戊酸升高,从尿中排出;铅抑制粪卟啉原氧化酶,阻碍粪卟啉原Ⅲ氧化为原卟啉Ⅸ,使血、尿中粪卟啉增加;铅抑制亚铁络合酶,使原卟啉Ⅸ不能与二价铁结合为血红素,红细胞中的游离原卟啉增多,后者可与红细胞线粒体内的锌结合,导致锌原卟啉增加。此外,铅对 δ-氨基-γ-酮戊酸合成酶也有抑制作用。尿中 δ-氨基-γ-酮戊酸、粪卟啉及血中的游离原卟啉和锌原卟啉的升高,都可作为铅中毒的诊断指标。卟啉代谢紊乱,导致血红蛋白合成障碍,是铅中毒较早和重要的变化之一。

(2)直接作用于红细胞　铅可直接作用于红细胞,使其脆性增加,导致溶血和贫血。

(3)作用于血管　铅可使血管痉挛,引起腹绞痛。

(4)作用于神经系统　铅可使大脑皮质兴奋和抑制功能紊乱。

3.临床表现　职业性铅中毒多为慢性中毒,主要表现为神经系统、消化系统、血液系统的症状。

(1)神经系统　①中枢神经系统损害:早期主要为神经衰弱综合征,表现为头晕、头痛、乏力、失眠等,严重者可出现中毒性脑病,主要表现为表情淡漠、精神异常、运动失调,甚至可出现昏迷、惊厥、呕吐,呈癫痫病样发作。②外周神经损害:早期出现感觉和运动神经传导速度减慢,肢端麻木或呈手套、袜套样感觉迟钝或缺失,握力减退;重者伸肌无力,瘫痪,呈"腕下垂"。

（2）消化系统　口内有金属味,齿龈边缘可出现蓝灰色的着色带,称为铅线。表现为食欲缺乏、恶心、腹胀、腹隐痛、腹泻或便秘。腹绞痛见于较重病例或急性发作,多数为突发性剧烈绞痛,部位多在脐周,发作时患者体位蜷曲、面色苍白、出冷汗,常伴呕吐,每次持续数分钟至数小时,一般止痛药不易缓解。检查时腹软、喜按,无固定压痛点,肠鸣音减弱。

（3）血液系统　血、尿卟啉代谢产物异常增多;外周血点彩红细胞、网织红细胞增多;贫血,多属轻度低色素性正常细胞型贫血;面容呈灰色,称铅性病容,伴心悸、气促等。

（4）其他　肾损害较重时,可出现蛋白尿,尿中有红细胞、管型;女性可引起月经失调、流产、不孕等;铅可引起男性精子活动度降低及畸形精子数增多。

4. 诊断　根据我国现行《职业性慢性铅中毒诊断标准》(GBZ 37—2015),结合职业接触史、生产现场调查资料、临床表现及实验室检查结果,进行综合性分析诊断。铅中毒主要表现为慢性中毒,分为轻度中毒、中度中毒、重度中毒。

（1）轻度中毒　血铅≥2.9 μmol/L(600 μg/L),或尿铅≥0.58 μmol/L(120 μg/L),且具有下列一项表现:①红细胞锌原卟啉≥2.91 μmol/L;②尿 δ-氨基-γ-酮戊酸≥61.0 μmol/L(8 000 μg/L);③有腹部隐痛、腹胀、便秘等症状。

（2）中度中毒　在轻度中毒基础上,有腹绞痛、贫血或轻度中毒性周围神经病。

（3）重度中毒　有铅麻痹或中毒性脑病。

5. 救治处理原则　首选驱铅药物为金属络合剂依地酸二钠钙、二巯丁二钠,辅以对症治疗。诊断为铅吸收者可继续原工作,3～6 个月复查一次。轻、中度中毒者驱铅治疗后可恢复原工作,不必调离铅作业;重度中毒者必须调离铅作业,并根据病情给予治疗和休息。

6. 预防措施

（1）采用工程技术措施消除和减少铅　用低毒或无毒物质代替高毒含铅物质,采取远距离操作、自动化操作,防止直接接触,密闭尘源,控制扩散。

（2）加强健康监护　包括健康检查、健康监护档案建立、健康状况分析和劳动能力鉴定等。健康检查包括就业前健康检查和定期健康检查。就业前健康检查目的在于了解健康状况和各项基础数据,以及时发现职业禁忌证。有血液病、神经系统器质性疾患及肝、肾器质性疾患者,不能从事铅作业。建立健康监护档案,统计职业病、工作有关疾病和工伤的发病率、平均发病工龄、因病缺勤率等。

（3）做好个人防护　穿防护服,戴滤过式防尘、防烟口罩。

（4）强化健康教育　使人们正确认识铅的危害,提高自我保健意识,自觉参与预防,并做好个人卫生和培养良好的卫生习惯,不在车间内吸烟、喝水、用餐。

（5）重视生产环境监测　目的是掌握生产环境中职业性铅危害的性质、种类、强度(浓度)及其时间、空间的分布状况,为评价职业环境是否符合卫生标准提供依据;为研究接触水平-反应关系提供基础资料;鉴定预防措施的效果等。应建立定期监测制度及卫生档案制度。

（6）增强全程管理　对可能产生职业性铅中毒的项目,在项目的可行性研究、设计、施工、投产等环节,要严格执行有关规定,有效控制职业性铅中毒。

（二）汞中毒

汞为银白色的液态金属,常温下可蒸发。接触作业多见于汞矿开采,汞合金冶炼,金、银提取,照明灯、仪表、温度计、补牙、颜料、制药等生产使用和维修。

1. 体内代谢 汞蒸气经肺吸入后,除少量以原形被呼出外,大多数迅速吸收入血,随血液循环到达全身各组织,主要分布于肾,其次为肝、心、中枢神经系统。汞在红细胞和其他组织中被氧化成二价汞离子(Hg^{2+}),并与蛋白质结合而蓄积,很难再被释放。金属汞很难经胃肠道吸收,但汞盐及有机汞易被吸收。体内的汞主要随尿排出,粪便、唾液、乳汁、汗液亦有少量排泄。汞可在毛发中储存,测定发汞对了解体内汞蓄积量有一定意义。

2. 中毒机制 汞离子易与巯基结合,使与巯基有关的细胞色素氧化酶、琥珀酸脱氢酶等失去活性;汞还与氨基、羧基结合而影响功能基团的活性,由于这些酶和功能基团的活性受影响,阻碍了细胞生物活性和正常代谢,导致细胞变性和坏死。近年来人们发现汞对肾的损害以肾近曲小管上皮细胞受损为主。汞还可引起免疫功能紊乱,产生自身抗体,发生肾病综合征或肾小球肾炎。

3. 临床表现

（1）急性中毒 由短时间吸入高浓度汞蒸气引起,多见于意外事故。起病急,表现为发热、头晕、头痛、震颤等,轻度中毒可出现牙龈炎或急性支气管炎;中度中毒可出现间质性肺炎或明显的蛋白尿;重度中毒可出现肾衰竭或中毒性脑病。

（2）慢性中毒 主要表现为神经系统症状,典型症状为易兴奋、震颤。精神-神经症状可先有头昏、头痛、失眠、多梦,随后有情绪激动或抑郁、焦虑和胆怯等。肌肉震颤早期为细小震颤,先见于手指、眼睑和舌,以后累及手臂、下肢和头部,甚至全身;为意向性震颤,即在被人注意和激动时更为明显。口腔症状主要表现为黏膜充血、溃疡、齿龈肿胀和出血、牙齿松动和脱落。口腔卫生欠佳者齿龈可见蓝黑色的硫化汞细小颗粒排列成行的汞线。

4. 诊断 按照我国现行《职业性汞中毒诊断标准》（GBZ 89—2007）。长期接触汞后,尿汞增高无慢性汞中毒临床表现者列为观察对象;短期内吸入高浓度汞蒸气,有明显的口腔炎、流涎、情绪易激动、手指震颤等表现;或出现汞毒性皮炎、发热、肝肾损害,尿汞增高等,可诊为急性汞中毒。慢性汞中毒的诊断必须具备明确的长期汞接触史,可根据诊断标准分为轻、中、重3级。轻度中毒已具备汞中毒的典型临床特点,如神经衰弱、口腔炎、震颤等,程度较轻;若上述表现加重,并具有精神和性格改变,可诊为中度中毒;若合并中毒性脑病,即可诊断为重度中毒。

5. 救治处理原则 驱汞治疗主要用巯基络合剂,首选药物为二巯丙磺钠和二巯丁二钠。急性汞中毒患者应立即脱离中毒现场,进行驱汞及对症治疗。口服汞盐的患者不能洗胃,尽快灌服蛋清、牛乳或豆浆,使汞与蛋白质结合,保护被腐蚀的胃黏膜。轻度中毒者不必调离原工作岗位,中、重度中毒者应调离原工作岗位。

6. 预防措施 采用综合性预防措施,用无毒或低毒原料代替汞;冶炼或灌注汞时应设有排气罩或密闭装置以免汞蒸气逸出;加强管理,定期测定车间空气中汞浓度;做好就业前体检和定期体检,严重肝肾疾患、精神疾患、慢性胃肠疾患、严重口腔炎为汞作业禁忌证,汞作业工人应每年至少体检一次,建立健康监护档案;加强健康教育及个人防护。

（三）苯中毒

苯属于芳香烃类化合物，系无色有芳香气味的油状液体，极易挥发，易燃、易爆。工业上用作溶剂、稀释剂和化工原料。接触作业主要有苯的制造，生产香料、染料、药物、合成纤维、塑料、橡胶等，以及粘胶、油墨、制鞋、喷漆等行业。

1. 体内代谢　在生产环境中苯以蒸气状态存在，主要经呼吸道进入人体，皮肤仅能吸收少量。进入体内的苯约50%以原形由呼吸道排出；10%以原形储存于骨髓、脂肪及脑组织内；40%左右在体内氧化形成酚类。这些代谢物与硫酸和葡萄糖醛酸结合（约30%）随尿排出。尿酚的含量可反映近期苯的接触情况。

2. 中毒机制　苯中毒机制迄今尚未阐明，一般认为苯的骨髓毒性主要由多种代谢物联合作用诱发骨髓细胞突变或染色体的损伤，导致白血病。

3. 临床表现

（1）急性中毒　目前罕见，由于短时间内吸入大量苯蒸气引起。主要表现为中枢神经系统麻痹作用，轻者出现黏膜刺激症状、头痛、头晕、恶心、呕吐等，随后出现兴奋或酒醉状态，严重时发生昏迷、抽搐、血压下降、呼吸和循环衰竭。

（2）慢性中毒　主要损害造血系统。早期有头晕、头痛、乏力、失眠、记忆力减退等神经衰弱症候群的表现。造血系统损害以白细胞数减少最常见，主要为中性粒细胞减少，中性粒细胞内中毒颗粒明显增多，碱性磷酸酶活性增高。此外，血小板亦出现降低，皮下及黏膜有出血倾向，出血倾向与血小板数往往不平行。中毒晚期可出现全血细胞减少，导致再生障碍性贫血，少数人可发生白血病。

4. 诊断　对照我国《职业性苯中毒的诊断标准》（GBZ 68—2022），根据短期内吸入大量高浓度苯蒸气，临床表现有意识障碍，并排除其他疾病引起的中枢神经功能改变，可诊断为急性苯中毒。根据3个月以上密切接触苯的职业史，临床表现以造血系统损害为主，参考作业环境调查及现场空气中苯浓度测定资料，进行综合分析，并排除其他原因引起的血象、骨髓象改变，可诊断为慢性苯中毒。苯中毒分级诊断标准如下。

（1）急性苯中毒

1）轻度中毒：短期内吸入大量苯蒸气后出现头晕、头痛、恶心、呕吐、黏膜刺激症状，伴有轻度意识障碍。

2）重度中毒：短期内吸入大量苯蒸气后出现下列临床表现之一者，①中、重度意识障碍；②呼吸循环衰竭；③猝死。

（2）慢性苯中毒

1）轻度中毒：有3个月及以上密切接触苯的职业史，可伴有头晕、头痛、乏力、失眠、记忆力减退、反复感染等临床表现。在3个月内每2周复查一次外周血细胞分析，并具备下列条件之一者：①白细胞计数4次及以上低于$3.5×10^9/L$；②中性粒细胞计数4次及以上低于$1.8×10^9/L$；③血小板计数4次及以上低于$80×10^9/L$。

2）中度中毒：多有慢性轻度中毒症状，可伴有反复感染和（或）出血的临床表现，并具备下列条件之一者，①白细胞计数低于$3.5×10^9/L$或中性粒细胞计数低于$1.8×10^9/L$，伴血小板计数低于$80×10^9/L$；②白细胞计数低于$2.5×10^9/L$或中性粒细胞计数低于$1.3×10^9/L$；③血小板计数低于$60×10^9/L$。

3）重度中毒：多由慢性中度中毒症状，并具备下列条件之一者，①全血细胞减少症；②再生障碍性贫血；③骨髓增生异常综合征。

5.救治处理原则 应将急性苯中毒患者迅速移至空气新鲜处,立即脱去被污染的衣服,用肥皂水清洗被污染的皮肤,注意保暖,急性期应卧床休息;急救原则与内科相同,可用葡萄糖醛酸、肝太乐或维生素 C,加速与苯的代谢产物酚类的结合,随尿排出,达到解毒目的;病情恢复后,轻度中毒者一般休息 3~7 d 即可工作,重度中毒者的休息时间应按病情恢复程度而定。慢性苯中毒目前尚没有特效治疗药物,多采用中西医结合的综合性治疗方法,主要是恢复造血功能。一经确定诊断,即应调离接触苯及其他有毒物质的工作。

6.预防措施 采用综合性的预防措施:①在使用苯作为溶剂和稀释剂的行业,尽可能用无毒或低毒的物质(如甲苯、二甲苯、汽油、乙醇等)代替苯;②改革工艺,生产过程密闭化、自动化,使工人不接触或少接触苯,如静电喷漆、水性电泳漆、淋漆及浸漆等;③必需使用苯的操作环节应在排毒罩内进行;④抽风排毒以降低空气中苯浓度;⑤加强管理,定期测定车间空气中苯浓度,对防护设备及时维修及更新;⑥加强健康教育及个人防护,使他们知道苯的危害,积极主动采取预防措施,戴防苯口罩或使用送风式面罩;⑦做好就业前体检及工作后定期体检,患有中枢神经系统疾病、精神病、血液系统疾病和肝肾损害者不宜从事接触苯的工作,早期发现中毒患者,使疾病处于可逆阶段时及时给予治疗和处理。

(四)一氧化碳中毒

一氧化碳(carbon monoxide,CO)为无色、无味、无刺激性的气体,不溶于水,易燃、易爆。含碳物质的不完全燃烧过程均可产生 CO。生产中接触 CO 的作业:冶金工业中的炼焦、炼钢、炼铁、羰化法提炼金属镍等;采矿的爆破作业;机械制造工业中的铸造、锻造车间;化学工业中用 CO 作原料制造光气、甲醇、甲醛、甲酸、丙酮及合成氨;用煤重油或天然气制取生产氮肥等工业;耐火材料、玻璃、陶瓷、建筑材料等工业使用的窑炉、煤气发生炉;内燃机尾气中也含有 CO。

1.体内代谢 CO 经呼吸道吸入,进入血液循环后极易与血液中的血红蛋白(hemoglobin,Hb)结合,产生碳氧血红蛋白(carboxyhemoglobin,HbCO)。

2.中毒机制

(1)CO 与 Hb 结合 进入体内的 CO 主要与 Hb 结合,形成 HbCO,使之失去携氧功能。一般认为 CO 与 Hb 的亲和力比氧(oxygen,O_2)与 Hb 的亲和力大 240 倍;而 HbCO 的解离速度比氧合血红蛋白(oxyhemoglobin,HbO_2)的解离速度慢 3 600 倍,且 HbCO 不仅本身无携带氧的功能,还影响 HbO_2 的解离,阻碍氧的释放,导致低氧血症。HbCO 为一可逆性复合物,停止接触,可逐渐解离,氧又可取代 CO,重新形成 HbO_2,使用高压氧能加速 HbCO 的解离。血液中 HbCO 的含量与空气中 CO 浓度、接触时间及人体活动状态有关。空气中 CO 浓度高,劳动量大,血液中 HbCO 达到平衡的时间缩短。

(2)CO 与肌红蛋白结合 CO 还可与肌红蛋白结合,影响氧从毛细血管弥散到细胞的线粒体,损害线粒体功能;CO 还能与线粒体中细胞色素 a_3 结合,阻断电子传递链,抑制组织呼吸。

3.临床表现 CO 中毒以急性中毒为主,根据临床表现及血液中 HbCO 的浓度可分为轻度中毒、中度中毒、重度中毒。

(1)轻度中毒 出现剧烈的头痛、头昏、四肢无力、恶心、呕吐,或出现轻度至中度意识障碍;血液中 HbCO 的浓度为 10%~30%。

（2）中度中毒　除上述症状外,皮肤、黏膜呈樱桃红色,出现浅至中度昏迷,经抢救后恢复而无明显并发症;血液中 HbCO 的浓度为 30%~50%。

（3）重度中毒　出现深昏迷或去大脑皮质状态,可并发脑水肿、休克或严重的心肌损害、肺水肿、呼吸衰竭、上消化道出血、脑局灶损害（如锥体系或锥体外系损害）;血液中 HbCO 的浓度可高于 50%。

（4）急性 CO 中毒迟发性脑病（神经精神后发症）　急性 CO 中毒意识障碍恢复后,经 2~60 d 的"假愈期",又出现神经、精神症状:如痴呆、谵妄或去大脑皮质状态;锥体外系障碍,出现帕金森综合征的表现;锥体系神经损害,出现偏瘫、病理反射阳性或大小便失禁等;大脑皮质局灶性功能障碍,如失语、失明等,或出现继发性癫痫。迟发性脑病的发生可能和 CO 中毒急性期的病情重、醒后休息不够充分或治疗处理不当等有一定关系。

4.诊断　根据 CO 接触史,皮肤和黏膜樱桃红色、头晕、乏力、突然昏迷等表现,血液中 HbCO 的浓度等,对照《职业性急性一氧化碳中毒的诊断标准》（GBZ 23—2002）,综合做出诊断。

5.救治处理原则　迅速将患者转移到空气新鲜的地方,卧床休息,保暖,保持呼吸道通畅,重点是纠正脑缺氧。

（1）纠正缺氧　迅速纠正缺氧状态,吸入氧气可加速 COHb 的解离,增加 CO 的排出。吸入新鲜空气时,CO 由 COHb 释放出半量约需 4 h;吸入纯氧时可缩短至 30~40 min,吸入 3 个大气压的纯氧可缩短至 20 min。高压氧舱治疗能增加血液中溶解氧,提高动脉血氧分压,使毛细血管内的氧容易向细胞内弥散,可迅速纠正组织缺氧。呼吸停止时,应及早进行人工呼吸,或用呼吸机维持呼吸,危重患者可考虑血浆置换。

（2）防治脑水肿　严重中毒后,脑水肿可在 24~48 h 发展到高峰。脱水疗法很重要。目前最常用的是 20% 甘露醇静脉快速滴注,待 2~3 d 后颅内压增高现象好转可减量;也可注射呋塞米脱水。三磷酸腺苷、肾上腺糖皮质激素（如地塞米松）也有助于缓解脑水肿。如有频繁抽搐,目前首选药是地西泮,抽搐停止后再静脉滴注苯妥英钠。

（3）治疗感染和控制高热　应做咽拭子、血、尿培养,选择广谱抗生素。高热能影响脑功能,可采用物理降温方法,如头部用冰帽,体表用冰袋,使体温保持在 32 ℃左右。如降温过程中出现寒战或体温下降困难时,可用冬眠药物。

（4）促进脑细胞代谢　应用能量合剂,常用药物有三磷酸腺苷、辅酶 A、细胞色素 C 和大量维生素 C 等。

（5）防治并发症和后发症　昏迷期间护理工作非常重要,保持呼吸道通畅,必要时行气管切开;定时翻身以防发生压疮和肺炎;注意营养,必要时鼻饲。急性 CO 中毒患者从昏迷中苏醒后,应尽可能休息观察 2 周,以防发生神经系统和心脏后发症。如有后发症,应给予相应治疗。

6.预防措施　CO 中毒发生快、进展迅速、危害严重、并发症复杂,应采取综合性的预防措施进行防范。

（1）广泛进行健康教育　对 CO 中毒的危害和严重性,进行广泛的健康教育,普及卫生知识,引起人们高度的重视。

（2）监测和报警　在可能产生 CO 的地方安装 CO 报警器,专门检测空气中 CO 的浓度,在 CO 浓度超标时及时报警,避免中毒的发生。

（3）加强通风和防护　在产生 CO 的车间安装通风排毒设施,降低 CO 的浓度,作业人员戴防毒面罩或口罩,减少 CO 的吸入。

（五）氰化氢中毒

氰化氢(hydrogen cyanide,HCN)为无色气体,有苦杏仁的特殊气味;易溶于水、乙醇和乙醚,其水溶液为氢氰酸。HCN 易在空气中均匀弥散,在空气中可燃烧,空气中含量达 5.6% ~ 12.8% 时具有爆炸性。常见接触 HCN 的作业:电镀、金属表面渗碳及摄影,从矿石中提炼贵重金属(金、银),化学工业中制造各种树脂单体如丙烯酸酯、甲基丙烯酸酯、乙二胺及其他腈类的原料等。

1. **体内代谢**　HCN 主要经呼吸道进入人体,高浓度的蒸气和氢氰酸可直接经皮肤吸收。进入体内的 HCN 部分以原形由肺排出,而大部分则在硫氰酸酶的作用下,与胱氨酸、半胱氨酸、谷胱甘肽等巯基化合物结合,转化为无毒的硫氰酸盐,最后随尿排出;但此过程可被硫氰酸氧化酶缓慢逆转,故在解毒早期,偶可见到中毒症状的复现。少部分还可转化为二氧化碳和 NH_3,生成氰钴胺参与 B_{12} 的代谢,氰基可转化为甲酸盐,参与一碳单位的代谢过程。

2. **中毒机制**　主要是 HCN 及其他氰化物在体内解离出的氰离子(CN^-)引起中毒。CN^-能迅速与细胞色素氧化酶的三价铁(Fe^{3+})结合,使细胞色素氧化酶失去传递电子的能力,呼吸链中断,组织不能摄取和利用氧,引起细胞内窒息。此时,血液为氧所饱和,但不能被组织利用。动静脉血氧差由正常的 4.0% ~ 5.0% 降至 1.0% ~ 1.5%;静脉血仍呈动脉血的鲜红色,因此氰化物中毒时,皮肤、黏膜呈樱桃红色。另外,CN^-能与血液中约2%正常存在的高铁血红蛋白相结合,血液中的高铁血红蛋白增加,对细胞色素氧化酶可起到保护作用。

3. **临床表现**　HCN 轻度中毒出现眼及上呼吸道黏膜刺激症状,乏力,头痛、头昏,口唇及咽部麻木,皮肤和黏膜红润及恶心、呕吐、震颤等,呼吸和脉搏加快。经治疗,2 ~ 3 d 可恢复。严重中毒未猝死患者,先出现轻度中毒症状,由于缺氧加重,继而出现意识丧失、呼吸极度困难、瞳孔散大及惊厥,皮肤和黏膜由鲜红色逐渐转为发绀,最后由于呼吸中枢麻痹和心搏停止而死亡。临床经过可分为 4 期。

（1）前驱期　患者呼出气中有苦杏仁味,主要表现为眼、咽部及上呼吸道黏膜刺激症状,逐渐加重,此期一般较短暂。

（2）呼吸困难期　表现为极度呼吸困难和节律失调,其频率随中毒深度而变化,血压升高,脉搏加快,患者有恐怖感,皮肤、黏膜呈樱桃红色。

（3）痉挛期　意识丧失,出现强直性和阵发性抽搐,甚至角弓反张,血压下降,大小便失禁,发绀,常并发肺水肿和呼吸衰竭。

（4）麻痹期　全身肌肉松弛,反射消失,呼吸停止;但心搏减慢常可维持一段时间,随后心搏停止而死亡。

由于 HCN 中毒病情进展快,临床各期并非十分明显,个体间也有一定的差异;同时,HCN 属高毒类,在短时间内如果高浓度吸入,可无任何先兆突然昏倒,立即呼吸停止而死亡,即"电击样"死亡。

4. **诊断**　根据 HCN 接触史,呼出气有苦杏仁味,头晕、乏力,皮肤、黏膜呈樱桃红色或发绀,突然昏迷,呼吸困难等以中枢神经系统损害为主的临床表现,结合血液中CN^-的浓度及现场调查,排除其他类似疾病,综合分析,做出诊断。

5.救治处理原则　基本原则是就地治疗,立即脱离现场,脱去污染衣服,清洗被污染的皮肤;同时就地应用解毒剂;呼吸、心搏骤停,按心肺复苏方案治疗。

(1)解毒原理　应用适量的高铁血红蛋白生成剂使体内形成一定量的高铁血红蛋白,利用高铁血红蛋白的Fe^{3+}与血液中的CN^-络合成不太稳定的氰化高铁血红蛋白。血中的CN^-被结合后,组织与血液间CN^-含量平衡破坏,组织中的高浓度的CN^-又回到血液中,继续被高铁血红蛋白结合,使组织中细胞色素氧化酶逐渐恢复活性;再迅速给予硫代硫酸钠,在体内硫氰酸酶的作用下,使CN^-转变为硫氰酸盐,经尿排出。

(2)具体方法

1)亚硝酸钠-硫代硫酸钠疗法　立即将亚硝酸异戊酯1~2支包在手帕或纱布内打碎,给患者吸入15~30 s,每隔3 min重复应用1支(一般最多用6支),直至使用亚硝酸钠为止。接着静脉缓慢注射3%亚硝酸钠10~15 mL,2~3 mL/min,注射时观察血压,防止血压下降。随即用同一针头缓慢静脉注射25%~50%的硫代硫酸钠溶液20~50 mL(10~25 g)。若中毒征象重新出现,可按半量再给亚硝酸钠和硫代硫酸钠。伴有休克或血压偏低的患者,使用亚硝酸钠可能会加重休克和血压下降,不利于抢救,此时可单用硫代硫酸钠,但用量要足,疗程要长。治疗的同时给予高压氧治疗有良好效果。

2)4-二甲基氨基苯酚的应用　4-二甲基氨基苯酚为新型高铁血红蛋白生成剂,形成高铁血红蛋白的速度比亚硝酸钠快,对平滑肌无扩张作用,不引起血压下降,且给药方便。使用本药后严禁再用亚硝酸类药物,防止形成高铁血红蛋白过度症。急性中毒者立即肌内注射10%的4-二甲基氨基苯酚2 mL,如症状严重,可接着缓慢静脉注射50%的硫代硫酸钠溶液20 mL,必要时1 h后重复半量。

此外,使用胱氨酸、半胱氨酸、谷胱甘肽及硫代乙醇胺有一定的解毒作用,因其在体内可提供少量硫与CN^-结合形成硫氰酸盐排出体外。

3)对症支持治疗　可用细胞色素C、三磷酸腺苷、维生素C、辅酶A、复合维生素B等药物辅助解毒治疗;对症处理,防止脑水肿十分重要。

6.预防措施　加强健康教育,普及卫生知识,使人们熟悉并高度重视HCN的危害;加强通风,降低工作场所中HCN的浓度;作业人员穿戴全身专用防护服,戴氧气呼吸器,在安全距离以外或有防护措施处操作;在选择和戴防毒面具时一定要谨慎,认真阅读说明书和生产日期,安全正确地使用防护用品;加强作业场所HCN浓度的监测和报警,减少中毒的发生。

(六)硫化氢中毒

硫化氢(hydrogen sulfide)为无色气体,具有腐败臭蛋味,易积聚在低洼处,可燃,呈酸性反应;能与大部分金属反应形成硫酸盐,呈黑色。硫化氢一般为工业生产过程中产生的废气,很少直接应用。在制造硫化染料、二氧化硫、皮革、人造丝、橡胶、鞣革、纸、煤的低温焦化,含硫石油的开采、提炼和加工,从含硫矿石中提炼铜、镍、钴时,均可产生硫化氢。有机物腐败时也能产生硫化氢。如在疏通阴沟、下水道、沟渠,开挖和整治沼泽地及清除垃圾、污物、粪便等作业时,也可产生硫化氢。

1.体内代谢　硫化氢为剧毒气体,主要经呼吸道进入,在血液内可与血红蛋白结合为硫血红蛋白,一部分经呼吸排出,一部分被氧化为无毒的硫酸盐和硫代硫酸盐,主要随尿排出;部分游离的硫化氢经肺排出。

2.中毒机制 硫化氢进入体内遇到潮湿的黏膜迅速溶解,并与体液中的钠离子结合成为碱性的硫化钠(Na_2S),对黏膜和组织产生刺激和腐蚀作用。进入人体内的硫化氢如未及时被氧化解毒,能与氧化型细胞色素氧化酶中的二硫键或三价铁结合,使之失去传递电子的能力,造成组织细胞内窒息,尤以神经系统敏感。硫化氢还能使脑和肝中的三磷酸腺苷酶活性降低。高浓度硫化氢可作用于颈动脉体及主动脉体的化学感受器,引起反射性呼吸抑制,且可直接作用于延髓的呼吸及血管运动中枢,使呼吸麻痹,造成"闪电样"死亡。

3.临床表现 长期接触低浓度硫化氢可引起眼及呼吸道慢性炎症,甚至可致角膜糜烂或点状角膜炎;全身可出现神经衰弱综合征、中枢性自主神经功能紊乱,也可损害周围神经。短时间内接触高浓度的硫化氢可引起急性中毒,临床表现可因接触硫化氢的浓度等因素不同而有明显差异,主要表现如下。

(1)轻度中毒 主要是刺激症状,出现眼胀痛、畏光、咽干、咳嗽,轻度头痛、头晕,乏力、恶心、呕吐等症状。检查见眼结膜充血,肺部可有干啰音。

(2)中度中毒 接触高浓度硫化氢后以脑病表现显著,有明显的头痛、头晕症状,并出现轻度意识障碍,或有明显的黏膜刺激症状,出现咳嗽、胸闷、视物模糊、眼结膜水肿及角膜溃疡等。肺部可闻干啰音或湿啰音,X射线胸片表现为肺纹理增强或有片状阴影。

(3)重度中毒 接触极高浓度硫化氢后可发生"闪电样"死亡,即在接触后数秒或数分钟内呼吸骤停,数分钟后可发生心搏骤停;也可立即或数分钟内昏迷,并呼吸骤停而死亡。死亡可在无警觉的情况下发生,当察觉到硫化氢气味时可立即嗅觉丧失,少数病例在昏迷前瞬间可嗅到令人作呕的甜味。死亡前一般无先兆症状,可先出现呼吸深而快,随之呼吸骤停。

4.诊断 结合硫化氢接触史、临床表现及实验室检查结果综合分析。

(1)有明确的硫化氢接触史 患者的衣着和呼气有臭蛋气味可作为接触指标,事故现场可产生或测得硫化氢,患者在发病前闻到臭蛋气味可作参考。

(2)临床特点 出现脑和(或)呼吸系统损害为主的临床表现。

(3)实验室检查

1)血液中硫化氢或硫化物含量增高可作为吸收指标,但与中毒严重程度不一致,且其半减期短,故需在停止接触后短时间内采血。

2)尿硫代硫酸盐含量可增高,但可受测定时间及饮食中含硫量等因素干扰。

3)血液中硫血红蛋白不能作为诊断指标,硫血红蛋白与中毒机制无关;许多研究表明硫化氢致死的人和动物血液中均无显著的硫血红蛋白浓度。

5.救治处理原则

(1)现场抢救极为重要 应立即使患者脱离现场至空气新鲜处,有条件时立即给予吸氧。

(2)维持生命体征 对呼吸或心搏骤停者应立即施行心肺脑复苏术。对在事故现场发生呼吸骤停者如能及时施行人工呼吸,则可避免发生心搏骤停。在施行口对口人工呼吸时,施行者应防止吸入患者的呼出气或衣服内逸出的硫化氢,以免发生二次中毒。

（3）以对症、支持治疗为主　高压氧治疗对加速昏迷者的复苏和防治脑水肿有重要作用，凡昏迷患者，均应尽快给予高压氧治疗，但需配合综合治疗。中毒症状明显者，需早期、足量、短程给予肾上腺糖皮质激素，有利于防治脑水肿、肺水肿和心肌损害。可应用大剂量谷胱甘肽、半胱氨酸或胱氨酸、维生素C、细胞色素C、ATP、辅酶A、能量合剂等，有利于减轻硫化氢对含硫酶类的损害。有眼刺激症状者，应立即用清水冲洗，给予对症处理。

（4）一般不主张用高铁血红蛋白形成剂　由于硫化氢在体内代谢快，且生成的硫化高铁血红蛋白不易解离，一般不主张用高铁血红蛋白形成剂，而应以对症及支持疗法为主。有报道以高铁血红蛋白形成剂防治急性硫化氢中毒，但应严格掌握应用指征，并选择合适药物，一般用4-二甲基氨基苯酚。

6.预防措施　生产过程应注意设备的密闭和通风，设置自动报警器；硫化氢及含硫的工业废水排放前必须采取净化措施；在疏通阴沟、下水道等有可能产生硫化氢的场所，应事先通风；进入硫化氢高浓度场所，应戴供氧式防毒面具；工作现场严禁吸烟、进食和饮水；工作后，淋浴更衣，及时换洗工作服；作业人员应学会自救、互救；进入硫化氢高浓度区作业，必须有人监护。紧急事态抢救或撤离时，建议使用氧气呼吸器。

（七）农药中毒

农药是指用于消灭、控制危害农作物的害虫、病菌、鼠类、杂草及其他有害动植物和调节植物生长的各种药物，以及提高这些药物效力的辅助剂、增效剂等，广泛应用于农业、林业、畜牧业、渔业、卫生及农产品的仓库等。农药种类繁多，按其用途可分为杀虫剂、杀鼠剂、杀螨剂、杀菌剂、除草剂、植物生长调节剂等；按其化学成分可分为有机磷、氨基甲酸酯类、有机氟、拟除虫菊酯类等杀虫剂。

职业性农药中毒主要发生于农药厂职工和施用农药的人员，农药雾滴、蒸气或粉尘均可污染皮肤或被吸入，此外，因管理不当，可造成误服、误用、污染食物或服毒自杀。近些年来，因害虫的抗药性增加，除了研制高效、低毒、低残留的农药新品种外，常将传统农药制成混合剂，以提高杀虫效果。我国的混配农药多以有机磷为主体，佐以拟除虫菊酯类、氨基甲酸酯类或其他杀虫剂制成二元混合剂。混配农药的职业卫生问题日益受到关注。混配农药对人体的联合作用多呈相加作用，少数为协同作用，因此，混配农药往往对人、畜毒性增大。目前对混配农药的毒理、职业危害及中毒防治研究尚少，应加强这方面的研究，为开发高效、低毒的混配农药及其中毒防治提供科学依据。

1.有机磷农药中毒　有机磷农药是目前我国生产和使用量最大的一类农药，大多为磷酸酯类或硫代磷酸酯类化合物，常用品种有美曲膦酯（敌百虫）、敌敌畏、对硫磷（1605）、甲基对硫磷、内吸磷（1059）、甲基内吸磷、甲拌磷（3911）、乐果、马拉硫磷（4049）、稻瘟净、克瘟散等。有机磷农药多为油状液体，工业品呈淡黄色至棕色，具有大蒜样特殊臭味，易挥发，微溶于水，易溶于有机溶剂，对光、热、氧及酸性环境较稳定，遇碱易分解破坏，故残效期较短。敌百虫则为白色结晶，易溶于水，遇碱转化为毒性更大的敌敌畏，但进一步水解，毒性降低，故敌百虫不能用碱液消毒。

（1）体内代谢　有机磷农药可经消化道、呼吸道及完整的皮肤、黏膜吸收，职业性中毒主要因皮肤污染或呼吸道吸入所致。吸收后随血流分布到全身各组织、器官,以肝内含量最高,肾、肺、脾次之,可透过血脑屏障,有的还可透过胎盘屏障。有机磷在体内一般能迅速代谢转化,常无明显的物质蓄积。代谢物主要经肾随尿液排出,小部分随粪排出。体内代谢转化主要有氧化和水解两种方式。一般氧化可使毒性增强,而水解则使毒性降低。如马拉硫磷在体内可被氧化成马拉氧磷,毒性增高;同时又可被羧酸酯水解酶水解而失去毒性。在哺乳动物体内富含羧酸酯水解酶,其代谢以水解为主;而昆虫体内缺乏羧酸酯水解酶,其代谢以氧化为主,故马拉硫磷是一种对有害昆虫杀伤效力高而对人畜毒性较低的高效、低毒的农药。

(2)中毒机制 有机磷农药的作用机制主要是抑制胆碱酯酶活性,乙酰胆碱为胆碱能神经的化学递质,正常情况下,完成使命后即被胆碱酯酶迅速水解而失效,以保持神经生理功能的平衡。有机磷农药在结构上与乙酰胆碱相似,亲电子的磷酰基迅速与胆碱酯酶中的酯解部位结合,形成较牢固的磷酰化胆碱酯酶,使其失去水解乙酰胆碱的能力,造成乙酰胆碱在神经系统内聚集,引起胆碱能神经高度兴奋的一系列中毒症状。

(3)临床表现

1)急性中毒 ①毒蕈碱样症状:早期即可出现,主要表现为食欲缺乏、恶心、呕吐、腹痛、腹泻、多汗、流涎、视物模糊、瞳孔缩小、支气管痉挛、呼吸道分泌增多,严重时可以出现呼吸困难、肺水肿、大小便失禁等。②烟碱样症状:出现全身紧束感、动作不灵活、发音不清、胸部压迫感等,进而眼、舌、颈部肌肉震颤甚至全身肌肉痉挛,严重时可因呼吸肌麻痹而死亡。③中枢神经系统症状:常见头痛、头晕、倦怠、乏力、失眠或嗜睡、多梦,严重时出现烦躁不安、共济失调、语言障碍、意识模糊、惊厥、昏迷、抽搐等,往往因呼吸中枢或呼吸肌麻痹而危及生命。

急性中毒后常不留后遗症,也可后遗部分症状,如头晕、乏力、下肢无力、心悸等,数周后多可恢复;少数重症患者在症状消失后 48 ~ 96 h,个别在 7 d 后出现中间型综合征,主要表现为肢体近端肌肉和屈颈肌无力,脑神经运动支所支配的肌肉也常受累,症状可持续 4 ~ 18 d;少数患者在中毒恢复后,经 4 ~ 45 d 潜伏期,出现迟发性周围神经病;个别急性中毒患者经抢救已进入恢复期时,可因心脏毒作用而发生"电击样"死亡;还有个别患者急性中毒后可出现癔症样发作等精神障碍。

2)慢性中毒 多见于农药厂工人,由于长期少量接触有机磷农药,胆碱酯酶活力明显降低,但临床表现一般较轻。主要表现为中枢神经和自主神经系统功能紊乱,如头痛、头昏、乏力、失眠、多梦、记忆力减退、食欲缺乏、恶心、气促、胸闷、多汗、窦性心动过缓、皮肤划痕症阳性、瞳孔缩小、屈光不正、视野缩小、色觉障碍等;部分患者出现毒蕈碱样症状,偶尔有肌束颤动;少数患者可有肝大、神经肌电图和脑电图异常。

3)致敏作用和皮肤损害 有些有机磷农药有致敏作用,可引起支气管哮喘、接触性皮炎或过敏性皮炎。

(4)诊断 根据有机磷农药的职业史和相应的临床表现,结合全血胆碱酯酶活性降低,参考作业环境的劳动卫生调查资料和皮肤污染情况,进行综合分析,排除其他疾病后,方可诊断。

(5)救治处理原则 急性有机磷农药中毒的救治处理原则如下。

1)立即脱离接触、阻止继续吸收 迅速脱离中毒现场,脱去污染衣服,皮肤、头发、指甲等污染部位立即用肥皂水(忌用热水、乙醇)彻底清洗,眼部用清水或2%的碳酸氢钠溶液清洗;口服者,用温水或2%的碳酸氢钠溶液反复洗胃,直至洗出液无农药味为止,敌百虫中毒用1%的盐水或1:5 000的高锰酸钾溶液,忌用碱性液体。

2)尽快给予特效解毒剂 包括抗胆碱药阿托品和胆碱酯酶复能剂氯磷定、解磷定等。阿托品能拮抗乙酰胆碱对副交感神经和中枢神经的作用,兴奋呼吸中枢,可消除和减轻毒蕈碱样症状和中枢神经系统症状。有机磷农药中毒时对阿托品耐受性显著增高,治疗中应强调"早期、足量、反复给药"的原则,直到毒蕈碱样症状明显好转或轻度"阿托品化",再改用维持量或停药观察。胆碱酯酶复能剂能夺取磷酰化胆碱酯酶分子中的磷酰基,使被抑制的胆碱酯酶恢复活性,对解除烟碱样症状有较好效果。轻度中毒可单独给予阿托品,中度和重度中毒者,必须联合应用阿托品与胆碱酯酶复能剂,疗效上起协同作用,可减少剂量以减少毒副作用。敌敌畏、乐果等中毒者胆碱酯酶复能剂效果较差,应以阿托品为主。

3)对症治疗 应特别注意保持呼吸道通畅,出现呼吸衰竭或呼吸麻痹时,立即给予机械通气,必要时行气管插管或切开,呼吸暂停时,不要轻易放弃治疗。

急性中毒症状消失后仍需继续观察2~3 d,乐果、马拉硫磷、久效磷中毒者,应延长治疗观察时间,重度中毒者避免过早活动,防止病情突变。

慢性有机磷农药中毒的救治主要采取对症治疗和支持治疗。

2. 氨基甲酸酯类农药中毒 氨基甲酸酯类农药属有机氮类,多数品种为杀虫剂;杀虫效力高,对人、畜毒性较低,一般易分解,在环境中残留时间短。氨基甲酸酯类农药多为白色结晶,一般无特殊气味,易溶于有机溶剂,难溶于水,对酸性条件稳定,遇碱即分解。常用品种有西维因、呋喃丹、速灭威、灭扑威、残杀威、卡巴呋喃等杀虫剂;除草剂有灭草灵、燕麦灵等。以西维因最常用而具有代表性,西维因又称为息瘟或胺甲萘,难溶于水,易溶于有机溶剂,对光、热、酸性环境稳定,遇碱水解。剂型有粉剂、可湿性粉剂、乳油、颗粒剂等。

(1)体内代谢 氨基甲酸酯类农药可经皮肤、呼吸道和消化道吸收,在体内代谢迅速,主要水解成氨基甲酸及相应的含碳基团,后者最后氧化成二氧化碳。西维因主要水解为1-萘酚,并可形成一些氧化产物。氨基甲酸酯及其代谢产物以游离状态或与葡萄糖醛酸、硫酸结合随尿排泄。

(2)中毒机制 氨基甲酸酯类对机体的作用与有机磷相似,主要是抑制胆碱酯酶。但作用机制不同,它不需经体内代谢活化,而是以整个分子直接与胆碱酯酶形成疏松的复合体——氨基甲酰化胆碱酯,使其失去水解乙酰胆碱的能力;复合体可自行迅速分解,故对酶的抑制程度轻、持续时间短、恢复快。动物实验提示西维因具有麻醉作用、生殖毒性和致畸作用,并可致肾损害。

(3)临床表现 氨基甲酸酯类农药中毒与有机磷农药中毒相似,以毒蕈碱样症状较明显,胆碱酯酶活性轻度下降。一般病情较轻,病程较短,恢复较快;重症患者也可发生肺水肿、脑水肿、昏迷及呼吸抑制等症状而危及生命,主要见于大量经口中毒者。高浓度的西维因对皮肤有刺激作用,可引起皮疹;西维因、残杀威、燕麦灵可致接触性皮炎。

(4)诊断 根据接触史、临床表现及胆碱酯酶活性降低综合诊断,测定尿中酚类代谢物可辅助诊断。

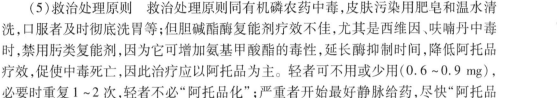
(5)救治处理原则　救治处理原则同有机磷农药中毒,皮肤污染用肥皂和温水清洗,口服者及时彻底洗胃等;但胆碱酯酶复能剂疗效不佳,尤其是西维因、呋喃丹中毒时,禁用肟类复能剂,因为它可增加氨基甲酸酯的毒性,延长酶抑制时间,降低阿托品疗效,促使中毒死亡,因此治疗应以阿托品为主。轻者可不用或少用(0.6～0.9 mg),必要时重复1～2次,轻者不必"阿托品化";严重者开始最好静脉给药,尽快"阿托品化",但总量要远比有机磷农药中毒时低。氨基甲酸酯与有机磷的混配农药中毒,以阿托品为主,视病情在严密观察下酌情应用肟类复能剂。苯巴比妥、氯氮䓬(利眠宁)等抑制中枢神经系统的药物能使病情加重,也不宜使用;对症治疗和支持治疗也很重要。

3.预防措施

(1)严格遵守安全操作规程　生产和使用农药应用专用器具,正确掌握浓度,妥善保管施药的种子,防止误食,器具应在指定地点清洗,防止污染水源、鱼塘等,施药人员应穿长袖衣、长裤、鞋、袜和橡皮手套,使用塑料薄膜围裙、裤套和鞋套,工作时禁烟、禁食,禁用手擦脸或揉眼,禁用口吹吸喷头和滤网,避免在炎热的中午喷药,充分利用碱性液体对皮肤、工作服、手套和口罩等进行消毒,施用高毒农药处应有标志,规定时间内禁止放牧、割草、挖野菜等,以防人、畜中毒。

(2)加强管理　限制农药使用范围,农药运输、保管应由专人负责,专仓、专柜保管,不得与粮食、其他食物或日用品混放、混装,包装破损渗漏时应妥善改装,被污染物品和器具要用碱水彻底消毒,剧毒农药不得用于蔬菜和成熟期粮食作物及果树,严禁用于涂治皮肤病及其他用途,农药中毒死亡的禽、畜等应深埋或焚毁,严禁食用或出售。

(3)医疗预防措施　医务人员应做好卫生宣教,对施药人员要进行家庭访视,以及时发现和治疗中毒患者,农药接触人员必须进行技术培训及就业前体验和定期体检,神经系统器质性疾病、肝肾疾病、明显的呼吸系统疾病、全身皮肤病、胆碱酯酶活性明显低于正常者及未成年人、妊娠期和哺乳期妇女,均不宜从事接触农药的作业。

(4)综合防治　提倡生物防治,避免单靠农药,以低毒农药代替剧毒农药,研制、推广高效、低毒农药新品种,提倡间隔或交叉用药,以提高药效,减少危害。

第三节　生产性粉尘与尘肺

一、概述

生产性粉尘是指在生产过程中形成的,并能长时间漂浮在生产环境空气中的固体微粒。

(一)生产性粉尘的来源

1.固体物质的破碎和加工　常见于矿石开采、粉碎、冶炼;隧道开凿;爆破筑路;凿岩;铸造工艺;耐火材料、玻璃等工业原料的加工;粮谷脱粒等过程。

2.物质的不完全燃烧　如煤炭不完全燃烧产生的烟尘、烃类热分解产生的炭黑。

3.蒸气的冷凝或氧化　如铅熔炼时产生的氧化铅烟尘。

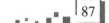

（二）生产性粉尘的分类

1. 无机粉尘 ①金属矿物粉尘,如铅、锌、铝、铁、锡等金属及其化合物等。②非金属矿物粉尘,如石英、石棉、滑石、煤等。③人工无机粉尘,如水泥、玻璃纤维、金刚砂等。

2. 有机粉尘 ①植物性粉尘,如棉、麻、谷物、亚麻、木、茶等。②动物性粉尘,如皮、毛、骨、丝等。③人工有机粉尘,如树脂、有机染料、合成纤维、合成橡胶等。

3. 混合性粉尘 混合性粉尘是指上述各类粉尘的两种或多种混合存在,此种粉尘在生产中最常见。

（三）生产性粉尘对机体的危害

1. 致肺组织纤维化作用 长期吸入生产性粉尘可引起以肺组织进行性、弥漫性纤维化。

2. 局部作用 吸入的粉尘颗粒作用于呼吸道黏膜,可引起上呼吸道感染;沉着于皮肤的粉尘颗粒可堵塞皮脂腺,易于继发感染而引起毛囊炎、脓皮病等;作用于眼角膜的硬度较大的粉尘颗粒,可引起角膜外伤及角膜炎等。

3. 全身中毒作用 吸入含有铅、锰、砷等毒物的粉尘,可引起全身中毒。

4. 变态反应 某些粉尘,如棉花和大麻的粉尘可能是变应原,可引起支气管哮喘、上呼吸道感染和间质性肺炎等。

5. 致癌作用 如放射性粉尘可致肺癌,石棉尘可引起胸膜间皮瘤。

6. 感染作用 吸入携带真菌和细菌的碎屑、谷类粉尘可引起肺真菌病及肺内感染等疾病。

二、尘肺的防治

尘肺病是指在职业活动中长期吸入生产性粉尘所引起的以肺组织进行性、弥漫性纤维化为主的全身性疾病。我国法定职业病目录中尘肺病有13种,其中最常见、危害最重、进展最快的是硅沉着病（又称为硅肺）。硅沉着病是由于长期吸入大量含有游离二氧化硅的粉尘所引起的以肺部广泛的结节性纤维化为主的疾病。

硅肺

（一）接触粉尘的作业

接触粉尘的作业:矿山掘进、采矿、筛选、拌料等作业;修建水利工程、开山筑路;铸造车间的原料粉碎、配料、铸型、开箱、清砂、喷砂等作业。其中,接触含有10%以上游离二氧化硅的粉尘作业,称为矽尘作业。

（二）影响尘肺发病的因素

1. 粉尘的特性 粉尘的浓度、分散度、溶解度等不同,对人体危害的程度也不同,粉尘浓度越高、分散度越大,对人体危害越严重。

2. 接触时间 同等条件下,接触时间越长,发病风险越大。尘肺患者多在持续吸入粉尘5～10年发病,有的长达15～20年。但持续吸入高浓度的粉尘,1～2年也可发病,称为速发型尘肺;在脱离粉尘作业若干年（一般超过3年）后发病的,称为晚发型尘肺。

3. 个人机体状态 粉尘作业者的健康状况、营养等个体因素,在尘肺的发生和发展上也有一定的影响。呼吸系统疾病,特别是肺结核患者,能加速尘肺的发生频率和加重病情。

4.防护措施 在缺乏防护设施的情况下,发生尘肺的危险更高。

(三)病理变化

尘肺的基本病理变化是肺组织矽结节的形成及弥漫性肺间质纤维化。

1.结节 典型的结节是同心圆排列的胶原纤维,酷似洋葱的切面,结节呈灰白色,多个小结节可融合成大结节,或形成大的团块,多见于两上肺。在结节外围及纤维束之间,因胶原化不同可见数量不等的粉尘颗粒、尘细胞和成纤维细胞。

2.弥漫性肺间质纤维化 由于粉尘的长期刺激,引起肺泡、肺小叶间隔及小血管和呼吸性支气管周围纤维组织呈弥漫性增生,使肺泡容积缩小。

3.其他病理变化 结节往往包绕血管而形成,因此血管被挤压,供血不良,使胶原纤维坏死并玻璃样变,形成空洞,在纤维团块周围可出现代偿性肺气肿,甚至形成肺大泡。血管周围纤维组织增生及血管扭曲、变形,可导致肺动脉高压甚至肺源性心脏病。尘细胞借其阿米巴样运动进入淋巴系统,造成淋巴结纤维组织增生,特别是肺门淋巴结出现肿大、硬化。胸膜上尘细胞和粉尘淤滞,使胸膜增厚、粘连,或形成自发性气胸。

(四)临床表现

1.症状 早期可无症状或有轻度头痛、头昏、记忆力减退、神经衰弱等症状,以及咳嗽、咽干等呼吸道刺激症状。还可出现气喘、呼吸困难、咯痰、咯血等症状,部分患者可有食欲缺乏、恶心、腹胀等消化道症状。

2.体征 早期无明显体征,肺部偶尔闻及干啰音,合并感染时可闻及湿啰音,并发肺气肿时,可出现叩诊过清音、呼吸音减低等,进一步发展可出现肺实变体征及心肺功能不全体征。

(五)X 射线检查

胸部 X 射线检查是诊断尘肺的主要方法,小阴影和大阴影是诊断尘肺的重要依据。其他表现如肺纹理、肺门、胸膜等改变,对硅沉着病诊断有重要的参考价值。

1.小阴影 是指肺野内直径或宽度≤10 mm 的阴影。有两类:类圆形小阴影大多边缘整齐、密度均匀;不规则形小阴影是指粗细、长短、形态不一的致密阴影。早期多分布于双肺中下肺区,随病情进展,数量增多、直径增大、密集度增加,波及双肺上区。接触矽尘含量高和浓度大的尘肺患者,常以圆形或类圆形阴影为主,接触矽尘量低或为混合性粉尘的尘肺患者,多以类圆形或不规则阴影为主。

2.大阴影 是指长径超过 20 mm、宽径超过 10 mm 的阴影,为晚期尘肺重要的 X 射线表现,形态为长条形、椭圆形和圆形,多出现在双肺中、上肺区,多对称呈“八”字形。

3.其他 胸膜粘连增厚或钙化,以肋膈角变钝或消失最常见;因大块肺纤维化收缩使肺门上移,使增粗的肺纹理呈垂柳状,并出现气管纵隔移位,肺门阴影密度增加,边缘模糊不清,有时可见“蛋壳样钙化”的淋巴结;肺纹理增多、增粗,延伸至肺野外带,甚至扭曲变性、紊乱断裂,晚期可因结节阴影的增多而减少。

(六)并发症

肺结核是尘肺最常见的严重并发症,20%～50% 的尘肺患者会并发肺结核,并且随着尘肺病期的进展而增加,尘肺直接死因中肺结核占45%。尘肺并发肺结核时,会相互促进,加速恶化。此外,还可并发支气管及肺部感染、肺源性心脏病、自发性气胸等。

(七)诊断

根据患者有密切的粉尘职业史,结合临床表现及相应的必要检查,排除其他疾病,再根据胸部 X 射线检查进行综合分析,对照《职业性尘肺病的诊断》(GBZ 70—2015)做出诊断及分期。尘肺由轻到重分为Ⅰ期、Ⅱ期、Ⅲ期。

(八)治疗原则

对尘肺患者应采取综合性措施,包括脱离粉尘作业,另行安排适当工作,在药物治疗的基础上加强营养和妥善的康复治疗,生活规律化,以延缓病情进展和预防并发症的发生。目前尚无使尘肺病变完全逆转的药物,治疗原则主要是早期阻滞或抑制尘肺的进展。常用药物有克矽平、汉防己碱、哌喹类、铝制剂等。

(九)预防措施

尘肺预防的关键在于最大限度防止有害粉尘的吸入,只要措施得当,尘肺是完全可以预防的。我国针对防尘降尘制定了"革、水、密、风、护、管、教、查"八字方针,大致内容可分为两个方面。

1. 技术措施　用工程技术措施消除或降低粉尘危害,是预防尘肺最根本的措施。①改革工艺过程:革新生产设备是消除粉尘危害的主要途径,如遥控操纵、计算机控制、隔室监控等避免接触粉尘。②湿式作业:如采用湿式碾磨石英或耐火材料、矿山湿式凿岩、井下运输喷雾洒水、煤层高压注水等,可在很大程度上防止粉尘飞扬,降低环境中粉尘浓度。③密闭、抽风、除尘:对不能采取湿式作业的场所,应采用密闭抽风除尘办法,如采用密闭尘源与局部抽风相结合,防止粉尘外逸。

2. 卫生保健措施

(1)职业教育　加强职业性有害因素及职业损害的教育,使工人充分认识到职业危害的特点及严重性,树立预防观念。

(2)健康监护　包括上岗前体检、岗中的定期健康检查和离岗时体检,对于接触粉尘工龄较长的工人,还要按规定做离岗后的随访检查。

(3)个人防护和个人卫生　戴防尘护具,如防尘安全帽、防尘口罩、送风头盔、送风口罩等,讲究个人卫生,勤换工作服,勤洗澡。

第四节　物理因素与健康

一、高温作业

高温作业是指工作地点有生产性热源,以本地区夏季通风室外平均温度为参照基准,工作地点气温高于室外气温2 ℃及以上的作业。一般将热源散热量大于23 W/m³的车间称为热车间或高温车间。

笔记栏

（一）高温作业的类型

1. 高温、强热辐射作业（干热型）　如炼钢、炼焦、炼铁、轧钢、铸造、热处理、焙烧扩瓷、熔化玻璃、火力发电等。气象特点是气温高、热辐射强度大，而相对湿度较低，形成干热环境。

2. 高温、高湿作业（湿热型）　如纺织、印染、缫丝、造纸、酸洗、电镀、屠宰及在潮湿的矿井作业等。气象特点是高气温、高气湿，而热辐射强度不大。主要由生产过程中产生大量水蒸气或生产上要求车间内保持较高湿度所致，车间气温可达 35 ℃以上，相对湿度常达 90%以上。潮湿的深矿井内气温可达 30 ℃以上，相对湿度达 95%以上，形成湿热环境。

3. 夏季露天作业　夏季农田劳动、建筑、搬运、行军等露天作业，除受太阳辐射外，还受被加热的地面及周围物体的热辐射作用。热辐射强度虽然较高温车间低，但作用时间较长，加之中午前后气温高，形成高温、强热辐射环境。

（二）高温作业对机体生理功能的影响

高温作业时机体的生理功能发生一系列变化，主要是体温调节、水盐代谢、循环系统、消化系统、泌尿系统、神经系统等的适应性变化；但超过一定限度，则可产生不良影响。

1. 体温调节　高温作业时，体温调节受气象条件和劳动强度的共同影响。气象条件诸因素中，气温和热辐射起主要作用。劳动强度是影响代谢产热的最重要因素，随着劳动强度增加和劳动时间延长，代谢产热不断增加。当中心血液温度增高时，热敏感的下丘脑神经元发放冲动，使皮肤血管扩张，血流量增多，携带热量由内脏流向体表，出汗增加，经传导对流、蒸发和辐射散热。当气温和周围物体温度高于皮肤温度（一般以平均皮肤温度 35 ℃为界）时，机体不仅不能经传导对流和辐射散热，反而获热，机体只能通过蒸发散热，湿热环境可降低蒸发散热效率。若环境受热和代谢产热明显超过散热时，则会产生热蓄积，超过体温调节能力时，即可出现过热而发生中暑。

2. 水盐代谢　高温作业时因出汗可致水盐丢失，甚至水和电解质紊乱。在湿热风小环境中，汗的有效蒸发率降低，往往成汗珠淌下，且因皮肤湿度增高，皮肤角质层渍汗而膨胀，阻碍汗腺孔的正常作用，不利于体温调节。出汗量取决于气温、气湿、热辐射和劳动强度，所以出汗量可作为判断人体受热程度和劳动强度的综合指标，一般以8 h（一个工作日）6 L 为生理最高限度。失水不应超过体重的 1.5%。

3. 循环系统　高温作业时血液重新分配，表现为内脏血管收缩、皮肤血管扩张、血流量增大，以便有效地散热。心脏既要向高度扩张的皮肤血管网输送大量血液，又要向工作肌输送足够的血液以保证工作肌活动，再加上因大量出汗而致水分丢失，血容量减少、血液浓缩，使循环系统处于高度应激状态，心搏加快，每搏输出量和每分输出量增加。久之，可致心肌代偿性肥大，甚至发生病理改变，出现心电图异常。高温作业时皮肤血管扩张，末梢阻力下降，可使血压下降；但体力劳动又可使血压上升。收缩压增高而舒张压不增高是高温作业工人的生理性适应，因此常有脉压增大的趋势。

4. 消化系统　高温作业时消化道血流量减少，胃肠道蠕动减弱，排空速度减慢，消化液分泌减少，消化酶活性降低，吸收率下降。高温对唾液分泌有明显的抑制作用，唾液中钾、钠、淀粉酶含量降低。大量出汗和氯化钠丧失，使胃液酸度（游离酸与总酸）

降低,因而造成消化不良、食欲缺乏及胃肠疾病患病率增高。

5.泌尿系统　高温作业时,大量水分经汗腺排出,血液浓缩,肾血流量减少,肾小球过滤率降低,同时高温使脑垂体抗利尿激素分泌增多,肾对水分的再吸收能力加强,使尿量减少、尿液浓缩,肾负担加重。平时肾排出的水量占50%~70%,高温作业时可减少到只占10%~15%,尿中出现蛋白、红细胞、管型等,甚至发生肾功能不全。尿中维生素 B_1、维生素 C 及尿盐的排泄量较正常低,但尿氮、钾及 17-酮固醇增加,可能与肾上腺皮质分泌功能的变化有关。

6.神经系统　在高温和热辐射作用下,大脑皮质体温调节中枢兴奋性增高,使中枢神经系统运动区受抑制,故肌肉工作能力、动作的准确性、协调性、反应速度及注意力降低,视觉运动反应时值延长(由 200~250 ms 可增加到 300~350 ms)。这种抑制使机体产热量因肌肉活动减少而下降,热负荷得以减轻,是一种保护性反应,但却容易发生工伤事故。

(三)高温作业与中暑

中暑是由于高温作业引起的热平衡或水盐代谢紊乱等,以中枢神经系统和(或)循环系统障碍为主要表现的急性疾病。高气温、高气湿、低风速、强热辐射、劳动强度过大、劳动时间过长是主要致病因素;过度疲劳、睡眠不足、体弱、肥胖、未产生热适应等是诱发因素。

1.中暑的类型　按发病机制和临床表现可分为 4 种类型,但这种分类是相对的,临床上往往难以严格区分,可以单一类型出现,亦可多种类型并存。我国职业病名单中统称为中暑。

(1)热射病　人体在热环境下,获热和代谢产热大于散热,体温调节机制紊乱,引起体内蓄热所致。临床特点:过热和中枢神经系统症状,表现为起病急骤,先出现四肢酸痛、头痛、头晕、恶心、呕吐等症状,继而高热,体温可高达40 ℃以上,开始大量出汗,以后无汗,皮肤干热发红,脉搏快而无力,呼吸浅表,嗜睡,严重者出现意识障碍、昏迷、癫痫样抽搐、瞳孔缩小等中枢神经系统症状,如不及时抢救,可因循环、呼吸衰竭而死亡。此型最为严重,即使及时治疗,死亡率仍可达20%。

(2)热痉挛　高温作业时,由于大量出汗,钠、钾大量丢失,水盐平衡失调,电解质紊乱,引起神经肌肉产生自发冲动,使临界电位超出膜电位而出现痉挛。临床特点:肌肉痉挛,伴有收缩痛。发病前大量出汗、口渴、尿少,尿中氯化钠含量降低,可出现蛋白尿、肌肉疼痛、四肢无力,以后出现肌肉痉挛。痉挛多见于四肢及腹肌等经常活动的肌肉,以腓肠肌最常见,多呈阵发性、强直性、对称性;从小腿腓肠肌开始,向上肢及腹部肌肉扩展。体温多正常,神志清醒。

(3)热衰竭　发病机制:由于热引起外周血管扩张及失水引起循环血量减少,不能满足有效代偿,血压下降,以致颅内暂时供血不足所致。临床表现:起病迅速,先有头晕、头痛、心悸、恶心、呕吐、面色苍白、多汗、皮肤湿冷、血压下降、脉搏微弱,继而晕厥,体温不高或稍高。通常休息片刻即可清醒,一般不引起循环衰竭。

(4)日射病　本病多见于夏季露天作业和强热辐射作业。因太阳辐射或强烈热辐射直接作用于无防护的头部,被头部吸收,辐射能转变为热能,使颅内组织受热,脑膜温度升高,脑组织充血、水肿,颅内压增高所致。临床表现:剧烈头痛、头晕、眼花、耳鸣、恶心、呕吐、兴奋不安、意识丧失、面部潮红、体温可略有升高。

笔记栏

2.中暑的诊断　根据高温作业人员的职业史(主要指工作时的气象条件)及体温变化、肌痉挛或晕厥等主要临床表现,排除其他类似的疾病,对照《职业性中暑的诊断》(GBZ 41—2019)进行诊断。

3.中暑的救治处理原则　主要依据发病机制和临床症状进行对症治疗,中暑患者经及时处理,一般可很快恢复,不必调离原作业。

(1)轻症中暑　到阴凉通风处安静休息,给予含盐清凉饮料,可选服人丹、十滴水、避瘟丹、解暑片、藿香正气丸等;有循环衰竭倾向时,给予葡萄糖氯化钠注射液静脉滴注,并可注射升压中枢兴奋剂如去氧肾上腺素(新福林)等;也可选用鲜藿香、佩兰、香薷、六一散、连翘、姜半夏、陈皮等煎服;此外,刮痧疗法也有良好效果。

(2)重症中暑　必须紧急抢救,主要是纠正水、电解质紊乱及防治休克、脑水肿,应适当补充维生素 B_1、维生素 C 及钙;高热昏迷者,应迅速降温。

1)物理降温　可采用冷水浴、冰浴或用乙醇擦身、风扇吹风等,物理降温初期因体表受冷刺激可致皮肤血管收缩和肌肉震颤影响散热,故多主张物理降温与药物降温同时进行。

2)药物降温　主要用氯丙嗪,可作用于体温调节中枢,松弛肌肉,减少肌肉震颤,扩张周围血管,降低细胞氧消耗,使产热减少,散热加速,并使机体能更好地耐受缺氧。用法:氯丙嗪25～50 mg 溶于500 mL 0.9%的氯化钠注射液中静脉滴注,视病情在1～2 h 内滴完;如病情紧急,可用氯丙嗪、异丙嗪(非那根)各25 mg 溶于5%的葡萄糖注射液或0.9%的氯化钠注射液100～200 mL 中于10～20 min 内滴完。若2 h 后体温仍不下降,可重复给药。给药过程中如血压下降,应立即停药,并给予相应处理。肛温降至38 ℃左右时,应立即停止降温,以免体温过低而虚脱。

3)纠正电解质紊乱　根据水、盐丢失情况酌量补充,因中暑时心脏负担加重,故补液不宜过多、过快,24 h 内以5%的葡萄糖氯化钠注射液1 000～2 000 mL 为宜,一般不超过3 000 mL,以免引起心力衰竭和肺水肿。还应给予维生素 B_1、维生素C、钙和钾,适当应用镇静剂,重症热痉挛慎用镇静剂,以防呼吸中枢麻痹。

4)防治休克　脉细弱者立即注射中枢兴奋剂(如尼可刹米、洛贝林等);血压下降者给予升压药物。

4.防暑降温措施

(1)技术措施　合理设计工艺流程,改进生产设备和操作方法。例如,计算机化生产,使工人远离热源,减轻劳动强度,热源尽量布置在车间外面;采用热压为主的自然通风时,尽量布置在天窗下面;采用穿堂风为主的自然通风时,尽量布置在夏季主导风向的下风侧;对热源采取隔热措施;工作地点采用降温措施,热源之间可设置隔墙(板),让热空气沿着隔墙上升,经过天窗排出,以免扩散到整个车间,热成品和半成品应及时运出车间或堆放在下风侧。

(2)保健措施　高温作业工人应补充与出汗量相等的水分和盐,补充水、盐的最好办法是供给含盐饮料,如盐开水、盐茶、含盐汽水等,高温作业者膳食总热量应达到12 600～13 860 kJ。蛋白质增加到总热量的14%～15%为宜,其中动物蛋白质应占1/2,还应适当补充维生素C、维生素 B_1、维生素 B_2 和钙。加强个人防护,工作服材料应耐热、透气性能良好、导热系数小、宽大又不妨碍操作,防止辐射热,可用白帆布或铝箔材料;此外,按不同作业需要,还应戴防热面罩、帽子、防护眼镜、手套等个人防护用品;特殊高温作业工人,如炉衬热修、清理钢包等工种,为防止强烈热辐射的作用,必须戴隔热面罩,穿隔热、阻燃、通风的防热服或冷风衣,如喷涂金属(铜、银)隔热面罩、铝膜隔热服等。进行就业前和入暑前体检,凡有循环系统器质性疾病,血管舒缩调节功能不全,持久性高血压,低血压,严重贫血,溃疡病,活动性肺结核,肺气肿、肝、肾疾病,有明显的内分泌系统疾病(如甲状腺功能亢进),中枢神经系统器质性疾病,过敏性皮肤瘢痕患者,重病后恢复期及体弱者,均不宜从事高温作业。

(3)组织措施　认真贯彻有关防暑降温法令,严格执行国家卫生标准,如《高温作业分级》和《防暑降温措施暂行办法》等;做好卫生宣教,积极开展群众性防暑保健工作;制定合理的劳动休息制度,尽可能缩短劳动持续时间,如实行小换班、增加工间休息次数、延长工休时间,休息室应远离热源,并有足够的降温设施和饮料等。

二、噪声

随着社会的发展和工业、交通、生活的现代化,噪声污染日趋严重,噪声对劳动者生活和健康的影响已引起高度关注和重视。

(一)噪声的概念

噪声是指频率、强度无规则的非周期性振动所产生的声音;从卫生学角度讲,凡是不需要的、使人厌烦的声音,统称为噪声。生产过程中产生的频率、强度无规律的使人厌烦的声音,称为生产性噪声或工业噪声,按其来源可分为机械性噪声、流体动力性噪声和电磁性噪声。长时间接触超过一定强度的噪声可影响劳动者的健康。

(二)噪声的危害

噪声引起的危害包括一般危害、对听觉系统的危害和对其他系统的危害。

1.一般危害　噪声可影响语言交谈、工作、学习、生活和休息。噪声使人烦躁、注意力不集中、反应迟钝,影响工作效率和工作质量;在作业场所,因噪声掩盖了异常信号或声音,容易发生工伤事故。

2.对听觉系统的危害　噪声导致听觉系统的改变,一般是从暂时性听阈位移逐渐发展为永久性听阈位移。

(1)暂时性听阈位移　暂时性听阈位移是指接触噪声后引起听阈提高,脱离噪声环境一段时间后听力可恢复到原来水平。

1)听觉适应　听觉适应是指短时间接触强烈噪声,感觉声音刺耳、不适,听阈提高 10~15 dB,脱离接触后 1 min 即可恢复,是一种生理保护现象。

2)听觉疲劳　听觉疲劳是指较长时间接触强烈噪声,引起听力明显下降,听阈提高 15~30 dB,脱离接触后需数小时乃至数十小时才能恢复;实际工作中常以 16 h 为界限,即脱离接触后到第 2 天上班前才能恢复至正常。

(2)永久性听阈位移　永久性听阈位移是指噪声或其他因素引起的不能恢复到正常水平的听阈升高,属于不可逆改变,扫描电镜可见听毛倒伏、稀疏、脱落,听毛细胞肿胀、变性或消失等器质性病理变化。按损伤程度,又分为两种。①噪声性听力损伤:见于噪声性永久性听阈位移早期,是噪声性耳聋的早期特征。表现为高频听力下降,听力曲线在 3 000~6 000 Hz(多在 4 000 Hz)处出现"V"形下陷,此时语言频段(500~2 000 Hz)尚未受影响,所以患者主观无耳聋感觉,不影响语言交谈和社交活动。其发生原因:耳蜗接受低频声的细胞纤毛多而分布广泛,接受高频声的细胞纤毛少而集中于基底部,耳蜗基底部最早受损,螺旋板在感受 4 000 Hz 的部位血循环较差,且血管有一狭窄区,易受淋巴振动冲击而损伤,3 个听小骨对高频声波的缓冲作用较小,故高频部分首先受损。②噪声性耳聋:是由于长期接触生产性噪声而发生的一种进行性感音性听觉损伤,在噪声性听力损伤的基础上,随着病损程度加重,高频听力进一步下降,语言频段也受到影响,出现语言听力障碍,为我国法定职业病。

(3)爆震性耳聋 爆震性耳聋是指因防护不当,由强烈爆炸、火器发射或其他突发性巨响产生的振动波造成的急性听觉系统严重外伤,可导致鼓膜破裂、听骨破坏、内耳出血,甚至脑震荡。患者当即失听,伴剧烈眩晕、耳鸣、耳痛、恶心、呕吐等;听力检查严重障碍或完全丧失。轻者可部分恢复,重者可致永久性耳聋。

3. 对其他系统的危害

(1)神经系统 主要表现为神经衰弱综合征和自主神经功能紊乱。

(2)循环系统 表现为心率不稳,血压不稳或升高,心电图 ST 段或 T 波出现缺血型改变,脑血流图波幅降低、流入时间延长等,提示血管紧张度增加,弹性降低。

(3)内分泌系统和免疫系统 中等强度噪声可使肾上腺皮质功能增强,高强度则使其功能减弱;噪声接触工人或实验动物免疫功能降低。

(4)消化系统和代谢功能 噪声可使胃液分泌减少和胃蠕动减弱,导致胃肠功能紊乱、食欲缺乏,还可致脂代谢障碍,血胆固醇和尿 17-羟固醇或 17-酮固醇含量升高。

(5)生殖功能和胚胎发育 噪声可致实验动物卵巢功能异常,初期亢进,后期减退,性周期紊乱,生育率下降;可致女工月经不调及妊娠高血压发病率增高;还可致胎儿心率加快,新生儿体重降低。

(三)噪声性听力损伤的诊断

有明确的噪声接触史,自觉听力损失或有耳鸣症状,纯音测听为感音性聋,结合动态观察资料和现场卫生学调查,排除其他原因(伪聋、外伤性聋、药物中毒性耳聋、传染中毒性耳聋、家族性耳聋、老年性耳聋、梅尼埃病、突发性耳聋、迷路炎、听神经瘤、各种中耳疾患等)所致听力损失,方可做出诊断。

(四)噪声性听力损伤的救治处理原则

听力损伤者听力下降 56 dB 以上,应戴助听器;对观察对象和轻度听力损伤者,应加强防护措施,一般不需要调离噪声作业环境;对中度听力损伤者,可考虑安排对听力要求不高的工作;对重度听力损伤及噪声聋者,应调离噪声环境。噪声性听力损伤及噪声性耳聋目前尚无理想的治疗方法,主要应加强预防及采取听力保护措施,其他症状可进行对症治疗。对爆震性耳聋,应及时给予促进内耳血液循环和改善营养及代谢状况的药物;对鼓膜及中、内耳外伤,应注意防止感染及采取对症治疗。

(五)噪声危害的预防措施

1. 制定和执行噪声卫生标准 完全消除噪声既不经济,也不可能;制定合理的卫生标准,将其控制在一定范围内,是防止噪声危害的重要措施。目前工业噪声标准的制定依据,主要从保护听力出发,在该强度噪声条件下作业,对语言听力不会有明显影响。这类标准能够保护绝大多数劳动者,不包括敏感者,个别对噪声敏感者,需及时采取其他保护措施。

2. 消除和控制噪声源 改革工艺和生产设备,采用无声或低声设备代替强噪声设备,如用无声液压代替高噪声锻压,用焊接代替铆接,以水压或油压机等无声铆接代替风动工具铆接等,提高机械制造精度,减少部件撞击、摩擦和振动。合理配置车间声源,将高、低噪声设备分开,工艺许可时,使噪声源远离车间或采取隔离措施。

3. 控制噪声传播 ①隔声:即利用一定材料和结构,如隔声罩、隔声墙、隔声门窗、隔声室等,将噪声源封闭,使其与周围环境隔绝,以防噪声传播,设隔震材料,以防噪声经地板传播。②消声:用于风道和排气管等流体动力性噪声设备,常用的有阻性消声器、抗性消声器等。③吸声:即利用共振原理,采用多孔吸声材料装饰车间内表面,或悬挂吸声体以吸收声能,常用吸声材料有玻璃棉、矿渣棉、泡沫塑料、毛毡、棉絮、穿孔板等。④合理规划和设计厂区厂房:合理布局噪声与非噪声车间的距离,在强噪声车间周围应设置绿化防护带,减少车间内噪声传播,以免影响非噪声车间和生活区。

4. 合理使用防护用品 常用个人防护用品有用橡胶、泡沫塑料、软塑料或纤维棉等材料制成的防声耳塞、耳罩、帽盔等,劳动者应按要求合理使用,定期清理和更换。

5. 加强管理和健康监护 合理安排劳动和休息制度,适当限制工作时间,安排工间休息,以利于听觉疲劳恢复。对噪声作业工人,应坚持就业前体检和定期体检,特别是听力检查。凡有听觉器官、中枢神经系统和循环系统器质性疾病或自主神经功能紊乱者,不宜参加强噪声作业,妊娠女工不应接触超标(85～90 dB)噪声。定期体检可早期发现听力损伤,对高频段听力下降≥30 dB 时,应列为观察对象,并采取保护措施;听力明显下降者,应及早调离噪声作业。

6. 广泛开展健康教育 普及噪声危害的宣传教育,引起社会的广泛关注,使厂房和车间设计者、管理者、劳动者高度重视噪声的危害,提高责任意识,自觉监督噪声的危害,维护劳动者的健康。

小 结

1. 职业病是由职业有害因素直接引起的特定疾病,病因明确,可以预防,但难治愈。狭义职业病是指法定职业病,目前,我国法定职业病有 10 类 132 种,工作有关疾病是与职业性有害因素有关的常见病、多发病,不属于职业病。

2. 生产性毒物主要通过呼吸道和皮肤进入人体,在体内代谢后主要经肾排泄。

3. 铅中毒机制为影响卟啉代谢,导致血红蛋白(Hb)合成障碍,职业性铅中毒以慢性中毒为主,主要损害神经、消化、血液系统,驱铅治疗首选依地酸二钠钙。

4. 慢性汞中毒表现为易兴奋、震颤、口腔炎,驱汞首选药物为二巯丙磺钠。

5. 急性苯中毒主要损害中枢神经系统,慢性苯中毒主要损害造血系统,以进行性白细胞减少最常见。

6. 一氧化碳(CO)中毒机制主要是 CO 与 Hb 结合,形成碳氧血红蛋白(HbCO),影响携氧功能,导致组织细胞缺氧,皮肤、黏膜呈樱桃红色。CO 中毒的救治关键是纠正缺氧、防治脑水肿。

7. 氰化氢中毒机制主要是氰离子与细胞色素氧化酶的三价铁结合,呼吸链中断,引起细胞内窒息,皮肤、黏膜呈樱桃红色,浓度高时可引起"电击样"死亡。氰化氢中毒的救治原则是脱离现场,就地治疗,就地应用解毒剂,如静脉注射亚硝酸钠-硫代硫

笔记栏

酸钠或肌内注射4-二甲基氨基苯酚。

8.有机磷农药中毒机制主要是抑制胆碱酯酶活性,使乙酰胆碱聚集,引起胆碱能神经兴奋的中毒症状。有机磷农药中毒的救治原则为立即脱离接触,阻止继续吸收,尽快给予特效解毒剂阿托品和氯磷定、解磷定等。

9.尘肺基本病理变化是肺组织矽结节的形成及弥漫性肺间质纤维化,早期无明显症状、体征,胸部X射线检查可呈现典型的小阴影和大阴影,定期进行胸部X射线检查是早期发现患者的主要方法。尘肺至今无特效治疗措施,关键在于防尘。

 案例分析及能力提升

1.某工厂1976年7月开办,由177名工人生产石英粉,土法作业,车间内无任何防护设备。1981年4名工人先后因气急、咳嗽无法工作,经治疗无效于1年内相继死亡。测定该车间空气中的粉尘浓度,高达500 mg/m³,对其余的173人拍摄胸片,诊断为尘肺Ⅰ期5人、Ⅱ期1人,其余工人肺部均有不同程度的改变。其中有10名工人专门负责搬运大块石英石,均有不同程度的腰背痛病史,3名在搬运时被石块砸伤手和脚。

(1)这些工人的职业损害分别属于哪一类?原因是什么?

(2)采取哪些措施来预防和控制此类职业损害的发生?

2.男,40岁,温度计厂工人,主诉:易激动,易怒;2年前有口唇、小指等细小震颤,现发展到全身震颤,并出现书写震颤;有口腔炎反复发作。

(1)该患者最有可能的诊断是什么?选用何种特效药物治疗?

(2)该患者治愈后是否可以重返原工作岗位?怎样预防此类疾病的发生?

 同步练习

一、选择题

【A1型题】

1.目前,我国法定职业病的种类有　　　　　　　　　　　　　(　)

A.100　　　　　　　　　　B.105

C.110　　　　　　　　　　D.132

E.120

2.诊断职业病的先决条件是　　　　　　　　　　　　　　　(　)

A.病史　　　　　　　　　　B.临床症状

C.职业史　　　　　　　　　D.生产环境监测结果

E.实验室检测资料

3.下列属于工作有关疾病的是　　　　　　　　　　　　　　(　)

A.搬运工的腰肌劳损　　　　B.煤矿工人尘肺

C.建筑工在工地摔伤　　　　D.皮鞋厂粘胶工人苯中毒

E.修路工夏季露天作业引起中暑

4.就业期间定期体检的主要目的是　　　　　　　　　　　　(　)

A.及时发现就业禁忌证　　　B.做好"三早"预防

C.预防职业病　　　　　　　D.开展就业健康教育

E.及时进行劳动能力鉴定

5. 铅中毒的主要表现是 （　　）

A. 白细胞减少

B. 红细胞减少

C. 血小板减少

D. 血红蛋白减少

E. 中性粒细胞减少

6. 可引起急性腹绞痛的是 （　　）

A. 铅中毒

B. 汞中毒

C. 苯中毒

D. 农药中毒

E. 硫化氢中毒

7. 可引起眼睑、手指意向性震颤的是 （　　）

A. 铅中毒

B. 汞中毒

C. 苯中毒

D. 硫化氢中毒

E. 氰化氢中毒

8. 慢性苯中毒主要损害 （　　）

A. 神经系统

B. 消化系统

C. 造血系统

D. 生殖系统

E. 泌尿系统

9. 排铅治疗的首选药物是 （　　）

A. 硫代硫酸钠

B. 亚硝酸钠

C. 依地酸二钠钙

D. 依地酸钠

E. 亚硝酸异戊酯

10. 可引起"电击样"死亡的是 （　　）

A. 铅中毒

B. 汞中毒

C. 苯中毒

D. 硫化氢中毒

E. 氰化氢中毒

11. 可引起"闪电样"死亡的是 （　　）

A. 铅中毒

B. 汞中毒

C. 苯中毒

D. 硫化氢中毒

E. 氰化氢中毒

12. 氰化氢中毒的解毒剂是 （　　）

A. 阿托品

B. 二巯丁二钠

C. 二巯丙磺钠

D. 4-二甲基氨基苯酚

E. 依地酸二钠钙

13. 尘肺的主要病理变化是 （　　）

A. 胸膜增厚粘连

B. 血管扭曲变形

C. 肺气肿或肺大泡

D. 肺门淋巴结肿大

E. 结节形成和肺间质纤维化

14. 尘肺最常见的并发症是 （　　）

A. 肺心病

B. 肺气肿

C. 肺结核

D. 肺部感染

E. 气胸

【A2 型题】

15. 男,40 岁,从事蓄电池浇铸工 10 年,近来脐周持续性绞痛,手按压腹部疼痛可缓解,感觉乏力、肢端麻木,血常规呈低血红蛋白性贫血,可能的诊断是 （　　）

A. 铅中毒

B. 汞中毒

C.苯中毒　　　　　　　　　　　D.硫化氢中毒

E.二氧化硫中毒

16.男,25岁,身体健康,从事开山凿岩工作2年,近来经常出现胸闷、气短、咳嗽,抗感染治疗无效,无吸烟习惯,可能的诊断是　　　　　　　　　　　　　　　　　　　　　　　　　（　　）

A.肺癌　　　　　　　　　　　　B.肺结核

C.肺炎　　　　　　　　　　　　D.尘肺

E.铅中毒

【A3型题】

女,28岁,身体健康,在某皮鞋厂工作3年,近日工作期间突然出现面色潮红、步态蹒跚等症状。

17.其最可能的诊断是　　　　　　　　　　　　　　　　　　　　　　　　　　　　（　　）

A.急性铅中毒　　　　　　　　　B.慢性铅中毒

C.急性苯中毒　　　　　　　　　D.慢性苯中毒

E.急性汞中毒

18.其急性中毒时主要损害　　　　　　　　　　　　　　　　　　　　　　　　　　（　　）

A.血液系统　　　　　　　　　　B.消化系统

C.循环系统　　　　　　　　　　D.神经系统

E.造血系统

二、名词解释

1.职业病　2.尘肺　3.高温作业　4.中暑

三、思考题

从事紧张作业的科研人员、医务人员等高血压患病率明显高于一般人群,高血压是此类人群的哪种职业损害？理由是什么？

第五章

社会心理因素与健康

🌀 学习目标

掌握 健康相关行为的概念和分类。

熟悉 社会因素、行为生活方式、心理因素与健康的相互关系;心身疾病的概
      念和特点。

了解 心身疾病的分布、危险因素和预防措施。

第一节 社会因素与健康

一、社会制度与健康

社会制度是指在一定历史条件下形成的社会关系和社会活动的规范体系,包括社会形态、各种具体的社会制度及规范人们具体行动的行为准则(规章制度)。社会制度、社会关系、社会网络、社会凝聚力等不仅是衡量社会发展的重要方面,而且还是推动社会发展的社会资本,已成为西方公共卫生学和社会医学研究的重要领域。社会制度对人群健康的影响是间接的,主要体现在对群众健康的根本保证作用,其作用是广泛而深远的。研究社会制度的作用,既要分析现有的社会制度对医疗卫生工作和健康的作用,又要预测社会制度的发展、变化对人群健康带来的深远影响。

二、社会经济状况与健康

(一)经济发展与健康

经济是满足社会人群基本需要的物质基础,社会经济的发展推动了卫生工作,卫生工作也同样推动着社会经济的发展,两者具有双向互动作用。

1.经济发展对人群健康的促进作用 社会经济的发展是人群健康水平提高的根本保证。社会经济的发展可以明显改善人们的生活条件和生活质量,促进健康水平的提高。社会经济的发展也必须以人群健康为条件,人群健康水平的提高对推动社会经

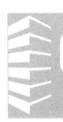

社会经济与健康

济的发展起着至关重要的作用。

2.经济发展带来新的健康问题　经济发展在改善人们的生活环境、劳动条件及社会医疗保障,促进人类健康水平提高的同时,也带来了一些新的问题,主要表现在以下几个方面。

(1)环境污染　在经济发展的过程中,一些国家和地区违反自然规律和经济发展规律,走"先污染后治理"的老路,势必诱发工业的后发劣势。这是社会经济发展中的伴随问题,但本质上是人类生产劳动失控的结果。

(2)生活方式改变　随着社会经济的发展,人们的主要健康问题已不再是来自营养不良等疾病,而是不良的行为和生活方式,如酗酒、吸毒、性乱、不良饮食习惯、缺乏运动等引起的疾病。

(3)心理健康问题　随着社会竞争越来越激烈,工作和生活节奏的加快,人们的生活压力和紧张程度逐渐增加,心理健康问题也越加明显,给人们的身心健康带来了不良影响。

(4)社会负性事件增多　伴随经济的发展,交通事故增多。同时,经济发展的不平衡,贫富差距加大,使暴力、犯罪事件增多。

(5)流动人口增加　人口流动对居民健康造成的影响程度及性质取决于社会因素、自然条件和人口特点。人口流动可促进经济发展,但也会出现一些特殊的卫生问题。

3.健康水平的提高能促进经济的发展　经济发展从根本上说是生产力发展的结果,人是生产力中最活跃、最重要的因素。人群健康水平的提高必将对社会经济的发展起到积极的作用,主要表现如下。

(1)劳动力水平提高可促进经济发展　人群健康水平的提高,使平均寿命延长,从而为社会创造更多的财富,促进社会经济的发展。

(2)智力水平提高可促进经济发展　在科技发达的今天,智力水平对生产的发展、社会经济的促进比历史上任何时候都突出。

(3)资源消耗减少　健康水平的提高可以节省大量的卫生资源。

(二)营养状况与健康

居民营养状况可以间接反映一个国家经济发展的水平。营养状况对经济的影响是潜在的,也是巨大的。

1.评价指标及全球营养变化趋势　评价居民营养状况包括居民摄入热量及食物的营养结构。摄入热量是衡量人群的食物能否维持基本生命功能,而营养结构则是分析摄入食物中各种营养素比例的合理性。

2.我国居民的营养状况与健康　我国居民的营养状况已得到明显改善,但也面临着营养不良和营养过剩的双重挑战。

3.小康社会需要合理膳食的引导与干预　进入小康社会后,更需要合理膳食的引导与干预,教育国民学会自我保健,建立健康的行为和生活方式。

(三)社会阶层与健康

社会阶层是重要的社会因素之一。所谓社会阶层,是指一个人在社会中相对于他人的地位或称为社会经济地位,它反映人们所处的社会环境。不同社会阶层间的健康状况存在着差异,较低社会阶层者的总体健康水平比较高社会阶层者差,且死亡率及各种慢性病的患病率也较高。

三、社会文化因素与健康

(一)文化的含义与类型

广义的文化是指物质文化和精神文化的总和,狭义的文化是指精神文化,包括文化教育、风俗习惯、宗教信仰、思想意识、法律、道德规范、科学技术等。社会医学主要是从狭义的文化概念出发,来研究文化因素对人群健康的影响。

(二)社会文化因素对健康的影响

1. 文化教育与健康　思想意识的核心内容是世界观,其确定人们的其他观念。人的观念的形成,一方面来源于个人的生活经历和实践,另一方面来源于社会观念的影响,从而使思想观念具有个别性和社会普遍性。因此,由某种观念带来的健康问题也表现出个别性和社会倾向性。不良的社会道德和观念可带来社会病态现象和健康问题——社会病。

2. 风俗习惯与健康　风俗习惯是历代相沿的规范文化,是一种无形的力量,约束着人们的行为,从而对健康发生着重要的影响。不良的风俗习惯可导致不良的行为,将直接危及和影响人群健康。

3. 宗教信仰与健康　宗教信仰主要是通过教义、教规、仪式等形式对人类健康产生影响。

四、人口因素与健康

人类社会的生产包括物质资料的生产和人类自身的生产两类,两者相互依存、相互制约。在一定的经济和生产力发展水平条件下,人口发展即人口的数量、质量和再生产的速度,决定了人们的生活水平和健康水平。

(一)人口数量与健康

人口数量是指一个国家或地区在某一时点或时期人口的总和。1999 年 10 月,世界总人口已突破 60 亿,预计 2025 年将达 80 亿,2050 年将达 93 亿。目前,人口问题已成为一个重大的全球性社会问题,尤其是许多发展中国家人口密度过大、增长过快,超出了环境的承载能力,加重资源危机,严重影响了社会经济的发展,不利于提高人群的健康水平。人口数量过多对人群健康的影响主要表现在以下几个方面。

1. 加重社会负担,影响人群生活质量　据人口经济学家估算,社会人口每增加10%,就要消耗国民生产总值的 3%~4%。人口增长过快导致人均消费水平下降,而人均消费水平与人群健康呈正相关。

2. 加重教育及卫生事业的负担,影响人口质量　人口增长速度过快,造成社会财富主要用于维持民众温饱的需要,而对教育和医疗保健的投入减少,导致民众应享受的教育及医疗保健水平降低,最终必然影响民众的身体健康及人口质量。

3. 增加社会不安定因素　人口数量过多,使劳动力人口超出了经济发展的需要,从而使就业困难、失业人口增加。同时人口密度过大,为传染病流行创造了有利条件。

4.加重环境污染和破坏　地球的资源和空间都是有限的,人口增长速度过快,人类对大自然的索取和破坏会不断增大,人类生存空间日益缩小,生存环境日益恶化。实际上,环境污染不仅影响了人类健康,而且影响了人类的可持续发展。

(二)人口结构与健康

人口结构主要指人口的性别、年龄、婚姻、职业、文化等结构。其中与健康最为密切的是年龄及性别结构。

1.人口年龄结构　人口年龄结构是指各年龄组在所有人口中所占的比例。人口评价的重点是老年人口和儿童人口,这两部分人口属于不能进行物质资料生产的非劳动人口。其物质消耗需要 15~64 岁年龄组的人口来负担。老年人、儿童的人口比例,各国之间有较大的区别,发达国家负担老年人口的比例较大,发展中国家主要负担在儿童。而总的负担系数发展中国家高于发达国家。

年龄结构与疾病的分布具有极为密切的关系。老年人口疾病的患病率高,卫生资源消耗量大。随着社会向人口老龄化发展,老年性疾病的患病率增加,对社会的医疗卫生事业形成沉重负担。联合国规定 60 岁及以上人口超过全部人口的 10%,或 65 岁及以上人口超过全部人口的 7% 为老年型社会。据世界银行预测:2030 年全世界的 60 岁及以上的老年人口将是 1990 年的 3 倍,达到 14 亿,其中 80% 来自发展中国家。

2.人口性别结构　人口性别结构是指男女两性人口分别在总人口中所占比例。性比例平衡是社会安定的基础因素之一,性比例失调则是滋生社会问题的根源之一。从人类生物学的特点分析,人口的性比例能够保持自然平衡。然而由于种种原因,如受传统价值观、战争、社会生产需要及不适当医疗保健措施的影响,会出现性比例的失调。

(三)人口素质与健康

人口素质是指人类本身具有的认识改造世界的条件和能力,包括人的身体素质、科学文化素质和道德素质等。人口素质对健康的影响主要表现在以下 3 个方面。

1.身体素质　身体素质是人群健康水平整体提高的表现。人口的身体素质取决于先天和后天两个方面。人体的先天素质是遗传的,而后天的条件更为重要,包括营养、教育、医疗条件等。身体素质是人口素质的基础,体现了人群健康整体水平。

2.科学文化素质　科学文化素质是提高人群健康水平的基础。科学文化素质是指人们在自身的社会化、生活活动、社会实践的统一过程中形成的文化水平和理性能力。包括劳动技能、受教育程度、发明创造能力及分析解决实际问题的能力等。主要用社会中受过较好的正规教育的个体比例来衡量。人口科学文化素质提高,有利于经济发展、社会进步,从而促进健康。

3.道德素质　道德素质是提高人群健康水平不可缺少的因素。道德素质是指人们在社会活动中形成的一定世界观、人生观、价值观等,它包括政治思想、精神信仰、心理态势和行为等内容。人的道德素质影响人的社会行为方式。提高道德素质有利于形成良好的人群互助合作网络,提高社会凝聚力,促进健康教育的全面开展。

五、家庭状况与健康

家庭是由婚姻、血缘或收养关系所组成的社会组织的基本单位。家庭有广义和狭义之分,狭义的是指一夫一妻制构成的单元;广义的则泛指人类进化的不同阶段上的各种家庭利益集团即家族。从社会设置(组织起来满足一个社会基本需要的社会结构丛)来说,家庭是最基本的社会设置之一,是人类最基本最重要的一种制度和群体形式。从功能来说,家庭是儿童社会化、供养老人、性满足、经济合作等普遍意义上人类亲密关系的基本单位。从关系来说,家庭是由具有婚姻、血缘和收养关系的人们长期居住的共同群体。

(一)家庭结构

家庭结构是指家庭关系的整体模式,也称家庭类型。按照家庭规模划分的家庭结构如下。

1.核心家庭 由一对父母和未成年子女组成的家庭。

2.主干家庭 由一对父母和一对已婚子女(或者再加其他亲属)组成的家庭。

3.扩大(联合)家庭 由一对父母和多对已婚子女(或者再加其他亲属)组成的家庭。

4.单亲家庭 由单身父亲或母亲养育未成年子女的家庭。

5.单身家庭 人们到了结婚的年龄不结婚或离婚以后不再婚而是一个人生活的家庭。

6.重组家庭 夫妻一方再婚或者双方再婚组成的家庭。

7.丁克家庭 由夫妻两人组成的无子女家庭。双方有收入、有生育能力,但不要孩子,浪漫自由,享受人生。

8.空巢家庭 只有老两口生活的家庭。

家庭结构的不同主要是由于社会经济因素。全世界的家庭结构正在逐渐朝核心家庭的方向转变。这种趋势与城市化、工业化及现代化相关联。家庭关系日趋简单,更有利于加深夫妻感情;从感情陪伴来讲,人际孤独感增加,对感情陪伴的需要增加,婚姻的主要功能是提供最亲密的关系。

(二)健康家庭

健康家庭是指家庭中每一个成员都能感受到家庭的凝聚力,能够提供足够的内部和外部资源维持家庭的动态平衡,且能够满足和承担个体的成长,维系个体面对生活中各种挑战的需要。

1.健康家庭具有取向一致的生活目标和价值观 价值观是指一个人对周围的客观事物(包括人、事、物)的意义、重要性的总评价和总看法。一方面表现为价值取向、价值追求,凝结为一定的价值目标;另一方面表现为价值尺度和准则,成为人们判断价值事物有无价值及价值大小的评价标准。个人的价值观一旦确立,便具有相对稳定性。共同的生活目标将两个独立的个体组成一对命运共同体。价值观相同可以减少彼此的冲突,能够积极面对矛盾和解决问题。

2.健康家庭具有和谐、宽松、民主的家庭氛围 家庭氛围是一个家庭中家庭成员之间的关系及其所营造出的人际交往情境和氛围,它对家庭成员的精神和心理都起着非常重要的作用,是家庭成员生活及成长的重要环境因素。对儿童来说,家庭是其成长的首要环境因素,因此家庭氛围对儿童的成长起着至关重要的作用,很大程度上决定着儿童的心理品质及人格发展。

3. 健康家庭能够促进家庭成员的发展 健康家庭有健康的居住环境和生活方式,与社会保持密切联系,充分运用社会网络,利用社会资源满足家庭成员的需要。

六、卫生保健服务与健康

卫生保健服务是指卫生部门向社区居民提供适宜的医疗、预防、康复、保健和健康促进等服务。卫生保健服务中的医疗质量、服务态度、医德和医疗作风等,对人群健康可产生重要影响。提高卫生保健服务的质量和可及性,对于提高人群的健康水平具有直接影响。

七、和谐社会与健康

1. 和谐社会的基本含义 根据新阶段中国经济社会发展的新要求和中国社会出现的新趋势、新特点,我们所要建设的社会主义和谐社会,应该是民主法治、公平正义、诚信友爱、充满活力、安定有序、人与自然和谐相处的社会。

2. 构建和谐社会的实践意义 ①提高应对国际社会各种风险和挑战的能力。②提升我国综合国力。③有利于解决国内各种社会矛盾。④有助于实现全面建设小康社会的目标。

3. 存在的不和谐现象 健康不和谐是指当前中国人民健康水平的发展与经济发展、社会发展等其他系统的发展不协调,人民健康状况发生分层,呈现区域性或城乡间不和谐的现象。这主要表现在 3 个方面:首先,健康投资与经济发展不和谐,政府的公共卫生支出"缩水";其次,健康水平与社会发展不和谐,部分健康危机困扰人们;最后,医疗卫生资源配置失衡,人民健康状况呈现分层。

4. 构建和谐社会的措施 ①建立有效的社会控制系统。②构建完善的社会风险管理体系。③完善弱势群体的保护机制。④缩小社会阶层间的差距。

5. 和谐社会卫生观 和谐社会卫生观是在卫生事业的发展中人与自然、人与社会、卫生事业与社会、卫生事业内部子系统、卫生政策主体与客体处于一种互动共生的观念。和谐社会卫生观的基本内涵:有序、平衡、协调、良性运行与发展。和谐社会卫生观既是一种世界观,也是一种方法论,在卫生领域是一种卫生观。

(1)有序性 卫生事业的发展必须向有序的方向发展。

(2)平衡性 平衡性体现在人与自然、人与社会的平衡,自然、社会生态系统的生态平衡,卫生系统内各子系统的平衡,卫生发展与社会经济发展的平衡。

(3)协调性 政府对卫生工作的领导主要是通过制定和调整卫生政策来实现其过程,靠建立健全的制度和法规来协调卫生事业。

(4)良性运行与发展 作为和谐社会卫生观,就是要建立更公平、合理的卫生资源分配制度,既要提高效率,又要注意提高公平性,促进卫生事业向着良性运行和与协调发展的方向发展。

第二节 行为生活方式与健康

世界卫生组织研究显示,影响个人健康和寿命的四大因素包括生物学因素、环境因素、卫生服务因素、行为与生活方式因素。

(1)生物学因素 生物学因素是指遗传和心理。遗传是不可改变的因素,但心理因素可以修改,保持一个积极的心理状态是保持和增进健康的必要条件。影响健康的生物因素还包括由病原微生物引起的传染病和感染性疾病。

(2)环境因素 环境因素包括自然环境与社会环境,所有人类健康问题都与环境有关。污染、人口和贫困是当今世界面临的严重威胁人类健康的三大社会问题。良好的社会环境是人类健康的根本保证。

(3)卫生服务因素 卫生服务的范围、内容与质量直接关系人的生、老、病、死及由此产生的一系列健康问题。

(4)行为与生活方式因素 行为与生活方式因素包括危害健康行为与不良生活方式。生活方式是指在一定环境条件下所形成的生活意识和生活行为习惯的统称。不良生活方式和危害健康行为已成为当今危害人类健康、导致疾病和死亡的主要原因。在我国死因排名前3位的是恶性肿瘤、脑血管病和心脏病,这些疾病是由不良的生活习惯和卫生行为所引起的。

基于行为与生活方式因素对疾病发生、发展的重要影响及其可变性的特点,以及时采取干预措施改善服务人群的健康相关行为,是当前医务人员的重要任务。预防医学中,把人类个体或群体与健康和疾病有关的行为统称为健康相关行为。按行为对行为者自身和他人健康状况的影响,分为促进健康的行为和危害健康的行为两大类。

一、促进健康的行为

促进健康的行为是指个人或群体表现出的、客观上有益于自身和他人健康的一组行为。促进健康的行为可分为五大类。

1. 基本健康行为 基本健康行为是指日常生活中一系列有益于健康的基本行为,如合理营养、平衡膳食、适当的身体活动、积极的休息与适量睡眠等。

2. 戒除不良嗜好 不良嗜好指的是对健康有危害的个人偏好,如吸烟、酗酒、滥用药物等。戒烟、戒毒及戒除酗酒、滥用药物、网络成瘾等属于戒除不良嗜好行为。

3. 预警行为 预警行为是指对可能发生的危害健康的事件预先采取预防措施从而预防事故发生,以及能在事故发生后正确处置的行为,如驾车时使用安全带,溺水、车祸、火灾等意外事故发生后的自救和他救行为。

4. 避免环境危害行为 这里的环境危害是广义的,包括了人们生活和工作的自然环境与心理、社会环境中对健康有害的各种因素。避开不利于健康的环境,可以采取积极或消极两类方式,如离开被二手烟污染的环境、在存在污染的环境中工作时穿戴防护用具属于消极避免环境危害的行为,而采取措施减轻环境污染、积极应对那些引起人们心理应激的紧张生活事件等则属于积极避免环境危害的行为。

5. 合理利用卫生服务 合理利用卫生服务是指有效、合理地利用现有卫生保健服务,以实现三级预防,维护自身健康的行为,包括定期体检、预防接种、患病后及时就诊、遵从医嘱、配合治疗、积极康复等。

(1)求医行为 求医行为是指人们感到不适,或察觉到自己患有疾病时,主动寻求科学可靠的医疗帮助的行为。

(2)遵医行为 遵医行为是指个体在确诊患有疾病后,积极遵从医嘱检查、用药,配合治疗的一系列行为。

二、危害健康的行为

危害健康的行为是指偏离个人和他人乃至社会的健康期望,客观上不利于健康的一组行为。危害健康的行为可分为四大类。

1.不良生活方式与习惯　不良生活方式是一组习以为常、对健康有害的行为习惯,包括能导致各种成年期慢性退行性病变的生活方式,如吸烟、酗酒、缺乏运动锻炼、高盐高脂饮食、不良进食习惯等。不良的生活方式与肥胖、心血管系统疾病、早衰、癌症等的发生关系密切。

2.致病行为模式　致病行为模式是导致特异性疾病发生的行为模式,国内外研究较多的是 A 型行为模式和 C 型行为模式。

A 型行为模式是一种与冠心病密切相关的行为模式,表现为争强好胜,工作节奏快,有时间紧迫感;警戒性和敌对意识较强,勇于接受挑战并主动出击,而一旦受挫就容易不耐烦。有关研究表明,具有 A 型行为者冠心病的发生率、复发率和死亡率均显著高于非 A 型行为者。

C 型行为模式是一种与肿瘤发生有关的行为模式,其核心行为表现是情绪过分压抑和自我克制,爱生闷气,表面隐忍而内在情绪起伏大。研究表明:C 型行为者宫颈癌、胃癌、结肠癌、肝癌、恶性黑色素瘤的发生率高出其他非 C 型行为者 3 倍左右。

3.不良疾病行为　不良疾病行为是指在个体从感知到自身有病到疾病康复全过程所表现出来的不利于健康的行为。常见的行为表现形式:疑病、恐惧、讳疾忌医、不及时就诊、不遵从医嘱、迷信乃至自暴自弃等。

4.违规行为　违规行为是指违反社会法律法规、道德的危害健康行为,如吸毒、贩毒、药物滥用、性乱等,既直接危害行为者个人健康,又严重影响社会健康。

三、影响人类行为形成和发展的因素

1.遗传因素　遗传因素对行为的影响已经在大量的动物实验和人类学研究中得到了证实。研究发现,基因具有相当大的稳定性,这使得人类在长期进化过程中获得的行为优势得以承袭;基因的突变、选择和整合,又使得人类的行为能够不断丰富和发展。基因除了影响行为外,还能决定人的行为特征和行为倾向,同卵双胞胎行为特征和行为倾向的相似正是基因影响的结果。然而,基因又是复杂的,这一特点决定了人类行为的复杂性和多样性。

2.环境因素　自然环境和社会环境共同构成人类的行为环境,是人类行为的基本要素之一。人类行为是环境刺激作用于机体的产物,这就决定了环境因素必将对人类行为的形成和发展产生重要的影响。环境对人类行为的影响有大小、强弱之分。比较而言,性别、年龄、知识、技术等主要影响行为者个体,且能决定个体接受环境作用的程度,行为者对这些因素的控制能力也较大;而生态环境、风俗习惯、卫生服务、社会经济、法律制度等因素会在更大范围内影响人群的行为,个体对这些因素的控制能力非常有限。

3.学习因素　学习是人类行为形成和发展过程中必不可少的要素,人类的很多行为,尤其是社会行为,都需要通过学习来形成和发展。学习分为3个层次,最低层次的学习是模仿,包括无意模仿、有意模仿和强迫模仿。系统教育和强化教育是第2、第3层次的学习,这种较高层次的学习过程比较复杂,主要是在教育者的启发下,使学习者全面理解和认识目标行为,使之对行为习得的需要上升到理性层面,再实现主动的行为学习,并使这些行为在不断的强化中得以巩固。

学习因素对于个体工作和生活技能的形成、发展,改变不利于健康的行为起着非常重要的作用。健康教育主要通过系统教育和强化教育的学习模式,改变不良行为和生活方式,培养有益于健康的新行为。

四、健康相关行为改变的基本理论

(一)知信行理论

知信行理论(knowledge,attitude,belief,practice,KABP 或 KAP)是改变人类健康相关行为的模式之一,它将人类行为的改变分为获取知识、产生信念及形成行为3个连续过程,即知识—信念—行为。

知(知识和学习)是基础,信(信念和态度)是动力,行(促进健康行为)是目标。以戒烟为例,健康教育工作者通过多种方法和途径把吸烟有害健康、吸烟引发的疾病及与吸烟有关的死亡数字等知识传授给群众;群众接受知识,通过思考,加强了保护自己和他人健康的责任,形成信念;在信念支配下,逐步建立起不吸烟的健康行为模式。

(二)健康信念模式

健康信念模式(the health belief model,HBM)认为,人们要采取某种促进健康行为或戒除某种危害健康行为,必须具备以下三方面的认识。

1.认识到某种疾病或危险因素的威胁,并进一步认识到问题的严重性

(1)对疾病严重性的认识 对疾病严重性的认识是指个体对罹患某种疾病严重性的看法,包括人们对疾病引起的临床后果的判断,如死亡、伤残、疼痛等;对疾病引起的社会后果的判断,如工作烦恼、失业、家庭矛盾等。

(2)对疾病易感性的认识 对疾病易感性的认识是指个体对罹患某种疾病可能性的认识,包括对医生诊断的接受程度和自身对疾病发生、复发可能性的判断等。

2.认识到采取某种行为或戒除某种行为的困难及益处

(1)对行为有效性的认识 对行为有效性的认识是指人们对采取或放弃某种行为后,能否有效降低患病危险性或减轻疾病后果的判断,包括减缓病痛、减少疾病产生的社会影响等。只有当人们认识到自己行为的有效时,人们才能自觉采取行为。

(2)对采取或放弃某种行为障碍的认识 对采取或放弃某种行为障碍的认识是指人们对采取或放弃某种行为所遇困难的认识,如费用的高低、痛苦的程度、方便与否等。只有当人们对这些困难具有足够认识,才能使行为维持和巩固。

3.对自身采取或放弃某种行为能力的自信 即一个人对自己的行为能力有正确的评价和判断,也称效能期待或自我效能,相信自己一定能通过努力,克服障碍,完成这种行动,到达预期结果。

(三)行为改变阶段理论

行为改变阶段理论(stages of change model,SCM):行为改变是一个连续、动态、逐

步推进的过程;人们改变不利于健康的行为,采纳有益于健康的行为是一个个人决策的过程;认知水平的不断提高是行为改变的基础。

(1)前预期不打算改变阶段　在未来 6 个月不打算改变,或有意坚持不改。

(2)预期打算改变阶段　打算在未来 6 个月改变不利于健康的行为。

(3)准备改变阶段　为行为改变做必要准备,未来 1 个月会改变行为。

(4)行为改变阶段　在过去 6 个月中,目标行为已有所改变。

(5)行为维持阶段　持续新行为 6 个月以上。

第三节　心理因素与健康

心理因素对健康影响的研究始于 20 世纪 20 年代前后的"心身医学",它是研究心理因素及社会因素对健康和疾病的作用,以及它们之间相互联系的科学。社会心理因素是社会环境中普遍存在、能导致人的心理应激从而影响健康的各种社会因素。社会心理因素致病机制目前认为是社会心理因素刺激主要通过中枢神经系统、内分泌系统和免疫系统对机体产生作用,从而影响健康。

社会因素是影响心理活动及行为的基本因素,尤其是社会文化、社会关系、社会工作及生活环境等。社会因素作为应激源,引起人的心理活动变化及行为的改变。社会心理因素对健康的影响主要是通过人们日常生活中经常遇到的生活事件对人体产生应激,如果应激状态强烈而持久,超过机体的调节能力就会影响健康,甚至导致精神和躯体疾病。

一、个性与健康

(一)气质与健康

气质也就是通常所说的脾气,是个人在情绪发生的速度、强度、持久性、灵活性等心理特征的总和,也就是人的情感体验特点的综合。

通常把气质分为胆汁质、多血质、黏液质、抑郁质 4 种类型。

1. 胆汁质型的气质特征　智慧敏捷但缺乏准确性;热情但急躁易冲动;刚强但易粗暴。

2. 多血质型的气质特征　灵活、有朝气,善于适应变化的生活环境,情绪体验不深。

3. 黏液质型的气质特征　稳重但不灵活;忍耐力强,沉着,但缺乏生气。

4. 抑郁质型的气质特征　易感但内向;稳重、持久但懦弱;沉默而孤独。

这 4 种气质类型属于极端形式,实际生活中人大多接近或类似某种气质。

(二)性格与健康

性格是指人类在生活过程中形成的稳定的、定型化即一贯性的态度和行为方式。可以从两个方面来分析性格特征,一是性格的态度特征,二是性格的意志特征。性格和气质都属于个性的范畴,具体内容难以分清,且两者互相作用,影响人的行为。

多学科的大量研究结果表明:A 型性格者冠心病发病率、复发率、死亡率均较高。

近年来,有学者提出一种易发生肿瘤的 C 型性格。

二、情绪与健康

情绪是人对客观事物符合自己需要的态度体验。情绪有 3 个特征:其一,情绪不是固有的,是由客观现实的刺激引起的;其二,情绪是主观体验,虽然这种体验可能出现行为表象,如悲伤、愤怒、喜悦,但也常不露于形,内心感受也无法观察,因此常用内省法来研究情绪;其三,情绪的个人基础是需要,包括生理、心理、社会方面的需要,需要的满足与否产生态度的变化,如消极或积极态度。愉快、积极的情绪可对人体的生理功能起良好的作用,可以发挥人的潜在能力,有利于人体健康;而消极情绪可使人的心理失去平衡,反复出现,还会导致神经系统功能紊乱及机体病变。

情绪致病主要分两个方面:一是作为疾病发作或复发的诱发因素;二是直接作为致病因素或疾病的促发因素。

三、应激、生活事件与健康

(一)应激和生活事件的概念

应激是随着医学模式的转变发展而来的,20 世纪 30 年代用于人类生理学研究,概指超过一定临界阈值后,破坏机体内环境平衡的一切物理、化学因素和情感刺激。应激研究涉及生物学、医学、心理学、社会学、人类学等多门学科。

生活事件是指在童年期家庭教育和境遇、青年期学校教育和社会活动、成年期社会和生活环境中遭遇到的各种事件。重大生活事件造成的心情紧张、精神压力成为应激源,从而对疾病的发生起到直接或间接的作用。紧张性生活事件作为客观精神刺激,有其性质、强度和频率特点,由此引起的心理紧张在一定时间范围内(一般在 1 年内)具有叠加作用,即各种紧张性生活事件引起的心理紧张的总和与个体心理和躯体健康状况有一定的联系,不同性质、强度、频度的紧张性生活事件对健康会产生不同的作用。常见的生活事件有学习问题、恋爱与婚姻问题、健康问题、家庭问题、工作与经济问题、人际关系问题、环境问题和法律与政治问题等。

在现实生活中,人们总会遇到各种各样的问题和困难,或者愿望、目的不能实现,时常感到威胁、挑战或者压力,被迫适应不断变化的生活环境。上述种种困扰会影响机体的健康,甚至导致疾病。

(二)心理应激的作用

当日常生活方面发生变化或者遇见一些小烦恼时,工作压力大或者不切实际的想法没有实现时,对机体的刺激会引起一系列的应激反应,不同的人对应激事件的反应也会不同。心理应激对人体既有有利的影响,也有不利的影响。

1.适度的心理应激对健康和功能活动有促进作用 适度的心理应激是人成长和发展的必要条件,这类应激称为"良性应激"。早年的心理应激经历可以丰富个体应对资源,提高在后来生活中的应对和适应能力,更好地耐受各种紧张刺激物和致病因素的影响。小时候受到过分保护的孩子,进入社会后往往会发生各种适应问题,甚至因长期而剧烈的心理应激而中断学业或患病。适度的心理应激是维持人体正常功能活动的必要条件,人离不开刺激,适当的刺激和心理应激有助于维持人的生理、心理和社会功能。缺乏适当的刺激会影响人的身心功能,心理应激可以消除厌烦情绪,激励人们投入行动,克服前进道路上的困难。

2. 过度的心理应激对健康和功能活动有损害作用　过度的精神刺激引起的急性心理应激常有较强烈的心理和生理反应,可以引起急性焦虑反应、血管迷走神经反应和过度换气综合征,产生类似甲状腺功能亢进、冠心病、低血糖、肾上腺髓质瘤等疾病的症状和体征。长期处于慢性心理应激下的人常感到疲劳、头痛、失眠、消瘦,可以产生各种各样的躯体症状和体征。心理应激下的心理和生理反应,特别是较强烈的消极反应,可加重已有的疾病或造成复发。

心身疾病就是在不良心理应激状态下形成和发展起来的,在21世纪,人类疾病死亡谱上居前列的已经不是生物感染性疾病,应激、生活方式等因素在疾病发病中的作用逐渐上升。

(三)心理应激的应对

我们应该学会处理和应对生活中的应激事件,以减少心理应激对我们的伤害。当我们遇到困难,陷入应激后如何有效地应对呢?

1. 管理身体反应　面对压力境遇,身体做好了战斗或者逃跑反应,肌肉变得紧张,心脏嘭嘭地跳动,随时准备做出反应。由于行为反应被压制,机体只表现为焦虑不安。

2. 减少无效应对　行为压力会由于人们做出了不适当的反应而变得更严重,比如为自己设置完成任务的时限,做事过分追求完美,不会拒绝别人的建议,放弃社会的支持等。压力是自己造成的,如使自己的工作生活节奏长期处于加速状态。要放慢节奏,稳重地去做事情。努力采取新的视角审视自己目前的处境,设法重新整理思绪,问自己什么是最重要的。努力使自己注意力集中于自己所关注的事情上。学习抛弃无关紧要的事情和令人烦恼的情绪。学会放慢生活的节奏,让生活、工作有张有弛,才能有益于身心健康。别给自己定过大的目标,学会把目标分解逐渐实现,对额外的要求说不。当然保持心理健康的关键是有一位忠实可靠的朋友。来自亲属和朋友的支持会成为一种缓冲器,减轻应激事件的伤害。通过与朋友深入地探讨,倾诉心里的苦闷,会获得出乎意料的好处。

3. 积极应对挫折和冲突　努力分析挫折的根源,分析原因,学会改变这个原因,学习接受那些不能改变的事情是很有意义的,学会区别障碍是否是现实存在的。

4. 更有效地处理冲突　做重要决定时,不要草率,花时间收集信息,从正反两方面权衡,如果有可能,在做重要决定之前,做些预实验,寻找可操作的妥协,得到全部可利用的信息很重要,当所有的尝试都失败的时候,要下决心与压力共同生活。优柔寡断和心理冲突会让人付出高昂的代价。最好是选择行动并坚持下去,除非这种选择存在非常明显的错误。遇到挫折后不积极地寻求解决办法,后果是可怕的。例如,有的学生由于受到家长或老师的批评而出走,甚至轻生;有的学生由于谈恋爱、打架、偷盗、考试作弊而被学校开除学籍,得不偿失;有的学生遇到挫折后将矛头指向身边的人或物而攻击他们,甚至走上犯罪道路。所有这些都是学生遇到挫折后不能正确处理而引起的不良后果。

挫折可以使人沉沦,也可以使人猛醒和奋起。关键在于遭遇挫折时,能否从失败中吸取经验教训,能否发现自己的特长和优势,从而振作精神,重整旗鼓。巴尔扎克就曾说过这样的话:"世界上的事情永远不是绝对的,结果完全因人而异。苦难对于天才是一块垫脚石,对于弱者却是一个万丈深渊。"英国作家萨克雷有句名言:"生活是一面镜子,你对它笑,它就对你笑,你对它哭,它也对你哭。"困难往往无法避免,但对待困难的心态却是可以自己选择的,我们应该选择的是积极的态度。与其悲观,不如行动。

第四节 心身疾病

心身疾病是一组躯体疾病或综合征,其发病、发展、预后、转归及预防和治疗都与社会和心理因素密切相关。心身疾病是心身医学的一个重要组成部分。心身医学也称心理生理医学,是一门研究社会、心理等因素和人体健康关系的科学,是一门跨学科的边缘科学,是医学领域内研究心身相关的一个医学分支。

早在两千年前,我国《黄帝内经》中就记载了"喜怒不节气消,恐则气下,惊则气乱,思则气结"。这些论述都强调了情绪、心理状态的安定与平衡对健康的重要作用。现代心身医学始于20世纪60年代以前,人们已承认了心理、社会等因素可以引起某些躯体功能失调并成为致病的原因;溃疡病可以由心理冲突诱发;不同的人格特征可以有不同的心身疾病;人际关系中有社交障碍的人易发生心身疾病,以及未解决的潜意识冲突与躯体疾病有因果关系等。60年代以后心身医学更向着心理生理方向发展,而且还重视以患病的群体为对象,重视社会因素或社会心理因素对健康和疾病的影响及其中介机制、神经突触变化等细胞、亚细胞水平的研究。

一、心身疾病的概念和特点

1.心身疾病的概念　心身疾病(psychosomatic disease)用于描述心理社会因素在疾病发病、发展过程中起重要作用的躯体功能性障碍,又称为心理生理疾病。

2.心身疾病的特点

(1)心身疾病必须具有与躯体症状相关的体征。

(2)心身疾病的发病原因是社会心理因素或主要是社会心理因素。

(3)心身疾病通常涉及自主神经所支配的系统或器官。

(4)同样强度、同样性质的社会心理因素影响,对一般人只引起正常范围内的生理反应,而对心身疾病易患者则可引起病理生理反应。

(5)遗传和个性特征对心身疾病的发生有一定的关系,不同个性特征的人易罹患"靶器官"的心身疾病。

(6)有些患者可以提供较准确的社会心理因素致病过程,大部分患者不了解社会心理因素在发病过程中的作用,但能感到某种心理因素能加重自己的病情。

二、心身疾病的种类

1.心血管系统　原发性高血压、冠心病、心律失常、阵发性心动过速等。

2.呼吸系统　支气管哮喘、过敏性鼻炎、枯草热等。

3.消化系统　消化性溃疡、溃疡性结肠炎、结肠过敏、神经性呕吐等。

4. 泌尿生殖系统　月经紊乱、阳痿、痛经、经前期紧张症、神经性多尿症等。

5. 内分泌系统　糖尿病、甲状腺功能亢进、肥胖症等。

6. 皮肤　神经性皮炎、瘙痒症、斑秃、过敏性皮炎、湿疹、慢性荨麻疹、银屑病等。

7. 肌肉骨骼系统　类风湿关节炎、痉挛性斜颈、紧张性头痛等。

8. 神经系统　偏头痛、自主神经功能失调症等。

以上所列各种疾病中，一般认为原发性高血压、冠心病、哮喘和溃疡病是更为明确的心身疾病。此外，有人还把系统性红斑狼疮、恶性肿瘤、妊娠毒血症也归入心身疾病的范围。

三、心身疾病的分布

心身疾病在人群中的分布较广，在综合性医院的初诊患者中，略高于 1/3 为躯体疾病，不到 1/3 为神经官能症，其余 1/3 即为心身疾病。美国一个有 1 600 名居民的社区中，曾患溃疡病者占居民总数中的 7%，支气管哮喘者占 3%，高血压者占 8.6%，神经性胃病者占 6%，消化不良者占 8%。这个调查尚未包括冠心病和经前期紧张症等其他常见的心理生理疾病。

性别分布方面，女性心身疾病发病率一般高于男性。但有些病种（如溃疡病、冠心病、支气管哮喘）则以男性发病率为高，而甲状腺功能亢进仍以女性为多。

年龄分布方面，65 岁以上的老年人和 15 岁以下的少年心身疾病发病率较低，青年人略高，发病高峰为更年期。

总之，心身疾病的分布呈现为城市高于农村，脑力劳动者高于体力劳动者，工业化的社会高于工业不发达的社会。流行病学研究还表明，近年来心身疾病的发病率有逐年增高的趋势。

四、心身疾病的危险因素

(一)社会因素

50 年前，溃疡病和高血压病发病率呈男性高于女性，约为 4∶1；而近年来男女发病比例已逐渐接近，溃疡病约为 3∶2，高血压病已接近 1∶1。据分析，可能是由于愈来愈多的妇女参加了工作和社会活动，因而增加了社会心理刺激的结果。另一项流行病学调查表明，发病机会最多者是中层社会中经济条件偏低者，为了竞争以获得较好的生活条件，他们要付出较多的努力，但他们的个人要求和需要并非经常可以得到满足，因而这种个人需求和社会压力之间的冲突就可以引起心身疾病。

人们对社会因素的应激可使血浆肾上腺素活性升高，如焦虑、紧张、陌生情况可增加肾上腺素分泌，恐惧、愤怒、挫折均可使血压升高，对有高血压素质（生理始基）者，血压持续增高的倾向更强。愤怒似乎与收缩压增高有关，如果愤怒被阻抑，或对自己的行为感到内疚，则可引起交感神经功能亢进，延续下去可发展为以血浆肾上腺素和去甲肾上腺素含量增高为特征的原发性高血压。

(二)心理因素

一般能使人产生损失感、威胁感和不安全感的心理刺激最易致病。人的心理活动通常与某种情绪活动相关联，如愤怒、恐惧、焦虑、忧愁、悲伤、痛苦等情绪虽然是适应环境的一种心理反应,但强度过大或时间过久,都会使人的心理活动失去平衡,导致神经系统功能失调,对健康产生不良影响。如果这些消极情绪经常反复出现,引起长期或过度的精神紧张,还可产生神经功能紊乱、内分泌失调、血压持续升高等变化,从而导致某些器官、系统的疾病。

心脏病患者情绪紧张时可出现心律失常,如阵发性房性心动过速、房性或室性期前收缩。紧张情绪可导致兴奋亢进的交感神经末梢释放大量的去甲肾上腺素,同时肾上腺髓质分泌肾上腺素进入血液,动员储存的脂肪,使血中的脂质增加,当这些游离的脂肪酸不能被肌肉活动所消耗,就可能导致动脉硬化。

心理应激还能引起胃肠分泌增加。愤怒、激动、焦虑、恐惧都能使胃液分泌和酸度升高,而抑郁、悲伤则可使胃液分泌减少和胃肠蠕动减慢,长期焦虑还可使充血的胃黏膜糜烂。

在支气管哮喘发病机制中,心理因素起重要作用者约占30%。有支气管痉挛素质、易产生IgE抗体者,哮喘易被诱发。哮喘的病程可因心理因素而改变。有些儿童的哮喘只在家中发作,在学校则不发作,甚至在两种场合都接触同样的致敏原也是如此。说明心理因素起着重要作用,甚至有些哮喘患者可由条件反射而引起哮喘发作。

流行病学调查表明,伴有心理上损失感的刺激,对健康的危害最大。根据对居丧的903名男女长达6年的追踪观察,发现居丧第1年的死亡率高达12%,第2年为7%,第3年为3%,而对照组分别只有1%、3%和2%。另一调查表明,中年丧偶者更为严重,比较他们与同年龄组的死因,以8种疾病的差异最为显著,脑血管病为对照组的6.2倍,冠心病4.6倍,非风湿性心脏病3.4倍,高血压心脏病8.2倍,全身动脉硬化7.1倍,肺结核7.8倍,肺炎和流感5.5倍。其他如恶性肿瘤、糖尿病等疾病的比例也很高。

(三)生理因素

1.生理始基　即心身疾病患者在患病前的生理特点。为什么同样的心理社会刺激,如地震、洪水、战祸、灾荒等波及大量人口的刺激,其中只有少数人得了心身疾病?为什么这些患者的心身疾病又都不是一种病?如有人患溃疡病,有人患高血压,有人却患冠心病,这主要是由患者的生理特点不同所致,因而使他们具有对不同心身疾病有着不同的易患性。如在溃疡发病过程中,胃蛋白酶的增高起重要作用,由于它消化了胃黏膜而造成溃疡。实际上,患者在病前,其蛋白酶的前体——胃蛋白酶原的水平就已经比一般人高,因此这种胃蛋白酶原的增高即可称为溃疡病的生理始基。然而有溃疡病生理始基并不一定会有溃疡病,因为人群中有相当多的人具有这一特征,而其中只有一部分溃疡病患者是由于社会心理刺激对他们起着"扳机"作用。说明只有生理始基和社会心理刺激同时存在的情况下,才会发生溃疡病。

现已发现,高脂血症是冠心病的生理始基,高尿酸血症是痛风的生理始基,高蛋白结合碘者则为甲状腺功能亢进的生理始基。对生理始基的研究不仅对了解心身疾病的发病机制有重要意义,而且对这些疾病的预防也提供了极为重要的线索。

2.中介机制　社会心理因素以各种信息影响大脑皮质的功能,而大脑皮质则通过自主神经、内分泌系统、神经递质和免疫系统这些重要的生理中介机制,影响内环境的平衡,使靶器官产生病变。

(1)自主神经　当自主神经的功能发生过于急剧或持久的改变时,即可能造成心、肺、胃、肠、血管、腺体、皮肤、肌肉等器官和组织持久的活动过度或不足,导致器质性病变,这就是心身疾病发病机制的早期假说,概括起来就是心理因素—大脑皮质功能改变—自主神经功能改变—内脏功能障碍—内脏形态学改变。如结肠过敏症等。

(2)内分泌系统　内分泌系统在维持内环境稳定方面起着重要作用。在情绪应激下,内分泌系统功能很容易发生变化,焦虑、忧郁等情绪反应都可以用17-羟固醇来判定其程度。可见,心理因素或情绪状态与内分泌功能状态之间的相互影响在心身疾病的发生发展过程中起着重要作用。

(3)神经递质　在情绪应激时都伴有中枢儿茶酚胺浓度的升高,另一中枢神经递质——5-羟色胺的水平下降。中枢神经递质的改变可以继发地导致自主神经功能和内分泌腺活动的改变,并可相互影响、相互制约,这些改变在心身疾病的发生发展过程中都起到一定的作用。

(4)免疫系统　在社会心理应激情况下,可影响T细胞的功能,导致免疫功能紊乱或减退。

3.情感障碍　在人的精神活动中,情感有极其重要的作用,情绪良好使人精神振奋、干劲倍增、思考敏捷、效率提高,反之则使人精神萎靡、思考迟钝、效率下降。常见的情感障碍有焦虑、抑郁和应激性,指各种不同程度的易怒倾向。

4.人格类型　近代的研究资料支持这样一种观点,即有些心身疾病具有特殊的人格特征。对癌症的医学心理学研究表明,长期处于孤独、矛盾、抑郁和失望情境下的人易患癌症。如有人对1 337名医学生进行追踪观察,发现有48名癌症患者都具有共同的人格特点,即内向、抑郁及隐藏着愤怒和失望。有一学者对100多名企业人员进行长期观察时发现,约有75%的人,其冠心病发作的主要原因是过度操劳和精力消耗,他们在紧张工作期间血中脂质水平明显升高;还发现大多数患者属于A型行为模式或称为"冠心病易患行为模式"。其特征:①为取得成就而努力奋斗;②富有极大的竞争性;③易产生不耐烦;④有时间紧迫感;⑤语言和举止粗鲁;⑥对工作和职务提出过多的保证;⑦有旺盛的精力和过度的敌意。有的学者认为A型行为并非冠心病的结果,而是起因。A型行为与冠心病之间存在着明确的关系,而且其胆固醇、三酰甘油、去甲肾上腺素、促肾上腺皮质激素及胰岛素对葡萄糖的反应增高,凝血时间缩短。经常出现抑郁的冠心病患者更易患心肌梗死。

5.遗传　患心身疾病如冠心病的家族中,患同类疾病的概率比一般人群高10倍,他们往往具有共同的性格和生理素质。此外,冠心病家庭成员多有高脂肪膳食、吸烟、饮酒、缺少体力活动等相似的生活方式。

五、心身疾病的预防

(一)第一级预防

第一级预防是防止社会心理因素长时期反复刺激并导致心理失衡的主要措施。培养比较完整的健康心理素质,提高应付危险因素的能力是预防心身疾病的基础。《黄帝内经》中提出的"精神内守,病安从来"的著名论点,反映了中医学很早就阐明了讲究心理卫生、加强自我保健的深刻意义,即在社会心理因素刺激的情况下不断进行自我调适,保持心理平衡,增强对社会的适应能力,不仅注意躯体健康,还应保持心身健康和社会适应能力的统一。

培养健康的心理素质应从儿童时期开始。家长和老师应注意培养、教育儿童乐观向上、关心他人、互相爱护等健康心理,耐心纠正可能产生的偏离心理,对防止儿童时期情绪障碍和成人期的心身疾病都有重要意义。

(二)第二级预防

第二级预防是防止社会心理因素导致的心理失衡阶段发展成为功能失调阶段的重要措施,因而早期诊断、早期治疗是第二级预防的核心。中医学很重视心身疾病的早期诊断和治疗。华佗的《青囊秘录》就有"医者先医其心,而后医其身,其次医其病"的论述,又如《汉书·昭明文选七发》中记有吴客只以要言妙道劝导生病的太子,使之幡然悔悟,放弃了骄奢淫逸的生活方式,端正了思想,使身体恢复了健康。

接受心身疾病患者就诊的第一位医生往往不是心理医生,因此要求临床医生必须了解社会心理因素可以引致心理失衡,进而导致功能失调,最后发展为躯体疾病的心身疾病规律,积极采取第二级预防措施。通过心理咨询和治疗,以及早帮助、指导患者恢复失衡的心理及调整患者的功能失调,阻止病情向躯体疾病方向转化。

(三)第三级预防

第三级预防是针对患者在经历心理失衡、功能失调进入躯体疾病阶段情况下防止病情恶化的重要措施。这个阶段不仅依靠有效的药物,还应充分估计心理咨询和心理治疗的作用。心理咨询和心理治疗工作要求医生有较高的医德修养、较广的医学知识、较娴熟的医学技能,医患之间建立起相互信任和相互合作的亲密关系。

现代医学对心身疾病的治疗大致分 4 个方面。

1. 心理治疗　应在充分了解患者的病史及心理状态下再对患者进行解释、指导和鼓励等,使患者逐渐树立信心,处理好心理刺激和心理矛盾。某些人格特征(如坚韧性格)能够减轻应激性生活事件对健康的有害影响。如患早期乳腺癌而后来未复发的存活妇女中,对疾病采取否认或斗争态度的人数明显多于默认事实、忍受痛苦或感到无助及绝望的患者。

2. 生物反馈和行为治疗　如气功疗法、瑜伽疗法,均是利用自己的意志去控制或调整内脏的活动以达到治疗强身的目的。有人对 50 例 A 型行为的冠心病患者进行10 周有规律的运动训练,发现 A 型行为有明显的转变,体重、血压和血脂均有不同程度的下降。自我训练控制自己的情绪,如每日有一定时间松弛紧张情绪,听轻音乐、练书法、画画、栽培花草及运用生物反馈疗法等。生物反馈疗法是指通过学习来改变自己的内脏反应,使通常人们意识不到的生理活动如血压、心率、胃肠蠕动、皮肤温度等,通过灵敏的电子仪器予以显示,如此反复进行,使患者学会在某种程度下调节这些功能,以达到预防发作和治疗的目的。

3. 环境治疗　对患者的社会心理因素如家庭、邻里或工作单位进行适当的调整,通过解释、指导以解除矛盾和协调关系,必要时可考虑请患者短期住院或更换环境。

4. 精神药物治疗　在对患者进行心理治疗的同时,可根据病情,配合一些抗焦虑药,如地西泮(安定)、氯氮草(利眠宁)等,或抗忧郁药,如阿米替林或多塞平(多虑平)等。

小 结

1.影响健康的社会因素包括社会制度、社会经济状况、社会文化因素、人口因素、家庭状况、卫生保健服务及和谐社会。

2.影响个人健康和寿命的因素包括生物学因素、环境因素、行为与生活方式因素和卫生服务因素四大类,其中最重要的因素是行为与生活方式因素。

3.健康相关行为分为促进健康的行为和危害健康的行为两大类。促进健康的行为包括基本健康行为、戒除不良嗜好、预警行为、避免环境危害行为和合理利用卫生服务。危害健康的行为包括不良生活方式与习惯、致病行为模式、不良疾病行为和违规行为。

4.改变行为的基本理论有知信行理论、健康信念模式和行为改变阶段理论。

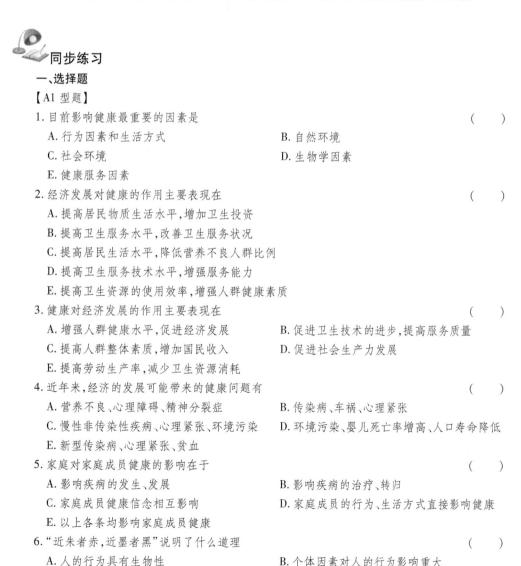

同步练习

一、选择题

【A1 型题】

1.目前影响健康最重要的因素是 （　　）

    A.行为因素和生活方式   B.自然环境

    C.社会环境   D.生物学因素

    E.健康服务因素

2.经济发展对健康的作用主要表现在 （　　）

    A.提高居民物质生活水平,增加卫生投资

    B.提高卫生服务水平,改善卫生服务状况

    C.提高居民生活水平,降低营养不良人群比例

    D.提高卫生服务技术水平,增强服务能力

    E.提高卫生资源的使用效率,增强人群健康素质

3.健康对经济发展的作用主要表现在 （　　）

    A.增强人群健康水平,促进经济发展   B.促进卫生技术的进步,提高服务质量

    C.提高人群整体素质,增加国民收入   D.促进社会生产力发展

    E.提高劳动生产率,减少卫生资源消耗

4.近年来,经济的发展可能带来的健康问题有 （　　）

    A.营养不良、心理障碍、精神分裂症   B.传染病、车祸、心理紧张

    C.慢性非传染性疾病、心理紧张、环境污染   D.环境污染、婴儿死亡率增高、人口寿命降低

    E.新型传染病、心理紧张、贫血

5.家庭对家庭成员健康的影响在于 （　　）

    A.影响疾病的发生、发展   B.影响疾病的治疗、转归

    C.家庭成员健康信念相互影响   D.家庭成员的行为、生活方式直接影响健康

    E.以上各条均影响家庭成员健康

6."近朱者赤,近墨者黑"说明了什么道理 （　　）

    A.人的行为具有生物性   B.个体因素对人的行为影响重大

    C.人的行为具有选择性   D.人的行为往往受环境的影响

E. 以上都对

7. 以下不属于促进健康的行为是　　　　　　　　　　　　　　　　（　　）

　　A. 适量运动　　　　　　　　　　　B. 饭前便后洗手

　　C. 戒烟　　　　　　　　　　　　　D. 合理利用卫生服务

　　E. 求神拜佛

8. 以下属于危害健康的行为是　　　　　　　　　　　　　　　　　（　　）

　　A. 适量运动　　　　　　　　　　　B. 饭前便后洗手

　　C. 戒烟　　　　　　　　　　　　　D. 开车系安全带

　　E. C 型行为

【A3 型题】

　　某学生寝室共住了两名女生,甲活泼好动,每周有 3~4 d 与同学一起打乒乓球。乙整日课后都在寝室看书,又喜吃零食,体重达 100 kg。

9. 甲的行为属于　　　　　　　　　　　　　　　　　　　　　　　（　　）

　　A. 日常健康行为　　　　　　　　　B. A 型行为

　　C. 预警行为　　　　　　　　　　　D. C 型行为

　　E. 不良生活方式

10. 乙比甲更容易得的慢性病是　　　　　　　　　　　　　　　　（　　）

　　A. 冠心病　　　　　　　　　　　　B. 白内障

　　C. 风湿性关节炎　　　　　　　　　D. 耳聋

　　E. 恶性肿瘤

二、名词解释

1. 健康相关行为　2. 健康家庭　3. 和谐社会卫生观　4. 心身疾病

三、思考题

1. 简述影响健康的社会因素。

2. 结合我国的实际情况,谈谈经济发展与人群健康的关系。

3. 简述健康相关行为的概念和分类。请列举出你在生活中常见的不良行为生活方式,并提出针对性的预防控制措施。

4. 影响健康的社会心理因素有哪些? 它们是如何影响人群健康的?

第六章
人群健康研究的统计学方法

学习目标

掌握 医学统计学的基本概念与基本步骤;数值变量资料和分类变量资料常用统计指标计算和统计分析方法;统计表的基本结构与制作;统计图的种类及用途;运用SPSS统计软件建立数据库文件及进行统计分析。

熟悉 正态分布和t分布的特点及应用;应用相对数的注意事项;率的标准误和总体率可信区间的估计;统计图的适用条件;SPSS统计软件的主要命令菜单功能。

了解 SPSS统计软件的使用方法。

由于个体差异的客观存在,影响健康的各种因素的复杂性,同一性别、同一年龄的人,其各种生理指标的正常变异范围很大,人们的健康状况会有不同表现。我们通常观察到的只是部分现象,具有较大的偶然性,且用不同的观察方法或从不同的角度观察往往会得出不同的结论。医学统计学就是提供各种统计方法,帮助人们透过许多偶然现象,分析、判断和阐明事物的内在规律性。因此,医学统计方法已成为医学科学研究的重要手段。

医学工作者需要运用医学统计学的基本理论、基本技能对居民健康问题的规律性进行研究,以指导医疗卫生实践工作。本章主要介绍医学统计学的基本概念、基本步骤、基本方法及SPSS统计软件的使用方法等内容。

第一节 统计学概述

一、医学统计学的基本概念

医学统计学是研究居民健康状况及卫生服务中数据的收集、整理和分析的一门应用学科。它主要包括两方面。①健康统计:包括医学人口统计、疾病统计和生长发育统计。②卫生服务统计:包括卫生资源利用、医疗卫生服务的需求、医疗保健体制改革等方面的统计学问题。

1. 同质和变异　同质即属性相同。在统计工作中,需要根据研究目的明确限定研究对象的范围,符合其限定条件的研究对象,即可认为是同质的。例如,要研究某市14岁女孩的身高,则该市14岁女孩就是同质的。统计学上常用的同质基础有年龄、性别、职业、民族、地区、疾病等。

同质基础上个体之间存在的差异称为变异。同质是相对的,变异是生物界的一个重要特征,是绝对的。医学统计学的任务就是在同质的基础上,对个体变异进行分析研究,从人群健康的不同表现中区别哪些不同是本质区别,哪些不同是变异,通过研究变异,揭示由变异所掩盖的同质事物内在的本质和规律,以指导医学实践。

2. 变量与变量值　对观察单位进行观测的属性或指标称为变量。变量的观测结果称为变量值,又称为观察值。如观察某人群的身高、体重等,那么身高、体重等都是变量,其身高、体重等的测量值即为变量值。

3. 总体和样本　总体是根据研究目的确定的同质观察单位某种变量值的集合。每一个个体称为观察单位。总体分为有限总体和无限总体。有限总体包括的观察单位是有限的,并有明确的时间和空间范围。而无限总体包括的观察单位是没有时间或空间范围限制的,数量是无限的或不易确定的。如上例,该市全体14岁女孩的身高值构成一个总体,而该总体因为没有时间限制,因而属于无限总体。

医学研究中,多数的总体是无限的,即使是有限总体,由于观察单位数太多,耗费很大的人力、物力和财力,也不可能甚至是不必要对总体进行全面的研究。实际研究中,常常是从总体中随机抽取一部分观察单位组成样本,对样本进行研究,用样本信息来推断总体特征。样本(sample)是从总体中随机抽取的有代表性的部分观察单位。其所包含的观察单位的个数称为样本含量,用 n 表示。如上例中,随机抽取120名该市14岁女孩的身高进行研究,这120人的身高值就是一个样本,该样本含量为120人。这种通过对样本信息的研究来推断总体情况的方法称为抽样研究。随机原则则是使总体中每一个观察单位都有同等的机会被抽到,保证抽取的样本与总体的情况尽可能一致,从而保证对样本研究得到的结论能够推论到总体。

4. 参数与统计量　描述总体特征的统计指标称为参数,描述样本特征的统计指标称为统计量。习惯上用希腊字母表示总体参数,如 μ 表示总体均数, σ 表示总体标准差, π 表示总体率等;用拉丁字母表示统计量,如 $\bar{X}$ 表示样本均数, S 表示样本标准差, P 表示样本率等。抽样研究的目的就是用样本统计量来推断总体参数。

5. 误差　误差即实测值与真实值之差。根据其产生的原因和性质分为非随机误差和随机误差两类。

(1)非随机误差　非随机误差主要是指系统误差。系统误差是由确定的原因引起的观察值与真实值之间呈倾向性的偏大或偏小的偏差。常见的原因如仪器未校准、试剂未标准化、医生掌握诊疗标准不一致等。其特点是具有单向性,且消除原因即可避免。它可以直接影响调查结果的准确性,在收集资料前必须查明原因予以校正。

(2)随机误差　随机误差是一类不恒定的、随机变化的误差,往往使实测值无方向性地围绕着某一数值左右波动。主要分为以下两种。①随机测量误差:在消除了系统误差的前提下,由于非人为的偶然因素,使得对同一观察单位多次测定的结果不完全一致,这种误差称为随机测量误差。该误差没有固定的倾向,不可避免,但可用多次测量求平均的方法将其控制在允许范围内。②抽样误差:在抽样研究中,即使消除了系统误差,将随机测量误差控制在允许范围,由于个体差异的存在,样本指标与总体指标之间或样本指标与样本指标之间仍会存在差异,这种差异称为抽样误差。凡是抽样研究,抽样误差就不可避免,但有一定的规律性,可以运用统计学方法计算其大小。一般认为,样本含量越大,个体间变异度越小,抽样误差就越小。

6.概率 概率是描述随机事件发生可能性大小的量值,常用 P 表示,其值介于 $0 \sim 1$ 之间,常用小数或百分数表示,即 $0 \leq P \leq 1$。P 值越接近 1,表示某事件发生的可能性越大;P 值越接近 0,表示某事件发生的可能性越小。根据事件发生的可能性可将概率事件分为 3 种。①必然事件:即在一定条件下必然发生的事件,则 $P=1$。②不可能事件:即在一定条件下肯定不发生的事件,则 $P=0$。③随机事件:即在一定条件下可能发生也可能不发生的事件,则 $0 \leq P \leq 1$。

在医学统计研究中,习惯上把 $P \leq 0.05$ 或 $P \leq 0.01$ 的事件称为小概率事件。一般认为"小概率事件在一次观察中,可认为是不会发生的"。

7.频数与频数分布 相同或相近的变量值出现的次数,统计学上称为频数。以表格的形式来表示变量值的分布特征,这种表称为频数分布表。若以调查对象的特征或变量值为横轴,相应的频数或频率为纵轴,作图表示变量值的分布特征,这种图称为频数分布图。根据频数分布表或频数分布图的特点,通常把频数分布分为对称分布和偏态分布两种类型(图 6-1)。所谓对称分布,是指频数的集中位置在中间,左右两侧频数大体对称。所谓偏态分布,是指频数的集中位置偏向一侧,频数分布不对称。根据频数集中位置偏的方向,又可将偏态分布分为正偏态(或右偏态)和负偏态(或左偏态)。多数变量值偏向小的一侧称为正偏态分布,偏向大的一侧称为负偏态分布。频数的集中位置为集中趋势;从中央部分到两侧频数分布逐渐减少,为离散趋势(或离散程度)。

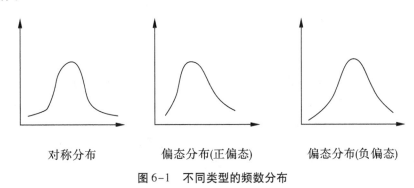

对称分布　　　　　偏态分布(正偏态)　　　　　偏态分布(负偏态)

图 6-1　不同类型的频数分布

二、统计资料类型

医学统计资料按性质,一般分为数值变量资料、分类变量资料、等级资料 3 种类型。

1.数值变量资料 亦称计量资料或定量资料,是用定量的方法测量观察单位的某项指标值大小所得到的资料。数值变量资料一般有度量衡单位,其观察指标为数值变量。数值变量又分为连续型数值变量和离散型数值变量。连续型数值变量是可以在一个区间中任意取值的变量,如身高(cm)、体重(kg)、血压(kPa 或 mmHg)等;离散型数值变量在一个区间中只能取整数的变量,如脉搏(次/min)、新生儿出生数(个/年)、手术患者数(例/月)等。其常用的统计指标有平均数、标准差等,常用统计分析方法有 t 检验等。

2.分类变量资料 亦称计数资料或定性资料,是先将观察单位按照某种属性或类别分组,然后分别清点各组观察单位的个数所得到的资料。例如,将观察单位按其属性或类别(如性别、民族、职业、血型、病情轻重等)分组,再清点每组的人数所得的资料,均属于分类变量资料。在这类资料中每个观察单位的测定结果不是确定的数值,而是归属于某个类别或属性,组与组之间没有量的差别,只有质的不同。分类变量资料的观察指标为分类变量。分类变量可以分成无序分类变量和有序分类变量,后者即为等级变量。无序分类变量常分为二分类变量和多分类变量。二分类变量只分为两组,如人的性别按男、女分组,化验结果按阳性、阴性分组,动物实验按生存、死亡分组等;多分类变量如血型按 A、B、O、AB 分组,职业按工、农、商、学、兵分组等。其常用的统计指标是相对数,常用的统计分析方法有 χ^2 检验等。

3.等级资料 亦称有序分类资料,是将观察单位按照某种属性的不同程度分组,然后清点各组观察单位的个数所得到的资料。等级资料界于数值变量资料和分类变量资料之间,既有数值变量资料的特性,组间有程度上的差异;又有分类变量资料的特性,分组计数,因而又称为半数值变量资料。等级资料的观察指标为有序分类变量,例如,观察某病的治疗效果,将患者按疗效的等级分痊愈、显效、无效、恶化、死亡 5 个组,再清点各组的例数所得到的资料属于等级资料。

统计资料类型不是一成不变的,根据研究目的的需要可以进行转化。例如,测量血红蛋白含量(g/L)原属数值变量资料,若按血红蛋白正常与异常分为两类时,即转化为分类变量资料分析;若按重度贫血、中度贫血、轻度贫血、正常、血红蛋白增高分为 5 个等级时,则转化为等级资料分析。

三、统计工作步骤

统计工作的基本步骤依次为设计、搜集资料、整理资料和分析资料。这 4 个基本步骤紧密相连、缺一不可,任何一步的缺陷或失误,都将影响最终研究结果的正确性。

1.设计 就是对统计工作全过程的总体设想和计划安排。考虑的问题主要是根据研究目的确定研究内容和方法、研究对象和指标及调查表设计、调查人员的培训、经费预算等。设计是统计工作的第一步,也是最关键的一步,通常包括调查设计和实验设计。

2.搜集资料 就是根据设计的要求获取准确、完整、可靠的原始数据的过程。医学统计资料的来源主要有 3 种。①统计报表或报告卡(单):医疗卫生机构根据国家规定的有关报告制度,定期逐级上报有关报表或报告卡(单)。如医院工作年报表、职业病报表、传染病报告卡、职业病报告卡等。通过报表可以全面、及时地掌握居民健康状况和医疗卫生机构工作的情况,而且为医疗卫生工作计划的制订和预测提供了客观依据,同时也为医学教育和科研提供了大量的原始资料。②日常医疗卫生工作记录:如门诊病历、住院病历、健康检查记录等。这些资料是医疗卫生部门经常性的工作记录,也是医学科研宝贵的原始资料。③专题调查或实验研究资料:是指根据研究目的专门设计并实施的专业性调查,收集资料有明确的目的与针对性。搜集资料的方式有直接测量、问卷调查和电子邮件等,是医学科研资料的主要来源。

3. 整理资料 整理资料的目的是将搜集到的原始资料系统化、条理化,便于进一步计算统计指标和分析。资料整理过程一般分为3步。①审查:即对原始数据和各种资料的正确性及完整性进行检查和核对,保证资料的准确性和完整性。②设计分组:按照"同质者合并,非同质者分开"的原则,根据资料的性质及特征对资料进行分组。分组有两种:一是按质分组,即将观察单位按其属性或类别(如性别、民族、职业、疗效等)分组;二是按量分组,即将观察单位按数值大小(如年龄大小、身高高低、工龄长短等)分组,在医学统计工作中,一般分为 8~15 组为宜。两种分组方式往往结合使用。③汇总:在分组基础上制订整理表,对数据进行汇总,整理成统计表。汇总方法有手工汇总和计算机汇总等。

4. 分析资料 按设计的要求,根据研究目的、要求和资料的类型、分布特征选择正确的统计指标和统计分析方法进行分析,又称为统计分析。统计分析包括统计描述和统计推断。前者是用统计指标与统计图(表)等方法对样本资料的数量特征及其分布规律进行描述;后者是用样本信息推断总体特征,并结合专业知识作出正确的结论。

第二节 数值变量资料的统计分析

数值变量资料的统计分析包括数值变量资料的统计描述和统计推断。

一、数值变量资料的统计描述

数值变量资料的频数分布表现为集中趋势和离散程度两大特征。集中趋势即一组同质数值变量资料的集中位置或平均水平;离散程度即一组观察值之间参差不齐的程度,也称变异程度。

(一)集中趋势指标

平均数是描述一组同质数值变量资料集中趋势的指标。常用的平均数有算术均数、几何均数、中位数等。

1. 算术均数 算术均数是所有观察值之和除以观察值个数所得的商,简称均数。样本均数用 $\overline{X}$ 表示,总体均数用 μ 表示。适用于对称分布资料,尤其是正态或近似正态分布的数值变量资料。计算方法如下。

(1)直接法 直接法用于小样本资料,计算公式如下。

$$\overline{X} = \frac{X_1 + X_2 + X_3 + \cdots + X_n}{n} = \frac{\sum X}{n} \qquad (6-1)$$

上式中,希腊字母 Σ(读作 sigma)是求和符号;$X_1, X_2, \cdots, X_n$ 为各观察值;n 为样本含量,即观察值的个数。

例6-1 某地 10 名 10 岁健康男同学身高值(cm)分别为 116.8、125.6、123.2、119.5、120.5、127.1、120.6、132.5、116.3、130.8,试计算其平均身高。

代入公式(6-1)得:

$$\overline{X} = \frac{\sum X}{n} = \frac{X_1 + X_2 + X_3 + \cdots + X_n}{n} = \frac{116.8 + 125.6 + \cdots + 130.8}{10} = \frac{1\,232.9}{10} = 123.29(\text{cm})$$

(2)加权法　加权法用于大样本。当观察值个数较多时,将各观察值分组归纳编制成频数分布表,用加权法求均数。其计算公式如下。

$$\overline{X} = \frac{f_1 X_1 + f_2 X_2 + \cdots + f_n X_n}{f_1 + f_2 + \cdots + f_n} = \frac{\sum fX}{\sum f} \tag{6-2}$$

上式中,$\sum$ 为求和符号,f 为频数,X 为组中值。

2. 几何均数　几何均数是所有观察值的乘积开 n 次方所得的根,用 G 表示。适用于观察值呈倍数或等比关系的资料,也适用于对数正态分布资料,即数据经过对数变换后呈正态分布的资料。如医学实践中的抗体滴度、抗体效价等。其计算方法如下。

(1)直接法　直接法用于小样本,计算公式如下。

$$G = \sqrt[n]{X_1 X_2 X_3 \cdots X_n} \tag{6-3}$$

其对数形式为:

$$G = \lg^{-1}\left(\frac{\lg X_1 + \lg X_2 + \cdots + \lg X_n}{n}\right) = \lg^{-1}\frac{\sum \lg X}{n} \tag{6-4}$$

注意:计算几何均数时观察值中不能有0,因0不能取对数;一组观察值中不能同时有正或负值;若全为负值时,先按正值运算,得出结果后再加上负号。

例6-2　5份血清的抗体效价分别为1:10、1:20、1:40、1:80、1:160。求其平均效价。

本例可将各抗体效价的倒数代入公式(6-3),得平均效价的倒数。

$$G = \sqrt[5]{10 \times 20 \times 40 \times 80 \times 160} = 40$$

也可将各抗体效价的倒数代入公式(6-4),得出相同的结果。

$$G = \lg^{-1}\left(\frac{\lg X_1 + \lg X_2 + \cdots + \lg X_n}{n}\right) = \lg^{-1}\left(\frac{\lg 10 + \lg 20 + \cdots + \lg 160}{6}\right) = 40$$

该5份血清的平均抗体效价为1:40。

(2)加权法　对于大样本资料($n \geq 50$ 或100),需先将观察值分组归纳成频数表,用加权法计算。其计算公式如下。

$$G = \lg^{-1}\left(\frac{f_1 \lg X_1 + f_2 \lg X_2 + \cdots + f_k \lg X_k}{f_1 + f_2 + \cdots + f_k}\right) = \lg^{-1}\left(\frac{\sum f \lg X}{\sum f}\right) \tag{6-5}$$

上式中,X 为变量值,f 为相同变量值出现的次数,即频数。

3. 中位数　中位数是将一组变量值按大小顺序排列后,位次居中的数值,用 M 表示。在全部观察值中,小于和大于中位数的观察值个数相等。它的适用范围比较广泛,常用于偏态分布资料、频数分布类型不明的资料、一端或两端无界的资料(开口型资料)。

(1)直接法　当观察值的个数较少时,先将观察值由小到大按顺序排列,再按公式(6-6)或公式(6-7)计算。

$$n \text{ 为奇数}, M = X_{\left(\frac{n+1}{2}\right)} \tag{6-6}$$

$$n \text{ 为偶数}, M = \frac{1}{2}\left[X_{\frac{n}{2}} + X_{\left(\frac{n}{2}+1\right)}\right] \tag{6-7}$$

上式中, n 为观察值的总个数, 下标 $\frac{n}{2}$ 、$\frac{n}{2}+1$ 、$\frac{n+1}{2}$ 为观察值排序后的位次, $X_{(\frac{n+1}{2})}$ 、$X_{(\frac{n}{2})}$ 、$X_{(\frac{n}{2}+1)}$ 为相应位次的观察值。

例 6-3 某传染病患者 9 名, 其发病的潜伏期(h)分别为 5、17、3、8、4、2、6、3、2, 求中位数。

先按大小顺序将 9 个数字排序:2、2、3、3、4、5、6、8、17。

本例 $n=9$, 为奇数, 按公式(6-6)计算, 得:

$$M = X_{(\frac{n+1}{2})} = X_{(\frac{9+1}{2})} = X_5 = 4(\mathrm{h})$$

如果上例再加上一名患者的潜伏期 35 d, 应按公式(6-7)计算, 得:

$$M = \frac{1}{2}[X_{\frac{n}{2}} + X_{(\frac{n}{2}+1)}] = \frac{4+5}{2} = 4.5(\mathrm{h})$$

(2)加权法 当观察值个数较多时, 先编频数表, 然后按下式用加权法计算。

$$M = L + \frac{i}{f_M}\left(\frac{n}{2} - \sum f_L\right) \tag{6-8}$$

上式中, L 为中位数所在组段的下限, i 为该组段的组距, f_M 为该组段所包含的观察值的个数, $\sum f_L$ 为小于 L 的各组段的累计频数, n 为总例数。

4.百分位数 百分位数用 P_X 表示。一个百分位数 P_X 将一组观察值分为两部分, 理论上有 $X\%$ 的观察值比它小, 有 $(100-X)\%$ 的观察值比它大, 是一种位置指标。中位数是一个特定的百分位数, 即 $M = P_{50}$。

百分位数用于描述一组数据某一百分位位置的水平, 多个百分位数的结合应用时, 可描述一组观察值的分布特征; 百分位数可用于确定非正态分布资料的医学参考值范围。

(二) 离散程度指标

现有 3 组数据, 分别是 6 岁女孩的身高(cm)。

甲组:98、99、100、101、102。

乙组:80、90、100、110、120。

丙组:80、99、100、101、120。

虽然 3 组资料的均数都为 100, 但分布情况却明显不同。甲乙两组相比, 甲组数据较集中, 而乙组数据较分散。因此只有将集中趋势指标和离散程度指标结合起来, 才能全面地描述一组资料的分布特征。

描述数值变量资料离散程度的指标有全距、四分位数间距、方差、标准差、变异系数, 其中标准差最常用。

1.极差 极差又称为全距, 是一组观察值中最大值与最小值之差, 用 R 表示。极差用于反映观察值变异的范围或幅度。极差越大, 说明变异程度越大; 反之, 说明变异程度越小。如上述资料即可计算出: $R_甲 = 102 - 98 = 4$; $R_乙 = 120 - 80 = 40$。可见甲组变异程度小, 乙组变异程度大。

其计算简单, 易于理解, 但它容易受极值的影响, 不能反映出全部(中间)数据的分散状况。

2.四分位数间距 四分位数间距为上四分位数 $Q_U(P_{75})$ 与下四分位数 $Q_L(P_{25})$ 之差。四分位数间距可看成是中间 50% 观察值的极差, 其数值越大, 变异程度越大, 反之,变异程度越小。由于四分位数间距不受两端个别极大值或极小值的影响,因而四分位数间距较全距稳定,但仍未考虑全部观察值的变异度,常用于描述偏态频数分布及分布的一端或两端无确切数值资料的离散程度。

3. 方差 为了克服全距的缺点,必须全面地考虑组内每个观察值的离散情况。总体方差用 σ^2 表示,样本方差用 S^2 表示。根据数理统计研究,样本方差的计算公式如下。

$$S^2 = \frac{\sum (X - \bar{X})^2}{n - 1} \tag{6-9}$$

$n - 1$ 统计学上称作自由度,用 ν 表示。

由公式(6-9)可见:方差越大,说明观察值的变异程度越大;方差越小,说明观察值的变异程度越小。

4. 标准差 方差的度量单位是原度量单位的平方,为了保留原单位,将方差的算术平方根作为反映一组观察值变异程度的一个重要指标,称为标准差。总体标准差用 σ 表示,样本标准差用 S 表示。

(1)直接法 样本标准差的计算公式如下。

$$S = \sqrt{\frac{\sum (X - \bar{X})^2}{n - 1}} \tag{6-10}$$

与方差相比,标准差的优点是保留了变量值的原单位。

标准差的意义:在单位相同且均数相差不大的情况下,标准差越大,说明观察值的变异程度越大;标准差越小,说明观察值的变异程度越小。

如对上述甲、乙、丙 3 组资料的标准差计算如下。

甲组:$\sum X = 500$,$\sum X^2 = 50\ 010$ $n = 5$ $S_1 = \sqrt{\dfrac{50\ 010 - 500^2/5}{5 - 1}} = 1.581$

乙组:$\sum X = 500$,$\sum X^2 = 51\ 000$ $n = 5$ $S_2 = \sqrt{\dfrac{51\ 000 - 500^2/5}{5 - 1}} = 15.811$

丙组:$\sum X = 500$,$\sum X^2 = 50\ 802$ $n = 5$ $S_3 = \sqrt{\dfrac{50\ 802 - 500^2/5}{5 - 1}} = 14.160$

可见,乙组的变异程度最大,丙组次之,甲组最小。

(2)加权法 对于大样本资料,首先将资料编制为频数分布表,用加权法计算。其计算公式如下。

$$S = \sqrt{\frac{\sum fX^2 - (\sum fX)^2 / \sum f}{\sum f - 1}} \tag{6-11}$$

上式中,X 为组中值,f 为频数。

(3)标准差的应用

1)表示观察值的离散程度 在两组(或多组)资料均数相近且单位相同的条件下,标准差越大,表示观察值的变异程度越大,即各观察值比较分散,均数的代表性较差;反之,标准差越小,表示各观察值的变异程度越小,观察值的分布集中在均数附近,均数的代表性较好。

2)结合样本含量计算标准误。

3）结合均数描述正态分布的特征和估计医学参考值范围。

4）与均数一起计算变异系数。

5. 变异系数　比较单位不同或均数相差悬殊的两组（或多组）观察值的变异程度时，不能直接使用标准差，需计算变异系数（coefficient of variation，CV），其计算公式如下。

$$CV = \frac{S}{\overline{X}} \times 100\% \tag{6-12}$$

上式中，S 为标准差，$\overline{X}$ 为均数。

例6-4　某地调查 20 岁的男子 100 名，其身高均数为 166.50（cm），标准差为 4.97（cm）；其体重均数为 65.50（kg），标准差为 5.06（kg），试比较两者变异度何者为大。

由于两组资料的单位不同，不能直接比较标准差，应计算变异系数再进行对比。

身高　$CV = \dfrac{4.97}{166.50} \times 100\% = 2.98\%$

体重　$CV = \dfrac{5.06}{65.50} \times 100\% = 7.73\%$

由此可见，该地 100 名 20 岁男子体重的变异程度大于身高的变异程度，说明身高这个指标相对稳定，而体重变化比较大。

（三）正态分布

正态分布又称为高斯分布，是以均数为中心，中间分布多，两侧逐渐减少并完全对称的分布。

1. 正态分布的特征

（1）正态曲线在横轴上方均数处最高。

（2）正态分布以均数为中心，左右对称。

（3）正态分布有两个参数，即均数 μ 和标准差 σ。其中均数是其位置参数，标准差是其形状参数。

正态分布

（4）正态曲线下面积的分布有一定规律　横轴上曲线下的面积等于 100% 或 1；$\mu \pm 1\sigma$ 范围内的面积占正态曲线下总面积的 68.27%；$\mu \pm 1.96\sigma$ 范围内的面积占正态曲线下总面积的 95.00%；$\mu \pm 2.58\sigma$ 范围内的面积占正态曲线下总面积的 99.00%（图6-2）。

2. 正态分布的应用　若观察值近似于正态分布，则可以用正态曲线下面积的分布规律估计频数分布和医学正常值范围。常用的医学正常值范围有 90%、95%、99% 等，最常用的是 95%，其计算公式见表 6-1。

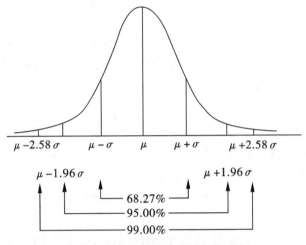

图 6-2 正态曲线下面积的分布规律

表 6-1 正态分布法估计医学参考值范围的计算公式

参考值范围/%	双侧上下限	单侧	
		只设下限	只设上限
90	$\bar{X} \pm 1.64S$	$\bar{X} - 1.282S$	$\bar{X} + 1.282S$
95	$\bar{X} \pm 1.96S$	$\bar{X} - 1.645S$	$\bar{X} + 1.645S$
99	$\bar{X} \pm 2.58S$	$\bar{X} - 2.326S$	$\bar{X} + 2.326S$

二、数值变量资料的统计推断

通过对样本信息的研究来推测总体的数量特征的这一过程称为统计推断。统计推断包括两个重要的方面,即参数估计和假设检验。

(一) 均数的抽样误差和标准误

1. 均数的抽样误差 在实际工作中,由于个体差异的客观存在,通过抽样引起的样本均数与总体均数及样本均数之间的差异称为均数的抽样误差。

2. 标准误 即样本均数 $\bar{X}$ 的标准差,简称标准误($\sigma_{\bar{X}}$)。它用来说明均数抽样误差的大小。标准误越小,样本均数的抽样误差就越小,样本均数对总体均数的代表性越好;反之,标准误越大,其抽样误差就越大,样本均数对总体均数的代表性越差。

标准误 $\sigma_{\bar{X}}$ 计算公式如下。

$$\sigma_{\bar{X}} = \frac{\sigma}{\sqrt{n}} \tag{6-13}$$

上式中,σ 为总体标准差,n 为样本含量。

由于抽样研究中 σ 常属未知,通常用一个样本标准差 S 来估计,得出均数标准误的估计值 $S_{\bar{X}}$,其计算公式如下。

$$S_{\bar{X}} = \frac{S}{\sqrt{n}} \tag{6-14}$$

例6-5　某地100名10岁男孩的平均身高为142.44 cm,标准差为6.07 cm,则其标准误为 $S_{\bar{X}} = \dfrac{S}{\sqrt{n}} = \dfrac{6.07}{\sqrt{100}} = 0.607(\text{cm})$。

由公式(6-13)或公式(6-14)可见,当样本含量一定时,标准误与标准差成正比;当标准差一定时,标准误与样本含量的平方根成反比。因此增加样本含量才可减少抽样误差。

标准误的用途:①衡量样本均数的可靠性,标准误越小,均数的抽样误差也越小,样本均数估计总体均数可靠性越高;反之亦然;②估计总体均数的可信区间;③用于均数的假设检验。

(二)总体均数的估计

参数估计就是用样本指标(统计量)来估计总体指标(参数),是抽样研究的主要内容之一。参数估计的方法有两种:一是点(值)估计(point estimation),如用样本统计量直接作为总体参数的估计值;二是区间估计(interval estimation),即按一定的概率 $1-\alpha$(可信度或把握度)估计未知总体参数可能所在的范围。统计学上常用95%(或99%)的可信区间,该区间表示总体均数 μ 有95%(或99%)的可能性在此范围。资料的条件不同选用的计算方法也不同。总体均数可信区间估计的计算方法如下。

1. 大样本资料总体均数可信区间估计　大样本资料(如 $n \geq 50$ 或100)时因 t 分布近似正态分布,可根据正态分布规律来估计,用以下公式计算。

总体均数95%的可信区间:

$$(\bar{X} - 1.96S_{\bar{X}}, \ \bar{X} + 1.96S_{\bar{X}}) \qquad (6-15)$$

总体均数99%的可信区间:

$$(\bar{X} - 1.96S_{\bar{X}}, \ \bar{X} + 1.96S_{\bar{X}}) \qquad (6-16)$$

2. 小样本资料总体均数可信区间估计　对于小样本资料,其 t 分布与正态分布相差较大,故总体均数的可信区间估计公式如下。

总体均数95%可信区间:

$$(\bar{X} - t_{0.05,v}S_{\bar{X}}, \ \bar{X} + t_{0.05,v}S_{\bar{X}}) \qquad (6-17)$$

总体均数99%可信区间:

$$(\bar{X} - t_{0.01,v}S_{\bar{X}}, \ \bar{X} + t_{0.01,v}S_{\bar{X}}) \qquad (6-18)$$

例6-6　由某地120名14岁健康女孩的身高资料,算得身高均数为142.90 cm,标准差为5.67 cm,估计该地14岁健康女孩身高均数的95%可信区间。

该例 $n = 120$,比较大,可根据公式(6-15)来估计。均数的标准误 $S_{\bar{X}} = \dfrac{S}{\sqrt{n}} = \dfrac{5.67}{\sqrt{120}} = 0.517\,6$ cm,则本地区14岁健康女孩的平均身高 μ 的95%的可信区间为(142.90 - 1.96×0.516 7, 142.90+1.96×0.516 7) = (141.89, 143.91)。

即该地14岁健康女孩身高均数的95%的可信区间为141.89~143.91 cm。

例6-7　某医师从某医院刚出生的女婴中,随机抽取10名女婴,其平均体重为3.017 kg,标准差为0.147 2 kg,则该地某医院出生女婴平均体重95%的可信区间是多少?

该例自由度 $v = 10 - 1 = 9$,95%的可信区间可根据公式(6-17)来估计,查 t 界值表

（附录三）得：$t_{0.05(9)} = 2.262$（双侧），则 95% 的可信区间为：

$$3.017 \pm 2.262 \times 0.147\ 2 / \sqrt{10} = (2.91, 3.12)$$

即该医院刚出生的女婴总体均数 95% 的可能性在 2.91 ~ 3.12 kg。

（三）t 分布

统计量 t 值 $\left(t = \dfrac{\overline{X} - \mu}{S_{\overline{X}}} \right)$ 的分布称为 t 分布。

t 分布的特征：①t 分布是以 0 为中心的一簇对称分布曲线；②其形态变化与 n（确切地说与自由度 ν）大小有关；自由度越小，t 分布曲线的中间越低平，而且两端向外延伸、抬高；自由度越大，t 分布越接近 u 分布（标准正态分布），当 $\nu \to \infty$ 时，t 分布曲线与标准正态曲线一致。所以 t 分布不是一条曲线，而是一簇曲线（图 6-3）；③t 分布曲线下面积有一定规律。

为了便于应用，统计学家根据自由度大小与 t 分布曲线下面积的关系，编制了 t 界值表。因 t 分布是以 0 为中心的对称分布，故表中只列出正值，若算得的 t 值为负值时，可用其绝对值查表。因此，t 分布曲线下面积 95% 或 99% 的界值不再是常数（1.96 或 2.58），而是随自由度大小的变化而变化，分别用 $t_{0.05, \nu}$ 和 $t_{0.01, \nu}$ 表示。

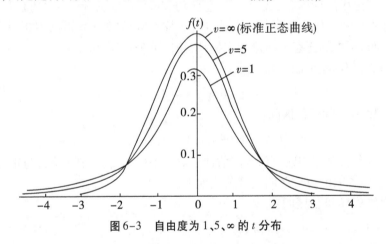

图 6-3　自由度为 1、5、∞ 的 t 分布

（四）假设检验的概念和基本步骤

1. 假设检验的概念　假设检验是根据研究的目的对样本所属的总体参数或分布提出一个假设，然后根据样本提供的信息，推断原假设是否成立（拒绝或接受），这一过程称为假设检验，又称为显著性检验。

2. 假设检验的基本步骤　在实际工作中，造成样本均数与总体均数或样本均数与样本均数之间差异的原因有且只有 2 种可能：①两者来自同一总体，其差异是由于抽样误差所致；②两者来自不同总体，其差异确由某种原因而不完全是抽样误差引起，即两者有本质差异。判断两者之间的差异是由哪一种原因引起的，必须进行假设检验。

下面以样本均数 $\overline{X}$ 与总体均数 μ 的比较为例，介绍假设检验的基本步骤。

（1）建立检验假设　确定检验水准：检验假设需要建立两个，一是无效假设，记作 H_0，假设样本均数所代表的总体均数与已知总体均数相等（$\mu = \mu_0$），即 $\overline{X}$ 与 μ_0 现有的差别仅由抽样误差所致;二是备择假设,记作 H_1,假设样本均数所代表的总体均数与已知总体均数不等($\mu \neq \mu_0$),即 $\overline{X}$ 和 μ_0 现有的差别不是由抽样误差而是由系统误差所致。二者都是根据统计推断的目的对总体特征提出的假设。检验水准又称为显著性水准,记作 α,即拒绝或不拒绝无效假设的判断标准。α 常取 0.05 或 0.01。

(2)选择检验方法和计算统计量 根据资料类型及分析目的选用适当的检验方法。如完全随机设计的两样本均数比较,选用 u 检验(大样本时)或 t 检验(小样本时)等。检验方法不同统计量也不同,常用的统计量有 t 值、u 值、χ^2 值等,统计量可根据相应公式进行计算。

(3)确定 P 值 用算得的统计量与相应的界值比较,确定 P 值。P 值是指在由 H_0 即无效假设所规定的总体中随机抽样,获得等于及大于现有统计量的概率。

(4)判断结果 根据 P 值大小作出拒绝或不拒绝 H_0 的统计学结论。判断标准参考表 6-2 及表 6-3。

表 6-2 u 检验判断表

u 值	概率(P)	结论
$u<1.96$	$P>0.05$	不拒绝 H_0
$1.96 \leqslant u < 2.58$	$0.01 < P \leqslant 0.05$	拒绝 H_0,接受 H_1
$u \geqslant 2.58$	$P \leqslant 0.01$	拒绝 H_0,接受 H_1

表 6-3 t 检验判断表

t 值	概率(P)	结论
$t < t_{0.05(v)}$	$P > 0.05$	不拒绝 H_0
$t_{0.05(v)} \leqslant t < t_{0.01(v)}$	$0.01 < P \leqslant 0.05$	拒绝 H_0,接受 H_1
$t \geqslant t_{0.01(v)}$	$P \leqslant 0.01$	拒绝 H_0,接受 H_1

(五)t 检验

t 检验常用于两均数的比较。资料类型不同,选择的 t 检验方法也不同,常见的有样本均数与总体均数的 t 检验、配对数值变量资料的 t 检验、两个独立样本均数比较的 t 检验及 u 检验。

1. 样本均数与总体均数比较的 t 检验 目的是推断样本所来自的未知总体均数 μ 与已知总体均数 μ_0 有没有差别。通常把理论值、标准值或经大量调查所得的稳定值作为总体参数(如总体均数 μ_0)。其统计量 t 值计算公式如下。

$$t = \frac{\overline{X} - \mu_0}{S_{\overline{X}}} = \frac{\overline{X} - \mu_0}{S/\sqrt{n}} \tag{6-19}$$

上式中,$\overline{X}$ 为样本均数,S 为标准差,$S_{\overline{X}}$ 为标准误,n 为样本含量,μ_0 为总体均数。本章以样本均数与总体均数的 t 检验为例,介绍 t 检验步骤如下。

例 6-8 某医生随机抽取某山区健康男子 25 名,测得其脉搏平均数为

74.2 次/min,标准差为 6.5 次/min,问山区健康男子脉搏平均数是否与正常成年男性有差别?(正常成年男性脉搏标准值为 72 次/min)

假设检验的步骤如下。

(1)建立检验假设,确定检验水准

$H_0:\mu = \mu_0$,即山区健康男子脉搏平均数与正常成年男性脉搏均数相同。

$H_1:\mu \neq \mu_0$,即山区健康男子脉搏平均数与正常成年男性脉搏均数不同。

$\alpha = 0.05$。

(2)计算统计量 t 值 已知 $\overline{X} = 74.2$ 次/min,$S = 6.5$ 次/min,$n = 25$,$\mu_0 = 72$ 次/min,代入公式计算得:

$$t = \frac{\overline{X} - \mu_0}{S/\sqrt{n}} = \frac{74.2 - 72}{6.5/\sqrt{25}} = 1.7$$

(3)确定 P 值 $\nu = n-1 = 25-1 = 24$,查 t 界值表,双侧,$t_{0.05(24)} = 2.064$,本例 $t = 1.7 < t_{0.05(24)}$,所以 $P>0.05$。

(4)判断结果 因为 $P>0.05$,按检验水准 $\alpha = 0.05$,不拒绝 H_0,说明山区健康男子脉搏平均数与正常成年男性均数的差别没有显著性,据此不能认为山区健康男子脉搏平均数与正常成年男性的脉搏均数有所不同。

2.配对数值变量资料的 t 检验 在医学研究中,经常用到配对设计,以减少实验的误差。配对设计主要有以下两种情况。①自身配对:同一受试对象处理前后的数据的变化(如治疗前后某些体征或指标的变化),或同一受试对象分别接受 2 种不同的处理(如用两种不同方法检查或检验等)。②异体配对:2 个同质受试对象分别接受 2 种不同的处理。其目的是推断同一个受试对象处理前后有无变化或 2 种不同处理的效果有无不同。如果处理前后没有变化或 2 种处理措施的处理效果一样,则理论上差值的总体均数应该为 0,所以可以把这种检验看成是差值(记为 d)的样本均数 $\overline{d}$ 与总体均数 0 的比较,即 $\mu_d = 0$。若检验结果有统计学意义,说明处理前后结果有变化或某种处理有作用。

配对数值变量资料比较的 t 检验,其 t 值计算公式如下。

$$t = \frac{\overline{d} - 0}{S_{\overline{d}}} = \frac{\overline{d}}{S_d/\sqrt{n}} \qquad (6-20)$$

上式中,0 为差数总体均数,$\overline{d}$ 为一组成对数据的差值 d(简称差值)的均数(属样本均数),$S_{\overline{d}}$ 为差数均数的标准误,S_d 为差数的标准差,n 为对子数。

例 6-9 7 名肺结核患者用某药治疗后红细胞沉降率(mm/h)资料见表 6-4,检验用药前后红细胞沉降率有无差别?

表 6-4　7 名肺结核患者用某药治疗前后红细胞沉降率比较(mm/h)

患者编号	治疗前	治疗后	差数(d)	d^2
1	22	17	5	25
2	20	16	4	16
3	28	21	7	49
4	24	19	5	25
5	21	15	6	36
6	18	21	−3	9
7	27	20	7	49
合计			31	209

假设检验的步骤如下。

(1)建立检验假设,确定检验水准

$H_0:\mu_d = 0$,即用药前后红细胞沉降率无变化。

$H_1:\mu_d \neq 0$,即用药前后红细胞沉降率有变化。

$\alpha = 0.05$。

(2)计算统计量 t 值　t 值按公式(6-20)计算如下。

$$\bar{d} = \frac{\sum d}{n} = \frac{31}{7} = 4.429$$

$$S_d = \sqrt{\frac{\sum d^2 - (\sum d)^2/n}{n-1}} = \sqrt{\frac{209 - (31)^2/7}{7-1}} = 3.457$$

$$t = \frac{\bar{d} - 0}{S_{\bar{d}}} = \frac{\bar{d}}{S_d/\sqrt{n}} = \frac{4.429}{3.457/\sqrt{7}} = 3.389$$

(3)确定 P 值　$\nu = 7 - 1 = 6$,查 t 界值表,$t_{0.05(6)} = 2.447$,本例 $t > t_{0.05(6)}$,所以 $P < 0.05$。

(4)判断结果　因为 $P < 0.05$,按检验水准 $\alpha = 0.05$,拒绝 H_0,即可认为用某药治疗肺结核后,红细胞沉降率有差别,治疗后红细胞沉降率降低。

3. 两个独立样本均数比较的 t 检验　在医学研究中,当两个互相独立的随机样本均数不同时,若要推断它们各自所代表的总体均数是否相等,就要检验两者的差异有无统计学意义。如用药组与不用药组,化疗组与综合治疗组等。其特点是要求相互比较的两个组应具有可比性,即除被研究的因素以外,其余能影响观察指标的所有因素,要尽量一致,否则很难做出科学的判断。两组的观察例数可以相同,也可以不同。

两个独立样本均数比较的 t 检验,其 t 值计算公式如下。

$$t = \frac{\bar{X}_1 - \bar{X}_2}{S_{\bar{X}_1 - \bar{X}_2}} \tag{6-21}$$

$$S_{\bar{X}_1 - \bar{X}_2} = \sqrt{S_c^2 \left(\frac{n_1 + n_2}{n_1 n_2}\right)} \tag{6-22}$$

$$S_c^2 = \frac{(n_1 - 1) \times S_1^2 + (n_2 - 1) \times S_2^2}{n_1 + n_2 - 2} \tag{6-23}$$

上式中，$S_{\overline{X}_1 - \overline{X}_2}$ 为两个样本均数差值的标准误，S_c^2 为两个样本的合并方差，n_1、n_2 和 S_1、S_2 分别为两个样本各自的样本含量和标准差，检验的自由度为 $\nu = n_1 + n_2 - 2$。

例 6-10 某教师对学生的预防医学期终成绩（呈正态分布）进行了分析。其中调查男生 30 人，平均成绩 77.67 分，标准差 6.09；调查女生 35 人，平均成绩 83.65 分，标准差 6.50 分。问不同性别学生的预防医学期终成绩是否有差别？

假设检验的步骤如下。

（1）建立检验假设，确定检验水准

$H_0: \mu_1 = \mu_2$，即不同性别学生预防医学期终成绩相同。

$H_1: \mu_1 \neq \mu_2$，即不同性别学生预防医学期终成绩不同。

$\alpha = 0.05$。

（2）计算统计量 t 值

$$S_c^2 = \frac{(n_1-1) \times S_1^2 + (n_2-1) \times S_2^2}{n_1 + n_2 - 2} = \frac{(30-1) \times 6.09^2 + (35-1) \times 6.50^2}{30+35-2} = 39.87$$

$$S_{\overline{X}_1 - \overline{X}_2} = \sqrt{S_c^2 \left(\frac{n_1+n_2}{n_1 n_2} \right)} = \sqrt{39.87^2 \times \left(\frac{30+35}{30 \times 35} \right)} = 9.92$$

$$t = \frac{\overline{X}_1 - \overline{X}_2}{S_{\overline{X}_1 - \overline{X}_2}} = \frac{77.67 - 83.65}{9.92} = -0.60$$

（3）确定 P 值　$\nu = n_1 + n_2 - 2 = 30 + 35 - 2 = 63$，查 t 界值表，表中没 63，以自由度 60 来代替，$t_{0.05(60)} = 2.000$，本例 $|t| < t_{0.01(60)}$，所以 $P > 0.05$。

（4）判断结果　因为 $P > 0.05$，按检验水准 $\alpha = 0.05$，不拒绝 H_0，即不能认为不同性别学生期终成绩有差别。

4. 两大样本均数比较的 u 检验　当两样本含量均较大时（n_1 和 n_2 均大于 50），样本均数的分布服从正态分布（u 分布），这时按 t 值公式计算的结果和 u 值非常接近，但 u 检验的计算要简单许多。对于大样本均数和总体均数的比较或两个大样本均数之间的比较，我们均可采用 u 检验。样本均数与总体均数的比较，用公式（6-20）计算 u 值，两个大样本均数之间的比较，用公式（6-21）计算 u 值。

$$u = \frac{\overline{X} - \mu}{\sigma_{\overline{X}}} \tag{6-24}$$

$$u = \frac{\overline{X}_1 - \overline{X}_2}{\sqrt{\dfrac{S_1^2}{n_1} + \dfrac{S_2^2}{n_2}}} \tag{6-25}$$

例 6-11 某地抽样调查了部分健康成人的红细胞数，其中男性 360 人，均数为 4.660×10^{12}/L，标准差为 0.575×10^{12}/L；女性 255 人，均数为 4.178×10^{12}/L，标准差为 0.291×10^{12}/L，试问该地男、女红细胞数的均数有无差别？

（1）建立检验假设，确定检验水准

$H_0: \mu = \mu_0$，即该地男女红细胞的均数无差别。

$H_1: \mu \neq \mu_0$，即该地男女红细胞的均数有差别。

$\alpha = 0.01$。

（2）计算统计量 u 值　代入公式（6-25）得：

$$u = \frac{\overline{X}_1 - \overline{X}_2}{\sqrt{\dfrac{S_1^2}{n_1} + \dfrac{S_2^2}{n_2}}} = \frac{4.660 - 4.178}{\sqrt{\dfrac{0.575^2}{360} + \dfrac{0.291^2}{255}}} = 13.63$$

（3）确定 P 值　因为 13.63>2.58，所以 $P<0.01$。

（4）判断结果　因为 $P<0.01$，按 $\alpha = 0.01$ 检验水准，拒绝 H_0，接受 H_1，可认为该地男女红细胞数的均数不同，男性高于女性。

两个独立样本均数比较的 t 检验的应用条件：①当样本含量较小时，理论上要求样本来自正态分布总体；②两小样本均数比较时，要求两总体方差具有齐性，即 $\sigma_1^2 = \sigma_2^2$。

（六）假设检验时应注意的事项

（1）抽样研究设计要严密、科学，样本必须是从同质总体中随机抽取，保证两个比较组间的均衡性和资料的可比性。

（2）根据现有的资料性质、设计类型、样本含量的大小正确选用假设检验方法。

（3）对差异有无统计学意义的判断不能绝对化，因为检验水准只是人为规定的一个界限，是相对的。下结论时，对 H_0 只能说拒绝或不拒绝；而对 H_1 只能说接受 H_1。除此之外的其他说法均不妥当。

（4）统计学上差别显著性的高低，与实际上的差别大小意义不同。统计学上显著性的高低只取决于概率的大小，不能说明实际差别大小。

（5）在假设检验以前，应确定是采取单侧检验还是双侧检验。双侧检验的目的在于推测两个总体均数有无差异；单侧检验的目的在于推断一个总体均数是否高于或低于另一个总体均数。在自由度和 t 值相等的条件下，单侧检验的概率仅相当于双侧检验概率的一半。一般认为双侧检验比单侧检验更加稳妥，常用双侧检验。

第三节　分类变量资料的统计分析

在医学研究中，会遇到诸如性别、疗效、血型等分类资料，对这些资料进行统计描述用相对数来表示，与之相对应的统计推断方法是 χ^2 检验。

一、分类变量资料的统计描述

分类变量资料常用率、构成比、相对比来表示，这些指标都是由两个指标之比计算而来，所以统称为相对数。由于相对数的分子和分母所采用的指标性质不同，所以不同类型的相对数具有不同的性质。

（一）常用的相对数

1.率　率是指某现象发生的频率或强度。计算公式如下。

$$率 = \frac{某事物或现象发生的实际数}{某事物或现象发生的所有可能数} \times K \qquad (6-26)$$

上式中，K 为比例基数，根据实际情况可以取 100%、1 000‰、10 万/10 万等，比例基数的选择主要根据习惯用法和计算结果保留 1~2 位整数的需要。

例 6-12 某社区卫生服务站 2015 年调查了该社区 10 260 例 60 岁以上老年人的血压现况,经过体检发现高血压患者为 3 457 例,则高血压患病率为 3 457/10 260×100% =33.69%。

2. 构成比 构成比是指事物内部某一部分的观察单位数与事物各组成部分观察单位总数之比,用来说明事物内部各个组成部分所占的比重。比例基数通常取 100%。其计算公式如下。

$$构成比 = \frac{某事物或现象发生的实际数}{某事物或现象发生的所有可能数} \times 100\% \tag{6-27}$$

例 6-13 某医院 2010—2015 年恶性肿瘤的年龄分布情况见表 6-5。6 年间共有恶性肿瘤患者 3 250 例,其中以 ≥60 岁组构成比最大,占 1 382/3 250×100% =42.52%。同理可计算其余年龄组的构成比。

从表中的数据可以看到构成比有两个特点:①事物内部各组成部分的构成比之和应等于 100%;②各构成部分之间是互相影响的,即某一部分的构成比变化会影响其他组成部分的数值变化。

表 6-5 某医院 2010-2015 年恶性肿瘤的年龄分布

年龄(岁)	死亡人数	构成比/%
60 ~	1 382	42.52
45 ~	847	26.06
15 ~	975	30.00
<15	46	1.42
合计	3 250	100.00

3. 相对比 相对比简称比,是指两个有关联的指标之比,用以反映两者之间的相对水平。通常以倍数或百分数(%)来表示,计算公式如下。

$$相对比 = \frac{A}{B}(\times 100\%) \tag{6-28}$$

例 6-14 某年某医院出生的新生儿中,男婴为 450 人,女婴为 420 人,则新生儿的性别比例为 450/415×100% =108%,说明该医院该年每出生 108 名男婴,就有 100 名女婴出生。

(二)应用相对数的注意事项

1. 计算相对数时分母不宜过小 即观察的例数要足够大,得出的结果才较稳定。如果观察的例数较小(分母过小)会使相对数波动较大,如某药治疗某病 5 例,4 例治愈,治愈率为 80%,若 3 例治愈,治愈率为 60%。虽然治疗结果只有 1 例的差异,但治愈率的波动范围达 20%。因此当观察例数较小时最好采取绝对数来表示。但也有例外,如做动物实验时,可以通过严密的设计,严格控制实验条件,动物的例数可以较少。

2. 正确区分构成比和率,避免混淆 构成比是用来说明事物内部各个组成部分所占的比重,率是表示事物发生的频率和强度。分析时常见的错误是将构成比按率的概念去解释。例如,表6-6某医院某年各类疾病的死亡人数统计,有人认为呼吸系统疾病死亡人数所占的比重最大,所以该种疾病致死性最为严重。这种看法是错误的,根据表第(5)列可知,恶性肿瘤的病死率最高,病死率是反映疾病严重程度的指标。

表6-6　某医院某年20岁以下各类疾病的住院人数和死亡人数

疾病种类 (1)	患者数 (2)	病死人数 (3)	死亡构成比/% (4)	病死率/% (5)
呼吸系统疾病	832	30	35.71	3.61
心脑血管疾病	610	26	30.95	4.26
恶性肿瘤	230	16	19.05	6.96
其他	963	12	14.29	1.25
合计	2 635	84	100.00	3.19

3. 正确计算平均率　当计算几个率的平均率时,不能简单地由各个率直接相加然后除以率的个数,而应将各个率的分子和分母分别相加后再计算平均率。如某新药治疗某病的临床试验,第一次治疗100人,有效人数为80人,治愈率为80%;第二次治疗150人,有效人数为90人,治愈率为60%。则平均治愈率应为[(80+90)/(100+150)]×100% = 68.00%,而不能直接计算为(80% +60%)/2 = 70%。

4. 比较相对数时,应注意资料的可比性　在比较相对数时,除了要比较的因素之外,其余的影响因素应尽可能相同或相似。在医学研究中,可以采取随机抽样的方式,使资料间具有可比性。影响可比性的主要因素:①研究对象不同质,观察时间不一致,研究方法不相同,诊断标准变化,社会环境因素等;②研究对象内部某些因素构成分布不同,如两组人群的性别构成不同,可分别比较同性别的小组率或对总体率进行标准化后再作比较。

5. 样本率或样本构成比进行比较时,需要进行假设检验　在比较资料间的总体率或总体构成比是否有差异时,由于存在抽样误差,不能直接根据样本率或样本构成比的数据作结论,应该对样本率或样本构成比的差异进行假设检验。

二、分类变量资料的统计推断

分类变量资料的统计推断包括两个内容:参数估计和假设检验。参数估计主要讲述总体率的估计,分类变量资料的假设检验主要讲述 χ^2 检验, χ^2 检验主要用于推断两个或多个总体率或构成比之间有无差异。

(一)参数估计

1. 率的抽样误差与标准误　与数值变量资料的总体均数估计一样,在分类变量资料的抽样研究中,会存在率的抽样误差,即样本率和总体率之间或各样本率之间不同。需要利用抽样误差分布规律对其进行分析。其大小用率的标准误来表示,计算公式如下。

$$\sigma_p = \sqrt{\frac{\pi(1-\pi)}{n}} \qquad (6-29)$$

由于总体率一般是未知的,因此常用样本率 p 作为总体率 π 的估计值,则率的标准误的估计值记为 S_p,计算公式如下。

$$S_p = \sqrt{\frac{p(1-p)}{n}} \quad (6-30)$$

2. 总体率的区间估计　总体率的可信区间估计有两种方法。

(1)查表法　当 n 较小,一般 $n \leqslant 50$ 且 p 接近于 0 或 1 时,直接查二项分布参数 π 的可信区间表,即可得到总体率的可信区间。

(2)正态近似法　当 n 较大,且 p 和 $1-p$ 均不太小,如 np 和 $n(1-p)$ 均大于 5 时,可采用正态近似法估计总体率的可信区间,计算公式如下。

$$p \pm z_{\alpha,v} S_p \quad (6-31)$$

(二)四格表资料的 χ^2 检验

为研究不同浓度硫酸镁溶液治疗渗透性静脉炎的疗效。研究者将 124 例患者随机分为试验组和对照组,试验组用 50.0% ~ 70.0% 的硫酸镁溶液湿热敷渗漏局部组织,对照组用 33.0% 的硫酸镁溶液进行治疗,结果见表 6-7。问两种不同浓度的硫酸镁溶液的疗效是否不同?

表 6-7　不同浓度硫酸镁溶液疗效比较

组别	例数	有效/例(%)	无效/例(%)	有效率/%
对照组	84	47(53.67)	37(30.33)	55.95
试验组	60	45(38.33)	15(21.67)	75.00
合计	144	92	52	63.89

表中只有 4 个数即 47、37、45、15,其余数据都是根据这 4 个基本数据推导出来的,这 4 个基本数据占了 4 个格子,因此称为四格表。

1. χ^2 检验的基本思想　χ^2 检验相应的统计量称为 χ^2 值。χ^2 检验的基本思想可通过公式(6-32)来说明。

$$\chi^2 = \sum \frac{(A-T)^2}{T} \quad (6-32)$$

上式中,A 指的是实际频数,如本例中的 4 个基本数据;T 指的是理论频数,是在检验假设 H_0 成立的条件下计算得来的。例如,本例要比较两个样本率,先假设两组的疗效相同,即均等于合计率 63.89%,则对照组的理论有效人数为 $84 \times 63.89\% = 53.67$,试验组的理论有效人数为 $60 \times 63.89\% = 38.33$,同理可计算出其余两个实际频数所对应的理论频数(表 6-7)。将上述计算方法用公式(6-33)来表示。

$$T_{RC} = \frac{n_R n_C}{n} \quad (6-33)$$

上式中,T_{RC} 表示第 R 行第 C 列的理论频数,n_R 为相应行的合计值,n_C 为相应列的合计值,n 为总的观察例数。如表 6-7 中第一行第二列的理论频数为 $T_{12} = \frac{84 \times 52}{144} = 30.33$。从公式可看出 χ^2 值实际反映了实际频数和理论频数的吻合程度,因此如果检

验假设 H_0 成立,即 $P>0.05$,两种浓度的疗效一样。则实际频数和理论频数差异会较小,计算出的 χ^2 值也会较小,具体 χ^2 值和 P 值的对应关系可查 χ^2 界值表。

χ^2 值的大小除了与理论频数和实际频数有关外,还和格子数(自由度)的多少有关,因为式中的分子都是正值,因此格子数越多,χ^2 值也会越大。因此在查 χ^2 界值表时要考虑到自由度的大小。自由度的计算公式如下。

$$\nu = (行数-1)(列数-1) \tag{6-34}$$

对于四格表来说,行数和列数均为 2,所以四格表的自由度为 1。

2. 本例的 χ^2 检验计算步骤　运用 χ^2 检验的统计方法对本例做完整的分析。

(1)建立检验假设,确定检验水准

$H_0:\pi_1 = \pi_2$,即两种浓度疗效相等。

$H_1:\pi_1 \neq \pi_2$,即两种浓度疗效不相等。

$\alpha = 0.05$。

(2)计算统计量 χ^2 值　按公式(6-33)先分别计算出 4 个格子的理论数。

$T_{11} = 53.67$,$T_{12} = 30.33$,$T_{21} = 38.33$,$T_{22} = 21.67$

$$\chi^2 = \sum \frac{(47-53.67)^2}{53.67} + \frac{(37-30.33)^2}{30.33} + \frac{(45-38.33)^2}{38.33} + \frac{(15-21.67)^2}{21.67} = 5.50$$

$$\nu = (2-1)(2-1) = 1$$

(3)确定 P 值,作出推断结论　查 χ^2 界值表,$P<0.05$,按 $\alpha = 0.05$ 的水准,拒绝 H_0,接受 H_1,差异有统计学意义,可认为两种浓度的疗效不相同。

3. 四格表的专有公式　上述的公式需要计算每一个格子的理论数,因此计算起来比较麻烦,对于四格表的资料,可以直接用专有公式来计算 χ^2 值,简化运算。专有公式如下。

$$\chi^2 = \frac{(ad-bc)^2 n}{(a+b)+(c+d)+(a+c)+(b+d)} \tag{6-35}$$

上式中,a、b、c、d 分别为四格表的 4 个实际频数,把上例的数据代入专有公式:

$$\chi^2 = \frac{(47 \times 15 - 37 \times 45)^2 144}{(47+37)(45+15)(47+37)(45+15)} = 5.50$$

结果与前面相同。

4. 四格表 χ^2 值的校正　χ^2 界值表是根据连续性的理论分布计算出来的。但分类变量资料中的实际频数是不连续的,因此根据公式(6-32)或公式(6-35)计算的 χ^2 值查 χ^2 界值表所对应的概率会偏小,特别是对于四格表。因此,在出现下列情况时,应进行相应的处理。

(1)$n \geq 40$ 且 $1 \leq T<5$ 时,需计算校正 χ^2 值。公式如下。

$$\chi^2 = \sum \frac{(|A-T|-0.5)^2}{T} \tag{6-36}$$

$$或 \chi^2 = \frac{(|ad-bc|-n/2)^2 n}{(a+b)+(c+d)+(a+c)+(b+d)} \tag{6-37}$$

(2)$n<40$ 或 $T<1$ 时,需用四格表资料的 Fisher 确切概率法。

例6-15　某医师分别用中药和中西药结合两种方案治疗某病患者 62 例,结果见表 6-8,问两种方案的疗效是否不同?

表6-8　中药和中西医结合治疗甲肝的疗效

组别	例数	有效/例	无效/例	有效率/%
中药组	31	24	7	77.42
中西药结合组	26	23	3	88.46
合计		47	10	82.46

(1)建立检验假设,确定检验水准

$H_0: \pi_1 = \pi_2$,即两种方案的疗效相等。

$H_1: \pi_1 \neq \pi_2$,即两种方案的疗效不相等。

$\alpha = 0.05$。

(2)计算统计量χ^2值　本例中,$n = 57$,最小理论频率$T_{22} = 4.56$,需要用四格表资料χ^2检验的校正公式,本例用公式(6-37)计算校正χ^2值。

$$\chi^2 = \frac{(|24 \times 3 - 7 \times 23| - 57/2)^2 \times 57}{(24+7)+(23+3)+(24+23)+(7+3)} = 0.55$$

$$\nu = (2-1)(2-1) = 1$$

(3)确定P值,作出推断结论　查χ^2界值表,$P > 0.05$,按$\alpha = 0.05$的水准,不拒绝H_0,差异无统计学意义,可认为两种方案的疗效相同。

(三)配对四格表资料的χ^2检验

现有154份大肠埃希氏菌标本,每份标本分别在甲、乙两种培养基上培养,检验结果如表6-9,问两种培养基的检验结果是否一样?

表6-9　甲、乙两种培养基上培养大肠埃希氏菌标本结果

甲培养基	乙培养基		合计
	+	−	
+	61(a)	37(b)	98
−	17(c)	39(d)	56
合计	78	76	144

本例为配对设计的分类变量资料。分类变量资料的配对设计常用于两种检测方法、诊断方法、培养方法之间的比较。特点是每个观察单位分别由两种方法处理。在配对四格表中,a和d是两种培养方法检验结果一致的情况,b和c是两种培养方法检验结果不一致的情况。因此,当两种培养方法无差别时,即对于总体是$B = C$。公式如下。

$$\chi^2 = \frac{(b-c)^2}{b+c} \tag{6-38}$$

$$\chi_c^2 = \sum \frac{(A-T)^2}{T} \tag{6-39}$$

当$(b+c) \geq 40$时,用公式(6-38);当$(b+c) < 40$时,用公式(6-39)。

本例的假设检验步骤如下。

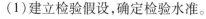

（1）建立检验假设,确定检验水准。

$H_0:\pi_1=\pi_2$,即两种检验方法结果相等。

$H_1:\pi_1\neq\pi_2$,即两种检验方法结果不相等。

$\alpha=0.05$。

（2）计算统计量χ^2值 本例$b+c=54$,故利用基本公式。

$$\chi^2=\frac{(37-17)^2}{37+17}=7.41$$

$$\nu=(2-1)(2-1)=1$$

（3）确定P值,作出推断结论 查χ^2界值表,$P<0.05$,按$\alpha=0.05$的水准,拒绝H_0,接受H_1,差异有统计学意义,可认为两种检验结果不相同。

（四）行×列表资料的χ^2检验

将268例冠心病患者随机分为3组,分别采取甲、乙、丙3种疗法进行治疗,结果如表6-10,问3种疗法的有效率有无差别?

表6-10 3种药物对冠心病的疗效比较

疗法	例数	有效/例	无效/例	有效率/%
甲	83	63	20	75.90
乙	90	48	42	53.33
丙	95	70	25	73.68
合计		181	87	67.54

1. 多个样本率的比较 前面介绍的两个样本率比较的χ^2检验,其基本的数据是2行2列,本例的基本数据是3行2列,当行数或列数大于2时,称为行×列表,用于多个样本率或构成比的比较。公式如下。

$$\chi^2=n\left(\sum\frac{A^2}{n_R n_C}-1\right)\tag{6-40}$$

本例的假设检验步骤如下。

（1）建立检验假设,确定检验水准

$H_0:\pi_1=\pi_2=\pi_3$,即3种疗法的有效率相等。

H_1:3种疗法的有效率不全相等。

$\alpha=0.05$。

（2）计算统计量χ^2值

$$\chi^2=268\times\left(\frac{63^2}{83\times181}+\frac{20^2}{83\times87}+\frac{48^2}{90\times181}+\frac{42^2}{90\times87}+\frac{70^2}{95\times181}+\frac{25^2}{95\times87}\right)$$

$$=12.57$$

$$\nu=(3-1)(2-1)=2$$

（3）确定P值,作出推断结论 查χ^2界值表,$P<0.05$,按$\alpha=0.05$的水准,拒绝H_0,接受H_1,差异有统计学意义,可认为3种疗法的有效率有差别。

 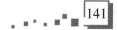

2. 行×列表资料 χ^2 检验的注意事项

（1）多个样本率比较的 χ^2 检验，如果结论为拒绝 H_0，接受 H_1，只能认为多个总体率之间从总体上讲是有差异的，如果要进一步了解各总体率之间是否有差异，需要对多个样本率进行多重比较。

（2）行×列表中格子的理论频数不应小于 1，并且 $1 \leqslant T < 5$ 的格子数不宜超过总格子数的 1/5。若出现上述情况，可采取以下几种措施解决：①最好的方法是增加样本量，使理论频数增大；②从专业知识角度考虑，将理论频数太小的行或列删掉或者与性质相近的行或列合并；③改用 Fisher 确切概率法。

第四节　统计表与统计图

统计表和统计图是统计描述的重要部分，也是医学论文中数据表达的主要工具。对医学资料进行分析，除了使用各种统计指标、统计方法和文字说明外，为了使结果更加简洁、直观、清晰，常用统计表和统计图来表达分析的结果。

一、统计表

统计表

对医学资料进行整理和分析后，通常将结果以表格的形式列出，称为统计表。统计表展示数据的结构、分布和主要特征，可以代替冗长的文字叙述，便于对数据进行分析对比。统计表制作是否合理，对统计推断工作有重要的影响。

（一）统计表的编制原则

1. 重点突出，简单明了　一张统计表一般只表达一个中心内容，主题明确。如果内容过多，可以分开制作成若干个表来表达不同的指标和内容。

2. 主谓分明，层次清楚　即有其描述的对象（主语）和内容（谓语），主谓语的位置不要弄错。统计表虽然是以表格的形式出现，但表中的数字含义是由完整的文字语句来表达。标目的安排及分组要层次清楚，符合专业逻辑。通常主语放在表的左侧作为横标目，谓语放在右侧作为纵标目，横标目与纵标目交叉的格子用来填写数据，这样从左至右就形成了一个完整的句子。

3. 数据表达规范　文字、数字和线条尽量从简。

（二）统计表的内容

1. 标题　标题位于表的上方，通过标题可了解研究的主要内容，如果表中的数据指标统一，可以将研究指标的单位放在括号里面，标在标题的后面。

2. 标目　即用横标目和纵标目对表格中每行和每列的数字的意义进行解释，通常在标目后面的括号中注明指标的单位。

3. 线条　统计表又称为三线表，这是统计表有别于一般表格之处，即一张统计表只能有 3 条长的横线，不允许有竖线和斜线。如果某些标目需要分层，可用短横线进行分隔。表格的第一条横线即顶线和最后一条横线即底线将表格与文章的其他部分分隔开来，纵标目下的横线即中间的横线将表格中的文字区和数字区分隔开来。

4. 数字　数字是表格的中心内容，用阿拉伯数字来表示。数字区不允许留空项，如无数字用"-"来表示,缺失用"…"来表示,数值为 0 者记为"0"。同一指标下的小数点保留的位数要统一,同时小数点位置要对齐。

5.备注　统计表中除标目外,其他地方不允许出现文字,如需要用文字说明的,可用"＊"以备注的形式在表格的左下方进行标注。

(三)统计表的种类

1.简单表　只按单一变量分组,即主语只有一个层次,称简单表,如表 6-11。该表只有一个分组层次,按组别变量分为对照组和试验组。

表 6-11　试验组和对照组治疗某病临床疗效的比较

组别	例数	有效/例	无效/例	有效率/%
对照组	160	123	37	76.88
试验组	130	105	25	80.77
合计		228	62	78.62

2.复合表　将两个或两个以上变量结合起来分组,即主语有两个以上的层次,称为复合表,如表 6-12。将性别和两种不同治疗结合起来进行分组,可以表达不同性别、不同治疗组别的有效率,从两个不同的方面进行分析和比较。

表 6-12　试验组和对照组治疗某病的不同性别疗效的比较

性别	对照组			试验组		
	有效/例	无效/例	有效率/%	有效/例	无效/例	有效率/%
男	69	20	77.53	55	14	79.71
女	54	17	76.06	50	11	81.97
合计	123	37	76.88	105	25	80.77

(四)统计表编制的注意事项

统计表在编制的过程中,要遵循编制的原则,根据研究的目的和内容进行合理的设计,才能够清晰有条理地展示数据,让读者清楚的了解分析结果,在实际应用的过程中应注意以下两个方面的问题。

1.统计表的编制要灵活　统计表的编制没有固定的模式,即使是同一组数据,可根据研究的目的,将标目重新安排后构造成不同形式的统计表。一般来说,将需要比较的主体标目放在表的左侧,统计学指标和数据放在表的右侧,但有时也要视具体情况而定。如表 6-13 和 6-14 给出的是治疗高血压的临床试验中患者在治疗前的收缩压和舒张压数据,两个表虽然内容一样,但表达的目的是不同的。表 6-13 目的是比较试验组和对照组的收缩压和舒张压测量值是否有差异;而表 6-14 目的是体现收缩压和舒张压的测量值,而不是对试验组和对照组进行比较。

表 6-13　试验组和对照组血压的基线情况（$\overline{X} \pm S$）

组别	例数	收缩压/mmHg	舒张压/mmHg
试验组	61	150.56±11.42	98.64±4.73
对照组	62	148.23±12.43	98.31±5.29

表 6-14　试验组和对照组血压的基线情况（$\overline{X} \pm S$）

血压/mmHg	试验组	对照组
收缩压	150.56±11.42	148.23±12.43
舒张压	98.64± 4.73	98.31± 5.29

2.避免内容混杂，表达不清　制表过程中最常见的问题是受医学论文篇幅所限，作者希望用较少的表格表达尽可能多的内容，导致统计表过大，内容过多，条理不清。若标目层次多于3个以上，尽量不要放在一个表中。

例 6-16　某地进行冠心病危险因素研究时，调查了居民的心理分值与其他冠心病有关因素，结果见表6-15。

表 6-15　不同心理分值的冠心病危险因素水平比较（%）

危险因素	心理分值			P 值
	1(252 人)	2(253 人)	3(252 人)	
	$\overline{X} \pm S$　%	$\overline{X} \pm S$　%	$\overline{X} \pm S$　%	
年龄(岁)	35.2±6.5	37.0±6.3	36.5±6.8	<0.05
收缩压(mmHg)	120.7±13.4	121.2±13.2	121.1±13.2	>0.05
舒张压(mmHg)	78.8±10.73	77.9±10.5	78.2±11.0	>0.05
吸烟率(%)	70.8	69.4	70.7	>0.05
吸烟量(支/d)	8.0±1.0	10.0±2.0	15.0±2.0	<0.01
饮酒率(%)	52.3	55.5	53.1	>0.05
饮酒量(g/d)	60.1±7.5	78.2±8.5	79.3±6.8	<0.01
慢性疾患数构成(%)				
0	81.6	79.3	77.5	>0.05
1	15.1	16.2	16.5	>0.05
≥2	3.3	4.5	6.0	<0.05

表6-15存在以下问题：一是内容繁多，层次复杂，数据杂乱无章，使人难以理解；二是表格中出现许多空格，主要原因是表格中计量资料和计数资料同时存在，互不相容，挤占了不同的列；三是表格的主语和谓语的位置颠倒，主语应放在表格的左侧作为横标目，谓语应放在表的右侧作为纵标目。将表 6-15 分割为两个统计表，即表 6-16 和 6-17。与表 6-15 相比，表 6-16 和表 6-17 内容条理清晰，结构简单整洁，使人一目了然。

表6-16　某年某地居民不同心理分值的冠心病危险因素水平比较($\bar{X} \pm S$)

心理分值/分	例数	年龄/岁	收缩压/mmHg	舒张压/mmHg	吸烟量/（支/d）	饮酒量/（g/d）
1	252	35.2±6.5	120.7±13.4	78.8±10.7	8.0±1.0	60.1±7.5
2	253	37.0±6.3	121.2±13.2	77.9±10.5	10.0±2.0	78.2±8.5
3	252	36.5±6.8	121.1±13.2	78.2±11.0	15.0±2.0	79.3±6.8
P 值		<0.05	>0.05	>0.05	<0.01	<0.01

表6-17　某年某地居民不同心理分值的冠心病危险因素水平比较

心理分值/分	例数	吸烟率/%	饮酒率/%	慢性病数构成比/%		
				0 个	1 个	≥2 个
1	252	70.8	52.3	81.6	15.1	3.3
2	253	69.4	55.5	79.3	16.2	4.5
3	252	70.7	53.1	77.5	16.5	6.0
P 值		>0.05	>0.05	>0.05		

二、统计图

统计图是利用点的位置、线段的升降、直条的长度及面积的大小等几何图形对数据进行统计描述的一种方式。与统计表相比，统计图能够更加直观地显示数据的大小及变动情况，让读者更容易对资料进行理解、分析和比较，使文章更生动活泼。但统计图提供的内容比较粗略，通常作为统计表的辅助工具出现。

（一）统计图的绘制原则

1. 根据研究目的和资料的类型选择恰当的统计图　比较独立的、不连续的、无数量关系的多个组或多个类别的统计量宜选用直条图；描述连续性变量的频数分布宜选用直方图；比较事物内部各个组成部分的构成可用圆图或百分比条图；分析某指标随着时间或其他连续性变量的变化而变化的趋势宜用线图等。

2. 标题与统计表不同　统计图的标题位于图的下方，标题应包含时间、地点和主要研究内容。

3. 坐标轴　统计图一般有横轴和纵轴，两轴的比例以 7∶5 或 5∶7 为宜，纵轴的尺度由下而上，起点必须从 0 开始；横轴尺度自左而右，横轴的起点根据资料的具体数据范围而定。纵、横轴的刻度应等距标明，同时应注明标目及单位。

4. 图例　可用不同的线条和颜色来表示图中不同的事物，需要附图例加以说明。图例可放在图的右上角空隙处或下方中间位置。

（二）常用统计图

1. 直条图　直条图又称为条图，是指用相同宽度的直条长短来表示互相独立的某统计指标的大小。常用的条图有单式条图（一个统计指标，一个分组因素）和复式条图（一个统计指标，多个分组因素）。

绘制条图时纵轴的尺度必须从"0"开始,各直条的宽度应相等,条间的间隔一般与直条等宽或为条宽的一半,直条的排列顺序可按指标值大小排列,也可按分组自然顺序排列。

(1)单式条图　具有一个统计指标和一个分组因素。取表6-18的一部分数据绘制成图6-4,描述按不同疾病分组的死亡率,不同疾病是相互独立的不连续的指标,因此用直条图。

表6-18　某城市1975年和2005年3种癌症的死亡率(1/10万)

年份	死因		
	肺癌	肝癌	胃癌
1975	12.6	14.1	20.2
2005	40.9	24.9	22.9

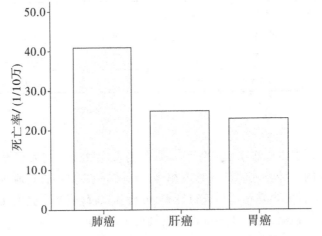

图6-4　某城市2005年3种癌症的死亡率比较

(2)复式条图　具有一个统计指标和两个分组因素。根据表6-18的数据绘制成图6-5。两个分组因素分别是疾病和年份。

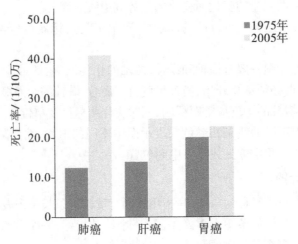

图6-5　某城市1975年和2005年3种癌症的死亡率比较

2.圆图 圆图是以圆的总面积100%表示事物的全部,将其分割为若干个扇面表示事物内部各部分所占的比例。如根据表6-19绘制成图6-6。

表6-19 某医院某年各个科室住院患者死亡人数

科室	死亡人数	死亡构成比/%
内科	100	25.0
外科	120	30.0
肿瘤科	150	37.5
其他科室	30	7.5
合计	400	100.0

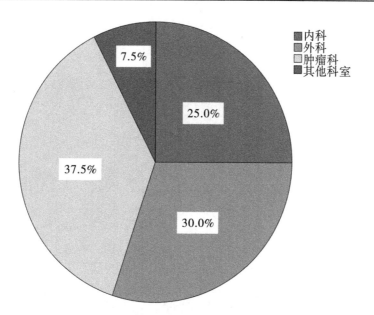

图6-6 某医院某年各个科室住院患者死亡人数构成情况

3.直方图 直方图是用直条矩形面积代表各组的频数,用以表示连续性变量的频数分布。如根据频数表6-20绘制成图6-7。

表6-20 某地100名7岁男孩身高频数分布

组段(cm)	组中值	频数
110 ~	111	2
112 ~	113	4
114 ~	115	11
116 ~	117	15
118 ~	119	20

续表 6-20

组段(cm)	组中值	频数
120 ~	121	17
122 ~	123	13
124 ~	125	10
126 ~	127	6
128 ~ 130	129	2

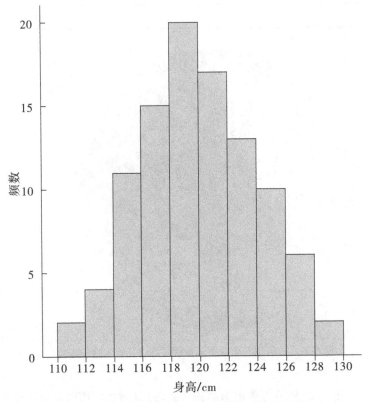

图 6-7　某地 100 名 7 岁男孩身高频数分布

　　绘制直方图时纵轴的刻度必须从"0"开始,而横轴的刻度按照实际范围确定。各个矩形的高度为频数,宽度为组距。

　　4.线图　线图是用线段的升降来表示某事物在时间上的发展变化,适用于连续性资料。通常横坐标表示时间,纵坐标表示统计指标。如将表 6-21 绘制成图 6-8。横轴表示年份,纵轴表示死亡率。相邻两点用直线直接连接,反映心脏病死亡率不同年份的变化。绘制线图时,横轴的刻度可以不从"0"开始,纵横轴的比例通常为 5:7,若有两条及以上的线条时,称为复式线图。

表6-21 某市1991—1997年心脏病的病死率(1/10万)

年份	病死率
1991	104
1992	118
1993	120
1994	117
1995	123
1996	125
1997	131

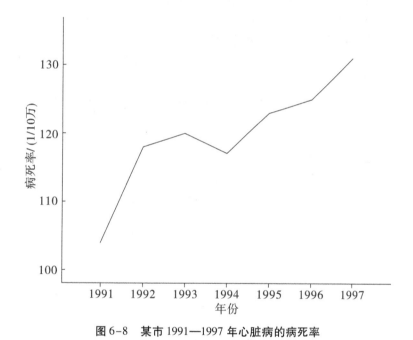

图6-8 某市1991—1997年心脏病的病死率

第五节 SPSS 统计软件的使用

SPSS 是世界上使用最为广泛的统计软件之一,早期称为社会科学统计软件包(statistical package for the social sciences),但是随着 SPSS 产品服务领域的扩大和服务深度的增加,自 SPSS 11.0 开始,SPSS 公司将英文全称改为"statistical product and service solutions",现称为统计产品与服务解决方案。SPSS 在社会科学、自然科学包括医学研究中发挥着重要的作用,作为医学生,有必要掌握 SPSS 的基本使用方法。与其他的统计软件相比,SPSS 操作界面友好,易学易用,以菜单和对话框的方式操作,绝大多数的操作功能点击鼠标即可实现,而且功能强大,输出结果美观漂亮。学习时,主要

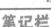

关注医学问题应该采用何种统计方法,以及对计算结果的解释,不需要了解其具体的运算过程。

本章以 SPSS 19.0 为例,简单介绍 SPSS 软件的基本功能和本书所涉及的统计方法的使用。对于使用其他版本的用户,本章节的内容也能够适用。

一、SPSS 主要的窗口及其功能

SPSS 19.0 主要有四大窗口,即数据编辑(data editor)、结果输出(viewer)、程序编辑(syntax editor)和脚本编辑(script)。对于非统计专业的医学生来讲,数据编辑和结果输出是最常使用的窗口。

(一)数据编辑窗口

数据编辑窗口的打开有 3 种方式:启动 SPSS 19.0 以后,会自动打开数据编辑窗口;打开一个现有的数据文件时,旧的数据文件会自动关闭;在 SPSS 程序运行中,在文件菜单中点击建立新的数据文件。数据编辑窗口与 Excel 有些类似,该窗口由数据视图(data view)和变量视图(variable view)组成。数据视图(图 6-9)主要功能为显示、录入和编辑变量值,变量视图(图 6-10)主要功能为显示、定义和编辑变量特征。在 SPSS 14.0 及以上的版本中,可以在操作过程中打开多个数据文件,SPSS 数据文件的扩展名为". sav"。

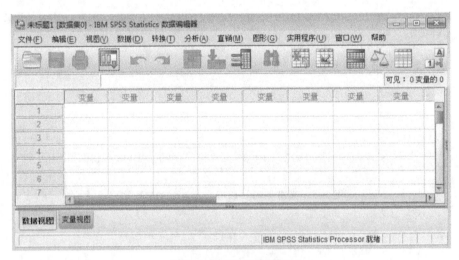

图 6-9 SPSS 数据视图

1. SPSS 菜单栏 共有 11 个选项,具体功能如下。

(1)文件菜单 文件菜单(F)主要功能是对 SPSS 数据文件进行管理,如新建、打开、关闭、保存、导出等,SPSS 不仅可以打开 SPSS 生成的数据文件,还可以打开其他软件如 SAS、Excel、Stata 生成的数据文件。

(2)编辑菜单 编辑菜单(E)主要功能包括剪切、复制、粘贴、清除、查找、替换等。菜单中的选项功能还可以对系统的各种参数进行重新设置。

(3)视图菜单 视图菜单(V)主要功能是对状态栏、工具栏、字体、网格线、变量标签进行设置。

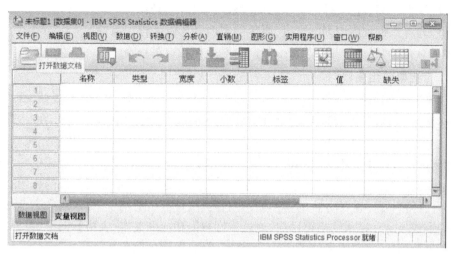

图 6-10 SPSS 变量视图

(4)数据菜单 数据菜单(D)主要功能包括变量的排序、文件合并、数据分类汇总、数据拆分、数据筛选、数据加权等。

(5)转换菜单 转换菜单(T)主要功能包括计算新的变量、对变量重新编码、生成随机数字等。

(6)分析菜单 分析菜单(A)是 SPSS 统计软件的核心部分,统计描述指标的计算和统计方法的使用都在此菜单中。

(7)直销菜单 直销菜单(M)主要功能是对客服数据进行分析,用以提高市场营销人员的直销效率,改善直销活动效果。

(8)图形菜单 图形菜单(G)主要功能是绘制统计图,如条图、线图、箱式图、误差条形图、散点图、直方图等。

(9)实用程序菜单 实用程序菜单(U)主要功能包括变量信息、文件信息、用户设置等。

(10)窗口菜单 窗口菜单(W)主要功能包括拆分窗口、将窗口最小化、显示当前窗口、数据编辑窗口和结果输出窗口的切换。

(11)帮助菜单 帮助菜单(H)主要功能包括 SPSS 教程、统计辅导、指令语法参考、关于 SPSS、检查更新等。

2.变量视图 变量视图主要用于定义变量的属性,包括名称、类型、宽度、小数、标签、值、缺失、列、对齐、度量标准、角色等。

(1)名称 变量名称就是所研究的指标的名称,由用户自己命名。

(2)类型 SPSS 中的变量类型一共有 8 种,即数值、逗号、点、科学计数法、日期、美元、设定货币、字符串,其中数值类型最常用。

(3)宽度 宽度即输入的变量值所占的宽度,默认的宽度是 8 位字符,可根据需要更改设置。

(4)小数 即输入变量值的小数点的位数,默认为 2 位,可根据需要更改设置。

(5)标签 标签是对变量名称的详细说明。

(6)值 值是对变量值的解释,通常用于对分类变量的赋值进行说明。

笔记栏

（7）缺失　即数据文件中有空白的时候可以替代的值。

（8）列　数据视图中列的宽度，默认的宽度是 8 位字符。

（9）对齐　变量对齐方式有左对齐、右对齐和居中对齐等。

（二）结果输出窗口

结果输出窗口的打开有两种方式：在完成一项统计分析的任务后，结果输出窗口会自动打开；在 SPSS 程序运行中，在文件菜单中打开新的结果输出窗口。第一次统计分析的结果在输出窗口中被打开后，其后所有的统计分析结果会按顺序显示在该结果输出窗口，直至新的结果输出窗口被打开。结果文件可保存，文件的扩展名为".spv"。

结果输出窗口分为左右两个窗口，左边窗口为标题窗，显示分析结果的标题；右边窗口为内容窗，显示统计分析的具体输出内容。统计分析的结果，可采用文本、表格和图形的形式显示在结果输出窗口内，通过鼠标双击相应的文本、表格和图形，可根据需要对其进行编辑，如修改字体的大小、表格的线条、图形的颜色等。

二、SPSS 统计方法的使用

（一）数据文件的建立

建立数据文件是运用 SPSS 进行数据分析的第一步，创建新数据集的具体步骤：依次点击"文件"→"新建"→"数据"，打开数据编辑窗口。建立 SPSS 数据文件分为两步。

1. 定义数据集的框架　即对新建数据集的所有变量的类型进行定义。点击左下角的变量视图，点击第一行空白单元格，即可对变量的名称、类型、宽度、小数、标签、值等进行定义。变量名称的命名要遵守如下的规则，否则系统会提示输入错误。

（1）变量名称必须以汉字、字母或@开头。

（2）变量名称最长可输入 64 个字符。

（3）在同一个数据集中，变量名称必须唯一，不能相同。

（4）变量名称不能与 SPSS 的系统关键词相同，如"ALL""AND""OR"等。

下面我们以年龄和性别两个变量为例，分别讲述数值变量和分类变量的定义步骤。

（1）数值变量的定义　打开新的数据编辑窗口，点击左下角的"变量视图"，在第一行名称下输入"年龄"，为了方便分析，大多数医学变量都会被定义为数值型，因此"类型"一般不用改，"宽度"和"小数"可以根据需要进行设定，"标签"根据需要可以对年龄变量进行说明，数值变量一般不用对"值"进行设定，其余属性的定义可以选择默认。

（2）分类变量的定义　在第二行名称下输入"性别"，"类型""宽度"和"标签"为默认，由于 SPSS 统计软件在输入数据时，只能输入阿拉伯数字，同时为更好地使用户理解和使用数据集，以及方便看统计分析的结果，可以对分类变量包括等级变量的值进行设定，假如赋值 1 代表男，2 代表女，点击"值"，在弹出的值标签（V）对话框中，值（U）处键入"1"，标签（L）处键入"男"，单击添加（A）后，出现 1 ="男"，即完成了一条变量值标签的定义，同样的操作步骤可定义 2 ="女"，如图 6-11 所示。定义了性别、年龄、治疗结果 3 个变量。其中，治疗结果是等级资料，变量的值标签处定义为 3 个等级：1 =治愈，2 =好转，3 =无效，如图 6-12 所示。

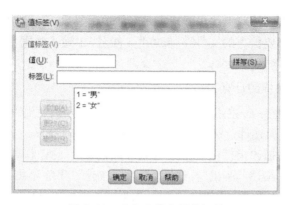

图 6-11　定义分类变量值标签

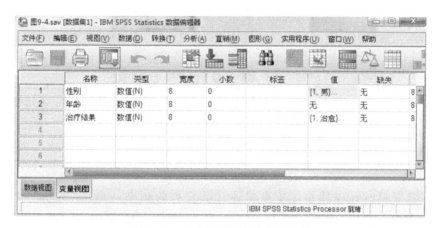

图 6-12　在变量视图中定义新变量

2. 数据集的录入　变量名的各项属性定义完成后,单击左下角"数据视图",就可以进行新数据的录入了。此时,数据视图窗口中的各列变量已经变成刚才定义好的对应的各个变量名称。一个研究对象对应一行,按顺序进行数据的录入。共收集了16 例患者的基本资料,如图 6-13。

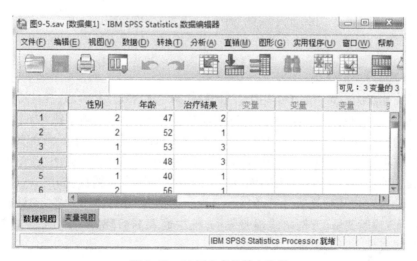

图 6-13　16 例患者的基本资料

3. 数据集的保存　按照上述步骤建立好新的数据集后,点击"文件"→"保存",在弹出的对话框中选择要保存的文件路径,在"文件名"中输入数据集的名称,保存类型选择默认"＊.sav",点击"保存"。

(二)统计描述指标的计算

对收集的数据进行描述指标的计算是进行统计分析工作的第一步。下面以图 6-13 的数据为例,简述计量资料和计数资料描述指标的计算。

1. 计量资料统计描述指标主要描述计量资料的集中趋势和离散趋势　点击"分析"→"描述统计"→"描述",弹出"描述性"对话框,选择"年龄",将其移入"变量"列表框中,点击"选项",打开"描述:选项"对话框,根据需要选择要分析的指标。这里我们选择默认设置,依次点击"继续"→"确定",出现下面的输出结果(表 6-22)。年龄均值为51.81,标准差为8.871。如果资料服从偏态分布,点击"分析"→"描述统计"→"频率",将变量移入变量列表框中,点击"统计量",选择"中位数"和"四分位数"。

表 6-22　SPSS 软件计量资料的描述统计量

	N	极小值	极大值	均值	标准差
年龄	16	39	68	51.81	8.871
有效的 N(列表状态)	16				

2. 计数资料统计描述指标主要描述计数资料的频率　点击"分析"→"描述统计"→"频率",弹出"频率"对话框,将性别移入"变量"列表框中,点击"确定",出现下面的输出结果(表 6-23)。男性构成比为 56.3%,女性构成比为 43.8%。

表 6-23　SPSS 软件计数资料的描述统计量

		频率	百分比/%	有效百分比/%	累积百分比/%
有效	男	9	56.3	56.3	56.3
	女	7	43.8	43.8	100.0
	合计	16	100.0	100.0	

(三)统计方法的应用

本书统计方法主要讲述了适用于计量资料的 t 检验和适用于计数资料的 χ^2 检验。

1. t 检验　t 检验分为 3 种形式,即单样本 t 检验、配对 t 检验和两个独立样本 t 检验。

(1)单样本 t 检验　比较某单位成年男性身高与该地区平均水平是否有差异,已知该地区成年男性平均身高为 174.58 cm。①数据录入:在变量视图中定义变量"身高",方法如前所述。在数据视图中输入 10 例成年男性身高数据,如图 6-14。②分析:点击"分析"→"比较均值"→"单样本 T 检验",弹出"单样本 T 检验"对话框,将变量身高移入"检验变量"方框中,"检验值"方框中输入 174.58,点击"确定"。输出的主要结果如表 6-24。

笔记栏

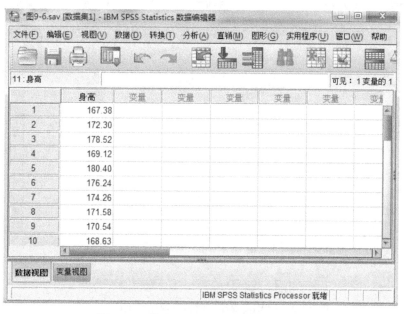

图 6-14　某单位 10 例成年男性身高数据

表 6-24　单个样本 t 检验结果

	检验值=174.58					
	t	df	Sig.（双侧）	均值差值	差分的95%置信区间	
					下限	上限
身高	-1.219	9	0.254	-1.683 00	-4.805 8	1.439 8

在结果表中,从左至右依次为 t 值、自由度、双侧 P 值、均值差值、差值总体均数95% 可信区间。本例: $t=-1.219$, $P=0.254$,差异无统计学意义,可认为该单位成年男性身高和本地区平均水平一样。

(2)配对 t 检验　研究 10 例高血压患者服用某降压药前后收缩压的下降情况,了解该药物是否有效。①数据录入:在变量视图中定义两个变量,即"服药前"和"服药后",方法如前所述。在数据视图中分别输入 10 例患者服药前后的数值,如图 6-15。②分析:点击"分析"→"比较均值"→"配对样本 T 检验",弹出"配对样本 T 检验"对话框,将服药前和服药后两个变量分别移入"成对变量"方框中,点击"确定"。输出的主要结果如表 6-25。

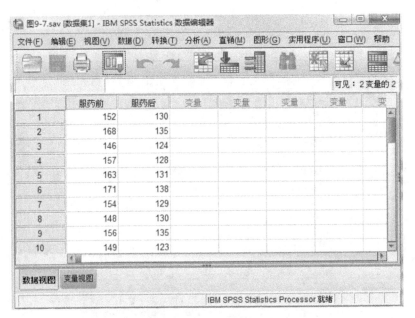

图 6-15　10 例高血压患者服药前后收缩压的数据

表 6-25　成对样本 t 检验结果

		成对差分					t	df	Sig.（双侧）
		均值	标准差	均值的标准误	差分的 95% 置信区间				
					下限	上限			
对 1	服药前-服药后	26.100	5.425	1.716	22.219	29.981	15.213	9	0.000

　　本例 $t=15.213$，$P=0.000$，服药前后收缩压的差异有统计学意义，可以认为该降压药有疗效。

　　（3）两个独立样本 t 检验　研究低氧环境和正常含氧环境中运动者的心肌血流量有无差别，低氧环境组随机选择 7 例，正常含氧组随机选择 8 例。①数据录入：在变量视图中定义一个分类变量"分组"，方法如前所述，其中正常含氧组赋值为 1，低氧组赋值为 2。在数据视图中输入 15 例数据，如图 6-16。②分析：点击"分析"→"比较均值"→"独立样本 T 检验"，弹出"独立样本 T 检验"对话框，将变量心肌流量移入"检验变量"方框中，将变量分组移入"分组变量"方框中，点击"定义组"，弹出"定义组"对话框，在"组 1"和"组 2"方框中分别录入两组的赋值"1"和"2"，点击"继续"→"确定"。输出的主要结果如表 6-26。

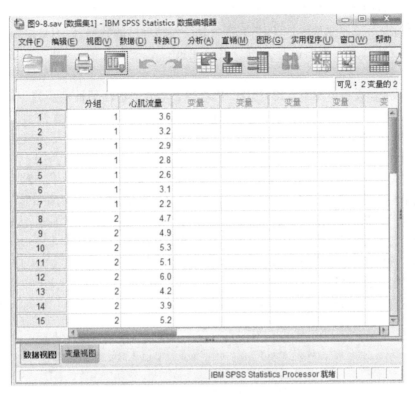

图 6-16　两种环境中运动者的心肌血流量

表 6-26　两个独立样本 t 检验结果

		方差方程的 Levene 检验		均值方程的 t 检验						
		F	Sig.	t	df	Sig.（双侧）	均值差值	标准误差值	差分的95%置信区间	
									下限	上限
心肌流量	假设方差相等	0.760	0.399	-6.763	13	0.000	-1.998 2	0.295 5	-2.636 6	-1.359 9
	假设方差不相等			-6.942	12.351	0.000	-1.998 2	0.287 9	-2.623 4	-1.373 0

　　结果整体上分为两部分,即方差齐性检验的结果及 t 检验的结果。在看结果时,首先看方差齐性检验的结果,即两样本所来自的总体是否方差相等。本例 $F = 0.760$, $P = 0.399 > 0.05$,可以认为两样本方差齐性,可以采用方差齐性假定满足的 t 检验结果,对应于"假设方差相等"一行。本例 $t = -6.763$, $P = 0.000$,差异有统计学意义,可以认为两种环境中运动者的心肌血流量不同。

　　如果方差齐性检验的结果为 $P \le 0.05$,即两样本所来自的总体方差不齐,则采用 t' 检验,SPSS 统计软件的操作步骤和上述相同,只是在选择 t 检验的结果时,需要选择

方差不齐所对应的 t 值及 P 值。

2. χ^2 检验　需要注意的是,四格表资料是已经整理过的数据,而不是原始数据,统计软件一般是对原始数据进行分析。因此在进行 χ^2 检验之前,先要对数据集进行加权。

(1) 四格表资料 χ^2 检验　比较 A 和 B 两种手术方法治疗某种疾病的疗效是否有差异,将 70 例该病患者随机分为两组,分别用 A 法和 B 法进行治疗,A 法治疗 40 例患者,其中 32 例有效,B 法治疗 30 例患者,其中 20 例有效。①数据录入:在变量视图中定义两个分类变量"组别"和"疗效",其中"组别"变量中,A 法赋值为"1",B 法赋值为"2"。"疗效"变量中,有效赋值为"1",无效赋值为"2"。再定义一个频数"F",方法等同于前述数值变量的定义。在数据视图中输入 4 个频数数据,如图 6-17。②加权:点击"数据"→"加权个案",弹出"加权个案"对话框,点击右侧按钮"加权个案",将频数"F"移入"频率变量"方框中,点击"确定"。③分析:点击"分析"→"描述统计"→"交叉表",弹出"交叉表"对话框,将变量"组别"移入"行"列表框中,变量"疗效"移入"列"列表框中,点击"统计量"按钮,弹出"交叉表:统计量"对话框,选择"卡方",点击"继续"→"确定",输出的主要结果如表 6-27。

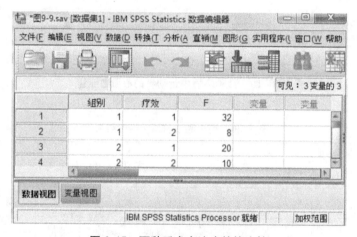

图 6-17　两种手术方法疗效的比较

表 6-27　两种手术方法疗效比较的 χ^2 检验结果

	χ^2 值	df	渐进 Sig.（双侧）	精确 Sig.（双侧）	精确 Sig.（单侧）
Pearson 卡方	1.595*	1	0.207		
连续校正△	0.974	1	0.324		
似然比	1.584	1	0.208		
Fisher 的精确检验				0.272	0.162
线性和线性组合	1.573	1	0.210		
有效案例中的 N	70				

注:*0 单元格的理论频数少于 5。最小理论频数为 7.71。△仅对 2×2 表计算。

结果中分别给出了 Pearson 卡方、连续校正、似然比方法及 Fisher 的精确检验法。每种方法对应的结果包括统计量、自由度、双侧近似 P 值、双侧精确 P 值、单侧精确 P 值。在表的下方有备注,备注中给出了两个结果,即理论频数小于 5 的单元格的比例及最小理论频数,通过备注,用户可以选择某种方法的统计结果。

本例最小理论频数为 7.71,因此选择 Pearson χ^2 值 1.595 为最终的统计量值,$P = 0.207$,差异无统计学意义,可认为两种手术方法治疗该种疾病的疗效一样。

（2）配对四格表资料 χ^2 检验 现有 198 份痰标本,每份标本分别用甲、乙两种培养基培养结核分枝杆菌,问甲、乙两种培养基的阳性培养率是否相等。①数据录入:在变量视图中定义两个分类变量"A 培养基结果"和"B 培养基结果",阳性赋值为"1",阴性赋值为"2"。再定义一个频数"F",方法等同于前述数值变量的定义。在数据视图中输入 4 个频数数据,如图 6-18。②加权:步骤同四格表。③分析:点击"分析"→"描述统计"→"交叉表",弹出"交叉表"对话框,将变量"A 培养基结果"移入"行"列表框中,变量"B 培养基结果"移入"列"列表框中,点击"统计量"按钮,弹出"交叉表:统计量"对话框,选择"McNemar",点击"继续"→"确定",输出的主要结果如表 6-28。

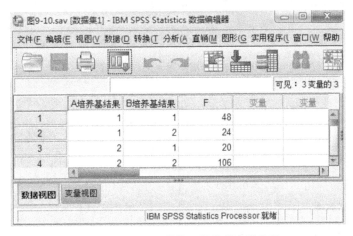

图 6-18 两种培养基阳性培养率的比较

表 6-28 两种培养基阳性培养率比较的 χ^2 检验结果

	χ^2 值	精确 Sig.（双侧）
McNemar 检验		0.652[*]
有效案例中的 N	198	

注：[*] 使用的二项式分布。

SPSS 统计软件不能输出 McNemar 检验的统计量,只能输出相应的 P 值。本例 $P = 0.652$,两种培养基的阳性培养率差异无统计学意义,可以认为两种培养基的阳性培养率相等。

（3）行×列表资料 χ^2 检验 某医院采用 3 种方案治疗某型病毒性肝炎 244 例,问 3 种治疗方案的有效率是否不同? ①数据录入:在变量视图中定义两个分类变量"方案"和"疗效",3 种方案即西药组、中药组、中西医结合组分别赋值为"1""2""3",疗效结果为有效赋值为"1",无效赋值为"2"。再定义一个频数"F",方法等同于前述数值变量的定义。在数据视图中输入6个频数数据,如图6-19。②加权:步骤同四格表。③分析:点击"分析"→"描述统计"→"交叉表",弹出"交叉表"对话框,将变量"方案"移入"行"列表框中,变量"疗效"移入"列"列表框中,点击"统计量"按钮,弹出"交叉表:统计量"对话框,选择"卡方",点击"继续"→"确定",输出的主要结果如表6-29。

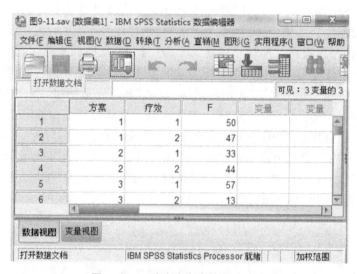

图6-19 3种治疗方案的疗效比较

表6-29 3种治疗方案疗效比较的 χ^2 检验结果

	χ^2 值	df	渐进 Sig.（双侧）
Pearson 卡方	24.544 *	2	0.000
似然比	26.186	2	0.000
线性和线性组合	12.560	1	0.000
有效案例中的 N	244		

注:*0 单元格的理论频数少于 5。最小理论频数为 29.84。

本例 $\chi^2=24.544$, $P=0.000$, 差异有统计学意义,可认为 3 种疗法的有效率不全相等。

需要进一步进行两两比较时,可在校正检验水准 α 的基础上,分别对欲比较的两个组进行四格表 χ^2 检验。

小　结

1. 总体是根据特定的调查研究目的所确定的由同质个体所构成的全体。描述总体特征的统计指标称为参数。从总体中随机取出的一部分观察单位称为样本。描述样本特征的统计指标称为统计量。抽样研究的目的就是用样本统计量来推断总体参数。

2. 误差即实测值与真实值之差。根据其产生的原因和性质分为非随机误差和随机误差两类。非随机误差主要是指系统误差,其特点是具有单向性,且消除原因即可

笔记栏

避免。随机误差主要分为随机测量误差和抽样误差。

3.根据事件发生的可能性可将概率事件分为必然事件($P=1$)、不可能事件($P=0$)和随机事件($0 \leqslant P \leqslant 1$)。在医学统计研究中,习惯上把$P \leqslant 0.05$或$P \leqslant 0.01$的事件称为小概率事件。

4.统计资料按性质一般分为数值变量资料(计量资料)、分类变量资料(计数资料)、等级资料3种类型。

5.统计工作基本步骤包括统计设计、搜集资料、整理资料和分析资料。

6.平均数是描述一组同质数值变量资料集中趋势的指标。常用的平均数有算术均数、几何均数、中位数。标准差、全距、变异系数是描述数值变量资料离散趋势或变异程度大小的指标。其中标准差应用于正态分布资料,变异系数主要应用于所比较各组资料单位不同或均数相差较大的资料。

7.t分布与正态分布既有联系又有区别,t分布曲线的中间较正态分布低,两侧比正态分布高,随着自由度逐渐增大,t分布曲线越来越接近正态分布。

8.假设检验的基本步骤:建立检验假设,确定检验水准;选择检验方法和计算统计量;确定P值;判断结果。

9.数值变量资料假设检验方法为t检验和两大样本均数比较的u检验。

10.分类变量资料统计描述用相对数表示,常用的相对数有率、构成比和相对比。

11.分类变量资料统计推断方法常用χ^2检验,χ^2检验主要用于推断两个或多个总体率或构成比之间有无差异。

12.四格表资料χ^2检验的应用条件有2个。①当$n \geqslant 40$,且所有格子的理论频数$T \geqslant 5$时,运用基本公式;当$n \geqslant 40$,且有理论频数$1 \leqslant T < 5$时,运用连续性校正公式。②配对资料χ^2检验的应用条件:当$b+c \geqslant 40$,运用基本公式;当$b+c < 40$,运用连续性校正公式。

13.常用统计图的适用条件:①直条图适用于比较独立资料;②圆图适用于描述构成比资料;③直方图适合于描述连续型数值变量的频数分布特征;④线图适用于描述某变量随着另一变量的变化而变化的趋势。

案例分析及能力提升

1.为研究某地30~40岁健康男子血清白蛋白平均水平,随机抽查132名男子。

(1)本次研究的总体是什么? 样本是什么?

(2)此次研究除血清白蛋白外,还搜集了研究对象的婚姻状况,这属于哪种类型资料?

(3)计算的样本均数与总体均数存在差异,是由什么原因导致的?

(4)样本标准差较小,说明什么? 标准误小,说明什么?

2.某体检中心测量144名高铁女乘务员红细胞数(万/mm³),经检验该资料服从正态分布,均数为386.1,标准差为42.8,求得的区间(386.1$-$1.96$\times$42.8,386.1$+$1.96$\times$42.8)是什么区间范围? 表示的意义是什么?

3.为比较中药和西药治疗某种疾病的疗效,将35例该种疾病患者随机分为两组,分别接受两种药物的治疗。其中中药组患者20例,13例有效;西药组患者15例,11例有效。经χ^2检验,得$\chi^2 = 2.106$,$P > 0.05$,差异无统计学意义,认为中药和西药治疗该病的疗效相同。

(1)题中数据属于哪种资料?

(2)案例中的统计方法是否正确? 为什么?

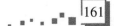

同步练习

一、选择题

【A1型题】

1. 抽样研究的目的是 （　）

　　A. 研究样本统计量　　　　　　　　　　B. 研究总体统计量

　　C. 研究典型案例　　　　　　　　　　　D. 研究误差

　　E. 样本推断总体参数

2. 总体应该由 （　）

　　A. 研究对象组成　　　　　　　　　　　B. 研究变量组成

　　C. 研究目的而定　　　　　　　　　　　D. 同质个体组成

　　E. 个体组成

3. 统计学中样本应是 （　）

　　A. 总体中典型的一部分　　　　　　　　B. 总体中随机抽取的一部分

　　C. 总体中按比例抽取的一部分　　　　　D. 总体中有意义的一部分

　　E. 总体中信息明确的一部分

4. 统计工作的4个基本步骤依次为 （　）

　　A. 设计、搜集资料、整理资料和分析资料　　B. 设计、搜集资料、统计描述和统计推断

　　C. 设计、整理资料、分析资料和结果判断　　D. 搜集资料、设计、分析资料、整理资料

　　E. 搜集资料、整理资料、分析资料、表达资料

5. 100名18岁男生的身高数据属于 （　）

　　A. 分类变量资料　　　　　　　　　　　B. 数值变量资料

　　C. 等级资料　　　　　　　　　　　　　D. 分类资料

　　E. 有序分类资料

6. 下列哪些事件的发生属于小概率事件 （　）

　　A. $P \geq 0.1$　　　　　　　　　　　　B. $P \leq 0.5$

　　C. $P \geq 0.01$　　　　　　　　　　　D. $P \leq 0.05$

　　E. $P \geq 0.05$

7. 某病患者5人的潜伏期分别为3、12、5、9、6 d,则其平均潜伏期为 （　）

　　A. 3 d　　　　　　　　　　　　　　　　B. 4 d

　　C. 5 d　　　　　　　　　　　　　　　　D. 6 d

　　E. 7 d

8. 各观察值均加(或减)同一数后 （　）

　　A. 均数不变,标准差改变　　　　　　　B. 均数改变,标准差不变

　　C. 两者均不变　　　　　　　　　　　　D. 两者均改变

　　E. 以上均不对

9. 各观察值均乘以(或除以)同一数后 （　）

　　A. 均数不变,标准差改变　　　　　　　B. 均数改变,标准差不变

　　C. 两者均不变　　　　　　　　　　　　D. 两者均改变

　　E. 以上均不对

10. 描述分类变量资料的主要指标是 （　）

　　A. 均数　　　　　　　　　　　　　　　B. 中位数

　　C. 标准差　　　　　　　　　　　　　　D. 相对数

　　E. 变异系数

11. 反映某一事物发生强度的指标是 （   ）

    A. 率   B. 构成比

    C. 相对比   D. 动态数列

    E. 均数

12. 反映事物内部组成部分的比重大小的指标是 （   ）

    A. 构成比   B. 相对比

    C. 绝对数   D. 率

    E. 变异系数

13. 构成比的重要特点是各组成部分的百分比总和 （   ）

    A. 大于 1   B. 等于 1

    C. 等于 0   D. 随资料的多少而变化

    E. 以上均不对

14. 关于统计资料的列表原则,下列叙述错误的是 （   ）

    A. 横标目是研究对象,列在表的左侧;纵标目是分析指标,列在表的右侧

    B. 线条主要有顶线、底线及纵标目下面的横线,分析指标后有斜线和竖线

    C. 数字右对齐,同一指标小数位数一致,表内不宜有空格

    D. 备注用"＊"标出,写在表的下面

    E. 标题在表的上端,简要说明表的内容

15. 描述抽样误差大小的指标是 （   ）

    A. 算数均数   B. 中位数

    C. 标准差   D. 标准误

    E. 变异系数

16. 在四格表资料假设检验中,无效假设是 （   ）

    A. 两样本率差异无统计学意义   B. 两样本率不等

    C. 两样本率相等   D. 两总体率相等

    E. 两总体率不等

17. 下列哪个公式可用于估计医学 95% 正常值范围 （   ）

    A. $\bar{X} \pm 1.96 S$ B. $\bar{X} \pm 1.96 S_{\bar{X}}$

    C. $\mu \pm 1.96 S_{\bar{X}}$ D. $\mu \pm t_{0.05, v} S_{\bar{X}}$

    E. $\bar{X} \pm 2.58 S$

18. 标准差越大的意义,下列认识中错误的是 （   ）

    A. 观察个体之间变异越大   B. 观察个体之间变异越小

    C. 样本的抽样误差可能越大   D. 样本对总体的代表性可能越差

    E. 以上均不对

19. 两样本均数比较的 t 检验中,结果为 $P<0.05$,差异有统计意义。P 愈小则 （   ）

    A. 说明两样本均数差别愈大   B. 说明两总体均数差别愈大

    C. 说明样本均数与总体均数差别愈大   D. 愈有理由认为两样本均数不同

    E. 愈有理由认为两总体均数不同

20. 为研究血清胆固醇含量与冠心病的关系,抽查 100 例男性冠心病患者及 200 例条件匹配的健康男性,测量其血清胆固醇含量,对测量结果进行整理分析,$P<0.01$,下列判断正确的是 （   ）

    A. 接受无效假设   B. 接受备择假设

    C. 接受检验假设   D. 接受理论假设

    E. 无法确定

21. 正态分布资料描述集中趋势宜选用的指标是　　　　　　　　　　　　（　　）
    A. 算术均数　　　　　　　　　　　　　B. 几何均数
    C. 中位数　　　　　　　　　　　　　　D. 标准差
    E. 变异系数

22. 对数正态分布或等比级资料描述集中趋势宜选用的指标是　　　　　　（　　）
    A. 算术均数　　　　　　　　　　　　　B. 几何均数
    C. 中位数　　　　　　　　　　　　　　D. 标准差
    E. 变异系数

23. 未知分布资料描述集中趋势宜选用的指标是　　　　　　　　　　　　（　　）
    A. 算术均数　　　　　　　　　　　　　B. 几何均数
    C. 中位数　　　　　　　　　　　　　　D. 标准差
    E. 变异系数

24. 比较单位相同且均数相近的两组资料的离散程度时选用　　　　　　　（　　）
    A. 算术均数　　　　　　　　　　　　　B. 几何均数
    C. 中位数　　　　　　　　　　　　　　D. 标准差
    E. 变异系数

25. 比较单位不相同或均数相差悬殊的两组资料的离散程度时选用　　　　（　　）
    A. 算术均数　　　　　　　　　　　　　B. 几何均数
    C. 中位数　　　　　　　　　　　　　　D. 标准差
    E. 变异系数

26. 当四格表的周边合计值不变时,如表中某个格子的实际频数发生变化,则其理论频数会（　　）
    A. 增大　　　　　　　　　　　　　　　B. 减小
    C. 不变　　　　　　　　　　　　　　　D. 不确定
    E. 随着实际频数的增减而增减

27. 四格表的自由度为　　　　　　　　　　　　　　　　　　　　　　　（　　）
    A. 一定等于1　　　　　　　　　　　　B. 不一定等于1
    C. 等于行数×列数　　　　　　　　　　D. 等于样本含量−1
    E. 等于格子数−1

28. 男性吸烟率是女性的 10 倍,该指标为　　　　　　　　　　　　　　（　　）
    A. 相对比　　　　　　　　　　　　　　B. 率
    C. 构成比　　　　　　　　　　　　　　D. 定基比
    E. 以上都不对

29. 3 个样本率比较,若 $\chi^2 > \chi^2_{0.05, \nu}$,可认为　　　　　　　　　　　　（　　）
    A. 各总体率均不同　　　　　　　　　　B. 各样本率均不同
    C. 各总体率不同或不全相同　　　　　　D. 各样本率不同或不全相同
    E. 以上都不对

30. 统计表的主要作用是　　　　　　　　　　　　　　　　　　　　　　（　　）
    A. 便于形象描述　　　　　　　　　　　B. 客观表达原始数据
    C. 减少文章篇幅　　　　　　　　　　　D. 便于统计描述和推断
    E. 便于阅读和分析比较

31. 反映一件事情发生的频率或强度的指标是　　　　　　　　　　　　　（　　）
    A. 构成比　　　　　　　　　　　　　　B. 相对比
    C. 绝对数　　　　　　　　　　　　　　D. 率
    E. 变异系数

【A2 型题】

32.某医生用甲法治疗 160 例患者,100 例有效;用乙法治疗 130 例患者,70 例有效。若比较甲、乙两种方法检测结果有无差别,应采用的假设检验方法是 （　　）

A.四格表 χ^2 检验　　　　　　　　　B.配对资料 χ^2 检验

C.行×列表 χ^2 检验　　　　　　　　D.单样本 t 检验

E.两个独立样本 t 检验

33.某医生用甲、乙两种方法检测 200 例肝癌患者,甲法检测结果为阳性者 120 例,乙法检测结果为阳性者 100 例,两种方法检测结果均为阳性者 70 例,若比较甲、乙两种方法检测结果有无差别,应采用的假设检验方法是 （　　）

A.四格表 χ^2 检验　　　　　　　　　B.配对资料 χ^2 检验

C.行×列表 χ^2 检验　　　　　　　　D.单样本 t 检验

E.两独立样本 t 检验

【A3 型题】

某医生分别用甲、乙两种培养基培养结核分枝杆菌,结果如表 6-30,问甲、乙两种培养基的培养结果是否相等?

表 6-30　两种培养基培养结核分枝杆菌结果

甲培养基	乙培养基		合计
	+	-	
+	52	21	73
-	26	84	110
合计	78	105	183

34.上述数据属于哪种资料 （　　）

A.计量资料　　　　　　　　　　　B.计数资料

C.等级资料　　　　　　　　　　　D.数值变量

E.以上均不正确

35.该资料的分析应用何种统计方法 （　　）

A. t 检验　　　　　　　　　　　　B.方差分析

C. χ^2 检验　　　　　　　　　　　D.秩和检验

E.以上均不正确

二、名词解释

1.总体　2.样本　3.抽样误差　4.小概率事件　5.标准差　6.标准误　7.变异系数　8.假设检验　9.率　10.构成比

三、思考题

1.对于四格表资料,如何正确选用检验方法?

2.某小学抽样调查学生的乙型肝炎病毒表面抗原,其中调查男孩 65 人,阳性 6 人;调查女孩 70 人,阳性 9 人,问男孩和女孩的阳性率是否相等?

第七章
人群健康研究的流行病学方法

学习目标

掌握 流行病学的概念;疾病的"三间"分布;现况调查的概念及研究方法;病例对照研究的基本原理和分析方法;队列研究的基本原理和分析方法。

熟悉 描述疾病分布常用的指标;普查和抽样调查的优缺点;病例对照研究的优缺点;队列研究的优缺点。

了解 流行病学的用途;病例对照研究的用途及其分类;队列研究的用途及其分类。

第一节 流行病学概述

流行病学是人类在长期与疾病斗争的过程中发展起来的一门应用型学科。早期阶段以研究传染病的发生与流行规律为主,逐渐形成了较为系统的理论。随着人群疾病谱的改变,慢性非传染性疾病对人群健康的危害渐趋严重,医学模式也由原来单纯的生物医学模式向生物-心理-社会医学模式转变,流行病学的研究对象、内容和方法也随之发展变化,流行病学研究对象已由原来的仅研究传染病扩展到非传染病,又从疾病扩展到健康和与健康有关的事件;研究内容既包括描述分布、分析影响因素,又包括研究、提出和评价预防保健的对策与措施。因此,流行病学既是一门方法学,又是一门应用性很强的学科,其研究范围包括与人类疾病或健康有关的一切问题,广泛应用于医学的各个领域。

一、流行病学的概念与用途

(一)概念

流行病学是研究人群中疾病与健康状况的分布及其影响因素,并制定预防和控制疾病及促进健康的策略和措施的科学。

上述定义的基本内涵有以下几点:①研究对象是人群;②研究内容包括疾病和健

康;③以观察分布现象为出发点,重点研究疾病或健康的影响因素;④目的是为控制和消灭疾病及促进健康提供科学的策略与措施。

（二）用途

1. 描述疾病与健康状态的分布特点　疾病或健康状态的分布是指它们在不同时间、不同地区及不同人群中的发生率、现患率或死亡率等。在不同的时间、地区、人群发生某种疾病或数量有所不同,提示发病因素的分布不同。

2. 探讨病因与影响流行的因素及确定防治方法　病因调查是探索病因不明疾病的致病因素,而流行因素调查是了解影响病因已明或不明疾病流行的有关因素,从而探讨防治这些疾病的方法。

3. 应用于诊断、疗效判断、选择治疗方案及预后评价　只有通过流行病学观察才可以看到不同类型的病例,了解疾病的自然史,有助于提高诊断、鉴别诊断水平;流行病学方法可协助判断某种药物(或治疗方法)的疗效、安全性或副作用及选择治疗方案。

4. 制定和评价预防对策和措施　为了控制和预防疾病在人群中发生和流行,必须制定并评价预防策略和措施。在采取防治对策和措施后,其效果如何也要应用流行病学方法进行疾病监察,评价对策和措施的效果,及时总结。

5. 应用于医疗卫生和保健服务的决策和评价　流行病学描述人群中有关疾病与健康状况,可以使卫生行政主管部门了解人群中的疾病及其有关因素所造成的负担,有助于确定优先的预防及保健项目的卫生规划,使有限的卫生资源发挥最好的效益。流行病学研究还可用于评价卫生服务的效果及效益。

二、流行病学的研究方法

按照不同的设计特点和作用,流行病学研究方法可分为观察法、实验法和理论法三大类,比较常用的是观察法和实验法,其中观察法又分为描述性研究和分析性研究。

（一）描述性研究

描述性研究是流行病学观察研究方法中的一种类型。通过调查收集资料或利用已有的资料进行统计学处理,将疾病或健康状态在人群、时间、地区间的分布情况定量、客观、真实地描述出来,发现病因线索并提出初步的病因假设。

描述性研究收集到的往往是比较原始或初级的资料,受到多种因素的影响,因此,分析所获得的结论只能提供病因线索和进一步研究的方向。描述性研究的本质是对人群疾病或健康状况及其相关因素在人群、时间和地区间分布及其变动趋势的客观描述,一般不涉及"暴露–疾病链"因果关系的检验或验证。

（二）分析性研究

分析性研究也是流行病学观察研究方法中的一种类型,是在特定人群中对病因假设的分析性研究。分析性研究又分两类:一类是病例对照研究,即根据研究对象是否患有某种疾病分为病例组和对照组,观察并比较两组在某种或某些可疑因素的暴露情况有无差别,从而推断暴露因素与疾病发生是否有联系;另一类是队列研究,即将研究对象按照是否暴露于某种可疑因素分为暴露组和非暴露组,追踪观察并比较两组的发病情况,从而推断该可疑因素与疾病发生是否有联系。

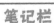
笔记栏

同一个病因假设可以分别用两种方法进行验证。例如,描述性研究发现"吸烟与肺癌有关",对于这一假设,可以采用病例对照研究方法,比较肺癌患者和非肺癌患者吸烟量有无差别,也可以采用队列研究方法,比较吸烟者和不吸烟者之间肺癌发病率或死亡率有无差别。

(三) 实验性研究

实验性研究是将研究对象随机分为研究组与对照组,两组给予不同的处理措施,观察并比较两组的处理效应。流行病学实验性研究根据研究对象不同通常分为临床试验、社区试验和现场试验。

(四) 数理性研究

数理性研究又称为理论性研究,其任务:①在充分进行观察性研究和实验性研究的基础上,应用数学模型模拟疾病在人群中的分布规律,定量表达各种危险因素与疾病和健康之间的关系,并探讨防治措施的效果;②不断发展与完善流行病学本身的理论与方法的研究。

第二节 疾病的分布

疾病的分布是流行病学的一个重要概念。所谓分布,是指疾病或健康状态在不同人群、不同时间、不同地区间出现的频率。描述疾病分布的基本方法是利用现有记录资料或专题调查资料按人群、时间、地区间特征分组,计算相应的频率指标(如发病率、患病率、死亡率等),进行比较,从而揭示其"三间"分布规律。

流行病学是从群体的角度来研究疾病发生、发展和消退的规律,因此描述疾病或健康状态的"三间"分布特征是流行病学研究的起始点,借此可以认识疾病的人群现象,发现病因线索,为进一步的医学研究指明方向。

一、描述疾病分布常用的指标

(一) 发病率

发病率表示在一定时期内(通常为 1 年)某人群中某病新病例出现的频率。

$$发病率 = \frac{某时期某人群中某病新发病例数}{同时期平均暴露人口数} \times K \qquad (7-1)$$

在流行病学研究中,发病率常用来描述疾病的分布,探讨发病因素,提出病因假说,评价防治措施的效果。发病率的准确性受疾病报告、登记制度及诊断的正确性等影响。

发病率可按疾病种类、年龄、性别、职业、种族、婚姻状况、地区等不同特征分别统计计算,此即发病专率(specific incidence rate),如麻疹发病率、流感发病率、男性肺癌发病率等。由于发病率的准确度受很多因素的影响,所以在对比不同资料时,应考虑年龄、性别等的构成,对发病率进行标化。

(二) 罹患率

罹患率也是测量新发病例的频率指标。不同的是罹患率常用于计算小范围、短时间的发病频率。观察时间通常以日、周、旬、月或一个流行周期为单位。适用于局部地区疾病的暴发、食物中毒、传染病及职业中毒等暴发的情况。它可以根据暴露程度来精确地测量发病概率。

$$罹患率 = \frac{某人群观察期间新发病例数}{同期暴露人数} \times K \qquad (7-2)$$

（三）续发率

续发率（secondary attack rate，SAR）是指在某些传染病最短潜伏期到最长潜伏期之间，易感接触者中发病患者数（续发病例、二代病例）占所有易感接触者总数的百分率。续发率常用于家庭、集体宿舍或幼儿园班组传染病传染力调查、防疫措施评价等。

$$续发率 = \frac{一个潜伏期内易感接触者中发病人数}{易感接触者总人数} \times 100\% \qquad (7-3)$$

（四）患病率

患病率又称为现患率，是指某特定时间内，特定人群中某病的病例数（新、旧病例数）与同期平均人口数之比。患病率可按观察时间的不同分为期间患病率和时点患病率两种，以时点患病率较常用。时点在理论上应是无长度的，但实际上以不超过1个月为度。而期间患病率的时间范围指的是特定的一段时间，通常超过1个月。

$$时点患病率 = \frac{某一时点一定人群中某病新旧病例数}{该时点人口数} \times K \qquad (7-4)$$

$$期间患病率 = \frac{某观察期间某人群中某病的新旧病例数}{同期的平均人口数} \times K \qquad (7-5)$$

患病率通常用来表示病程较长的慢性病的发生或流行情况，如冠心病、癌症等。患病率可用于估计某病对居民健康危害的严重程度，为医疗质量的评估和卫生资源的投入等提供科学依据，也对制定卫生保健服务规划有指导作用。

患病率受多种因素影响，其中病程延长、未治愈者的寿命延长、新病例增加（发病率增高）、病例迁入、健康者迁出、易感者迁入、诊断水平提高、报告病例提高等，可使患病率升高。而病程缩短、病死率高、新病例减少（发病率下降）、健康者迁入、病例迁出、治愈率提高等，则使患病率降低。但起决定性作用的因素是发病率和病程。患病率、发病率和病程的关系如下。

$$患病率=发病率\times病程 \qquad (7-6)$$

（五）感染率

感染率是指在某特定时间内所检查的整个人群样本中，某病现有感染者人数所占的比例。

$$感染率=\frac{受检者中阳性人数}{受检人数}\times100\% \qquad (7-7)$$

感染率常用于研究某些传染病或寄生虫的感染情况和分析防治工作的效果，估计某病的流行势态，也可为制定防治措施提供依据，是评价人群健康状况常用的指标。特别是对那些隐性感染、病原携带及轻型和不典型病例的调查较为有用，如乙型病毒性肝炎、脊髓灰质炎、流行性乙型脑炎、结核病、寄生虫病等。

（六）死亡率

死亡率是指某人群在一定期间内（通常以年为单位）的总死亡人数与该人群同期

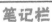

平均人口数之比。

$$死亡率 = \frac{某人群某年死亡总数}{该人群同年平均人口数} \times K \tag{7-8}$$

分母中的平均人口数通常使用年中人口数,可用该年 6 月 30 日 24 时(或 7 月 1 日 0 时)人口数或该人群年初人口数加年终人口数除以 2 估计。

死亡率是衡量某一时期某个地区人群死亡危险性大小的指标。它既可反映一个地区不同时期人群的健康状况和卫生保健工作的水平,也可为该地区卫生保健工作的需求和规划提供科学依据。

死亡率也可按疾病种类、年龄、性别、职业、种族等分类计算疾病死亡专率、年龄别死亡专率等。比较不同地区不同人群死亡率时,因两地人口年龄、性别等人口学变量构成不同,不可直接用粗死亡率比较,而必须采用标准化死亡率。

(七)病死率

病死率表示一定时期内(通常为 1 年),患某病的全部患者中因该病死亡所占的比例。

$$病死率 = \frac{某时期某病死亡人数}{同时期患该病人数} \times 100\% \tag{7-9}$$

病死率说明疾病的严重程度,也反映医疗水平和诊断能力的高低。通常多用于急性传染病,较少用于慢性病。一种疾病的病死率在不同流行状态下可因病原体、宿主和环境之间的平衡发生变化而变化。因此,在比较不同医院疾病的病死率时,要注意是否有可比性。

(八)生存率

生存率是指在接受某种治疗的患者或患某病的人中,经若干年随访后,尚存活的患者数所占的比例。

$$n 年存活率 = \frac{随访满 n 年存活的病例数}{随访满 n 年病例数} \times 100\% \tag{7-10}$$

生存率是反映疾病防治远期效果的一个指标,经常用于恶性肿瘤、心脑血管疾病及其他慢性疾病等的生存研究。

二、疾病的流行强度

疾病的流行强度是指某病在某地某人群中一定时期内发病数量的变化及其病例间的联系程度。描述疾病流行强度的术语有散发、暴发、流行、大流行。

(一)散发

散发是指某病在某地区的发病率呈历年来的一般水平(一般为当地前 3 年该病的发病率平均水平),各病例间在发病时间和地点上无明显联系,表现为散在发生。疾病呈散发分布的主要原因:该病常年流行,人群有一定的免疫力或因疫苗接种维持着人群的免疫水平,如麻疹;隐性感染为主的传染病,如流行性乙型脑炎;传播机制难以实现的传染病,如流行性回归热;潜伏期长的疾病,如麻风病等。

(二)暴发

暴发是指在一个局部地区或集体单位中,短时间内(通常是在该病的潜伏期内)

突然出现很多相同的病例。暴发多是由共同的传染源或传播途径引起,如食物中毒、流行性感冒、麻疹、水痘的暴发。

(三)流行

某病在某地区、某时期的发病率显著超过当地历年该病散发水平(3~10倍)时,称为流行。如果某地某病发病率达到流行水平,意味着该地有促进发病率升高的因素存在。

(四)大流行

大流行是指某病发病率远远超过当地一定历史条件下的流行水平,疾病在短期内迅速蔓延,流行范围跨越省界、国界甚至洲界而波及许多国家。如流行性感冒、霍乱、鼠疫,历史上曾发生过多次世界性大流行。

三、疾病的"三间"分布

疾病在人群、时间和地区上的"三间"分布反映出疾病的流行特征,而流行特征是判断和解释病因的依据,也是形成病因假设的重要来源。

(一)人群分布

疾病的人群分布

人群的不同特征如年龄、性别、职业、种族和民族、行为生活方式、社会阶层、婚姻状况、家庭等,均可影响疾病的发生。研究疾病的人群分布,有助于探讨病因、流行因素,确定高危人群。

1.年龄　疾病的发生与年龄密切相关,影响疾病年龄分布的因素:机体的生物学特点、暴露于致病因素的机会、职业因素、精神心理因素、行为和生活方式、传染病的流行类型、流行历史的长短、病后免疫力是否巩固、计划免疫、分析方法和指标等,因此,几乎所有疾病的发病率或死亡率都与年龄有关。

一般来说,容易传播且病后有巩固免疫力的传染病、隐性感染为主的传染病、营养缺乏病多见于婴幼儿和儿童,随年龄增加发病率有减少的趋势;职业病、妇产科疾病、精神疾病及风湿病等则多发生于青壮年;而慢性退行性疾病(如心脑血管疾病、慢性呼吸道疾病及恶性肿瘤等)则随年龄增长发病率或死亡率呈增加趋势。

2.性别　疾病的发病率或死亡率也存在着性别差异,除乳腺癌、宫颈癌及其他一些女性特有的疾病外,绝大多数疾病是男性发病率或死亡率高于女性。但是,同一种恶性肿瘤在不同地区的性别比可能有很大差异,提示有不同病因作用。例如,我国肺癌男女的性别比一般为2∶1,但在云南个旧为13.23∶1,而在宣威则为0.99∶1,肺癌的性别比相差悬殊。因为在个旧肺癌的病因主要是与矿工接触含重金属粉尘有关,而在宣威则和生活燃煤污染有关。

也有少数男女均可发生的疾病以女性多见,如地方性甲状腺肿一般表现为女性多于男性,这是因为女性生理需碘量大于男性,对缺碘的耐受性差,但在严重缺碘地区,地方性甲状腺肿在男女间发病率差异将会消失。胆囊炎、胆石症则以中年肥胖女性较多。

造成疾病在不同性别间分布差异的原因主要是男女暴露于致病因素的机会或程度不同,其次是男女间在解剖、生理、心理方面存在差异。

3.职业　许多疾病的发生与职业有着密切的关系。疾病的不同职业分布,取决于

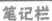

笔记栏

人们与致病因素接触的机会或感染的机会。如煤矿工人易患矽肺,脑力劳动者易患冠心病,接触联苯胺等染料的工人易患膀胱癌,镍矿工人易患肺癌,从事牲畜饲养、皮革加工的职业人群易患布鲁氏菌病、炭疽、钩端螺旋体病等。

4.种族和民族　不同民族和种族之间的疾病发病率和死亡率有着明显差异。造成这种差异的因素包括遗传、地理环境、经济状况、生活习惯、医疗卫生质量和水平的不同。如美国黑种人和白种人的发病率和死亡率就有很显著的区别,黑种人多死于高血压性心脏病、脑血管意外、结核病、梅毒、犯罪和意外事故,而白种人的死亡率较高的是血管硬化性心脏病、自杀和白血病等。

5.行为生活方式　行为生活方式与疾病的发生有关。在恶性肿瘤、冠心病、脑卒中、原发性高血压、糖尿病等慢性非传染性疾病的病因中,45%左右与不良的行为生活方式和社会因素有关。最常见的不良行为包括吸烟、酗酒、吸毒、不正当性行为、静坐生活方式等。

(二)时间分布

疾病分布随时间而不断变化,是一个动态的过程。分析疾病的时间分布特点,也能探索某些病因和流行因素的线索。

1.短期波动　短期波动的含义与暴发相近,区别在于暴发常用于少量人群,而短期波动常用于较大数量的人群。短期波动或暴发系因人群中大多数人在短时间内接触或暴露于同一致病因素所致,其流行曲线呈单峰分布。如多次暴露,则可能呈双峰或多峰分布。由于潜伏期不同,疾病发病时间有先后。短潜伏期者先发病,长潜伏期者后发病,但多数病例往往发生在最短潜伏期与最长潜伏期之间,即常见潜伏期。疾病的发病高峰与该病的常见潜伏期基本一致。因此可根据发病时间推算出潜伏期,进而可推知暴露时间及推测暴发的原因。

容易发生短期波动或暴发的疾病主要是急性传染病和急性中毒性疾病,如食物中毒暴发常在数小时或数十小时内发生,多因共同摄入某种食物所致。患者突然增加,很快达到高峰,而后下降。患者常集中在同一潜伏期内,流行曲线呈单峰型。

各种疾病均可发生暴发或短期波动,其类型很多,时间分布各种各样,但原因很容易查明,应不失时机地进行调查研究以便采取相应的防治措施。

2.季节性　季节性是指疾病的发生率随季节变化而变化的现象。在一年中有某个月或几个月份发病频率升高,而在其他季节中发病频率较低的现象。疾病的季节性反映某季节内一些自然和社会因素对致病因素的作用的变化,如温度、湿度、生活习惯、人群社会交往,表现为两种形式:一是严格的季节性,即某种疾病的发生多集中在某几个月内,这种严格的季节性多见于虫媒传播的传染病,如流行性乙型脑炎在我国以7月、8月、9月为发病高峰季节,在此前后很少发生;另一种是明显季节性升高,即指一年四季均有发病,但在某几个月份发病率明显升高,如肠道传染病、呼吸道传染病全年均有发生,但是肠道传染病多见于夏、秋季,而呼吸道传染病多见于冬、春季。

3.周期性　周期性是指疾病依规律性的时间间隔发生流行。在未实行计划免疫之前,呼吸道传染病如白喉(间隔2~4年)和麻疹(间隔1~2年)呈周期性流行的特征。实行计划免疫后,改变了其周期性流行的特征。了解疾病的周期性变化规律,对探讨致病因素、预测疾病的流行及制定防治对策都非常重要。

4.长期变异　长期变异是指某些疾病经过较长时期(几年、几十年或更长时间),

其发病率、死亡率、感染类型和临床表现等发生的变化。

经过长期变异，我国疾病谱发生了显著变化。近20余年来我国一些传染病如甲型病毒性肝炎的广泛流行，乙型病毒性肝炎携带者的大量存在，丙型病毒性肝炎的出现，细菌性食物中毒不断发生，肺结核病死亡率虽然下降但发病率仍然较高，一些性传播疾病发病率的上升，狂犬病的蔓延等，都需要重视。

（三）地区分布

疾病的地区分布是描述各地区某病的发病频率，了解疾病在空间分布上的特征，为探索病因及流行因素提供线索。

疾病的地区分布

1. 疾病在不同行政区域的分布　比较不同国家之间或一个国家内不同行政区之间的疾病频率是研究疾病地区分布最常用的方法，这种方法的优点是比较容易获得人口和疾病发生的资料，便于计算有关的频率指标。由于疾病的发生往往受地区的自然环境和社会生活条件的影响，所以研究疾病的地区分布，阐明影响分布的因素，有助于制定防治对策和措施。

（1）疾病在不同国家间的分布　疾病在世界各地的分布均存在差别，其发病率、死亡率各异。如黄热病流行于南美洲和非洲，登革热则流行于热带、亚热带，古典型霍乱在印度和印度尼西亚呈地方性流行。肿瘤发病在世界各地的差别则更为明显，如肝癌主要分布在东南亚、东南非，而欧洲、美洲少见，肝癌男性标化发病率最高的是莫桑比克；乳腺癌、肠癌死亡率在欧洲和北美较高；欧美各国心脏病死亡率高于我国和日本；我国和日本脑卒中死亡率高于欧美各国。

（2）疾病在同一国家内不同地区的分布　疾病在一个国家内不同地区之间发病率的差异也很明显。如血吸虫病在我国有较严格的地方性，流行只限于长江流域及以南的省、自治区、直辖市；克山病在我国自东北向西南呈一宽带状分布，此地带介于西南内陆和沿海之间；鼻咽癌多见于华南各省，以广东省死亡率最高；胃癌则高发于华北、东北和西北地区。

（3）疾病的城乡分布　许多疾病的分布表现出明显的城乡差异。城市人口多、密度大、交通发达，易发生呼吸道传染病（如麻疹、水痘、百日咳、流行性感冒、流行性脑脊髓膜炎等），一旦流行，传播迅速。如流行性感冒在一个大城市流行时，往往在2个月内便可传播至各个角落。城市儿童某些传染病的感染年龄比农村儿童提早。城市中工业集中，排放的烟尘及有害气体，加之汽车排出的废气污染空气，空气中有害物质浓度比农村高，因此，城市肺癌死亡率高于农村。

偏僻的农村和山区人口密度较低、交通不便、流动性小，一些呼吸道传染病不易流行。有些偏僻山村可多年没有水痘、麻疹、腮腺炎等疾病发生，若一旦传入，则可迅速蔓延，引起流行，此时年龄较大的儿童、青年甚至成人亦可发病。农村因给水条件和饮水习惯等原因，肠道传染病发病率高于城市，疟疾、血吸虫病、钩虫病、丝虫病、钩端螺旋体病及某些虫媒传染病发病率亦明显高于城市。

2. 疾病在不同自然地理条件地区的分布　比较不同自然地理区域间疾病的分布差异，有助于阐明自然地理因素（如气候、植被、地质等）与疾病发生的关系。如地方性甲状腺肿与地质环境中缺碘有关，山区的发病率高于平原，内陆高于沿海；脑卒中在高纬度地区的发病率高于低纬度地区；食管癌发病则以太行山脉的山西、河南、河北3省交界处的死亡率最高，并以此为中心呈类似于同心圆状分布，越向外围死亡率逐渐降低。

3.疾病在不同社会经济条件区域的分布　疾病的发生与社会、经济因素有着密切的关系。发达国家与发展中国家之间、经济发达地区和不发达地区之间在疾病谱和许多疾病的发病率方面都存在很大差异。如高血压、冠心病、糖尿病等在发达国家的患病率高于发展中国家;而急性传染病、营养不良等则以发展中国家发病率较高。各种恶性肿瘤中,乳腺癌、肠癌、肺癌等的发病率在发达国家较高,而宫颈癌、食管癌、胃癌等的病死率则在发展中国家较高。

4.疾病的地方性　由于自然环境和社会环境等因素,使一些疾病在某一地区的发病率经常高于其他地区,或仅在某地区存在,这种情况称为地方性。如鼠疫、地方性斑疹伤寒、恙虫病、森林脑炎等传染病,经常存在于某一地区,这是因为该地区存在着本病的动物传染源、传播媒介及病原体生存传播的自然条件,致使病原体能在野生动物间传播,在自然界生存繁殖。当人类进入这种地区时即可受到感染,这种疾病称为自然疫源性疾病,这类地区称为自然疫源地。还有一些传染病因传播媒介受自然环境影响,只在一定地区生存,使该病分布呈地方性,称为自然地方性传染病,如疟疾、血吸虫病、丝虫病等。

(四)疾病分布的综合描述

在实际工作中,常需要对一种病的"三间"分布进行综合描述和分析,以获得有关病因线索和丰富的流行因素信息。移民流行病学就是综合描述疾病分布的方法。

移民流行病学是通过观察某种疾病在移民人群、移居国当地人群及原居住国人群的疾病发病率或病死率差别,以探索该病发生与遗传、环境的关系。这是疾病在人群、时间、地区间分布的综合描述,常用于肿瘤、慢性病和一些遗传性疾病的病因研究。其基本原则如下。

1.若某病发病率和病死率的差别是由环境因素造成的,则该病在移民人群中发病率或病死率与原居住国的人群不同,而接近于移居国的发病率或病死率。

2.若该病的发病率或病死率的差别是由遗传因素起作用,则移民人群与原居住国人群的发病率或病死率相同,而不同于移居国。

有人曾对日本的胃癌进行过移民流行病学调查研究,美国出生的日本移民胃癌病死率高于美国白种人,而低于原居住国日本人,说明环境因素与胃癌的发生关系较大。同样,日本移民宫颈癌和脑血管疾病的病死率低于日本本国人甚多,而与美国白种人较接近。

若环境因素对某病的发生有影响时,则离开原居住地时的年龄对到新移居地后发病率的变化有影响。一般情况下,幼年移居新地后,受新环境的影响较大。移民的世代数与疾病的发病率也有关,移民在新环境居住的世代数越多,越接近移居国居民的发病水平。

世界各地华侨的鼻咽癌发病率均高于当地各民族的发病率,而且在国外出生的华侨也比当地人或其他民族的移民发病率高,如在夏威夷的华侨,非美国出生的华人鼻咽癌发病率为54.0/10万,美国出生的华人为12.1/10万;夏威夷本地人为1.8/10万;日本移民为1.4/10万;菲律宾移民为5.5/10万。中国是鼻咽癌的高发区,中国人移居美国后,环境发生了变化,特别是美国出生的华人,生活习惯已基本美国化,但鼻咽癌仍然高发,提示遗传因素可能在鼻烟癌的发生中起着重要作用。

笔记栏

第三节 流行病学调查研究

流行病学调查是指用流行病学的方法进行的调查研究,主要用于研究疾病、健康和卫生事件的分布及其决定因素。通过这些研究,提出合理的预防保健对策和健康服务措施,并评价这些对策和措施的效果。

由于流行病学是在人群中进行研究,研究者不能全部掌握或控制所研究对象发生的条件,因此,观察法是最常用的方法。

一、现况调查

现况调查又称为现况研究,亦称横断面研究,是对某人群中的疾病或健康状态在某个时点或短时期内的分布情况进行调查。因为调查的是疾病或事件在特定时间的现状,所以称作现况调查。现况调查是一种较为常用的描述性流行病学调查方法,是其他流行病学研究的基础和出发点,也是进行公共卫生决策的立足点之一,在流行病学体系中占有重要地位。

(一)现况调查的概念

现况调查是按照事先设计的要求,在某一人群中应用普查或抽样调查等方法收集特定时间内有关变量、疾病或健康状况的资料,以描述目前疾病或健康状况的分布。从时间上说,现况调查是在特定时间内进行的,即在某一时点或短时间内完成,这个时间点犹如一个断面,故又称为横断面研究。它所收集的资料既不是过去的记录,也不是未来随访的调查资料,而是调查当时所得到的疾病、健康和其他有关资料。

现况调查是通过完成某特定时间该人群健康经历的一个"快照",提供某病频率和特征的信息。现况调查强调在一定时间内,这个时间尽可能短一些,如果调查的时间拖延过长,则有可能所研究的疾病或因素发生变化,使调查结果的分析和解释较为困难。

(二)现况调查的特点

1.省时省力 现况调查能在较短的时间内得到调查结果,且花费不大,是常用的流行病学调查方法。其特点如下。

2.不设对照组 现况调查是根据研究目的来确定研究人群,调查该人群在某一特定时间内健康与疾病的状态。

3.特定时点或时期 现况调查的特定时点并不强调具体的某一特定时间,对人群中的每个不同的个体来说,时点所指的具体时间也可能不同。

4.不能确定因果联系 由于所调查的疾病或健康状况与某些特征或因素是同时存在的,即在调查时因与果并存,不能得出有关病因因果关系的结论。

5.对不会发生改变的暴露因素,可以进行因果推论 对于诸如血型、种族、性别等这类不会因是否患病而发生改变的因素与疾病的关系,现况调查可以提供相对真实的暴露(特征)与疾病的时间先后顺序的联系。

（三）现况调查的目的

1. 描述疾病或健康状况（或卫生事件）的"三间"分布,发现高危人群,或进行社区诊断,即对一个社区的某种疾病或健康状况进行考察与评价,为疾病防治或制定促进健康的对策与措施提供依据。

2. 描述某些因素与疾病或健康状况之间的联系,从而为疾病病因、危险因素或与健康有关的因素的研究提供线索。

3. 利用普查或筛检等手段,可实现"早发现、早诊断、早治疗"的目的,适用于疾病的二级预防。

4. 为评价疾病控制或促进健康的对策与措施的效果提供信息,即通过描述性研究,提供实施控制疾病或促进健康对策与措施前后的比较数据,从而可对该对策或措施做出评价。

5. 现况调查还可用于衡量一个国家或地区的卫生水平和健康状况,用于卫生服务需求的研究,用于社区卫生规划的制定与评估,用于有关卫生或检验标准的制定,为卫生行政部门的科学决策提供依据。

（四）现况调查的种类

根据研究对象的范围可分为普查和抽样调查两类。

1. 普查　普查是指在特定时间对特定范围内的人群进行全面调查。特定时间应该是很短,甚至指某一时点。特定范围是指某一地区或具有某种特征的人群。

普查的目的是了解某人群中疾病或健康状态的分布;或通过普查制定某生理学指标的正常值;还可以早发现、早诊断某些疾病并给予及时治疗;在疾病暴发或流行时,通过普查发现全部病例,了解该病流行的全貌。

普查的优点:可以得到某人群中某事件的实际情况和绝对数,理论上可以发现人群中的全部病例,便于早期治疗;较全面地描述疾病的分布与特征,没有抽样误差;可提供与疾病有关的危险因素及流行因素,普及医学卫生知识。

在实际工作中,普查的应用也存在着局限性:所获资料比较粗,准确性较差;费时、费力、费用大;不适用于患病率低或诊断技术复杂的疾病的普查;调查人员的技术与方法熟练程度不一,调查质量难以控制。

2. 抽样调查　抽样调查是从总体中随机抽取一个有代表性的样本进行调查,用其结果推论总体的方法。

抽样调查的目的主要是描述疾病或健康状态在不同人群、不同时间、不同地区的分布特征及其影响分布的因素;衡量一个国家或地区医疗卫生水平及人群健康状况,考核、评价预防措施的效果;检查和衡量信息、资料的质量,为制定医疗、预防措施提供科学依据等。

抽样调查的优点是样本含量小,省时、省力、省费用。由于调查范围小,调查工作易做得精细,因而质量易得到保证,获得结果快,而且应答率较高。缺点是设计实施与资料的分析工作均较复杂,重复和遗漏不易被发现;对于变异过大的材料和需要普查、普治的情况,则不适合做抽样调查;患病率太低的疾病也不适合做抽样调查,因为小样本不能供给所需的资料,若样本含量大到总体的75%时,则不如直接进行普查。

（五）现况研究的设计与实施

1. **明确研究目的和类型**　明确研究目的是研究设计的核心和关键。根据研究目的来确定采用普查还是抽样调查。

2. **确定研究对象**　研究对象的选择应注意它的代表性和足够的数量。如果是普查，在设计时可以将研究对象规定为某个区域内的全部居民，或其中的一部分如年龄小于或等于 14 岁的儿童，也可以是某一时点上的流动人员如某几个工厂中工龄满 10 年或以上者；如果是抽样调查，则首先要明确该抽样研究的总体是什么，采用何种抽样方法。

3. **确定样本含量**　抽样调查需要有一定的样本含量，样本太小，不能达到统计学要求，太大，则造成不必要的浪费，增加系统误差。决定样本大小的因素有多方面：①预期的现患率（P），预期的现患率越靠近 50%，样本含量就越小，反之样本含量要大；②对调查结果精确性的要求，即允许误差（d）越小，所需样本含量就大，反之则小。

4. **确定抽样方法**　抽样可分为非随机抽样和随机抽样。前者如典型调查。随机抽样要求遵循随机化原则，即保证总体中每一个对象都有同等机会被选入作为研究对象，以保证样本的代表性。若样本含量足够大，调查数据可靠，分析正确，则可以把调查结果推论到总体。

常用的随机抽样方法如下。

（1）**单纯随机抽样**　单纯随机抽样是随机地从研究人群中抽取样本，即先将调查总体的全部观察单位编号，再用随机数字表或抽签等方法随机抽取部分观察单位组成样本。目前，在横断面研究中，当调查的观察单位太多时，因很难将全部观察单位编号，故使用单纯随机抽样的机会不多，但它是实施其他抽样方法的基础。

（2）**系统抽样**　系统抽样又称为机械抽样，是按照一定的顺序机械地、每隔一定的数量单位抽取一个单位的方法，或者是按一定的比例抽取一个个体或一户居民的方法。它是在随机抽样的基础上进行的，即要求每次抽样的起点必须是随机的。

该方法方便，抽取的样本在整个研究人群中的分布比较均匀，通常抽样误差小于随机抽样误差，且代表性也较好。缺点是可出现系统误差。

如欲了解某单位职工乙肝表面抗原阳性率，该单位有职工 1 000 人，试按系统抽样法，抽取一样本含量为 100 的样本。因总体例数为 1 000，样本例数为 100，抽样间隔 = 1 000/100 = 10，先在 1 ~ 10 之间随机确定一个数字，如 6，然后以职工工作证号 6，16，26，36，…，996 者组成样本。

（3）**分层抽样**　分层抽样是先将调查总体按照某种特征分为若干组（层），然后在各层中随机抽取若干比例的人，组成调查的样本。各层抽取的比例应参照人口的构成比进行，即构成比大的应多抽，构成比小的少抽。该方法适用于总体情况复杂、各单位之间差异较大、单位较多的情况。

（4）**整群抽样**　在整群抽样中，被抽样的不是一个一个的个体，而是由一个一个的个体组成的若干个集团（群）。即先将总体划分为若干个"群"（如县、乡、村、学校、家庭等），每个群包括若干观察单位。可以随机抽取若干个群体作为样本，对群内个体则全部加以调查。如进行钩虫病调查时，抽查某县的几个乡的全体乡民；进行计划生育调查时，抽查城市里几个居委会的全部居民。

（5）**多级抽样**　多级抽样是在大型调查时常用的抽样方法。先从总体中抽取范

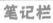

笔记栏

围较大的单元,称为一级抽样单元(如县、市),再从中抽取范围较小的二级单元(如区、街),这就是二级抽样。还可依次再抽取范围更小的单元,或采用分层、系统、单纯随机抽样等。

5.确定收集资料的方法　要确定各种调查指标的收集方法,尽量采用客观、定量的方法。常用的方法如下。

(1)利用现有记录资料　如临床病历、检验报告、出院证明、出生证明、死亡证明、传染病报告卡、环境监测记录等。

(2)访问　对于现有记录不能提供的信息,可以通过询问调查对象获得,包括专人访问(面访)、信函访问、电话访问等。

(3)体检、实验室检查及特殊检查　主要用于收集有关调查对象疾病和健康状况的信息,也可收集一些暴露因素如生化指标、免疫指标、营养状况等。

6.制定调查表　调查表也称问卷,是流行病学调查的常用工具,其设计好坏直接关系到调查的质量与水平,故需精心设计。

(1)调查表的种类　按是否要被调查者自己填答可以分为代填问卷和自填问卷两类。代填问卷是由调查者按照统一设计的问卷,向被调查者当面提出问题,然后再由调查者根据被调查者的口头回答来填写。代填问卷多用于面访、电话访问中,故又称为访问问卷。

自填问卷的调查者一般不与被调查者直接见面,而由被调查者按照统一设计的有一定结构的调查表自己填答问卷,然后再返回调查者手里,为一种间接的调查。自填问卷可通过调查员直接发放、报刊发行、邮局传递、网络传送等方式交到被调查者手中。

(2)问卷的基本结构　调查表可分为表头、一般项目、调查研究项目、结尾部分和计算机编码方框五部分。表头包括调查表的名称、调查地点和编号;一般项目或称识别项目,如性别、年龄、出生年月、出生地、文化程度、民族、职业、工作单位、现住址等;调查研究项目也称研究变量,这是调查研究的实质部分,包括疾病史和有关暴露情况;结尾部分包括调查员签字、调查日期等;准备用计算机处理的调查表,常在每项数据后留出方框以便于编码输机。

调查表的设计应考虑被调查者的心理感受,一般将被调查者易于接受的问题安排在前面,难以接受的问题(如涉及隐私)安排在后面,可提高被调查者对调查的依从性或应答率。应尽量避免使用专业术语和使人难堪或反感的用语。问题不能带导向性,即暗示被调查者选择某一答案。

一般来说,一个完善的调查表并不是一次就可以拟就的。如有可能,最好做几次包括设计人员参加的预调查,需要几经试用和修改方可臻完善。

7.培训调查员　调查研究的资料质量与调查员关系很大。调查员起到收集研究资料的关键作用。因此,调查员必须经过培训。

调查员要有实事求是的科学态度,不带任何偏见,不造假;能对调查材料保密;具有责任心,热爱本职工作。调查员要有一定的文化水平,但是并非医学水平越高的越适于做调查工作。相反,有医学知识的人易于掺入自己的假设和看法,调查时易于诱导性地提问题而产生信息上的偏倚。

8.资料的整理、分析　现况调查结束后首先应对原始资料逐项进行检查与核对,以提高原始资料的准确性、完整性,同时应填补缺漏、删去重复、纠正错误等,以免影响调查质量。然后将调查资料按不同的人口学特征、时间、地区、某种生活习惯等方面分组整理,计算疾病的患病率和死亡率等,以观察疾病在不同的人群、时间、地区上的分布特征。

二、病例对照研究

(一)概念

病例对照研究又称为回顾性研究,是选定某人群中患有所研究疾病的人群(病例组)和未患该病的人群(对照组)作为研究对象,调查其既往暴露于某种(或某些)危险因子的情况及程度,以判断暴露危险因子与该病有无关联及其关联程度大小的一种观察方法。

(二)基本原理

病例对照研究的基本原理是以确诊的患有某种特定疾病的患者作为病例,以不患有该病但具有可比性的个体作为对照,从现在开始,追溯研究对象过去的暴露情况,测量并比较病例组与对照组各因素的暴露比例,经统计学检验,若两组暴露比例的差异有统计学意义,则可认为该因素与疾病之间存在着统计学的关联。这是一种由"果"推"因"的逆向研究,模式如图7-1。

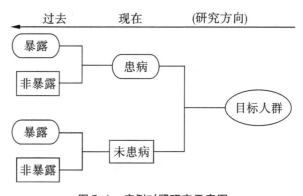

图7-1 病例对照研究示意图

例如,调查一组肺癌患者(病例组)和一组未患肺癌但有可比性的人(对照组)的吸烟(暴露)史(包括现在是否吸烟,过去是否吸过烟,开始吸烟的年龄,吸烟年数,最近每日吸烟支数;如已戒烟,则为戒烟前每日吸烟支数和已戒烟年数等)。其目的是通过比较两组吸烟史的差别,分析吸烟(可疑病因)与疾病(肺癌)有无因果联系。

(三)研究对象的选择

1.病例 主要有两种来源。①从医院患者选择,即从某一所或若干所医院选择某时期内就诊或住院的某种病的全部病例。病例应符合统一的、明确的诊断标准。最好是新发生的(新诊断的)病例。因为一种病的全部病例不大可能都有进入某一所或几所医院的同等机会,能进入的只是其中符合条件(选择因素)的那一部分,所以不要求能代表某时某地的全部病例,但应要求能代表产生病例的人群,即该人群只要发生该种病例,均可能进入该院。这种研究称为以医院为基础的病例对照研究。②从某特定人群选择病例,即以符合某一明确规定的人群在某时期内(1年或几年,视病例发生多少而定)的全部病例或当病例数过多时以其中的一个随机样本作为研究对象。这种研究称为以人群为基础的病例对照研究。

2.对照　对照与病例在一些主要方面必须具有可比性。首先,对照必须是从病例所来自的人群选择,对照是有可能成为病例的人。对照选择是否恰当是病例对照研究成败关键之一。对照可以从同一医院同一时间就诊或住院的其他病例中选择,也可以从医院所在地人群中的健康人中选择,或者从病例的配偶、同胞、亲戚、邻居、同学或同事中选择。

3.病例与对照的配合　设置对照的作用在于平衡除了研究因子(暴露)以外的其他可能影响患病的因素,也就是说如果暴露与所研究的疾病不存在联系的话,病例与对照的暴露比例(率)应该无显著性差别;如果发现有显著性差别,就可以推断患病与暴露之间有联系。为使两者具有可比性,首先可以通过限制选择病例与对照的范围(如年龄范围、性别、种族等),使有关因子尽可能齐同。病例组与对照组的某些特征不应存在显著性差别,即应该均衡。

病例与对照配合的一个重要方法叫作匹配,又称为配比,就是在选择病例与对照时,使两者的某些特征或变量值一致,具体做法有两种。①成组匹配或频数匹配,即在选择好一组病例之后,在选择对照组时要求其某些特征或变量的构成比与病例组的一致(两组的总体分布一致),如性别、年龄构成一致,具体做法上类似分层抽样。②个别匹配,就是以每一病例为单位,选择少数几个特征或变量方面与病例一致的一个或几个对照组成一个分析单位。一个病例匹配一个对照的(1∶1匹配)一般称为配对,也就是说由一个病例和一个对照组成对子为一个计数单位。理论上,一个病例可以匹配多个对照,但研究证明病例与对照之比超过1∶4时,统计效率不会明显增加,但工作量却增大。所以在实际应用中以1∶1匹配最常被采用。

(四)资料收集

1.收集内容　主要收集一般情况、疾病情况和暴露史等。

(1)一般情况　包括姓名、性别、年龄、民族、职业、文化程度、经济收入、工作单位和住址等,作为备查项目,也可作为匹配依据。

(2)疾病情况　包括发病时间、诊断依据、诊断医院等。必须有统一、明确的诊断标准,对照也应采用相同的标准加以排除。

(3)暴露史　包括是否暴露、暴露时间和剂量等。一项病例对照研究可以同时调查多种暴露因素,但不宜过多,一般以一种或少数几种为主。

2.收集方法　包括查阅现有记录资料、访问、体检和实验室检查等方法,其中以访问最为常用,一般是由经过培训的调查员按照统一的调查表进行。

(五)数据整理与分析

病例对照研究的目的就是通过对病例组和对照组之间各种可疑因素的暴露情况进行比较,从而判断哪种或哪些暴露因素与所研究疾病有联系及联系强度大小。

1.成组设计资料的数据分析　这是病例对照资料分析的最基本形式。

(1)数据整理　将调查资料整理成完整的表格,包括简明而又高度概括的标题、明确的纵横标目(表7-1)。

表7-1　病例对照研究资料整理表

组别	有暴露	无暴露	合计
病例组	a	b	$a+b=n_1$
对照组	c	d	$c+d=n_0$
合计	$a+c=m_1$	$b+d=m_0$	$a+b+c+d=N$

例7-1　一项关于口服避孕药与心肌梗死的病例对照研究,结果如表7-2。

表7-2　口服避孕药(OC)与心肌梗死(MI)关系的病例对照研究结果

组别	有暴露	无暴露	合计
病例组	39	114	153
对照组	24	154	178
合计	63	268	331

(2)显著性检验　判断暴露与疾病是否有统计学联系,一般采用χ^2检验。本例:

$$\chi^2 = \frac{(ad-bc)^2 n}{(a+b)(c+d)(a+c)(b+d)} = \frac{(39 \times 154 - 24 \times 114)^2 \times 331}{63 \times 268 \times 153 \times 178} = 7.70$$

查χ^2界值表得$\chi^2_{0.01(1)} = 6.63$,本例$\chi^2 = 7.70 > 6.63$,则$P < 0.01$。结论为根据此资料判断,病例组与对照组的暴露率差异有统计学意义。

(3)估计联系强度大小及方向　如果经假设检验,病例组和对照组之间在暴露因素上的差异有统计学意义,需进一步估计联系强度的大小和方向。常用指标是比值比(odds ratio,OR)。

通常情况下,本研究只能比较暴露比例,按公式(7-11)计算OR。

$$OR = \frac{ad}{bc} \tag{7-11}$$

$OR < 1$,暴露与疾病之间呈负相关;$OR = 1$,暴露与疾病之间无相关;$OR > 1$,暴露与疾病之间呈正相关,OR在1.2~1.4为弱相关,OR在1.5~2.9为中度相关,OR在3.0~9.0为高度相关,$OR > 9.0$为极高度相关。负相关的情况下,OR越小,联系强度越大。本例资料计算出的OR如下。

$$OR = \frac{39 \times 154}{24 \times 114} = 2.20$$

可以初步认为口服避孕药与心肌梗死之间呈中度正相关。

2.配对设计资料的数据分析

(1)数据整理　将资料整理成统计表,首先要有标题,表内同样有纵横标目和a、b、c、d数字及合计数,而这些内容与不匹配资料反映的内容完全不同。a代表病例和对照均有暴露史的对子数;b代表病例有而对照无暴露史的对子数;c代表病例无而对照有暴露史的对子数;d代表病例和对照均无暴露史的对子数;N代表共配对子数。

如表 7-3 所示。

表 7-3　1∶1 配比病例对照研究资料整理表

病例组	对照组		合计
	暴露	非暴露	
暴露	a	b	$a+b$
非暴露	c	d	$c+d$
合计	$a+c$	$b+d$	N

（2）显著性检验　采用配对四格表 χ^2 检验。

$$\chi^2 = \frac{(b-c)^2}{b+c} \tag{7-12}$$

或校正公式：

$$\chi^2 = \frac{(|b-c|-1)^2}{b+c} \tag{7-13}$$

（3）联系强度的大小及方向　通常采用 OR，按公式（7-14）计算。

$$OR = \frac{b}{c} \quad (c \neq 0) \tag{7-14}$$

例 7-2　以 Mack 等（1976 年）报道的在洛杉矶所进行的外源性雌激素与子宫内膜癌关系的病例对照研究为例（表 7-4）。

表 7-4　外源性雌激素与子宫内膜癌关系 1∶1 配对资料（例）

病例组	对照组		合计
	有暴露史	无暴露史	
有暴露史	27（a）	29（b）	56
无暴露史	3（c）	4（d）	7
合计	30	33	63

本例 $b+c<40$，用校正公式：

$$\chi^2 = \frac{(|29-3|-1)^2}{29+3} = 19.53$$

$$P<0.005$$

利用公式（7-14）计算 OR：

$$OR = \frac{29}{3} = 9.67$$

计算结果说明外源性雌激素与子宫内膜癌有联系，有外源性雌激素暴露的人群患子宫内膜癌是无暴露人群的 9.67 倍。

（六）常见偏倚及其控制

偏倚是指在流行病学研究过程中发生的系统误差。常见的偏倚有以下 3 类。

1.选择偏倚　选入的研究对象与未选入的研究对象在某些特征上存在差异而引

起的误差称为选择偏倚。由于所研究样本对总体的代表性差,从而导致依据样本情况推测总体情况时得出错误结论。这种偏倚常发生于研究的设计阶段,造成偏倚的原因有入院率偏倚、现患病例-新发病例偏倚、检出征候偏倚等。在设计阶段,应尽量采用随机抽样方法选择研究对象、在多个医院选择对象、尽量选择新发病例等,以减少此类偏倚。

2.信息偏倚　信息偏倚又称为观察偏倚或测量偏倚,是指在收集整理信息过程中,由于测量暴露与结局的方法有缺陷而造成的系统误差。常见的如回忆偏倚、调查偏倚等。要控制或减少信息偏倚,应尽量采用客观指征,选择合适的人员参加调查,认真做好调查技术培训,采取复查等方法做好质量控制,检查条件尽量一致,尽量在同一时间内由同一调查员调查病例和对照,使用的检查仪器应精良,使用前应校准,严格掌握试剂的要求等。

3.混杂偏倚　研究某个因素与某种疾病的关联时,由于某个既与疾病有制约关系,又与所研究的暴露因素有联系的外来因素的影响,掩盖或夸大了所研究的暴露因素与疾病的联系。这种现象或影响叫作混杂偏倚,该外来因素称为混杂因素。在设计时利用限制的方法或匹配的方法,资料分析阶段采用分层分析或多因素分析模型处理,可适当控制混杂偏倚。

(七)优点与局限性

病例对照的优点是所需样本含量较小,节省人力、物力,易于组织实施;特别适用于发病率低的疾病的研究,因为不需要众多的研究对象,它往往是发病率低的疾病检验病因的唯一可行的研究方法;对于慢性病,可以较快地得到对于危险因素的估计;既可检验有明确假设的危险因素,又可广泛探索尚不够明确的众多因素。

其局限性在于选择研究对象时,难以避免选择性偏倚,即样本的代表性难以保证;获取既往信息,难以避免回忆偏倚;混杂的影响较难控制,暴露测量往往不够精确、可靠;不能直接计算发病率或死亡率。

三、队列研究

(一)概念与基本原理

队列常指具有共同经历或某种共同特征的一群人,如吸烟人群、素食人群等。队列研究又称为定群研究、随访研究、前瞻性研究等。研究对象是加入研究时未患所研究疾病的一群人,根据是否暴露于所研究的病因(或保护因子)或暴露程度而划分为不同组别,然后在一定期间内随访观察不同组别的该病(或多种疾病)的发病率或死亡率。如果暴露组(或大剂量组)的率显著高于未暴露组(或小剂量组)的率,则可认为这种暴露与疾病存在联系,并在符合一些条件时有可能是因果联系(图7-2)。

队列研究是按照暴露因素分组,然后观察并比较不同暴露因素的效应,是从"因"推"果"的研究方法。

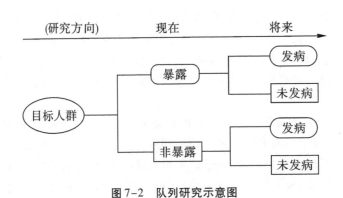

图7-2　队列研究示意图

(二)研究对象的选择

由于队列研究需对研究对象追踪观察,研究周期较长,故在选择研究对象时首先要考虑是否便于观察,而且暴露容易测量,有必要的医疗条件,人口流动性小,减少追踪观察中的失访人数。

1.暴露人群　可选择高暴露人群或特殊暴露人群,也可选择一些有组织的群体。前者如在研究放射线辐射与急性白血病的关系时,选择受过原子弹辐射的人群及从事放射科工作的医生作为暴露群组;后者如英国流行病学专家Doll和Hill以10万名英国医学会会员为对象,进行的一项长达20余年的吸烟与肺癌的前瞻性研究。

2.非暴露人群　选择非暴露人群作为对照要注意与暴露人群的可比性,有内对照、外对照、一般人群对照等几种方式。内对照是指在同一研究人群中,采用没有暴露或暴露水平最低的人员作为对照,这是最理想的对照;外对照是以职业人群或特殊暴露人群作为暴露组时,在该人群之外特设的对照组;由于一般人群的发病率或死亡率比较稳定且较容易得到,所以还可选用一般人群作为对照。

(三)资料收集

对每个研究对象开始随访的时间及随访时间的长短直接关系到队列研究的功效,因此随访开始和终止的日期均应明确,主要收集以下资料。

1.基础资料的收集　首先,暴露必须有明确定义。其次,根据资料或特别检查结果,评定队列成员的暴露状况,剔除其中已患或疑似已患所研究疾病的人和对之不易感的人。除所研究的暴露之外,还要收集与患病危险度有关系的其他暴露的资料。资料来源有医疗记录、劳动记录、劳保资料、访问、医疗检查、环境测定等。

2.随访　应进行尽可能完全的随访。随访的方法有直接的,如函调、面谈、定期体检,有间接的,如医院病历、死亡登记、疾病报告卡、人事档案、劳保资料、保险档案等,必须根据结局的性质选用。

失访及其处理:由于随访对象多、时间长,不可避免会有中途不知下落的成员或是拒绝继续接受观察的人,这就产生了失访。如果暴露组与未暴露组的失访率相似,失访者与未失访者的结局发生率也相似,则失访将不会产生偏倚。所以应尽可能取得失访者结局的信息,或从失访者中抽取样本调查其结局。比较现实可行的方法是把失访者与未失访者的基线资料中的一些特征加以比较,如差别不大,则可假定结局发生率的差别可能也不大。否则,对选择偏倚可能产生的影响应有充分估计。因为失访产生的问题不易圆满解决,所以一方面要尽可能减少失访,另一方面要认识可能由此产生的偏倚并设法估计其影响。

3.结局资料收集 首先要明确观察终点,通常是疾病的发生或死亡。例如,规定发生冠心病或肺癌死亡为终点,如患了其他病不应视为已到达观察终点,如得了糖尿病还应继续随访。但是如果研究对象在未到观察终点之前死于其他疾病,尽管不能对其继续随访,仍不能按到达随访终点对待。这是失访的一种,它直接影响资料的分析。随访期往往需要数年或数十年。

(四)数据整理与分析

对收集的所有资料进行分析之前,应首先检查调查表上数据资料的正确性和完整性。

队列研究结束时,一般先做描述性分析,将研究对象的组成、随访的经过、时间长短、结局的发生和失访的情况等进行描述。按年龄、性别、时间等分别计算各研究组在随访期所研究疾病的发病率和死亡率,通过比较暴露组与非暴露组或不同剂量的暴露组的率,可检验病因假设:可疑病因的暴露与疾病(死亡)是否存在联系?联系强度如何?是否是因果联系?

1.率的计算

(1)累积发病率 当观察人口比较稳定时,不论观察时间长短,整个观察期内某病新发生例数(D)与观察开始时总人数(N)之比,即该观察期的累积发病率(cumulative incidence rate,CI),也就是一般所说的发病率(表7-5)。随访期越长,则病例发生越多,所以 CI 表示发病率的累计影响。CI 又是平均危险度的一个指标,也就是一个人在特定时间内发生该病的概率。同样的方法可计算累计死亡率。

$$CI = \frac{D}{N} \tag{7-15}$$

表7-5 累计发病率的计算

组别	发病数	未发病数	合计	发病率
暴露组	a	b	$a+b$	$a/(a+b)$
非暴露组	c	d	$c+d$	$c/(c+d)$
合计	$a+c$	$b+d$	$a+b+c+d=N$	D/N

(2)发病密度 当队列是一个动态人群时,观察人数变动较大(因失访、迁移、死于他病、中途加入等),用总人数为单位计算率是不合理的。此时可以观察组内每一成员所提供的人时(person-time,PT)的总和为分母,分子仍是人群在观察期内新发生的病例数(D)来计算率(表7-6)。

人时是观察人数乘以观察时间。用人时为单位计算的率带有瞬时频率性质,称为发病密度(incidence density,ID),它既说明了该人群发生的新病例数,又说明发生这些病例所经历的时间和该人群的大小。时间单位可用年、月、日、时等,但常用年,故又称为人年数。一定的人时(人年)数可来自不同的人数与不同的观察时间,如100人年可来自100人观察1年,或来自50人观察2年,或200人观察0.5年。

$$ID = \frac{D}{PT} \tag{7-16}$$

表7-6 发病密度的计算

组别	发病数	人年数	发病密度
暴露组	a	PT_1	a/PT_1
非暴露组	c	PT_0	c/PT_0
合计	$a+c$	PT	D/PT

2.显著性检验 一般选用χ^2检验,如果暴露组与非暴露组的发病率差异有统计学意义,可认为暴露与疾病之间有统计学联系。

3.联系强度的测量 队列研究可以计算两组的发病率,这是与病例对照研究不同的地方。

(1)相对危险度 相对危险度(relative risk,RR)是暴露组与非暴露组的发病率或死亡率之比,又称为危险比。

$$RR = \frac{I_e}{I_O} \tag{7-17}$$

I_e与I_o为暴露组与非暴露组的率。RR表明暴露组发病或死亡的危险是非暴露组的多少倍。

(2)归因危险度 归因危险度(attributable risk,AR)又称为特异危险度、率差、绝对危险度或超额危险度(excess risk),为暴露组的发病率或死亡率(I_e)与非暴露组相应率(I_o)之差。AR表示暴露者中完全由于暴露增加或减少的率的大小。

$$AR = I_e - I_o \tag{7-18}$$

(五)优缺点分析

队列研究的优点:①可以直接获得暴露组与非暴露组的发病率或死亡率,因而可以直接计算RR和AR等反映疾病危险联系的指标;②由于原因发生在前,结局发生在后,因果联系在发生的时间顺序上是合理的,故检验病因假说的能力较强;③有助于了解疾病的自然史,并可获得一种暴露与多种疾病结局的关系;④样本代表性好,暴露及结局资料准确,偏倚较少发生;⑤样本含量大,结果较稳定。

缺点:耗费较多的时间、人力和资金;研究周期长,实施难度大,不适合罕见病的病因研究;由于研究与随访的时间较长,失访难以避免。另外,随着时间的推移,未知变量的引入和人群中已知变量的变化,都可能影响结局,将增加分析的难度。

(六)常见偏倚及其控制

队列研究中常见的偏倚包括选择偏倚、失访偏倚、信息偏倚和混杂偏倚。

1.选择偏倚 最初选定的研究对象可能有人不能参加;研究对象若为志愿者,他们往往具有某些特征或习惯;某些早期患者在研究开始时未能发现;暴露或疾病的定义不严格及执行不当等,都可能造成选择偏倚。

2.失访偏倚 由于研究对象迁移、外出、不愿再合作而退出或死于非终点疾病而造成失访。失访所产生的偏倚的大小主要取决于失访率的大小、失访者的特征及暴露组与非暴露组失访情况的差异。对研究结果影响最大的是"高危人群"的失访所产生的偏倚。失访率一般不应超过10%。

3.信息偏倚 由于使用的仪器不准确、检验技术不熟练、诊断标准定义不明确或掌握不当、原始记录不完整、询问技巧欠佳等,造成结果不真实。

4.混杂偏倚 由于一个或多个潜在的混杂因素的影响,掩盖或扩大了研究因素与疾病(或事件)之间的联系,从而使两者之间的真正联系被错误地估计。

偏倚的控制:严格按规定的标准选择研究对象,特别要弄清愿意加入和不愿意加入研究的两组人有哪些不同特点,在选择研究对象时选择那些符合条件并且依从性好的研究对象;提高设计水平和调查质量,做好质量控制工作;资料分析阶段采用分层分析、率的标准化、灵敏度分析或多因素分析模型处理等。

第四节 流行病学实验研究

流行病学实验研究与流行病学观察性研究共同构成流行病学研究的重要方法。实验流行病学在历史上特指传染病在动物群流行的实验研究。流行病学实验研究包括临床试验、现场试验和社区试验。实验研究比观察性研究能更好地控制各类偏倚,在同样的受控条件下容易重复。正因为实验需要严格的受控条件,它的可行性较差,有时脱离实际生活环境而使结果的外推受限,并且由于需要"人为介入"而存在突出的伦理问题。

一、临床试验

临床试验是流行病学实验研究方法之一。它以人作为研究对象,以个体为试验单位进行随机化分组,通过给予不同药物、治疗方法等措施,去评价其疗效、副作用及对预后进行判断。临床试验之所以重要,是因为人体试验不同于动物实验,体内试验不同于体外实验,盲目将动物实验或体外实验的结果施于患者,可能会产生严重后果;来自于医生的某些临床实践结论大都不具有严格的试验设计,缺乏试验对照,故其有效性及可靠性较差;同时临床试验常可缩短新药、新疗法在临床上进行自然观察的时间,减少不必要的浪费,以及能及时中止某些无效甚或有害的药物或疗法在临床上的应用。

(一)临床试验的概念

临床试验是运用随机分配的原则将试验对象(患者)分为试验组和对照组,前者给予某种治疗措施,后者不给予治疗措施或给予安慰剂,经过一段时间同等地观察后评价该措施产生的效应。

(二)临床试验的目的

1.评价疗效 疗效一般指药物或手术治疗的效果,也包括放射治疗、心理治疗、某些治疗方案(如肿瘤化疗)、整套治疗措施(如冠心病的监护病房)等的效果,评价疗效主要通过临床试验方法来进行。

2.判断治疗副作用 临床治疗副作用是指药物治疗、手术治疗及其他治疗的不良反应,包括毒性作用、过敏反应、致畸作用等。副作用常通过临床试验及群体观察来发现。

3.判断预后　临床上,疾病一经诊断就面临着对疾病预后的判断,医生要回答患者和家属提出的种种问题。疾病预后的形式多种多样,在治愈与死亡之间存在缓解、复发、迁延、恶化、残疾、并发症等不同结局。疾病预后估计是建立在患者群体观察基础上,将观察所获得的信息经过分析、综合、归纳与演绎而得出结论,然后再应用于同类患者,为其所患疾病的未来过程进行预先估计,并为制定防治对策和评价防治效果奠定基础。

(三)临床试验的基本要素

临床试验的基本要素包括处理因素、受试对象和试验效应三部分。如用两种降压药治疗高血压患者,观察并比较两组患者血压的下降情况,这里所用的降压药为处理因素,高血压患者为受试对象,血压为试验效应。

1.处理因素　处理因素是指要研究的治疗手段,一般指外部施加的因素(手术、药物等)。处理因素可分不同等级,称为不同水平。处理因素及各水平应在整个过程中始终如一,即按一个标准进行。如试验的处理因素是药物,那么药物的质量(成分、出厂批号等)必须保持一致。临床试验不仅有处理因素,也存在非处理因素,如上面提到的两种降压药治疗高血压患者的试验,非处理因素可能有年龄、性别等,不同的年龄、性别降压效果可能不一样。设计时应针对这些非处理因素,设法消除其影响。

2.受试对象　受试对象是指选择参加临床试验的患者。临床试验中,试验组与对照组均为患者。参加试验的患者诊断必须明确、可靠。病型、疾病分期、病情轻重、急慢性等的判断应同时制定好,并尽量用客观指标。影响受试者的各种因素即非处理因素也都要有一定规定与要求。受试对象为住院患者时,较易对他们做系统观察和做较完整的记录。但应注意患者住院期间的心理变化和其他非处理因素对其的影响。另外,受试对象由于各种原因退出试验的可能性要小,否则过高的退出率会影响研究的结果。

3.试验效应　试验效应是要通过各项效应指标来鉴定结果。选用的效应指标应客观性强、灵敏度高和精确性好。同时,试验效应的观察应避免带有偏性。如研究者的心理常偏重于阳性结果,医生常偏重于新疗法组等。这些都会影响研究结果,应设法避免。常采用盲法以消除或减少这种偏差。

(四)临床试验的设计和实施

1.病例选择　在研究开始前,必须严格限定病例的诊断标准、纳入标准和排除标准,这些标准在实施期间不能随意改变。

(1)诊断标准　应采用公认的诊断标准与疾病分类方法,以便得出的结果能与他人的结果进行比较并推广应用,尽量采用客观的诊断标准。

(2)纳入标准　并非所有的患者都对治疗措施敏感,如病毒性肝炎患者,不同的年龄组,治愈率可能不同,可以选定某一年龄范围的人进行观察,这样就要有一个纳入标准,如选择成年后感染且小于 40 岁的患者。

(3)排除标准　研究人员在设计时除规定纳入标准外,还应规定哪些患者不能选作受试对象,即规定排除标准。如同时患有另一种影响本次科研效果的疾病时,就不宜选作受试对象。如患胃肠道疾病的患者,不宜选作评价口服药物疗效的受试对象,因为能影响药物的吸收。参加疗效评价的患者也不宜同时患其他严重疾病,这是因为这些患者在研究过程中可能死亡,或因病情加重被迫退出。此外,已知患者对治疗有不良反应时也不能将其作为受试对象,如不应将胃出血者选作抗炎药物试验的受试对象。

2.设立对照 临床试验设立对照非常重要,设立对照的意义如下。

(1)区分疾病的自然进程与临床治疗效果 有些急性自限性疾病(如上呼吸道感染和胃肠炎)患者服药以后病情的缓解,可能是治疗的效果,也可能是疾病自然发展的结果;有些慢性非自限性疾病自然病程中,也有自发缓解的过程,如系统性红斑狼疮病程呈波浪式曲线,缓解与复发交替出现,容易将自然减轻误认为药效。诸如上述情况,若不设立安慰剂对照,就很难确立药物的真正疗效。对于能预知的病例,如狂犬病几乎百分之百死亡,若某疗法可治愈,则不需要设立对照。

(2)抵消霍桑效应 患者意识到在接受新药、新疗法时,可能会更加重视自己而不是疗法本身产生反应,或希望取悦于医生而向医生报告好的结果,而实际上,由治疗本身带来的效益并没有报告得那么多,此即霍桑效应。只有设立对照组,才能抵消霍桑效应。常用的对照方法有5种。①空白对照:对照组不给任何治疗措施,只观察结果。一般只有病情较轻、没有危险性,又没有好的治疗措施的疾病,才设空白对照,如上呼吸道感染、慢性关节炎等。②安慰剂对照:安慰剂是一种外表形状与试验药物相似,但实际上没有任何有效成分的物质。③有效对照:给予对照组已经证明有效的治疗,将试验药物的疗效和已知有效药物的疗效进行比较。④交叉对照:将受试对象分为两组,先是第一组在试验组,第二组在对照组,结束试验间隔一段时间后,再以第二组为试验组,第一组为对照组,进行同样的试验。但是交叉设计要求第一阶段的治疗效果不会影响第二阶段的治疗。⑤相互对照:几组患者分别给予不同的治疗措施,将其结果互相比较。

以上几种常用对照中,应用空白对照和安慰剂对照时应注意医德问题。因为空白对照和安慰剂对照实际上未给对照组患者进行任何有效治疗,因此只能在目前尚没有理想的治疗办法,又不会给患者带来危害的时候才能进行。对照组与试验组的人群来源应相同。如果试验是以医院为基础选择的,对照组也应来自相同医院。对照组的疾病严重程度应和试验组一致,对照组的年龄、性别、职业、住址、经济水平、文化程度和卫生水平等情况也应与试验组相似,两组仅治疗方法不同。

3.随机化原则 随机化原则是指采用随机的方法,使受试对象有同等的机会被分配到试验组或对照组,此方法可使处于试验组和对照组的某些已知和未知因素、能被测量和不能被测量的因素达到基本相等,同时能避免研究者或受试对象主观意愿的干扰。

临床试验中随机分配设计主要有以下几种。①完全随机分配:完全随机分配就是简单地将受试对象完全随机地分配到试验组和对照组。②区组随机分配:按受试对象进入研究的顺序将其分成数目相同的若干区组,再对每一区组的受试对象进行随机分配。③分层随机化法:有时还会有其他重要的因素影响疗效的分析,例如病情轻重,患者的年龄、性别等,即便随机分组,两组内变异仍然会很大。如果这种因素在两组分布不一致,就会造成对结果估计的偏倚。此时可将受试对象按某一、二种重要的影响因素进行分层。④配对设计:配对设计是将某些因素近似的两个受试对象配成一对,再随机决定哪一例在试验组哪一例在对照组,再进行对比观察的设计。

4.盲法　在临床试验中,值得注意的是来自受试对象或研究主持者本人的主观偏见,为了尽可能地控制这种偏倚,常使用盲法。盲法可分为单盲、双盲和三盲。在临床试验中,如果试验的研究者或受试对象都不知道受试对象分配的所在组接受的是试验措施还是对照措施,这种试验的方法称为双盲试验。盲法还可用于研究资料的整理与分析之中。

5.样本大小　临床试验样本大小的确定由多种因素决定,主要有如下因素。

(1)干预措施的效力　即实施前后发病率变化程度、试验组与对照组率的差别等。干预措施实施前后发病率差别越大,所需样本含量越小;试验组与对照组结局发生率差别越大,所需样本含量越小;反之,所需样本含量越大。

(2)发生Ⅰ型错误的概率 α 和Ⅱ型错误的概率 β　α 要求越小,所需样本含量越大;$1-\beta$ 为把握度,把握度要求越高,所需样本含量越大。

(3)单侧或双侧检验　单侧检验比双侧检验所需样本含量小。

(4)研究对象的分组数量　受试对象被分的组越多,需要的样本含量越大。尤其是评价多种干预措施的效果时,需要考虑。

(五)结果的分析与总结

临床试验的目的就是要比较试验组和对照组,分析其不同的结果,以得出结论。所以要对两组的结果进行比较和统计学处理。

1.两组的可比性　在进行比较前,首先要看两组的基本特征是否一致,如两组的年龄、性别、病情轻重及其他有关特征(如文化程度、职业、经济水平等)是否一致,只有两组的一些特征(除了要研究的治疗措施之外)没有显著性差别的情况下,即两组均衡可比,才能进行比较分析。

2.基本分析　如果变量为计量资料,则比较两组的均数,进行 t 检验,或用其他有关的方法处理。如观察两组以上,如 3 组、4 组,可用方差分析。如果变量为计数资料,每组的结果为率或者百分比,则可以用 χ^2 检验或其他方法处理,小样本资料可用确切概率法处理。

3.其他分析方法　有的临床试验病例逐渐纳入,随访观察时间长,在某一时间进行分析时,每个观察对象的随访时间各异,甚至有的中间退出,或者死于其他疾病,则结果的分析变得复杂得多,可采用序贯设计分析等方法。

二、社区试验

社区试验中,因为研究对象是整个群体,如果疾病的一些危险因素存在很普遍,在人群中就不易区分高危人群,此时,在社区中进行干预试验是适宜的。因为对非传染性疾病,自暴露于致病因素至疾病发生的潜伏期可能很长,一般为几年、十几年,甚至几十年,因此,针对某些危险因素,常通过社区试验降低其水平,从而达到降低发病率或病死率的目的。

三、现场试验

现场试验接受处理或某种预防措施的基本单位是个人,而不是群体或亚人群。与临床试验不同,它是以未患病的健康人或高危人群为主要研究对象。因此,通常需要比临床试验更多的受试对象。这种研究需要研究者深入家庭、学校、社区进行调查。由于耗资较大,所以仅限于对危害严重、发病广泛的疾病的预防研究。为了提高试验的把握度,应尽可能使研究在高危人群中进行。这种试验所采取的干预措施与临床试验一样,也是直接施加给受试对象。

现场试验所关心的不是疾病的后果,而是如何预防疾病的发生。通过改变人群中某一(些)因素暴露情况,观察是否导致某一(些)疾病发病率和病死率的相应改变,找出影响疾病发病或死亡的因素。如在人群中接种乙型病毒性肝炎疫苗,观察乙型病毒性肝炎在人群中流行情况的改变。现场试验就是要确定怎样最好地在人群中使用新的和老的干预措施,以及这些干预措施对人群健康的影响。在进行现场试验时,对要评价的干预措施必须有明确的规定。干预措施不仅根据制剂的生物学和化学组成而定,还要考虑健康教育或健康促进情况。因为这些也是干预策略的一个组成部分。二者有可能都对疾病有影响,有时影响是单独的。在设计适合的对照时,将这些考虑进去是非常重要的。

小　结

1. 流行病学是研究人群中疾病和健康状况的分布及其影响因素,并研究如何防治疾病及促进健康的策略和措施的科学。流行病学既是一门独立学科,又是一门方法学科;研究方法包括观察法、实验法和理论法。

2. 发病率与罹患率均强调观察时期内的新发病例,区别在时间长短上。发病率适用于急性病,罹患率适用于疾病的流行或暴发,患病率强调现患人数,无论新发还是旧发,一般适用于病程长的慢性病。

3. 疾病流行强度包括散发、暴发、流行和大流行。疾病的分布即在不同时间、不同空间、不同人群之间的分布,称为"三间"分布。

4. 现况调查是最常用的描述性研究方法,不用设对照组,调查时因果并存,不能确定因果关系,只能提供病因线索;只能计算患病率而不能计算发病率。

5. 抽样方法有单纯随机抽样、系统抽样、分层抽样和整群抽样。抽样误差排序一般为分层抽样≤系统抽样≤单纯随机抽样≤整群抽样。

6. 病例对照研究属于观察性研究,选择患有研究疾病和未患有研究疾病的人群,分别作为病例组和对照组,回顾过去暴露(或某些)因素的情况,即由"果及因",因此可从一种疾病寻找多种病因线索,获得结果快。病例对照研究不能计算各种率,只能计算暴露比值,用比值比(OR)评价暴露与疾病的关系。

7. 队列研究是按是否暴露于某因素分为暴露组与对照组,观察一段时间,比较两组的发病情况,即由"因及果",确定疾病的因果关系要强于病例对照研究。队列研究常用的指标是累积发病率和发病密度。暴露与疾病关系的评价指标用相对危险度(RR)。$RR>1$,说明暴露因素与疾病有正关联;$RR=1$,说明暴露因素与疾病无联系;

RR<1,说明暴露因素与疾病有负关联。归因危险度是暴露组发病率与非暴露组发病率之差。

8.实验设计的三要素是研究因素、研究对象及效应。临床试验设计三大原则是对照、随机化及盲法。对照的意义是使研究因素的效应暴露出来,平衡非研究因素的影响。

问题分析及能力提升

一位儿科医生被请到产科对一例新生儿进行会诊,此新生儿为过期儿,分娩时发生窒息,心率50 次/min,体重 3 100 g,心肺复苏 1 min 后 Apgar 评分为 1 分,5 min 后 Apgar 评分为 2 分,心率110 次/min,10 min 后 Apgar 评分为 3 分,经过及时有效的治疗,婴儿生命体征恢复正常,无急性神经并发症,12 d 后出院。

(1)如果以前没人进行相关研究,家长问到孩子将来发育是否正常,是否有残疾等后遗症时,这位儿科医生该怎么做才能回答家长的问题?

(2)如果开展这样一项研究,研究对象应该如何选择? 如何分组? 要注意收集哪些资料? 会用到哪些统计分析方法?

同步练习

一、选择题

【A1 型题】

1.流行病学研究的对象是　　　　　　　　　　　　　　　　　　　　　　　（　　）

  A.患者　　　　　　　　　　　　　　　B.非患者

  C.人群　　　　　　　　　　　　　　　D.个体

  E.病原携带者

2.关于普查的目的,以下哪一项不正确　　　　　　　　　　　　　　　　　（　　）

  A.早期发现患者　　　　　　　　　　　B.了解疾病的分布

  C.了解人群的健康水平　　　　　　　　D.为卫生决策提供依据

  E.验证病因假设

3.下面关于流行病学说法正确的是　　　　　　　　　　　　　　　　　　（　　）

  A.从个体角度研究疾病与健康　　　　　B.只研究传染病的流行和防治

  C.只研究慢性病的危险因素　　　　　　D.只研究疾病的预防措施

  E.研究人群中疾病和健康状况的分布及其影响因素

4.某市欲开展青少年吸烟率的调查,该调查属于　　　　　　　　　　　　　（　　）

  A.个案调查　　　　　　　　　　　　　B.典型病例调查

  C.现况调查　　　　　　　　　　　　　D.病例对照调查

  E.非典型调查

5.移民流行病学研究的主要目的是　　　　　　　　　　　　　　　　　　　（　　）

  A.区分遗传或环境因素在病因中的作用　B.研究移民中疾病的分布特征

  C.研究移民中疾病的种类　　　　　　　D.研究移民与非移民饮食方面的差异

  E.研究疾病对移民的影响

6.病例对照研究的研究对象为 （ ）

A.暴露组和非暴露组　　　　　　　B.试验组和非试验组

C.患病组和非患该病组　　　　　　D.干预组与对照组

E.试验组与对照组

7.队列研究对象分组的原则是 （ ）

A.按随机化分组分成两部分人群　　B.从人群中选择患者分成两组人群

C.用整群抽样方法调查某几类人群　D.按是否暴露于某因素分为暴露组与对照组

E.按是否患某病分为病例组与对照组

8.实验研究和调查研究最根本的区别是 （ ）

A.调查研究以人为对象　　　　　　B.实验研究以动物为对象

C.调查研究不能随机分组　　　　　D.实验研究可人为给予干预措施

E.调查研究也可以给予干预措施

9.下列哪项试验不属于流行病学实验研究 （ ）

A.观察性试验　　　　　　　　　　B.社区试验

C.现场试验　　　　　　　　　　　D.临床试验

E.干预试验

10.临床试验中对研究对象进行随机分组是为了 （ ）

A.使试验组和对照组人数相同　　　B.使试验组和对照组都受益

C.平衡试验组和对照组的混杂因素　D.避免研究者主观偏倚

E.增加研究对象的依从性

【A2型题】

11.在某地进行居民膳食状况调查,计划从2 000户居民中选100户作为样本,以每隔20户选取一户的方法进行抽样,这种方法属于 （ ）

A.整群抽样　　　　　　　　　　　B.单纯随机抽样

C.分层抽样　　　　　　　　　　　D.系统抽样

E.多级抽样

12.对某地区250例胃癌患者进行流行病学调查,包括人口学资料、饮酒、吸烟、劳动强度、吃变硬或发霉的馒头、膳食中蔬菜和蛋白质的量及情绪变化等,同时对条件与上述250例胃癌患者在性别、年龄近似的400名当地的非胃癌患者(或健康人)进行同样项目的调查,进行结果比较。该项研究采用下列哪种流行病学研究方法 （ ）

A.现况研究　　　　　　　　　　　B.筛查

C.病例对照研究　　　　　　　　　D.队列研究

E.流行病学实验研究

13.某研究经10年长期追踪后,发现2 000名乙型病毒性肝炎携带者中有70名发生肝细胞癌,而800名非携带者中,只有7名发生肝细胞癌。携带者中发生肝细胞癌的相对危险度是 （ ）

A.44.4　　　　　　　　　　　　　B.40.0

C.10.0　　　　　　　　　　　　　D.4.0

E.8.0

14.某研究者为了评价硝苯地平控释片(拜新同)治疗高血压的效果,从10家市级医院中随机抽取200名高血压患者,并随机分为两组,一组服用拜新同,另一组服用安慰剂,随访6个月,观察血压的变化情况,比较、分析两组的效果,以判断拜新同的疗效。这种研究属于 （ ）

A.描述性研究　　　　　　　　　　B.病例对照研究

C.队列研究　　　　　　　　　　　D.实验研究

E.理论研究

15. 某人观察了 1945—1975 年制作夜光表的 1 000 名女工患骨癌的情况,发现患者 20 例,而同期 1 000 名女话务员有 4 人患骨癌。该研究方法为　　　　　　　　　　　　　　(　　)

A. 实验流行病学　　　　　　　　　　　B. 队列研究

C. 临床试验研究　　　　　　　　　　　D. 病例对照研究

E. 现况调查研究

二、名词解释

1. 发病率　2. 患病率　3. 散发　4. 暴发　5. 现况调查　6. 匹配　7. 相对危险度　8. 偏倚

三、思考题

1. 简述现况研究的目的和用途。

2. 普查和抽样调查有哪些优缺点?

3. 病例对照研究有何应用? 如何选择病例? 如何选择对照?

4. 如何分析队列研究数据?

5. 流行病学实验性研究设计应遵循哪些基本原则?

第八章

预防保健策略与措施

🌸**学习目标**

掌握 三级预防策略与措施;健康教育和健康促进的概念;社区卫生服务的概念和内容;家庭访视的概念、步骤和注意事项。

熟悉 健康教育、卫生宣教和健康促进的区别与联系;社区卫生服务的特点和实施原则;家庭访视的类型。

了解 健康教育的意义;健康促进的活动领域;社区卫生服务的发展。

第一节 三级预防策略与措施

随着现代医学的发展,预防医学与临床医学也在相互渗透和相互促进。预防疾病不仅是预防医学的目标,也是临床医学的目标。预防疾病既包括防止疾病发生,也包括防止疾病的发展和阻止伤残。三级预防是健康促进的首要和有效手段,是现代医学为人们提供的健康保障。

一、三级预防的概念与意义

(一)三级预防的概念

三级预防是预防医学工作的基本原则与核心策略,它体现在对人体、群体在疾病发生前后各阶段的全方位预防。由于疾病的发生、发展和转归都有其自然规律(疾病自然史),按照有无临床症状和体征,将疾病过程分为 3 个阶段,即疾病的易感期(病前)、发病前期(病中)、发病期和转归期(病后),在疾病的各个阶段采取的预防措施称为三级预防。

(二)三级预防的意义

1. 预防为主是现代医学的发展方向

(1)从健康问题的根源探究,预防是根本性的对策 预防医学采用的对策和措施所起的作用多数是在疾病发生与流行之前,预防是治本的措施,是从源头上消除疾病产生的原因。公共卫生学家阿仕顿(Ashton)曾比喻说,医学工作者像守卫在急流下游的救生员,整日忙于搭救落水者,以致没有时间或根本没有意识到要做"上游思考",也就是去上游看看为什么有那么多人落水,防止人们落水。而预防医学工作正是寻找线索、追根溯源的"上游思考",它务求探明导致疾病的根源,从而采取有效的干预措施,防止疾病发生。

(2)从医学的目的来分析,预防应作为最优先考虑的要素 医学上存在一个误区,传统观念错误地认为,只要科技进步,大量投入就能消灭一切疾病。因此在临床实践上,不惜一切代价地通过个体治疗来延长患者的生命,包括那些早已衰退、生命质量极差者。其结果是造成医疗费用高昂,出现"医疗保健危机"。据调查,大约30%的医疗费用被用于生命的最后一年,而其中40%又是花费在生命的最后一个月。事实上,现代医学并不能根治所有疾病,更无法使生命摆脱衰老和死亡的规律,但所有的疾病、伤害都是可以全部或部分预防的。由美国哈斯廷(Hastings)中心发起的"医学的目的"国际研究组确定了医学的4项目的:预防疾病和促进健康,解除疼痛和疾苦,治疗疾病和照料不能治愈者,预防早死和追求安详死亡。由此原则出发,社会应把有限的卫生资源重点投入患者的照料、自我保健和社区保健,特别是疾病预防和健康促进上来,以更加体现医学的人道主义精神,实现医学的核心价值。

(3)从卫生经济学的角度衡量,预防是最经济有效的措施 预防为主是降低发病率、死亡率,提高生命质量最有效、最经济的卫生措施。从成本-效益的角度来看,预防是卫生工作少投入、高产出、低费用、高效益的关键。预防医学虽需要一定的资源保证,但总体来说它所需的投入与高昂的医疗费用形成鲜明的对照。美国疾病预防控制中心研究指出,如果美国男性公民不吸烟、不酗酒并坚持合理膳食和身体锻炼,其寿命可望延长10年;而每年数以亿万计的钱用于临床医疗技术投资,却难以使全美国人口平均期望寿命增加1年。确定预防医学在整个医学乃至发展国民经济中的优先地位,集中有限卫生资源,突出预防重点,对我国这样一个人口众多的发展中国家来说尤为重要。

(4)从卫生工作的成就来看,预防是健康最主要的保障 世界银行1993年报告指出,中国以全球卫生总经费的1%较好地解决了全球22%人口的卫生问题。我国人口死亡率由1949年前的25‰降低到1997年的7‰,婴儿死亡率由200‰下降为31.4‰,人口平均寿命由1949年前的35岁上升至1999年的71岁。按这些指标衡量,我国人民健康水平已超过世界平均水平,接近发达国家水平。我国是第一个宣布消灭天花的国家,比世界范围的天花灭绝提前10年。人间鼠疫、霍乱、黑热病、斑疹伤寒等严重危害健康的传染病也基本消灭。我国1994年实际已消灭本土野生型病毒引起的脊髓灰质炎,并在2000年得到世界卫生组织证实。我国卫生工作取得的举世瞩目的成就,是几十年来贯彻预防为主的卫生工作方针的结果,特别是采取公共卫生措施,如重视营养与食品卫生、饮水卫生、改善生态与居住环境条件,加强妇幼卫生,推广预防接种的结果。再以美国为例,从20世纪60年代到80年代,美国心脑血管疾病的病死率下降了40%~50%,调查表明这种改善并不是通过提高医疗经费、加强临床治疗取得的,而是通过健康教育和政策倡导,改变美国人生活方式的结果。有资料表明,这时期美国人动物油消费下降了38%,而植物油和鱼油消费却分别增加了57.6%和22.6%。

2.三级预防的意义 随着现代医学的发展和医学模式的转变,预防医学与临床医学也在相互渗透和相互促进。现代预防的概念已融入疾病发生、发展、转归的全过程。三级预防是在疾病发生前后各阶段的全方位预防,在促进健康、预防疾病、防止伤残等方面发挥极其重要的作用。

二、三级预防的内容

预防是以人群为对象,以健康为目标,以消除影响健康的危险因素为主要内容,以促进健康、保护健康、恢复健康为目的的公共卫生策略与措施。

(一)一级预防

一级预防是最积极有效的措施。它是在疾病尚未发生时,针对致病因素(或危险因素)采取措施,是预防疾病和消灭疾病的根本措施。世界卫生组织提出的人类健康四大基石(合理膳食、适量运动、戒烟限酒、心理平衡)是一级预防的基本原则。

首先是宏观的根本性的措施,又称为根本性预防。这是为了避免疾病危险性增加而从全球性预防的战略和各国政府策略角度考虑,建立和健全社会、经济、文化等方面的措施。如果在疾病因子未进入环境之前就采取预防性措施,称为根本性预防。根本性预防在预防和控制突发公共卫生事件及慢性非传染性疾病方面都可以发挥重要作用。例如,1983年上海曾经出现因吃毛蚶引起甲型病毒性肝炎流行的事件,由于卫生部门和商业部门没有达成共识,政府没有采取措施取缔销售毛蚶,导致1988年出现了大规模甲型病毒性肝炎暴发流行。随后政府下令取缔毛蚶上市,阻断了致病因素的传播链,疫情得以迅速控制。此后,上海再没有发生类似疫情。

其次是针对环境的措施,即根据环境保护方针,清洁饮水,污染无害化处理,创造良好的劳动和生活(居住)条件,采取具体的保护大气、土壤、作物、水源、食品等的措施,以减少因环境污染而造成的危害。

最后是针对机体的措施。机体的状态对疾病的发生、发展有很大影响,必须开展健康教育,提高人们卫生知识水平,使人人讲究卫生,合理营养,锻炼身体,增强体质,提高机体抗病能力;有系统、有组织地的进行预防接种,提高人群免疫水平;做好婚前卫生工作,禁止近亲结婚,以预防遗传性疾病;做好孕妇和儿童的卫生保健工作,特别重视致癌因素在预防肿瘤发病上的重要意义,例如,妇女在妊娠早期接受X射线照射易产生畸胎、生下的子女可能易患白血病等;慎重使用任何医疗措施和药品,预防医源性致病因素的危害。

(二)二级预防

二级预防也称临床前期预防,即在疾病的临床前期做好早期发现、早期诊断、早期治疗的"三早"预防工作,是为了防止或减缓疾病发展而采取的措施。

"三早"预防的主要措施有普及和健全医学卫生服务网,提高医疗服务质量,建立社会高灵敏而可靠的疾病监测系统,组织对居民的医疗监护和进行筛检、定期健康检查、高危人群重点项目检查等。从以下四方面采取措施。

1.传染病的预防 除病因预防外,"三早"预防有助于患者及时得到隔离治疗,以防止和减少大规模传染的可能性。因此,疫情报告是二级预防的重要措施。

2.慢性病的预防 包括普查、定期健康检查、重点筛查、设立专科门诊,以及采用先进、灵敏的手段和技术来提高诊断水平。

3.公害病和职业病的预防 经常性的卫生监测,定期对接触有害因素和职业性有害因素的人群进行健康检查,以早期发现公害病、职业病,以及时提出改善环境、控制污染的措施。

4.医源性疾病的预防 要求医务人员严格遵守医院的规章制度和职责,遵循救死扶伤的人道主义精神,以预防和减少疾病的医源性传播。

(三)三级预防

三级预防即临床预防,是指针对已明确诊断的患者,采取适时、有效的处置,以防止病情恶化,预防并发症和伤残,并促使功能恢复。临床预防包括防止病残和康复工作。防止病残是为了使人不丧失劳动能力,即病而不残,保存人的社会价值;或者虽然器官或肢体缺损,但要力求残而不废,即进行康复工作。康复医学有人称之为"第3种医学",它仅次于治疗和预防医学,对身体和心理残疾人和老年人采取措施,使他们能够在身体上、心理上、社会上、经济上和职业上成为有用的人。康复分为身体上的(功能性)康复、调整性康复和心理康复,前者如用理疗恢复关节活动功能,后者对心脏病、结核病患者安排力所能及的工作。可采取职业训练、家庭医学指导。不歧视残疾人和尊敬老年人,帮助配备家庭护士,举办社会服务,进行心理和生理指导等。

不同类型的疾病有着不同的三级预防策略。预防接种作为控制一些传染病的措施,已成为一级预防的典范。但实际上,任何疾病或多数疾病,不管其病因是否明确,都应强调一级预防。如大骨节病、克山病等,病因尚未肯定,但综合性的一级预防还是有效的。此外,肿瘤更需要一级预防和二级预防。有些疾病的病因明确而且是人为的,如职业因素所致疾病和医源性疾病,则控制其发生更具主动性。有些疾病的病因是多因素的,则要按其特点,通过筛检、早诊断和早治疗会使预后较好,如心脑血管疾病、代谢性疾病,除了了解其危险因素,致力于一级预防外,还应兼顾二级预防和三级预防。

三级预防近年来又有新的发展,特别是在一级预防中,国外提出了"初始预防";国内提出了"根本性预防",又称为"零级预防"。1999年Farquhar主张将干预措施用在心血管疾病危险因素对人群影响之前,提出了"初始预防"的概念,即采取措施来阻止危险因素在人群中出现。"零级预防"和"初始预防"的相同之处都是防止危险因素的产生,而"零级预防"更加明确地强调了作为政策的制定和执行主体的政府在防病中的重要性。我国2003年严重急性呼吸综合征(sever acute respiratory syndrome, SARS)/传染性非典型肺炎的暴发流行、2004年以来的人感染高致病性禽流感疫情、2008年由柯萨奇病毒和肠道病毒71型(EV71型)引起的手足口病流行等突发公共卫生事件,乃是三级预防的理论、措施、实践没有落实到位所致。

第二节 健康教育与健康促进

《阿拉木图宣言》把健康教育列为初级卫生保健八项任务之首,并指出健康教育是所有卫生问题、预防方法及控制措施中最为重要的,在实现健康目标、社会目标和经济目标中具有重要地位。同时,实现初级卫生保健的目标所需的最根本的条件,如领导重视、群众参与、部门协作,均需要有健康教育的开发、动员、组织与协调。

健康教育和健康促进是卫生保健事业发展的必然趋势。随着疾病谱的改变,行为生活方式作为疾病危险因素越来越多地在卫生领域受到关注,此外,在传染病的流行、传播、预防、控制中,行为也是非常重要的因素。当前我国正面临着传染病和非传染性疾病的双重负担,因此,健康教育和健康促进的核心是促使人们建立健康的行为生活方式,这也体现了卫生事业的发展趋势。

一、健康教育

健康教育是一种社会教育活动,是健康促进的主要内容。健康教育的核心是教育人们树立正确的健康意识、养成良好的行为和生活方式,以降低或消除影响健康的危险因素。健康教育现已发展成为一门学科——健康教育学。健康教育学主要研究健康教育和健康促进的理论、方法和实践,它所利用的理论知识基础来源于医学、教育学、行为学、心理学、社会学、人类学、传播学、经济学、管理学、政策学及其他相关学科领域。健康教育及健康教育学具有很强的理论性和实践性,对提高全民族的健康水平有着十分重要的意义。

(一)健康教育的定义

健康教育是通过健康信息传播和行为干预,帮助个人和群体掌握卫生保健知识,树立健康观念,自愿地采纳有利于健康行为和生活方式的教育活动与过程。

健康教育的目的和重点是通过健康教育改变人们的不良行为,消除或减轻影响健康的危险因素,从而达到预防疾病发生、促进健康水平和提高生活质量的目的。健康教育给人们提供行为改变所必需的各种知识、技术与服务,使人们在面临促进健康及疾病的预防、治疗、康复等各个层次的健康问题时,有能力做出正确的行为抉择。

(二)健康教育的原则

健康教育是一种有目的、有计划、有组织的社会教育活动,针对不同的目标人群应采用不同的策略和方式、方法,例如,对一般群众可通过大众媒介、宣传或宣传日、社区健康教育讲座等形式宣传卫生保健知识;对学校学生则可设置相应的健康教育课程等。开展健康教育时应遵循以下原则。

1. 科学性　健康教育内容要有科学性,要立足于科学,无论是正面宣传还是反面举例,都要实事求是,引用的资料应准确无误,切忌哗众取宠、颠倒是非。

2. 针对性　健康教育的内容应具有针对性,要根据不同的教育对象进行有针对性的健康教育。要详细了解目标人群的卫生保健需求及年龄、性别、职业、文化程度、心理状态等,不同的人群应实施不同的教育内容和方式、方法,以便做到有的放矢,取得应有的效果,切忌千篇一律。

3. 实用性　健康教育本身是一门应用科学,在实施过程中应注重健康教育技术、方法的实用性、可行性。应根据目标人群的实际经济水平,提出切实可行的措施,使健康教育活动发挥出实际效益。

4. 群众性　健康教育是以人群为对象、以健康为中心的教育活动,健康教育要吸引广大群众积极地参与,争取社会各部门和团体的合作,只有这样才能将健康教育持续地开展下去并取得相应效果。健康教育的内容应适应不同人群的需要,并且要通俗

笔记栏

易懂、深入浅出,形式上应使群众易于接受、喜闻乐见。

5.艺术性 健康教育如具有一定的艺术感染力,可使健康教育的社会效益达到最大。因此,健康教育活动可根据不同对象的兴趣爱好、心理特点及自我保健要求等,将教育内容适当进行艺术加工,通过直观形象和视听电化教育等形式,提高人群对健康教育的兴趣。

(三)健康教育的分类

健康教育的研究领域有不同的划分方法,从不同角度体现了健康教育的内容。

1.按目标人群或场所划分 社区健康教育、学校健康教育、医院健康教育、职业人群健康教育、公共场所健康教育等。

2.按教育目的或内容划分 防治疾病的健康教育、人生各阶段健康教育、心理卫生教育、生殖健康教育等。

3.按业务技术或责任划分 健康教育的计划设计、健康教育的组织实施、健康教育材料制作、健康教育评价、社区组织与开发等。

(四)健康教育与卫生宣教的区别

健康教育与既往的卫生宣教既有联系又有区别。联系在于我国当前的健康教育是在过去卫生宣教的基础上发展起来的,现在健康教育的主要措施仍可称为卫生宣教。当前卫生宣教多作为健康教育的一种重要手段被广泛应用。二者的区别如下。

(1)卫生宣教主要是单向的信息传播,宣传对象比较泛化,效果侧重于知识的传播,相对忽视信息反馈和效果评价。尽管卫生宣教也希望人们改变不利于健康的行为,实践证明单纯的卫生宣教难以达到改变行为的目的。

(2)健康教育明确了自己特定的工作目标:促使人们改善健康相关行为,从而防治疾病、增进健康,而不仅仅作为一种辅助方法为卫生工作某一时间的中心任务服务。

(3)健康教育不是简单的、单一方向的信息传播,而是既有调查研究又有干预的,有计划、有组织、有评价的,涉及多层次、多方面对象和内容的系统活动。

(4)半个多世纪以来,健康教育在融合医学科学和行为科学(社会科学、心理学、文化人类学等)、传播学、管理科学等学科知识的基础上,已经积累了相当丰富的知识,逐步形成了自己的理论和方法体系。

第十三届世界健康教育大会提出:健康教育是一门研究以传播保健知识和技术,影响个体和群体行为,消除危险因素,预防疾病,促进健康的科学。它注重研究知识传播和行为改变的理论、规律和方法,以及社区教育的组织、规划和评价的理论与实践。

(五)健康教育的主要任务

1.宣传和贯彻国家有关方针、政策、法规,加大健康促进的行政干预力度,创造健康的支持环境。

2.协调政府各部门及社会团体共同承担卫生保健事业的社会责任,动员领导层和群众关心、支持、参与社会卫生保健事业,积极开展群众性爱国卫生运动,促进社会主义精神文明建设。

3.广泛深入地开展社区健康教育和健康促进活动,普及卫生保健知识,增强广大群众的健康意识和自我保健能力,养成有益于健康的行为和生活方式,消除和降低影响健康的危险因素。

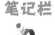

4. 进行健康教育培训,特别是对饮食行业等公共场所服务人员进行的重点人群培训,以增强其贯彻执行有关卫生法规的自觉性和职业道德。

5. 发挥医疗卫生机构和医务工作者在健康教育和健康促进活动中的导向和骨干作用,积极宣传、推广有关卫生保健方面的研究成果和先进经验。

6. 对健康教育和健康促进行动过程及其效果进行系统观察和评价,以不断地修订、完善健康教育实施计划。

(六)健康教育的意义

20 世纪 70 年代以来,健康教育在全世界迅速发展,有其内在、客观的原因。基于这些原因,健康教育体现出它的社会、经济和学术意义。

1. 健康教育是人类与疾病斗争的客观需要 在过去 200 年中,生物医学技术的发展使传染病基本得到控制,人类疾病谱和死因谱发生显著变化。导致人们死亡的主要原因由传染病转变为慢性非传染性疾病,恶性肿瘤、心脑血管疾病等名列疾病谱和死因谱前茅。

目前慢性非传染性疾病尚缺少生物学预防手段和治愈方法,导致这一状况的主要原因是这些疾病的病因远比传染病复杂。这些疾病不像传染病那样由单一的病原微生物所引发,而是由多方面的因素共同影响和决定其发生、发展。虽然彻底弄清这些因素及其相互关系还需时日,但人们并非束手无策。1974 年以来,Blum、Lalonde、Dever 等人将影响人群健康的因素分为 4 类,1991 年世界卫生组织的调查证明了这一分类的正确性。目前这一分类方法已被普遍接受。4 类因素为环境因素、行为和生活方式因素、生物遗传因素、医疗卫生保健因素。

环境中的有毒、有害因素与医疗卫生保健因素常都需要通过人自身的行为作为中介来作用于人体。通过行为可以加强、减弱或避免对环境中有毒、有害因素的暴露;行为也意味着接受、利用或排斥医疗卫生保健因素,行为处于这几类因素交互作用的交叉点。

4 类因素中,行为和生活方式因素最为活跃,也相对容易发生变化。如美国历经 30 年的努力,使心血管疾病的病死率下降了 50%,此成就的 2/3 归功于健康相关行为的改善。而且,美国学者通过对 7 000 人为期 5 年半的研究,发现只要人们坚持 8 项简单的日常行为,就可以使人群的期望寿命有较大幅度的提高:每日正常而规律的三餐;不吃零食;每日吃早餐;每周 2 ~ 3 次的适量运动;适当的睡眠(每晚 7 ~ 8 h);不吸烟;保持适当体重;不饮酒或少饮酒。

事实上,人的行为不仅影响着慢性非传染性疾病的发生、发展,与仍危害人类的传染病也密切关联,艾滋病就是典型的、突出的例子。2003 年春,全世界许多国家为控制 SARS 疫情所做的工作,也再次说明健康教育对战胜传染病的作用。

医学专家,尤其是预防医学专家,看到了通过改善人们的健康相关行为来防治疾病的重要价值,而改善人们的健康相关行为需要健康教育。因此,健康教育是人类与疾病斗争的客观需要。这是健康教育走到疾病防治第一线的根本原因,也是健康教育所具有的最重要的意义,即它的社会意义。

2. 健康教育是人们提高健康水平的无限愿望与有限资源的矛盾的产物 半个多世纪以来,无论在发达国家还是在发展中国家,卫生费用都呈上升趋势。早在 20 世纪 70 年代初,美国等国家的卫生费用占其社会财富总量的比例已经相当可观,而且继续以高于国内生产总值(gross domestic product,GDP)增长速度的速度在增加。我国卫生费用占 GDP 比例相对很低,但同样以比 GDP 增长速度更高的速度增加且持续到现在。

造成卫生费用增长的根本原因依然是人类疾病谱的变化及人口的老龄化。多数慢性非传染性疾病目前无治愈方法,一旦确诊往往意味着需要终身服药,这与急性传染病治疗期有限的情况不同。并且因为慢性非传染性疾病治疗效果不理想,人们力图发明新的诊断仪器和合成新药物来救治患者,这些新设备和新药通常都很昂贵。与此同时,人口的老龄化程度在不断提高,老年人群的慢性非传染性疾病患病率较中青年高得多。老年人口在总人口中所占比例加大,使慢性非传染性疾病总的患者数大大增加。预计在今后 20~30 年,我国这一人口构成和疾病趋势还将继续发展。

当然,一次大的传染病的流行对社会经济的打击也极其沉重。例如 2003 年春,传染性非典型肺炎疫情在我国一些地区发生,所造成的直接和间接经济耗费都是非常巨大的。艾滋病在南部非洲的流行,已使当地人口的零岁组预期寿命减少 15 岁。

卫生费用占 GDP 比例过大,将对经济和社会发展造成负面影响,所以世界各国都希望能降低或控制卫生费用。然而,在安定和不缺衣食住的情况下,人们对健康有着很高的期望,人们不希望医疗服务水平有所降低,而总是希望能享有更高水平的医疗服务。古往今来人们对健康的追求目标是"长生不老",这是一种无止境的愿望。但资源是有限的,即便是最富足的国家,其资源也是有限的。人们对健康和生命的无限追求与有限的资源形成了矛盾。世界卫生组织与各国政府和专家看到了预防疾病是解决这一尖锐矛盾的良策。而在疾病预防,尤其是预防慢性非传染性疾病方面,通过健康教育来改善健康相关行为、降低发病率和患病率、提高人们生存质量是代价最小并最可能在当前取得实效的措施。因此,健康教育是人们提高健康水平的无限愿望与有限资源的矛盾的产物。这是健康教育受到重视的直接原因,也是健康教育的经济学意义。

3. 健康教育是医学科学发展的必然结果　医学科学在不断发展进步中。它的发展既同时表现在微观和宏观两个方面,也表现在通过其他学科融合或吸收其他学科的应用来使自己的外延不断扩大、内涵不断丰富、对人体的认识不断深入、防治疾病的方法不断完善。第二次世界大战后,一批杰出的科学家在美国芝加哥大学开会,审视了社会科学、心理学、文化人类学等学科和其他与人类行为有关的学科的成就,在此基础上创立了行为科学,从而揭开了对人自身认识的新一页。与此同时,为适应商业活动和社会生活的需要,传播科学和传播技术、管理科学和管理方法等也迅速发展成熟。医学,尤其是预防医学欲改善人群健康相关行为的需要,促使医学与行为科学、传播学、管理科学等学科相结合并产生新的边缘学科,健康教育因此而得以成为一个专业领域并开辟了医学科学知识一个新的生长点。

人类对健康本身的认识也在不断深入、提高。世界卫生组织在 1947 年提出了意义深远的健康定义:"健康不仅仅是没有疾病或虚弱,而是生理、心理和社会适应的完美状态。"这一定义揭开了生物-心理-社会医学模式的序幕,同时也彻底抛弃了健康与疾病非白即黑的传统观点。健康是完美状态,是一种理想的状态。如果将死亡视为绝对的黑,健康状态即为绝对的白,在二者之间则是长长的灰色区域。而且此灰色由白到黑逐渐加深,形成一个坐标轴。抽象地说,每个人在其生命的每一时刻的健康状态都处在这个坐标上的某个位置,少数人逼近白色端,少数人逼近黑色端,大多数人的健康状态散布在黑白之间。

世界卫生组织于1957年表述健康状态为"个体在一定环境遗传条件下能够恰当地表达其行为功能";在1984年进一步补充"生活自理能力的丧失是健康丧失的终点"。根据这些概念,产生了健康的分级。

第一级健康,或称躯体健康,包括无饥寒、无病弱,能精力充沛地生活和劳动,满足基本的卫生要求,具有基本的预防和急救知识。

第二级健康,或称身心健康,包括一定的职业和收入,满足经济要求,在日常生活中能自由地生活,并享受较新的科技成果。

第三级健康,或称主动健康,包括能主动地追求健康的生活方式,调节自己的心理状态以缓解社会与工作的压力,并过着为社会做贡献的生活方式。

医学不能仅仅被动地救死扶伤,也不能仅仅为预防疾病而预防疾病,还应该帮助人们促进健康,帮助每一个积极地远离健康坐标的黑色端,移向白色端。激发人们促进健康的意愿,帮助人们掌握促进健康的知识和技能。

因此,在认识进步、任务演进和学科融合3个层次上,均体现出健康教育是医学科学发展的必然结果。这体现了健康教育的科学意义。

(七)健康相关行为

研究证明,在4类影响人群健康的因素中,行为和生活方式因素是最主要的因素。世界卫生组织在1992年的一份报告中指出,全球大约有60%的死亡与不良的行为和生活方式有关。美国学者对美国人13种死亡分类调查研究发现,在导致死亡的四大类影响因素中,与行为和生活方式因素有关的约占43%。国内学者对我国各类疾病的死因分析研究表明,行为和生活方式因素相关死因约占37%。从各国疾病控制的历史看,大致都经历了3个阶段:第一阶段为控制传染病传播,方法是消灭病原体,切断传播途径,改善环境卫生;第二阶段是个人卫生阶段,通过预防接种、定期体检、生长发育监测等,实现疾病的三级预防;第三阶段为行为和生活方式阶段,主要靠改变人们不利于健康的行为和生活方式,来促进和保护身心健康,预防慢性非传染性疾病的发生。为此,有必要研究人们的行为,特别是与健康相关的行为,这样才能更有效地实施行为干预,达到健康教育与健康促进的目的。

预防医学将人类个体或群体与健康和疾病有关的行为统称为健康相关行为。按其对健康的影响性质分为两大类:一类是促进健康的行为,包括积极的休息与适量睡眠,合理营养与平衡膳食,适度运动锻炼,预防意外事故(如驾车系安全带、遇险后自救等),合理利用卫生服务(如定期体检),积极应对紧张的生活环境,戒除不良嗜好等;另一类是危害健康的行为,包括不良生活方式与习惯(如高脂、高盐饮食,缺乏运动,吸烟,酗酒,吸毒,性乱)、不良疾病行为(如疑病、瞒病、讳疾忌医)、致病性行为模式(A型与C型行为)等。行为因素对健康影响的共同特点是自创的、可以改变的。因此,预防和改变不良的行为,倡导积极的健康行为对促进人类健康会起到巨大的作用。

1.倡导促进健康的行为

(1)积极的休息和睡眠 睡眠是生命的需要,是机体恢复其必须生理功能的一种极其重要的健康行为,睡眠时全身肌肉松弛,大脑处于抑制状态,可全面消除疲劳,调整生理功能,恢复精力和体力,提高机体的免疫功能,增强抵抗疾病的能力。合理睡眠必须做到有充足的睡眠时间、保证睡眠的质量、正确的睡眠姿势和良好的睡眠习惯。

相反,睡眠不足严重影响健康。据统计,1994 年上海地区科技人员的平均死亡年龄为 67 岁,较一般职业人群早死 3.26 岁,其中 15.6% 的科技人员在 35～54 岁死亡。中科院系统在职科学家平均死亡年龄仅为 52.23 岁。其原因是复杂的,其中重要的一条是睡眠不足,脑力疲劳得不到恢复,以致积劳成疾。此外,用脑时间过长,大脑皮质休息不够,会出现皮质功能障碍、反应迟钝、学习效率下降。不仅影响健康,还会引起许多社会问题。生活中,司机因睡眠不足造成车毁人亡的案件不胜枚举。

目前社会竞争日益激烈,人们对工作和娱乐的热情日益高涨,导致现代都市人体力透支的现象日趋严重,尤其是城市中白领青年和中学生的睡眠不足非常常见,使其工作和在校学习时常常感到困难。医学研究表明:如果第一天睡眠较平常少 4 h,第二天反应能力下降 45%。但睡眠过长也有害健康。中枢神经处于长时间的抑制状态,人体各器官功能就会减退,即"久卧伤气"之说。有资料证明,成人每晚睡眠超过 10 h 的死亡率比只睡 7～8 h 的高 80%,因此适度的睡眠才有益于健康。

(2)平衡膳食　要达到平衡膳食,则必须杜绝不良的饮食行为,我国居民常见的不良饮食行为有暴饮暴食,进食过快,劝酒劝食,偏食,乳制品、蔬菜、水果类食品摄入不足,喜食烟熏、腌制、煎炸食品,食品过热、油腻等,这些饮食习惯对健康都是不利的,并可诱发各种急、慢性疾病。与饮食密切相关的常见疾病主要有高脂血症、糖尿病、单纯性肥胖症、痛风、高血压、脑卒中、肿瘤等。

合理营养是人体健康的重要物质基础,平衡膳食是合理营养的重要途径,维持机体良好的营养状况不仅需要社会提供足够的各类食品,更要靠个人的自我保健。机体每日营养素的供给量,需根据人群的不同年龄、性别、劳动强度、特殊生理状态及职业特点而调整,对于不同生长阶段、不同生理特征的人群(如婴幼儿、儿童、青少年、孕妇、乳母、老年人),其平衡膳食的标准也不同。必须按照合理营养的原则,科学安排膳食,达到平衡膳食的要求。

(3)控制体重　超重与肥胖是由于机体摄入的热量多于消耗,导致体内脂肪组织异常增多而致体重增加。一般以超过理想体重的 10% 或 BMI>24 kg/m² 者称为超重。超过理想体重的 20% 可诊断为肥胖症。美国约有 3 200 万成人患有肥胖症。欧美国家儿童肥胖症发病率波动于 6%～15%,我国上海市大、中、小学校学生的肥胖症发病率平均每年以 1% 的速度递增,已开始接近世界发达国家水平。

肥胖可引起一系列疾病,主要包括代谢性疾病(如胰岛素依赖综合征、糖尿病、高脂血症、高尿酸血症和痛风等)、心血管疾病(如高血压、冠心病、心力衰竭)、消化系统疾病(胆囊炎、胆石症、脂肪肝等)、肿瘤及其他病变(如脊柱、下肢关节退行性变等)。

积极控制体重有益于健康,原则上应该做到:①建立综合的健康饮食方式,膳食供能量必须低于人体的耗能量,即采用低能膳;限制碳水化合物供给,严格控制脂肪摄入量,保证蛋白质、维生素和微量元素的摄入量;②养成良好的饮食习惯,饮食应定时、定量、细嚼慢咽,养成定时吃早餐的习惯;③积极运动,积极运动的人比不运动的人更能成功地控制体重,且对肥胖者减肥后体重的维持具有重要作用。积极运动能够消耗多余的脂肪,是控制体重最有效的方式,但必须与健康饮食相结合。

(4)体力活动　随着生产与生活日益现代化,许多繁重的体力劳动逐渐被机械化、自动化设备所代替,人们劳动强度逐渐降低。另外,人们有了更多的休息时间,常选择坐在家中看电视,加之汽车的普及,出行时多以车代步。这种缺乏运动的静坐方式,对人体各器官、系统无法产生维持正常功能所需要的良性刺激,削弱人体代谢与免疫功能。长此以往,还会诱发一系列相关疾病,如高血压、高脂血症、肥胖症、慢性胃炎、消化道溃疡等。研究证实,不锻炼的人从30岁起,身体功能开始下降,至55岁时,身体功能只相当于其本人最健康时期的2/3。要纠正这种不良生活方式,必须进行适度体力活动,参加体育锻炼。

大量研究证明,体育锻炼可以增强体质、促进健康。体育锻炼要获得良好的保健效果,必须接受科学指导。实际运动中应注意下列问题。①因人而异,合理安排体育锻炼:不能盲目进行锻炼,必须根据年龄、性别、健康状况等个体特点选择适宜的锻炼项目,应按照保健医生开出的运动处方进行,以减少不良反应,达到健身治病的目的。运动处方应包括运动项目、运动强度、运动时间和运动频度4个方面要素目标与要求。②循序渐进,持之以恒:机体对体育锻炼有一定的适应过程,为了防止运动中发生运动创伤或其他意外,强度应由小到大,时间由短到长。各机体器官功能改善,也要有一定的时间过程,持之以恒,才有效果。③坚持有氧锻炼:有氧锻炼也称氧代谢锻炼,是健身和减肥的主要运动方式。有氧锻炼包括步行、慢跑、游泳、划船、阻力自行车、中等强度的韵律操、适当的球类活动、打太极拳、原地跑、登楼梯或跳绳等,可根据爱好和现实条件加以选择。④运动要适量:运动量从运动强度、时间、频度3个方面来掌握。年轻人或体力好的人可选择运动强度大、持续时间短的运动方案。老年人、体弱者可选择运动强度低、持续时间长的运动方案,并注意做好运动前准备活动和运动后整理活动。运动的频度一般以每周锻炼3～4次最适宜。如身体条件好、每次运动后不觉疲劳,可坚持每日运动一次。

(5)积极的心理应对 随着科学技术的发展和社会进步速度的加快,社会变革加剧,社会的各种竞争激化,不可避免地加重人们的心理负荷,带来大量的社会问题,导致人们的社会心理障碍。焦虑、恐惧、抑郁、妄想、幻觉及睡眠、记忆、智力、行为障碍等干扰了人们正常的学习、生活和工作,甚至引起心身疾病、精神疾病、自杀、意外伤害等。

人生不可能总是顺利的,各种生活事件、心理冲突、挫折和应激都会使人产生心理失衡和负性情绪反应。在长期进化中,人类形成了许多潜意识的心理保护机制,包括积极和消极的不同形式。积极的心理应对机制是成熟理智的,有助于适应心理应激,真正达到平衡心理,不但起到自我保护的效果,也被社会所接受。所以必须有意识地训练,自我调适,学会积极的心理应对,使其成为习惯性行为反应,才能保持心理平衡。

积极心理应对的途径和方法如下。①增强自信心:对自己要有全面正确的认识,悦纳自己;对自己的能力、成就满意;喜欢自己的为人,也接受自己的行为;充满信心,有自豪感;对自己的动机、目的有明确的了解。②及时调整目标:个人的理想要完全实现并不总是一帆风顺的,理想目标过高或过低,都会影响自己的情绪。目标低虽易实现,但不能带来真正的心理满足;目标太高,难以实现就会增加挫折感。因此必须在一个客观真实的自我认识和自我评价基础上,对理想目标做及时适当的调整,并为之奋斗,实现这个目标。③强化自我控制:情绪是可以由个体自我意识调节和控制的,情绪变化不可避免,可以适度宣泄,但不可过度。应尽可能消除那些能够改变的不愉快的生活事件,同时理智地接受那些非个人力量所能改变的现实,培养积极稳定的情绪。做到喜而不狂、悲而不伤。④积极开发自我:培养多种兴趣可以对抗厌倦和不愉快的情绪,开发自己的潜能可获得胜任感,增强自尊和自信。人生难免遇到挫折,关键是能把挫折当作生活的组成部分,提高对挫折的适应能力。能从失败挫折中总结经验教训,挖掘自身潜力,发现自己的长处,坚忍不拔,继续奋斗,不断开拓创新,同时加强意志锻炼,改变不良性格特征,改善交际能力。这样才能为积极的心理应对打下坚实的基础。

2. 改变危害健康的行为

(1)控制吸烟 世界卫生组织曾把吸烟称为"20世纪的瘟疫",世界上每年死于吸烟引起的疾病者有400万人,平均每8 s就有1人因吸烟而丧生。我国烟草产量及销售占世界首位,已成为"烟草王国"。1996年对12万人口抽样调查结果表明,我国15岁以上人口男性吸烟率为63%,女性为4%,年轻人吸烟正以每年2%~3%的速度上升。据估算,吸烟对我国居民健康的危害,折算成经济损失,每年达3 000亿元。我国当前每年死于吸烟引起的疾病的人数至少有50万,预测进入2025年,每年将达200万人。

卷烟烟草燃烧产物中包括了5 068种已知的化学物质,其中主要的有害成分包括尼古丁等生物碱、亚硝胺类、丙烯醛、多环芳烃、杂环族化合物、氢氰酸、氮氧化合物、一氧化碳、重金属元素(镍、铬、镉)等。这些成分中气体占90%,其余为颗粒物,包括焦油类物质。它们具有各种生物学作用,与人类多种疾病的发生有关。与吸烟有关的疾病主要包括肺癌、慢性阻塞性肺疾病、心脑血管疾病。

吸烟已成为社会公害,号召全民族戒烟是健康教育的必要内容。世界卫生组织曾声明"世界范围内,烟草消费是造成死亡和伤残最大、最可预防的原因,控制吸烟比任何预防性的药物更能改善人们健康和延长寿命。"自1989年起,世界卫生组织将每年5月31日定为世界无烟日。但烟草行业巨大的经济效益和使用烟草产品的广泛市场,使禁止或限制烟草产品生产在短期内难以实现。吸烟的控制应采取综合措施,包括全民健康教育、制定法规禁止或限制吸烟、加重烟草税收、行政干预和戒烟治疗等综合性的控制措施,才能有效控制吸烟带来的危害。

(2)限制饮酒 现代科学认为少量饮酒能兴奋大脑,提高血液中高密度脂蛋白水平,促进血液循环,消除疲劳,促进睡眠,但过量饮酒则使健康受到危害。酗酒是指无节制的超量饮酒。其急性危害如酒精中毒可引起猝死;慢性危害可导致消化系统疾病(特别是肝硬化、脂肪肝、胃溃疡)、神经系统疾病(表现为痴呆、末梢神经炎、癫痫、小脑退化等)和心脑血管疾病等。酗酒还与肿瘤的发生有关,重度饮酒者口腔癌、咽癌、食管癌及肝癌的发病率高。酗酒与吸烟具有协同致癌作用。美国调查显示:嗜饮啤酒者患口腔癌和食管癌的危险性要比饮烈性酒者高3倍。澳大利亚调查显示:每日喝5 L以上啤酒者易患直肠癌。另外,酗酒也是车祸、犯罪、斗殴、自杀、离婚、家庭不和的根源。慢性酒精中毒对精神的影响可致人格改变、焦虑、抑郁甚至自杀。目前,我国男性饮酒率为37.7%,并呈逐年上升趋势。

由于酗酒造成的社会危害较为明显,许多国家采用法律措施进行控制。如严禁酒后驾车,禁止向青少年销售酒等。要降低人群的酗酒率,关键是采取行之有效的健康教育措施,使人们充分认识酗酒对健康及对社会的危害,自觉避免或减少这种危害健康的行为。

（3）杜绝药物滥用　世界卫生组织专家委员会对药物滥用的定义：不属于公认的医疗实践或与医疗无关、持续或偶尔地过量用药。药物滥用的基本问题有两个，即成瘾性和习惯性。成瘾性是指一个人难以抗拒地渴求用药，突然停药则出现戒断综合征，证明机体依赖药物，同时伴有耐受性。成瘾后很难逆转，很快造成精神和身体崩溃。习惯性是指心理的依赖性，有用药的欲望，但停药后不产生戒断综合征。如滥用解热镇痛药等。

药物滥用是当今世界性卫生问题之一。尤其是吸毒，它不仅直接损害健康，而且不洁的注射方式可以传播病毒性肝炎和艾滋病，同时引起犯罪等社会问题。联合国估计，全世界约有 2 亿多人吸大麻，5 千万人染上毒瘾，毒品年销售额高达 5 千亿美元，20 世纪 90 年代因吸毒而丧生者约 20 万。

易成瘾的药物主要作用于神经系统，影响精神，故又称为精神活性物质，包括以下几类：①阿片类麻醉剂，主要为海洛因、哌替啶、美沙酮等；②致幻剂，如麦角酸二乙胺、环苯己呱啶（天使粉）等；③兴奋剂，如可卡因、咖啡因、苯丙胺及利他林等；④安乐药，如大麻；⑤镇静剂，如巴比妥类；⑥抗焦虑药，如地西泮等。药物滥用还包括运动员比赛时滥用 β 受体阻滞剂、类固醇、麻醉止痛剂（吗啡）、利尿剂等。

由于药物滥用，特别是吸毒对个人和整个社会的危害极大，无论是吸毒行为还是毒品走私、销售，在全球范围内都应严格禁止、严惩不贷。对于吸毒及药物成瘾者，应积极给予药物及心理治疗，如采用逐步减量法、替代疗法、拮抗剂等治疗，使其从躯体到精神解除对药物的依赖。重点对青少年开展心理健康教育和心理咨询，加强法制观念和法制教育。对吸毒的高危人群应重点加强防范。

（4）摈弃不洁性行为　性行为，尤其是不洁性行为如卖淫嫖娼、多性伴、婚外性行为等，是导致性传播疾病发生的主要途径，也是严重危害人类健康的艾滋病的重要传播途径。艾滋病的成人感染中，75%~80% 是由未受保护的性行为引起的。

不洁性行为的产生与社会制度、文化背景、道德观念、经济及教育等有着密切的关系。在西方国家，性放纵的观念、享乐主义的盛行、娼妓制度的存在，是不洁性行为产生的主要根源。中华人民共和国成立初期，坚决取缔娼妓制度曾使流行猖狂的性病绝迹。但随着对外开放，经济、生活水平的提高，人们的性观念也在不断转变，卖淫嫖娼又暗地滋生，禁而不止，性传播疾病在我国又死灰复燃，呈上升趋势。

性传播疾病包括梅毒、淋病、软下疳、性病淋巴肉芽肿、艾滋病、生殖器疱疹、尖锐湿疣、阴道滴虫病等 20 多种疾病。这一组疾病共同之处在于其病原体对外界适应力很低，离开人类难以存活。人类性行为为其提供了适宜环境，也因而成为此类疾病传播的主要方式。

除引起疾病外，不洁性行为还会带来家庭与社会问题，如可能导致婚姻破裂、家庭解体，使家庭成员受到心理伤害，并对子女身心健康产生不良影响。

对不洁性行为的控制，有赖于人们树立健康性观念和采纳安全性行为。通过加强健康教育和道德修养，充分认识不洁性行为对个人、家庭和社会的危害，加强自我保护意识，提高性卫生知识水平，使个人的性行为遵从道德规范和法律要求。自觉抵制和摈弃不洁性行为。同时加大执法力度，取缔卖淫嫖娼。对高危人群加强监控，防止性传播疾病的传播。

二、健康促进

(一)健康促进的定义

世界卫生组织曾经给健康促进做如下定义:"健康促进是促进人们维护和提高他们自身健康的过程,是协调人类与他们环境之间的战略,规定个人与社会对健康各自所负的责任。"健康促进的基本内涵包含了个人行为改变和政府行为(社会环境)改变两个方面,并重视发挥个人、家庭、社会的健康潜能。

健康促进是健康教育事业发展的必然结果。有关政治、经济、社会、文化、环境、行为和生物的因素,都存在着促进健康或危害健康的因素,关键是我们如何来消除或改变危害健康的因素,使它们转变成促进健康的因素。尽管人们已经认识到健康教育的重要性,但是单纯依靠健康教育未必能达到预期的效果。只有在健康教育的基础上结合强有力的政府承诺和支持,才能收到显著的效果。而政府的承诺和支持实质上就是从政策、法律、组织、管理、财政等方面,创造有利于健康的条件,把健康教育的目标纳入政府的议事日程,保证其全面实施和完成。

健康促进不仅涵盖了健康教育信息传播和行为干预的内容,同时,还强调行为改变所需的组织支持、政策支持、经济支持等环境改变的各项策略。在改变不良行为中,健康教育比较强调自愿,而健康促进则带有一定的约束性。

(二)健康促进的活动领域

健康促进的目的是积极改变人群不健康行为,改进预防性卫生服务,以及创造良好的自然与社会环境。1986 年在首届国际健康促进大会上通过的《渥太华宣言》明确指出,健康促进涉及 5 个主要活动领域。

1. 建立促进健康的公共政策 健康促进的含义已超出卫生保健的范畴,为让人们更容易地做出健康的选择,健康促进要求把健康问题提到各个部门、各级政府和组织的决策者的议事日程上。明确要求非卫生部门实行健康促进政策,包括政策、法规、财政、税收和组织改变等。

2. 创造健康支持环境 健康促进必须创造安全、满意和愉快的生活和工作环境。系统地评估环境对健康的影响,以保证社会和自然环境有利于健康的发展。

3. 加强社区行动 提高社区人们生活质量的真正力量是他们自己。并通过具体有效的社区行动来实现其目标。健康促进活动应充分发动社区力量,积极有效地参与卫生保健计划的制订和执行,挖掘社区资源,帮助他们认识自己的健康问题,并提出解决问题的办法。

4. 发展个人技能 通过健康教育提供健康信息,指导人们能正确地做出健康选择来支持个人和社会的发展。使人们更好地控制自己的健康和环境,从生活中不断学习健康知识,能够有准备地应对人生各个阶段可能出现的健康问题,并能很好地应付慢性病和外伤等。家庭、学校、工作单位和社区都有责任和义务帮助人们做到这一点。

5. 调整卫生服务方向 健康促进中的卫生服务必须由个人、各种社会团体、卫生专业人员、卫生部门、工商机构和政府共同分担,共同努力,建立一个有助于健康的卫生保健系统。

（三）健康促进的三大基本策略

1. 倡导　健康促进工作必须由各个部门共同分担，为了创造有利于健康的社会、经济、文化和环境条件，要倡导政府部门提供政策支持，争取获得政治承诺；倡导各个社会团体对各项健康举措的认同，激发社会对健康的关注及群众的参与意识；倡导卫生及相关部门提供全方位的支持，最大限度地满足群众对健康的愿望和需求。

2. 赋权　帮助群众掌握正确的观念、科学知识、可行的技能，激发其走向完全健康的潜能，使群众获得控制那些影响自身健康的决策和行动的能力，从而有助于保障人人享有卫生保健资源的平等机会，使社区的集体行动能在最大程度上影响和控制与社区健康和生活质量相关的因素。

3. 协调　健康促进涉及个人、各种社会团体、卫生专业人员、卫生部门、工商机构和政府等。在改善和保护健康的健康促进中，必须使个体、社区及相关部门等各利益相关者之间相互配合、相互协作，组成强大的联盟和社会支持体系，实现健康目标。

三、健康教育和健康促进的关系

健康教育和健康促进密不可分。健康教育必须以健康促进战略思想为指导，健康教育欲改变人们的行为需要得到健康促进的支持；健康促进框架包含健康教育，健康教育是健康促进战略中最活跃、最具有推动作用的工作。

1. 健康促进与健康教育具有不同的内涵特征。它们相互依存、互为条件。健康教育就是发挥教育的功能。其任务是传播健康知识，教育社会成员承担起维护健康的责任，形成全面、深入的健康促进良好基础。健康促进是一项要求全社会参与和多部门合作的社会工程，不仅包含健康教育的行为干预，还强调行为改变所需的组织、政策和经济支持等环境改变策略，因此，健康促进的定义比健康教育更为广泛。健康教育作为健康促进的重要内容，不仅包括在健康促进中，而且也是健康促进的必备手段。

2. 健康促进在组织、政治、经济、法律上提供支持环境，它对行为改变的作用比较持久并且带有约束性。健康教育通过自身认知态度和价值观念的改变而自觉采取有益于健康的行为和生活方式，因此，它更适用于那些有改变自身行为愿望的人群。

3. 健康促进涉及整个人群和人们社会生活的各个方面，健康教育则是针对不同性质的目标人群，有侧重地开展不同内容的健康教育。

4. 在疾病的三级预防中，健康促进强调一级预防甚至更早的阶段，即避免暴露于各种行为、心理、社会环境的危险因素，全面增进健康素质、促进健康。健康教育则贯穿于一级、二级和三级预防中。

5. 社区和群众参与是巩固健康发展的基础，人群的健康知识和观念是主动参与的关键。通过健康教育激发领导者、社区和个人参与的意愿，营造健康促进的氛围，因此，健康教育是健康促进的基础，健康促进如不以健康教育为先导，则健康促进就难以实施。

第三节 社区卫生服务

1997年1月15日《中共中央、国务院关于卫生改革与发展的决定》中指出："改革城市卫生服务体系,积极发展社区卫生服务,逐步形成功能合理、方便群众的卫生服务网络,基层卫生机构要以社区、家庭为服务对象,开展疾病预防、常见病与多发病的诊治、医疗与伤残康复、健康教育、计划生育技术服务和妇女儿童与老年人和残疾人保健等工作。"这为我国开展社区卫生服务指明了方向。近年来,我国社区卫生服务的组织和机构如雨后春笋般的在全国范围内建立,社区卫生服务已成为社区工作和卫生工作中一种不可替代的服务形式。

一、社区卫生服务的概念及特点

(一)社区的概念

我国社会学家费孝通给社区下的定义:社区是若干社会群体(家庭、氏族)或社会组织(机关、团体)聚集在某一个地域内,所形成的一个生活上相互关联的大集体,是宏观社会的缩影。世界卫生组织提出的社区概念:社区是由血缘关系和地缘关系形成的共同体。一个有代表性的社区,人口数在10万~30万。在我国,一般将社区分为城市社区和农村社区。城市社区有两部分,一部分是功能社区,主要由企业、事业单位或机关、学校等构成;另一部分是生活社区,由居民家庭构成,一般是指街道或居委会。农村社区一般是指乡(镇)或村。

尽管不同社区的人口规模、地域大小不同,一般都包括5个构成要素:①一定的人群;②一定的地域;③一定的生活服务设施;④特有的文化背景和生活方式;⑤一定的生活制度和组织管理机构。

(二)社区卫生服务的概念

社区卫生服务是在社区建立的为社区居民提供疾病预防、保健、诊治等服务的单位,它是在政府领导、社区参与、上级卫生机构指导下,以基层卫生机构为主体,全科医生为骨干,合理使用社区资源和适宜技术,以人的健康为中心、家庭为单位,社区为范围、需求为导向,以妇女、儿童、老年人、慢性病患者、残疾人、贫困居民等为服务重点,以解决社区主要卫生问题、满足基本卫生服务需求为目的,融预防、医疗、保健、康复、健康教育、计划生育技术服务功能等为一体的有效、经济、方便、综合、连续的基层卫生服务。

社区卫生服务是一种先进、适宜、切实可行的卫生保健服务模式。通过社区卫生服务,可以使社区有限的卫生资源得到充分利用并取得最佳的经济效益,可以使卫生服务质量得到提高,可以最大限度地满足人民群众不断增长的医疗卫生保健需求。

(三)社区卫生服务的特点

1.基础医疗保健 基础医疗保健根据社区居民的主要健康问题,提供基本医疗、预防、保健、康复服务。

社区卫生服务通过提供首诊服务,把居民80%~90%的健康问题解决在社区,有效地控制了患者就医流向,在一定程度上控制了卫生经费的上涨,因此被称为整个医疗保健体系的"守门人"。

2. 综合性服务　社区卫生服务的服务对象是全人群,包括健康人群、亚健康人群、高危人群和重点保护人群及患者。它的服务内容包括医疗、预防、保健、康复、健康教育和计划生育指导,这6项内容不是孤立的,而是相互联系、有机结合在一起的,切忌将这6项内容割裂开来,回到专科医疗的服务方式上去。社区卫生服务的层面包括生理、心理和社会文化各方面。其服务范围涉及个人、家庭和社区等,是综合性的服务。

3. 连续性服务　①贯穿人生各个阶段:围生期保健、婴幼儿保健、中老年保健、慢性病管理、临终关怀。②健康-疾病-康复的各阶段:全科医疗对其服务对象负有连续的责任,从健康促进、危险因素的监控,到疾病的早、中、晚期的长期管理。在患者住院、出院、会诊、转诊到大医院期间,全科医生对其都负有持续性责任,要根据患者需要事先或随时提供服务。③各种健康问题:连续性服务是社区医疗区别于专科医疗的重要特征之一。小到新生儿护理,大到慢性病的防治,都是社区医疗的负责范围。

社区医疗连续性服务必须要通过一定的途径和措施才能实现,具体的途径:①建立家庭保健合同,固定医患关系;②预约就诊制度,保证下次见面;③慢性病随访;④急诊或夜间电话值班;⑤建立完整的健康档案。

4. 协调性服务　社区卫生服务是针对每一个患者的需求而进行调整,组合保健服务的过程,全科医生是为患者组织各类资源的中心和枢纽,全科医生应当掌握家庭和社区内外的各种医疗资源情况,以便协调各专科的服务,为居民提供全面深入的医疗服务。

5. 可及性服务　社区卫生服务中心一般建立在社区附近,费用比大医院低,居民更易接受。

6. 以家庭为单位的服务　家庭既是提供服务的场所,又是可利用的有效资源,通过家庭查询,往往能了解人群的健康状况和患者的病情,尤其是对慢性病患者,更需要家庭参与治疗和康复的过程。

7. 以社区为范围的服务　社区卫生服务不应局限于疾病和患者,而应注意与社区环境和行动的关系。搜集社区的主要健康问题,寻找社区内相关因素,设计实施可行的解决方案并加以评估,是全科医生的基本职责之一。

8. 以现代医学模式为基础的服务　以全科医学为基础的社区卫生服务,必须从服务对象的身体、心理、社会和文化等因素来观察、认识和处理健康问题。

9. 以预防为导向的卫生服务　在社区开展经常性的健康体检、计划免疫、健康教育,将预防工作融入日常医疗服务工作中,实现"有病早医、无病早防",使"预防为主"的思想真正落实。

10. 以团队合作为主要工作方式的服务　社区卫生服务主要由全科医生和社区护士为主体,并与社区卫生服务工作的部门、人员联合在一起,发挥集体优势,分工协作、相互支持,从而全面保证社区各项卫生保健任务的实施。

二、社区卫生服务的内容

(一)社区卫生服务的内容

社区卫生服务是卫生部门通过一定的方法与途径向社区居民提供适宜的医疗、预防、保健、康复、健康教育、计划生育服务等卫生保健服务的过程。其主要内容如下。

1.社区医疗　社区医疗在社区卫生服务中占有重要地位,它是由社区全科医生向居民及其家庭提供的以门诊和出诊为主要形式的基层医疗服务。主要为社区居民诊治常见病、多发病及慢性病,开展常规化验项目,设立家庭病床,做好转诊和会诊等工作。

2.社区预防　它主要包括两大部分:传染病和多发病的预防;卫生监督和管理。主要在社区实施计划免疫,为社区居民提供预防接种服务,发动社区居民群众,定期开展除害灭虫,维护社区环境卫生。

3.社区保健　社区保健是按生物-心理-社会医学模式,以服务对象和人的健康为中心,以儿童、妇女和老年人为重点,改善社区的自然环境和社会环境,积极促进社区居民的身心健康。其主要任务:健康检查;疾病的普查普治;优生优育服务;心理与健康咨询;社区卫生管理;肿瘤和慢性病的防治。

4.社区康复　社区康复是指患者或残疾人经过临床治疗后,为促进患者或残疾人的身心进一步康复,由社区继续提供的医疗保健服务。社区康复的宗旨是充分利用社区资源,使患者或残疾人在社区或家庭通过康复训练使患者的疾病好转或痊愈,生理功能得到恢复,心理障碍得到解除;使残疾人能更多地获得生活和劳动能力,重新为社会做贡献,更好地享受社会权利和义务。

5.健康教育和健康促进　健康教育主要通过向居民开设健康教育课或讲座、设立健康教育宣传栏、播放健康教育录像、进行生活质量评价等措施开展健康教育。健康促进倡导社区开发和以社区为基础的干预。其内涵是提高群众参与社区工作的积极性及发展社区成员间的相互支持,依靠自己的力量去实现健康项目的指标;社区场所健康促进应重视多种干预活动的整合,领导机构的建立、政策的支持、管理人员的培训、多部门的参与协调都是干预的主要因素。

6.社区计划生育服务　通过宣传指导,使群众正确理解并自觉遵守各项生育政策,掌握优生优育知识,自觉采用适宜的节育措施,实行计划生育。计划生育宣传指导要推广以避孕为主的综合措施,对已婚夫妇指导和实施安全有效的节育方法,提高避孕效果。

(二)实施社区卫生服务的原则

实施社区卫生服务,应遵循以健康为中心、以人群为对象、以需求为导向、社区内多部门合作和人人参与的原则。

1.以健康为中心　社区卫生服务的第一要素是以人的健康为中心。应超越治疗疾病的范围,用更宽广的眼光去关注人群的健康问题。另外,健康不仅是卫生部门的责任,也是全社会共同的责任,所有部门都要把自己的工作和人民的健康联系起来,树立"健康为人人,人人为健康"的正确观念,努力维护和增进健康,促进社会的发展。对卫生部门来讲,必须将工作重点从疾病治疗转移到预防,促进健康和预防疾病,在扮演的角色上也应从提供者转换为参与者。

2.以人群为对象　强调社区卫生服务应以维护社区内整个人群的健康为准则。如社区健康教育;社区卫生项目和社区环境,职业、住宅卫生;社区计划免疫、妇幼和老年保健、合理营养等,都是从整个社区人群的利益和健康出发的。家庭是社区组成的最基本单元。家庭内的每一个成员之间有密切的血缘和经济关系,以及相似的文化背景、生活方式、居住环境和卫生习惯。因此,在强调以人群为对象的同时,必须注意充分发挥家庭在促进健康中的作用。

3.以需求为导向 社区卫生服务以需求为导向强调了服务的针对性和可及性。针对性是因为每个社区都有自己的文化背景和环境条件,社区卫生服务应针对社区本身的实际情况和客观需要,确定居民所关心的健康问题是什么,哪些是他们迫切想解决的问题,然后确定应优先解决的健康问题,寻求解决问题的方法,并根据居民的经济水平及社区自己所拥有的资源,发展和应用适宜技术为居民提供经济有效的卫生服务;另外,通过社区诊断,制订适合自己社区特点的社区卫生项目,在执行项目过程中加强监测和评价。可及性是根据服务对象的特点,设立方便居民的服务点及服务项目,如社区卫生服务站、家庭病床等。坚持以需求为导向的原则,就要一切从实际出发,自下而上,克服"长官意志"和"专家说了算"的传统思维模式。从关心居民的需求着手,应用社会市场学去开辟服务的领域。社区卫生服务是新生事物,它是否能健康成长取决于社区居民需求所形成的土壤。

4.社区内多部门合作 在社会和经济高速发展的今天,许多相互关联的因素(如环境污染、不良生活行为习惯、社会文化因素等)共同影响着人们的健康。如要降低社区内孕产妇死亡率,除需要社区内卫生人员做好产前检查,教会孕产妇自我保健知识外,家庭的经济收入、卫生保健制度、夫妻双方的文化程度、卫生设施的远近都与孕产妇死亡有密切的关系。解决这些问题涉及各个不同的部门,如仅靠卫生部门是无能为力的。另外,社区内许多部门(如民政、教育、体育、计划生育、商业等)都在从事与健康有关的工作,但可利用的资源总是有限的,只有通过建立有效的合作程序,明确各自的职责,避免重复,才能产生更高的效率和更优的效果。因此,解决社区的任何一个健康问题都需要打破部门的界限,社区内民政、教育、计划生育、环卫、体育、文化、公安等部门要增进了解,明确职责,齐心协力,优势互补,共同促进社区卫生和人群健康工作。卫生部门在社区卫生的责任体系中承担组织和管理功能,对社区卫生服务中心和各站点的设置标准、技术规范、人员配备等进行业务指导和监督。

5.人人参与 社区健康的重要内涵是支持社区确定自己的卫生需求,帮助群众解决自己的健康问题。因此,动员全社区的参与是社区卫生服务的关键环节。要群众参与,首先要让群众明确与他们切实利益密切相关的健康问题,行使自己的权利去改造环境,控制与健康有关的因素以确保健康的生活和促进健康。人人参与不仅是要居民开展与自己健康有关的事情,还应让他们参与到确定社区的卫生问题、制订社区卫生计划和评估等决策活动中来。这样既能有效地提高服务的水平和扩大服务的覆盖面,同时又能激发个人和社区对促进和改善健康的责任感,以及提高社区居民促进健康和自我保健的能力,起到"授人以渔"之良性循环的效果。

三、社区卫生服务的发展

(一)社区卫生服务发展的动因

1.人口老龄化 人口老龄化进程的加快给我国的医疗卫生事业带来了巨大挑战。

2.疾病谱改变 人类所面对的主要卫生问题已转向慢性非传染性疾病。

3.医学模式转变 医学模式由生物医学模式转变到生物–心理–社会医学模式,

疾病诊治更多地应考虑人的生活方式、环境等社会属性。

4. 医疗费用剧增 慢性非传染性疾病病因复杂、病程长，一旦发病，很难彻底治愈，表现为不可逆性，因此慢性病消耗更多的卫生资源和吸收更多的卫生费用。

5. 卫生需求改变 人们的健康需求从"没有疾病"转变到"追求更加健康的状态"。

(二)如何完善"六位一体"功能

"六位一体"功能，即预防、医疗、保健、康复、健康教育、计划生育技术服务功能。

1. 社区医疗 以社区医疗为切入点，扩展完善相关服务功能，常可收到事半功倍的效果，可以促进整体工作的良性发展。社区医疗的必要条件：一定数量的基本理论扎实、基本临床技能娴熟的医生；一定数量训练有素的护士、护工；能满足疾病治疗需要的基本医疗设施。

2. 社区预防 社区预防是社区卫生服务的核心工作，包括计划免疫、疫情报告、传染病管理、卫生监督、地方病调研、居民健康体检、慢性病监控、控制不良行为生活习惯、加强心理咨询这九大部分工作。

3. 社区保健 按服务对象分类：儿童保健、妇女保健、中年人保健、老年人保健；按服务层次分类：个人保健、家庭保健、社区人群保健。

4. 社区康复 社区康复是由社区卫生服务中心(站)提供的医疗康复服务。主要对象：生理功能减退的老年人、慢性病患者、残疾人。社区康复所采取的措施：药物疗法、运动疗法、心理疗法、中医中药、食疗、家庭病床。

5. 社区健康教育 社区健康教育是基于个人、家庭和社区的需要，通过健康信息传播和行为干预，促使人们自觉采纳有利于健康的行为，达到促进健康的目的。

6. 社区计划生育 ①优生优育咨询、宣教。②妊娠期、产褥期、哺乳期咨询及指导。③新生儿喂养、儿童发育咨询等。

第四节 家庭访视

家庭访视简称家庭访视，职责是为了促进和维持个人和家庭的健康，而在服务对象的家里进行的有目的的交往活动，是社区护士用来接触、了解社区居民健康状况和对各家庭进行健康评估及开展社区护理的重要手段。社区护士通过家庭访视，宏观上了解和发现该社区现存的潜在的健康问题，掌握和了解该社区的老年人、新生儿、慢性病患者、传染病患者、残疾人、精神病患者的家庭现状，为社区整体护理计划的制订提供依据；微观上家庭访视人员可直接了解家庭环境、设备、家庭结构、家庭功能和家庭成员的健康状况，并对各家庭进行健康评估，发现家庭的健康问题，运用家庭的内在、外在资源，运用护理专业知识、技术实施护理活动，为社区居民提供家庭服务，帮助解决现存的健康问题及预防和发现潜在的影响健康的问题，预防疾病和促进健康。

一、家庭访视的概念及意义

(一)概念

家庭访视是在服务对象家里,为维护和促进个人、家庭和社区的健康而对访视对象及其家庭成员提供医疗保健服务活动的过程。

(二)目的

随着西方医学的引进和发展,医务人员走出医院,逐步扩展为向社会、家庭提供照顾患者的工作,家庭访视由此而产生。成为连接医院和家庭不可缺少的纽带,为社区患者从医院过渡到家庭提供连续服务。

通过家庭访视,医务人员可以了解居民健康状况,建立家庭健康档案,开展有针对性的健康教育、保健指导等服务。因此,家庭访视的主要目的是预防疾病、促进健康,其具体表现为以下几个方面。

1. 协助家庭发现有碍健康的问题 增强家庭成员应对健康问题的基本能力,促进其掌握与疾病相关的基础知识,以及时发现家庭成员某些与健康有关的问题。

2. 为在家的患者或残疾人提供合适、有效的照顾 即为缺乏自我护理能力的家庭成员提供直接的照顾和护理。

3. 加强家庭功能的发挥 促进家庭成员之间的相互理解,调整家庭成员的情绪和成员间的关系,促进家庭成员间的交流,协助家庭成员自身调节和改变角色功能,搞好家庭人际关系。

4. 促进家庭有效地利用支持系统 鼓励家庭充分、有效地利用有关健康资源,给予患者和家庭成员心理支持,使他们安心、放心和有信心地在家庭中生活,增强战胜疾病的信心。

5. 促进家庭及其成员正常生长和发展 促进家庭成员正确判断和认识家庭的发展任务和家庭功能,帮助患者及其家属理解相关疾病和护理方面的知识,指导日常生活技巧和简单的护理技术,提供有关健康促进和疾病预防的健康教育。

6. 促进家庭环境的健康 消除家庭环境中的不安全因素,确保家庭环境的健康。

7. 与访视对象建立良好的信赖关系 由于深入访视对象的家庭中,社区护士可以与访视对象进行充分的交谈,消除其紧张情绪,从而获得真实的资料。

(三)意义

1. 了解社区居民健康状况。

2. 了解、评估家庭功能及结构,家庭成员的健康状况,以及家庭环境对其成员健康的影响,从而发现健康问题及病患。

3. 发掘、利用家庭资源服务于患者,适时地开展各项护理活动。

4. 实施有针对性的预防保健工作与健康教育,预防性服务在家庭访视中占有相当大的比重,其责任是向社区的个人或人群提供健康信息和健康咨询。

二、家庭访视的内容

(一)家庭访视的种类

1. 预防保健性家庭访视 目的是预防疾病和健康促进,主要进行疾病预防、保健

方面的工作。如产后的新生儿访视和其他妇幼保健性家庭访视与计划免疫等。

2. 评估性家庭访视　以进行家庭健康评估、发现家庭健康问题为目的的家庭访视称为评估性家庭访视。评估内容可以是一次性完成或阶段性的。这是一种定性的评估方式,一般针对家庭的第一次访视都包含评估性家庭访视内容。评估性家庭访视主要用于存在健康问题的家庭、家庭功能不完善的家庭及有婴幼儿、老年人的家庭。

3. 连续照顾性家庭访视　目的是为患者提供连续性的关怀和照顾。这是一种服务性的家庭访视,一般采取有计划的定期进行,主要用于慢性病患者、行动受限的患者、家庭病床患者、需要进行康复护理的患者及临终患者的家庭。

4. 急诊性家庭访视　以处理患者临时出现的问题和紧急情况为目的的家庭访视称为急诊性家庭访视。这是即时性的家庭访视,随机性大,适应的范围广泛,内容多样,只要服务对象需要,符合家庭访视内容,社区护士都应提供服务。所以社区护士应随时做好出诊的准备,这也对社区护理管理提出更高要求,随时做好人力、物力上的准备。

(二)家庭访视的对象

家庭访视的对象主要是急需保健指导的家庭及有健康问题的家庭。

1. 家庭有需要接受治疗、护理的人,特别是活动不便者,如产前、产后需要健康指导的家庭。

2. 有心理、社会问题的患者家庭,这种情况必须对其家庭进行评估。

3. 具有遗传性危险因素或有残疾人、智障者家庭。

4. 家庭功能不完善和有慢性病患者的家庭。

5. 有临终患者的家庭。

6. 贫困或健康问题多的家庭。

7. 有新生儿的家庭。

随访时,注意根据对象的病情,合理安排访视顺序:①群体为先,个体为后;②非传染性疾病患者为先,传染病患者为后;③急性病患者为先,慢性病患者为后;④生活贫困、教育程度低的患者为先。

(三)家庭访视的次数

家庭访视的次数可根据家庭的具体情况而定,即家庭存在的问题和需要援助的程度。

家庭访视对象的健康状况和需求各异,访视的频率和次数也不尽相同。对于孕产妇,特别是对分娩后的产妇应适当增加访视次数。一般情况下,在产妇出院后第3~7天进行首次访视,第2次访视在产妇分娩后第28天进行。高危产妇或新生儿有异常情况时应增加访视次数。

对于慢性病患者、需要更换胃管或留置导尿管的患者,可以根据家庭档案及访视记录按时入户提供服务。贫困或健康问题多的家庭,可根据所发生的健康状况改变随时访视,及时解决其健康问题。对于居家的传染病患者,为使本人及照顾者按照治疗方案治疗,了解并实施居家照顾及预防措施,可在短期内增加访视次数。

(四)家庭访视的原则

1. 保密原则　保守被访视家庭的秘密是医务人员职业道德的基本要求。

2.规范服务原则　按社区服务职责和要求提供服务,职责以外的内容不应提供给服务对象,特别不能做有害于服务对象的事情,如向患者推销药品、用品、器具等。

3.安全原则　家庭访视时必须注意安全问题。医务人员不但要有自我保护意识,注意自己的安全,而且也要保护家庭成员的安全。

4.资源共享原则　充分利用家庭和社区资源。

5.协同原则　应与家庭共同制订计划并付之实施。社区护理对象及其家庭的参与性对落实措施有重要影响,要调动家庭积极因素。

(五)家庭访视的工作内容

1.建立家庭健康档案　为居民建立家庭健康档案,能够了解居民的一般情况,健康状况,求医方式,医疗费用情况,生活、卫生习惯及环境状况等,为促进人们健康、做好初级卫生保健提供信息。

2.家庭评估　根据不同家庭的结构类型、所处的生活周期、所面临的问题和承受的压力、生活环境等情况,运用家庭评估的工具,分析家庭各成员在家庭中所扮演的角色,家庭成员之间的沟通、情感交流、相互支持等状况,判断家庭功能是否正常,即是否符合健康家庭的特征,从而找出影响家庭健康的问题,进行家庭护理。

3.健康知识的普及教育　调查居民掌握卫生知识的情况,了解居民的健康观念、饮食习惯、卫生条件及起居情况等,找出健康知识缺乏的具体问题。通过黑板报、个别谈话、座谈会、讲课等多种形式进行健康教育,减少现代文明病的发生,提高人口的综合素质。

4.孕妇、产妇、儿童、老年人保健　孕妇、产妇、儿童及老年人不属于患者的范畴,然而这些人需要有医务人员的照护。由于他们去医院求诊多有不便,更需要社区护理人员通过家庭访视定期进行检查和保健指导,使孕妇、产妇及儿童能顺利度过人生的特定阶段,使老年人能提高生命质量,安度晚年。

5.居家患者的照顾　老年患者、慢性病患者及手术后恢复期的患者在家接受医疗和护理,能减少因住院而支付的费用,免去家属因照顾患者而往返于医院、工作单位和家庭之间的辛劳。社区医务人员应具有高度的责任心和同情心,运用丰富的临床知识及熟练的操作技能,为居家患者提供综合服用,使患者尽快恢复其社会角色功能,为社会做出贡献。

三、家庭访视的步骤

(一)准备工作

在开展一项家庭访视工作之前,应做好相应的准备工作。这是达成访视目标的重要前提,具体准备工作包括以下几个内容。

1.选择访视对象　根据初级卫生保健的需要和社区医疗服务的需要,选择合适的访视对象。根据其病情,合理安排访视顺序;若是建立家庭健康档案,或是进行有目的的家庭健康情况调查,则整个家庭成员都是访视对象。同时根据访视目的,计划好访视所需要的时间。

2.提前与访视对象进行联系　联系的方式有书面、电话、发布通告、上门告知等,护士根据访视的目的和范围选择适宜的方式,使访视对象提前了解访视的目的、内容

笔记栏

及约好受访时间、地点。若访视对象为个体,以电话联系为宜,常用于患者的护理;若要了解访视对象的健康状况和卫生需要,且访视对象较集中,宜用通告为主,并在工作单位留下访视的时间安排。

3.**熟悉业务,确定家庭访视目标**　访视前要熟悉访视所用调查表、评估表或健康档案的具体调查要求及填写要求,以便对访视对象的疑问做出合理的解释。详细查阅访视对象的健康档案,包括疾病史、健康问题、治疗方案等,了解其健康状况和卫生需求,特别注意访视对象所需的特殊护理措施,以便确定家庭访视的具体目标。

4.**合理安排访视路线**　在访视前合理安排访视路线,根据访视对象的健康状况和医疗需求,确定访视的顺序,如访视对象患有传染病,则安排到最后进行。

5.**物品准备**　访视前应准备好访视所需要的物品。基本物品包括血压计、听诊器、口罩、工作衣、量尺、纱布、手套、注射器、体温计、棉球、钳子、剪刀、家庭访视手册等,将所需的物品放置在访视箱内便于携带。注意保持访视箱的清洁,避免污染。

(二)正式访视

在访视的整个过程中,主要活动有以下几项。

1.**入户**　护士入户前要先轻轻敲门,得到主人许可后方可进入,入户后要先进行自我介绍,出示有关证件,说明来自哪个医疗卫生单位、姓名、访视的目的和内容、需要占用的时间等,态度要和蔼,不能用居高临下的口气和访视对象交谈。要注意倾听访视对象的叙述,尊重其想法并维护其隐私权。

2.**建立健康档案**　若访视的目的是为居家家庭建立健康档案。在访视过程中,要耐心向访视对象解释建立健康档案对其自身健康的重要性,取得访视对象的配合。通过建立健康档案,充分了解家庭成员的基本情况、家族史、个人疾病史、膳食状况、生活习惯等,为顺利开展社区医疗保健工作提供科学的依据。

3.**实施家庭访视计划**　在开展家庭功能评估时,要利用有关的工具和技巧,收集与家庭有关的资料,对照健康家庭的条件,找出访视家庭存在的健康问题,制订出针对性的家庭护理计划,为患者提供整体护理,使患者在家中也能得到与医院一样规范和高质量的服务。要充分利用家庭资源和社区资源解决其家庭健康问题,还要指导患者的照顾者,使其学会简单的护理方法,从而能更好地为居家患者提供连续性、综合性的服务。

4.**健康教育**　对受访家庭进行必要的健康教育,减少伤残对生活的影响,提高生活质量。

(三)访视记录

对每次视访的过程要做详细的记录,具体格式和内容见附录一和附录二。可以使访视对象及其家庭成员了解每次访视的项目和过程,分析病情的动态变化。通过访视记录,可评价干预的效果,并对访视计划进行适时的调整,提高居家患者的护理质量。家庭访视得到的调查资料,为社区开展卫生保健工作提供科学依据。访视记录的要求如下。

1.**访视记录要正确、简要、及时**　各项访视记录要按标准书写,文字通俗易懂,字体端正、没有涂改,记录整洁、简要,并签全名。

2.**访视记录内容**　内容包括各项具体的服务项目、所需要的物品、居家患者的健

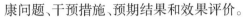

康问题、干预措施、预期结果和效果评价。

3.家庭访视后手续　家庭访视后还应根据需要办理收案、转案、重开案或销案等手续,并填写工作日志和其他统计报表。家庭访视的对象应该视为个案,其中有一部分个案有较高要求,必须列入个案管理的范围,故要根据具体情况办理个案管理中相应的手续。

(四)预约下次访视时间

访视结束后,如果访视对象病情较严重,可协商预约下次的访视时间,一般的社区健康调查只需访视一次即可。医务人员将自己的姓名、联系方式、医疗机构地址等留给访视对象,以便让患者或家属主动与医务人员联系咨询。

(五)评价

评价贯穿于访视工作的全过程,主要评价家庭访视工作目标的可行性、措施的合理性及预期的结果。根据家庭访视中收集的信息,如果有新的问题,可及时调整访视工作的计划和措施,以便更好地解决健康问题。

(六)访视终止

在一次访视结束后,医务人员应向家庭告知要终止服务,如有需要共同确定下一次访视日期。与访视对象讨论访视目标的完成情况,虚心接受受访人员的意见和建议。还应让家庭知道什么情况下需要与医疗机构联系进行必要的诊疗。如果现有的资源不能满足访视对象的需求,则需为访视对象做转诊安排。通常在以下情况需转诊安排:疾病筛查,医疗诊断咨询,实验室检查,社会服务,以及需要医疗、护理或其他专业提供有关治疗和护理方案的咨询。

四、家庭访视的注意事项

(一)家庭访视的安全问题

尽管在家庭访视过程中,危害医务人员个人安全的问题并不多见,但如果会遇到一些特殊的服务对象(如患有精神病或有严重暴力倾向的患者),或者周围的环境比较复杂(如治安较差),在家庭访视过程中要采取一些必要的安全措施。

1.家庭访视前做周密的行程计划　家庭访视前对行程做一个详细的计划,包括提前和受访家庭取得联系,确认受访的时间、地点和线路,以及对家庭成员的现状进行大致的了解。

2.衣着简单得体　衣着简单大方、得体,着职业装。穿方便走路的鞋子,以便必要时便于离开危险环境,不过分化妆,不戴贵重的首饰。

3.随身携带必须品　携带一些必须品以备用,如身份证、工作证、手机等,现金不宜过多。

4.注意周围的环境　不要去偏僻人少的荒郊、地下室等地方。如果必要的话,和陪同人员同行。

5.有应付突发事件的思想准备　家庭访视过程中如果出现突发事件,如访视对象发怒、有敌意、情绪反复无常或者家庭打架等情况,医务人员首先要保证自身的安全。

(二)要注重沟通技巧

家庭访视过程中,要注重沟通技巧,与受访家庭成员建立良好的人际关系。

1.沟通的原则　沟通的原则是公正、真诚、尊重人格、亲和友善、言行一致、保护隐私、倾听与征询。

2.沟通的技巧　沟通技巧从语言和非语言行为两方面进行阐述。

(1)说话技巧　语言是人际交往重要的载体。与家庭成员进行交谈,首先谈论一些轻松的话题,这样可以放松心情,使交谈能够顺利进行下去。在家庭访视过程中尽量避免使用专业术语,根据访视对象的年龄、性别、文化程度、疾病的现况等选择合适的语言进行交流。具体要求有以下几点。①和访视对象联系时,首先要表明自己的身份,减少疑虑;其次要说明家庭访视的目的,让他们感觉到受访对自己有利;最后要说明对访视对象会遵守医疗保密制度,增加信任度。②语言要严谨规范,不要说模糊两可的话。在遵循医学规律的前提下,尽量使语言通俗易懂。③语言温和,措辞适当。在交谈中要充满感情色彩,借以感染访视对象,取得访视对象的信任。④说话不要太直白,特别是对于心理承受力较差的患者,尽量使用婉转的语言安慰患者。⑤礼貌用语使用得当。如视访视对象的年龄和性别,称"叔叔""阿姨""先生""女士""大爷""大妈"等。

(2)听话技巧　听,是对接收到的访视对象的信息所做的一种积极的心理反应,有效地听取了对方的语言。①在听对方讲话时要专心倾听,身体稍微向前,要注意对方的眼神,但又不能一直盯着对方的眼睛。②不要轻易打断对方的讲话,必要时可以适当加以引导,避免跑题。③要适时做出恰当的反应,如点头或说"嗯""唔"等,鼓励对方继续说下去。④注意对方的表情和动作,善于听出"话外音""潜台词",有时需要小结或进一步明确证实对方所表达的意愿。

(3)非语言技巧　非语言行为是指借助手势、姿势、音容笑貌等非语言符号实现人际交往中信息的交流。①在与访视对象交谈的过程中,要保持微笑,体现对访视对象的关心和爱护。交谈过程中如出现不愉快的事情,不要过多计较,控制好自己的情绪,耐心地向访视对象解释。②对于讲话不方便的访视对象,可以让其用手势和面部表情来进行沟通。如皱眉表示疼痛,点头表示同意,闭眼表示可以,竖大拇指表示很好等。

(三)其他

1.态度合乎礼节,稳重大方,尊重访视对象的职业、文化背景、社会经历等。

2.访视时间　一般不超过1 h,要注意避开受访家庭的用餐时间和休息时间。若访视时间低于20 min,最好将2次访视合并,但家庭要求提供重要物品或信息的例外。若单次访视时间超过1 h,最好分2次进行,以免时间过长影响访视对象正常的生活。访视的频率不要太高,过于密切的家庭访视可能会造成人们的抵制或恐惧的情绪。

3.访视的次数　决定访视的次数时,应考虑各种影响。社区医务人员数量、可用于访视的时间、预算、访视对象的各种状况,如急需解决的问题的轻重程度、患者家庭访问社区卫生服务中心的次数、访视对象的时间等都是需要考虑的因素。

4.服务项目与收费　医患双方要明确收费项目与免费项目,访视人员一般不直接收费。

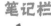

小　结

1. 三级预防是健康促进的首要和有效手段,是根据疾病发生与发展过程采取的相应预防或干预措施,将预防策略分为 3 个不同的等级,称为三级预防。

2. 一级预防又称为病因预防,其措施包括健康教育、预防接种、禁止近亲结婚、做好各种人群的卫生保健工作等。二级预防又称为"三早"预防,其措施包括疾病的普查和筛查、定期健康检查等。三级预防又称为临床预防,包括防止病残和康复工作。

3. 健康教育的目的和重点是改变人们的不良行为,倡导促进健康的行为和改变危害健康的行为。

4. 社区卫生服务具有"六位一体"功能,即预防、医疗、保健、康复、健康教育、计划生育技术服务功能。

5. 社区卫生服务的实施原则是以健康为中心,以人群为对象,以需求为导向,多部门合作和人人参与。

6. 家庭访视是在服务对象家里,为维护和促进个人、家庭和社区的健康而对访视对象及其家庭成员提供护理服务活动的过程。主要目的是预防疾病、促进健康。

7. 家庭访视分为预防保健性、评估性、连续照顾性、急诊性 4 类,访视程序包括准备工作、正式访视、访视记录、预约下次访视时间、评价、访视终止。

 案例分析及能力提升

1. 某市地处华东沿海地区,经济十分发达,随着流动人口的增加,结核病防治工作面临许多困难,其中结核病的发现率偏低是结核病防治中主要"瓶颈"因素之一。自 2004 年开始,该市对结核病患者、可疑患者及其家属等特定人群开展了针对性的健康促进和健康教育工作。其主要做法是由承担结核病治疗、预防任务的医疗机构对结核病患者、可疑患者及其家属进行结核病防治知识教育,对门诊患者健康教育要求不低于 20 min;对于发现的结核病患者,督促其到结核病定点单位归口免费治疗和检查。2004 年结核病患者发现率比 2003 年提高了 60%,归口治疗转诊到位率比 2003 年增加了 46%,2004 年结核病发病率比 2003 年下降了 50%。

(1)该案例给了你哪些启示?

(2)怎样理解健康促进与健康教育在疾病预防和增进健康中的作用?

2. 某社区护士要访视 3 个对象:第一个对象为男性结核病患者,目前病情已得到基本控制;第二个对象为产妇,足月顺产,新生儿各项指标正常;第 3 个对象为 50 岁重症精神病男性患者。

(1)以上 3 个对象如何确定访视的优先顺序?

(2)访视中的注意事项有哪些?

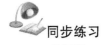 **同步练习**

一、选择题

【A1 型题】

1. 三级预防措施中的一级预防是指　　　　　　　　　　　　　　　　　　　( )

A. 病因预防　　　　　　　　　　　　　B. "三早"预防

C. 临床前期预防   D. 临床期预防

    E. 病残预防

2. 下列属于三级预防的是   (   )

    A. 遗传咨询   B. 产前检查

    C. 普查   D. 筛查

    E. 康复治疗

3. 预防并发症和伤残工作属于   (   )

    A. 一级预防   B. 二级预防

    C. 三级预防   D. 四级预防

    E. 综合预防

4. 健康教育的核心是   (   )

    A. 开展个体或群体的病因预防   B. 疾病的早期发现、早期诊断、早期治疗

    C. 防治并发症,促进康复   D. 促进个体或群体改变不良行为与生活方式

    E. 积极治疗,促进康复

5. 进行教育效果最好、时机最佳的理想场所是   (   )

    A. 社区   B. 工作场所

    C. 公共场所   D. 居民家庭

    E. 学校

6. 下列不属于健康危险因素的是   (   )

    A. 喜食腌制食品   B. 经常食用油炸食品

    C. 高血压家族史   D. 适量运动

    E. 大量饮酒

7. 社区卫生服务是   (   )

    A. 以人的需求为中心的基层服务   B. 以人的健康为中心的基层服务

    C. 以家庭为中心的基层服务   D. 以经济为中心的基层服务

    E. 以医护人员为中心的基层服务

8. 社区卫生服务的对象是   (   )

    A. 患者   B. 老年人

    C. 婴幼儿   D. 重点保健人群

    E. 社区内的全体人群

9. 家庭访视的准备内容不包括   (   )

    A. 确定访视对象   B. 了解家庭资料

    C. 确定访视目的   D. 安排访视路线

    E. 准备实施护理计划

10. 家庭访视时,护士的着装应该为   (   )

    A. 护理职业服装   B. 便装

    C. 正式着装   D. 休闲服装

    E. 只要不穿白大衣就可以

11. 关于社区家庭访视的艺术,下列说法正确的是   (   )

    A. 不用做计划,随机应变   B. 合适的时间家庭访视

    C. 慢性病优先,急性病为后   D. 不能开门见山,慢慢引出主题

    E. 不必控制时间,可以过分亲热

【A2 型题】

12. 张某,对自己和同事都严格要求,遇事易激动,血压高,有冠心病,他属于　　　　　　　（　　）

　　A. 不良疾病行为　　　　　　　　　　B. 违规行为

　　C. A 型行为　　　　　　　　　　　　D. C 型行为

　　E. 不良习惯

13. 王某,开车时总是系好安全带,他的行为表现是　　　　　　　　　　　　　　　　　（　　）

　　A. 良好的生活方式和习惯　　　　　　B. 基本健康行为

　　C. 预警行为　　　　　　　　　　　　D. 避开环境危害

　　E. 合理利用卫生服务

【A3 型题】

2014 年 11 月 24 日,国家卫生计生委公布了《公共场所控制吸烟条例》,规定所有室内公共场所一律禁止吸烟。

14. 这项措施属于　　　　　　　　　　　　　　　　　　　　　　　　　　　　　　（　　）

　　A. 卫生宣教　　　　　　　　　　　　B. 健康教育

　　C. 健康促进　　　　　　　　　　　　D. 二级预防

　　E. 三级预防

15. 健康促进在疾病的三级预防中强调　　　　　　　　　　　　　　　　　　　　　（　　）

　　A. 一级预防甚至更早阶段　　　　　　B. 一级预防

　　C. 一级与二级预防　　　　　　　　　D. 二级与三级预防

　　E. 二级预防

二、名词解释

1. 三级预防　2. 健康教育　3. 健康促进　4. 社区卫生服务　5. 家庭访视

三、思考题

1. 如何理解三级预防策略?

2. 试述健康教育和健康促进的联系和区别。

3. 促进健康的行为和危害健康的行为各有哪些?

4. 社区卫生服务的原则与内容有哪些?

5. 家庭访视的基本程序是什么?

第九章

疾病的预防与控制

🍀 学习目标

掌握　流行过程基本概念,传染病预防和控制措施,儿童计划免疫程序;慢性病概念,常见慢性病危险因素及预防措施;食物中毒概念、特点,细菌性食物中毒特点;地方病的概念,碘缺乏病和地方性氟中毒的主要临床表现;突发公共卫生事件的概念、分类、分级、报告时限及程序。

熟悉　常见传染病防治措施;常见慢性病流行特征,慢性病自我管理;常见细菌性食物中毒临床表现、预防与急救措施。

了解　常见真菌及其毒素;食品中毒、有毒动植物食物中毒和化学性食物中毒;突发公共卫生事件应急反应的原则与措施。

第一节　传染病的预防与控制

传染病是由致病病原体(如细菌、病毒、立克次体、螺旋体、寄生虫等)引起的、并在适宜条件下可在人群中传播的疾病。传染病曾是威胁人类健康的主要疾病,经过一个多世纪的努力,人们在传染病防治方面已取得了显著的成绩,如全球已消灭了天花,一些常见传染病的发病率和病死率在各个国家均有不同程度下降等。我国传染病的预防和控制也取得了巨大成就,古典型霍乱、天花、人间鼠疫等已被消灭;脊髓灰质炎已接近基本消灭目标;麻疹、百日咳、破伤风等疾病的发病率明显下降。但是,有些传染病迄今仍然严重影响人类的健康,如性病、结核病死灰复燃,其发病率在上升;艾滋病患者数和人类免疫缺陷病毒感染者逐渐增多;新的传染病不断发生。因此,传染病的预防和控制仍是我国卫生防疫工作的重点。

一、传染病的流行过程及影响因素

传染病在人群中的发生过程称为流行过程,即病原体从受感染的机体排出,经过一定的传播途径,再侵入新的易感者,并在人群中不断发生、发展的过程。此过程必须具备3个相互连接的条件,即传染源、传播途径和易感人群,这3个条件统称为传染病流行过程的3个环节,当3个环节同时存在并相互作用时就造成传染病的发生与蔓延,缺少其中任何一个环节,流行过程就会中断。同时,流行过程受自然因素和社会因素的影响。因此,掌握传染病流行过程的基本条件与影响因素,有助于制定正确的防治措施,控制传染病的发生和蔓延。

(一)传染源

传染源是指体内有病原体生长、繁殖并能排出病原体的人和动物,包括传染病患者、病原携带者、受感染的动物。

1. 传染病患者　传染病患者是重要的传染源,因患者体内存在着大量有毒力的病原体,且患者的某些症状亦有利于病原体从体内排出。例如,麻疹等呼吸道传染病患者咳嗽,细菌性痢疾等肠道传染病患者腹泻,均可排出大量病原体,增加了易感者感染的机会。各种传染病的病程长短不一,按病程的发展过程可分为潜伏期、临床症状期、恢复期。各期患者作为传染源的意义不同,主要取决于患者是否排出病原体、排出的数量与频度、持续时间的长短。

(1)潜伏期　潜伏期是指自病原体侵入机体至最早临床症状出现之前的一段时间。潜伏期的长短因病而异,短的仅有2~4 h(如葡萄球菌引起的食物中毒),长的可达数年(如艾滋病)。同一种疾病不同病例潜伏期也不同,但在一定范围内变动。潜伏期的变动可能与侵入病原体的毒力、剂量、感染途径和宿主的抵抗力有关。有些传染病在潜伏期末可排出病原体,此时患者已有传染性,如麻疹、甲型病毒性肝炎等。

潜伏期的流行病学意义及用途:①潜伏期长短可影响传染病的流行特征,潜伏期短的疾病一旦流行,来势猛、传播快,常呈现暴发,潜伏期长的疾病流行时比较平缓,持续较久;②根据潜伏期可判断患者感染的时间,从而追溯传染源和确定传播途径;③根据潜伏期,确定对接触者的留验、检疫或医学观察的期限,一般按平均潜伏期增加1~2 d予以留验,危害严重的传染病可按最长潜伏期予以留验;④根据潜伏期确定免疫接种的时间,例如,与麻疹患者密切接触的易感儿,在接触后5 d内注射免疫球蛋白效果最佳;⑤根据潜伏期可评价某项预防措施的效果,如实施某项预防措施后,经过一个最长潜伏期,病例数有所下降,有可能与该项预防措施有关。

(2)临床症状期　临床症状期是指出现某病临床特异症状和体征的时期。此期内病原体在体内繁殖最多,有些症状又有利于病原体排出,故传染性最强。有些疾病在此期可有多种途径排出病原体,如乙型病毒性肝炎除血液外,唾液、汗腺、乳汁等均可排出病原体,增加污染外界环境的机会而使易感者获得感染,因此,临床症状期的患者作为传染源的意义最大。轻型或非典型患者往往未进行隔离与治疗,作为传染源的意义较大,个别病例如从事饮食工作则可导致该疾病的暴发或流行;慢性患者由于排出病原体的时间长,作为传染源的作用不可忽视,如慢性活动性乙型肝炎、肺结核等。

(3)恢复期　恢复期是指机体遭受的各种损害逐渐恢复到正常状态的时期。此期患者临床症状消失,机体产生免疫力,体内的病原体被消除,不再起传染源的作用,如麻疹。但有些传染病,如细菌性痢疾、乙型病毒性肝炎等在恢复期内仍能排出病原体,可继续作为传染源。也有些疾病可终身作为传染源,如伤寒慢性带菌者。

传染期是指传染病患者能排出病原体的整个时期。传染期的长短因病而异,传染期短的疾病,其续发病例呈簇状出现,每簇病例之间的间隔相当于该病的潜伏期;传染期长的疾病,续发病例常陆续出现,持续时间较长。传染期是确定传染病患者隔离期限的重要依据。

2.病原携带者　病原携带者是指外表无症状但携带并排出病原体的人。病原携带者是一个统称,根据携带的病原体不同可分为带菌(细菌)者、带毒(病毒)者、带虫(原虫或蠕虫)者;根据临床发展过程可分为潜伏期病原携带者、恢复期病原携带者及健康病原携带者。病原携带者排出病原体的数量比患者少,但携带者因缺乏症状而不易被发现,且能自由活动,有时可成为重要的传染源,甚至引起疾病的暴发。

(1)潜伏期病原携带者　潜伏期病原携带者是指感染后至临床症状出现前已能排出病原体的人,有人认为是传染病的前驱期。例如,白喉、伤寒、甲型病毒性肝炎等。

(2)恢复期病原携带者　恢复期病原携带者是指临床症状消失后仍能排出病原体的人。例如,白喉、伤寒、乙型病毒性肝炎等。多数传染病患者在恢复期病原携带状态持续时间较短,但少数传染病患者持续时间较长,个别病例可终身携带。凡病原携带者持续3个月以内,称为暂时病原携带者,超过3个月称为慢性病原携带者。慢性病原携带者往往引起传染病的暴发或流行,必须加强管理。

(3)健康病原携带者　健康病原携带者是指既往未曾患过某种传染病却能排出某病原体的人,此型携带者一般排出病原体数量较少,持续时间短,其流行病学意义相对较小。

病原携带者作为传染源的意义,不仅取决于排出病原体数量的多少和持续时间的长短,更重要的是取决于病原携带者的职业、个人卫生习惯及卫生防疫措施等。

3.受感染的动物　人感染以动物为传染源的疾病称为动物性传染病,亦称人畜共患病,人畜共患病按病原储存宿主性质可分为4类。

(1)以动物为主的人畜共患病　病原体主要在动物中保持延续,在一定条件下能传给人,人与人之间一般不引起传播,如钩端螺旋体病、森林脑炎等。

(2)以人为主的人畜共患病　疾病一般在人群中传播,动物感染是偶然的,如人型结核、阿米巴病等。

(3)人畜并重的人畜共患病　人畜均可作为传染源,如血吸虫病。

(4)真性人畜共患病　病原体必须以人和动物分别作为终宿主和中间宿主,如牛带绦虫病、猪带绦虫病等。

作为传染源的动物,通常以鼠等啮齿类动物最为重要,与其有关的传染病有鼠疫、钩端螺旋体病、流行性出血热、立克次体病等;其次是家畜和家养动物,包括牛、羊、马、猪、狗、猫等,与其有关的传染病有布鲁氏菌病、狂犬病、炭疽、流行性乙型脑炎、肺结核等。动物作为传染源的流行病学意义,主要取决于人与动物的接触机会和密切程度、动物的种类和密度、环境中是否有适宜该疾病传播的条件等。

(二)传播途径

传播途径是指病原体从传染源排出后,侵入易感机体之前,在外界环境中所经历的全过程。病原体在外界环境中必须依附于各种生物或非生物媒介,如空气、水、食物、手、蝇及日常生活用品等,这些参与传播病原体的媒介物称为传播因素或传播媒介。传播途径即为传播因素的组合,一种传染病可通过一种或数种途径传播。

1.经空气传播　经空气传播是呼吸道传染病的主要传播途径。呼吸道传染病的病原体存在于呼吸道黏膜的黏液或纤毛上皮细胞的碎片中,当患者大声说话、咳嗽或打喷嚏时,其黏液或渗出物随气流经口、鼻喷出至传染源周围一定范围的空气中。根据颗粒的大小分为飞沫、飞沫核和尘埃 3 种形式传播。较小的飞沫在空气中飘浮时间短,被易感者直接吸入而引起感染,传播范围仅限于传染源周围大约 2 m 以内的密切接触者,如麻疹可以此方式传播。在空气中悬浮的飞沫,当外层水分蒸发时形成有传染性的飞沫核,它在空气中能飘浮一定时间,即使传染源已离开,易感者亦可因吸入飞沫核而感染。一些耐干燥的病原体如白喉杆菌、结核分枝杆菌等可以此方式传播。含有病原体的较大飞沫落在地面上,干燥后形成尘埃,由于人们的活动,尘埃又悬浮在空气中,被人吸入可造成疾病的传播,如结核分枝杆菌、炭疽杆菌芽胞,均可以此方式传播。

经空气传播疾病的发生取决于多种条件,其中人口密度、卫生条件、易感者在人群中的比例起决定性作用。其流行特征:①有明显的季节性,以冬、春季多见;②传播迅速、广泛,发病率高,流行形式可表现为暴发、流行、大流行等;③患者多为儿童,且多为传染源周围的易感人群;④流行强度与人口密度、居住条件及易感人口的比例有关。

2. 经水传播　有些肠道传染病、人畜共患病及某些寄生虫病可经水传播,主要有以下两种方式。

(1)经饮水传播　疾病流行强度取决于污染水源类型、供水范围、水受污染的强度和频度、病原体在水中的抵抗力、饮水卫生管理等。经饮水传播疾病的流行特征:①患者有饮用同一水源的病史,病例的分布与供水范围一致;②除婴儿外,不同年龄、性别、职业的人群均可发病;③可出现暴发或流行,水源若经常被污染,病例可终年不断;④停用被污染的水或水经卫生处理后,发病即可平息。

(2)经疫水传播　当人们接触疫水时可经皮肤或黏膜感染,如血吸虫病、钩端螺旋体病等。其危险性取决于人体接触疫水的面积大小、次数及接触时间的长短。经疫水传播疾病的流行特征:①患者有接触疫水史;②呈现地方性和季节性,病例主要分布在南方,且多见于夏、秋季;③大量易感人群接触疫水,可形成暴发或流行;④加强疫水管理和个人防护,可控制疾病发生。

3. 经食物传播　所有肠道传染病、个别呼吸道传染病(白喉、结核)及少数人畜共患病(炭疽)均可经食物传播。传播方式可分为以下两类。

(1)食物本身含有病原体　感染绦虫的牛、猪,患炭疽的牛、羊,其肉中含有病原体;患结核病的乳牛所分泌的乳汁可含有结核分枝杆菌;感染沙门菌家畜的肉及家禽的蛋可含有沙门菌,当人们食用后可被感染。

(2)食物被病原体污染　食物在生产、加工、运输、贮存与销售的各个环节均可被污染,水果、蔬菜等只是机械地携带病原体,其数量不再增多,而另一些食品,如牛乳、肉馅等在适宜的温度下病原体可大量繁殖,人们食用后可感染而发病。

经食物传播疾病的流行特征:①患者有食用某种污染食物史,不食者不发病;②易形成暴发,累及人数与食用污染食物的人数有关;③多发生于夏、秋季,一般不形成慢性流行;④停止供应污染食物,发病即可平息。

4. 接触传播　接触传播包括两种传播方式。①直接接触传播:在没有任何外界因素参与下,传染源与易感者直接接触而引起疾病的传播,如性病、狂犬病等。②间接接触传播:易感者因接触传染源排泄物或分泌物所污染的某些无生命的物体而引起感染,又称为日常生活接触传播,多种肠道传染病、某些呼吸道传染病、人畜共患病、皮肤传染病等均可经此途径传播,被污染的手在间接接触传播中起特别重要的作用。间接接触传播疾病的流行病学意义,与病原体在外环境中的抵抗力、日常消毒状况、人们的卫生知识水平及卫生习惯等有关。

经接触传播疾病的流行特征:①多呈散发,家庭或同住者中续发率较高;②无明显季节性;③卫生条件差、卫生习惯不良者易发病;④注意个人卫生,严格消毒制度,可减少或防止发病。

5.经媒介节肢动物传播 作为传染病传播媒介的节肢动物很多,有昆虫纲的蚊、蝇、蚤、虱等,以及蜘蛛纲的蜱和螨。按传播疾病的种类和方式不同,此传播方式分为以下两大类。

(1)机械性传播 节肢动物接触或吞食病原体后,病原体在它的体表或体内均不繁殖,一般能存活2~5 d,当它们再次觅食时,通过接触、反吐或随同它们的粪便将病原体排出体外而污染食品等,当人们食用这类食品后被感染,如苍蝇、蟑螂等能通过这种方式传播伤寒、细菌性痢疾等肠道传染病。

(2)生物性传播 吸血节肢动物叮咬患菌血症、立克次体血症或病毒血症的宿主,使病原体随着宿主的血液进入节肢动物的肠腔,使肠细胞或其他器官造成感染,病原体在节肢动物体内进行繁殖,然后再通过节肢动物的唾液、呕吐物或粪便进入易感机体。病原体在吸血节肢动物体内增殖或完成生活周期中某些阶段后具有传染性,其所需要的时间称为外潜伏期。经吸血节肢动物传播的疾病极多,如鼠疫、斑疹伤寒、疟疾、丝虫病、流行性出血热、森林脑炎等。

经吸血节肢动物传播疾病的流行特征:①有一定地区性,病例分布与媒介昆虫的分布一致;②有明显的季节性,病例季节性升高与媒介昆虫繁殖活动的季节一致或稍后;③某些传染病具有职业特点,如森林脑炎多见于伐木工人及野外作业的工人;④发病有年龄特点,老疫区病例多见于儿童;⑤人与人之间一般不直接传播。

6.经土壤传播 土壤可因种种原因而被污染,传染源的排泄物或分泌物以直接或间接方式使土壤污染;因传染病死亡的人、畜尸体,由于埋葬不妥而污染土壤;有些肠道寄生虫病的生活史中有一段时间必须在土壤中发育至一定阶段才能感染人,如蛔虫卵、钩虫卵等;某些细菌的芽胞可在土壤中长期生存,如破伤风杆菌、炭疽杆菌等;这些被污染的土壤经过破损的皮肤使人们获得感染。是否经土壤传播疾病,取决于病原体在土壤中的存活力、人与土壤接触的机会与频率、个人卫生习惯等。

7.医源性传播 医源性传播是指在医疗、预防工作中,因人为因素造成某些传染病传播,其传播方式有两种:①易感者在接受检查、检验、治疗或预防措施时,由于所用的医用器械消毒不严格或被污染而引起的传播,如乙型病毒性肝炎、艾滋病等;②药品和生物制剂被污染而引起的传播,如患者在输血时,污染的血液可使患者受到感染。

8.垂直传播 垂直传播是指孕妇在产前将其体内的病原体传给胎儿,亦称母婴传播。从广义来看,垂直传播可分为下列几种。

(1)经胎盘传播 受感染孕妇体内的病原体可经胎盘血液使胎儿遭受感染,可使胎儿感染的病毒有风疹病毒、水痘病毒、麻疹病毒、肝炎病毒、脊髓灰质炎病毒、柯萨奇B族病毒、腮腺炎病毒、巨细胞病毒等。

(2)上行性传播 病原体经孕妇阴道通过宫颈口到达绒毛膜或胎盘引起胎儿感染,如葡萄球菌、链球菌、大肠埃希氏菌、白假丝酵母菌等。

（3）分娩引起传播　胎儿从无菌的羊膜腔内产出而暴露于母亲严重污染的产道内,胎儿的皮肤、黏膜、呼吸道、肠道均可遭受病原体感染,如淋球菌、疱疹病毒等。

（三）易感人群

易感人群是指对某种传染病缺乏特异性免疫力的人群。人群作为一个整体对某种传染病病原体的易感程度称为人群易感性。人群对某种传染病易感水平的高低,主要取决于该病以往在人群中流行情况、预防接种情况及人群抗体水平等。

1. 使人群易感性升高的因素　使人群易感性升高的主要因素有以下 5 个方面。

（1）新生儿的增加　出生后 6 个月以上未经人工免疫的婴儿,对许多传染病都易感,因于他们体内缺乏特异性免疫力。

（2）易感人口的迁入　某些地方病或自然疫源性疾病的流行区,当地居民病后或隐性感染而获得对该病的免疫力,当非流行区居民迁入使流行区的人群易感性增高。

（3）免疫人口的死亡　由于免疫人口死亡,人群易感性相对升高。

（4）免疫人口免疫力自然消退　有些传染病（如天花、麻疹等）病后有长期免疫力,有的能维持终身,一般传染病病后或人工免疫后,其免疫力逐渐下降,最后又成为易感者,使人群易感性增高。

（5）病原体发生变异　人群对病原体的新变异株缺乏免疫力,因而普遍易感。

2. 使人群易感性下降的因素　使人群易感性下降的主要因素有以下几个方面。

（1）预防接种　对易感人群进行预防接种是降低人群易感性最积极的方法,人工免疫所获得免疫力不能维持终身,故对易感人群必须有计划地进行预防接种。

（2）传染病流行后免疫人口增加　经过一次流行后,大部分易感者因感染而获得免疫,但不能依靠这种方式来降低发病率,疾病流行后传染源数量增多,有时反而可促进该病传播。

（3）传染病隐性感染后免疫人口增加　隐性感染者也可获得一定的免疫力,但也是传染源,不可能期望隐性感染者的增加来制止疾病传播。

（4）人群体质增强　人群通过合理营养、体育锻炼等行为和生活方式的改善,增强体质,提高免疫力。

（四）疫源地与流行过程

1. 疫源地　疫源地是指传染源向周围排出病原体所能波及的范围。每个传染源可单独构成一个疫源地,一个疫源地内可同时存在一个以上的传染源。一般把范围较小的疫源地或单个传染源所构成的疫源地称为疫点,范围较大的疫源地或若干疫源地连成一片称为疫区。

（1）疫源地范围　疫源地的范围取决于 3 个因素:传染源活动范围、传播途径的特点和周围人群的免疫状况。不同传染病的疫源地范围不同,如疟疾的疫源地一般是以传染源为核心、以按蚊飞行距离为半径的范围;麻疹的疫源地则为传染源周围较小的范围。同一种传染病在不同条件下,其疫源地范围也不相同,如一个住院隔离的伤寒患者造成的疫源地范围有限,而一个自由活动的伤寒病原携带者造成的疫源地范围则较大。

（2）疫源地消灭的条件　疫源地消灭必须具备下列条件:①传染源已被迁走（住院、治愈或死亡）;②通过各种措施彻底消灭传染源排至外环境中的病原体;③所有易

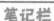

感的接触者已度过该病的最长潜伏期而未发病或感染。

2. 疫源地与流行过程　疫源地是构成流行过程的基本单位,每一个新发生的疫源地都是由过去的疫源地发展而来,一系列相互联系、相继发生的新、旧疫源地构成了传染病的流行过程。只有传染源、传播途径和易感人群3个基本环节相互连接、协同作用,才能发生新的疫源地,疫源地一旦被消灭,流行过程也就中断。

(五)影响传染病流行过程的因素

传染病在人群中流行既是生物学现象又是社会现象,流行过程往往受自然因素与社会因素的综合影响。

1. 自然因素的影响　自然因素包括气候、地理、土壤、动植物等因素,其中对流行过程影响最明显的是气候与地理因素。

(1)自然因素对传染源的影响　对以野生动物为传染源的疾病影响较大,可通过促进或抑制传染源的活动而影响流行过程。如流行性出血热的传染源黑线姬鼠,栖息在潮湿、多草地区;黄鼠有冬眠,多在春夏之交繁殖,秋季密度达到高峰,因此,黄鼠鼠疫及其引起的人间鼠疫流行季节为4~10月份。

(2)自然因素对传播途径的影响　自然因素对以媒介节肢动物作为传播途径的传染病影响明显。媒介生物的地理分布、季节消长、活动能力及病原体在媒介生物体内的发育、繁殖等均受自然因素制约。例如,疟疾、流行性乙型脑炎等有明显的地区性和季节性,常在夏季发生;夏、秋季因暴雨可引起洪水泛滥,如当地猪或鼠类中流行钩端螺旋体病,它们的尿液可污染水体,人们接触污染的水体后可导致钩端螺旋体病的发生。

(3)自然因素对易感人群的影响　自然因素还能影响人们的受染机会,寒冷季节,人们室内活动多,接触密切,常出现呼吸道疾病的季节性高峰;炎热季节,人们喜食生冷食品,易发生肠道传染病。

2. 社会因素的影响　社会因素包括人类的一切活动,如社会制度、生产劳动、居住生活条件、风俗习惯、卫生设施、医疗条件、文化水平、人口、防疫工作、经济、宗教等。社会因素对流行过程既有促进作用亦有阻碍作用。

(1)社会因素对传染源的影响　中华人民共和国成立前我国的国境卫生检疫有名无实,不能防止传染病自国外传入,成立后严格执行国境检疫,防止传染病的传入。颁布实施了《中华人民共和国传染病防治法》,建立和健全城乡各级医疗卫生防疫机构,实行公费医疗与合作医疗,改善劳动人民的就医条件,使传染病患者能及时得到诊断、隔离与治疗,极大地控制了传染病的流行。定期对饮食行业、饮水行业有关工作人员做肠道传染病病原体的检查,以利于早期发现传染源,减少了肠道传染病的流行。

(2)社会因素对传播途径的影响　开展群众性的爱国卫生运动,对饮水和食品实行卫生监督与立法,加强粪便、污物的卫生管理,使城乡卫生面貌大大改善,伤寒、痢疾等肠道传染病得到控制。人口密度也可影响某些传染病的流行过程,如农村人口密度小,麻疹、流感等呼吸道传染病不易流行,但在城市,由于人口密度大,呼吸道传染病易出现周期性流行。人们的卫生知识水平和风俗习惯也能影响传染病的发生,如饭前便后洗手、不饮生水、不随地大小便等,都会减少肠道传染病的传播机会。对献血人员进行乙型病毒性肝炎、艾滋病等检查,有助于防止受血者经血液或血制品感染等。

(3)社会因素对易感人群的影响　为了提高人群对传染病的特异性免疫力,我国实行全民计划性预防接种,以控制传染病的传播和流行,最后消灭传染病。如我国实行的计划免疫,已消灭了天花,有效地防治了麻疹、白喉、百日咳、破伤风、脊髓灰质炎、结核病等传染病。

二、传染病的预防与控制

传染病的预防和控制应讲究策略和措施,研究传染病预防和控制的策略与措施是预防、控制和最后消灭传染病的重要内容。疾病预防策略是指在充分了解疾病特点和当地背景的情况下,对如何执行具体措施做出的一种宏观策略,是指导全局的总体方针;疾病预防措施是指开展疾病预防工作的具体技术手段。二者紧密联系,缺乏有效的措施或不考虑措施的可行性,制定的策略则无法落实,而缺乏策略思想指导下的措施,在实施后往往事倍功半,收效甚微。

(一)传染病的预防措施

传染病的预防措施是指在疫情出现之前,针对可能存在病原体的环境、物品、动物、媒介昆虫或对可能受病原体威胁的人群所采取的措施,属于一级预防的范畴。主要内容有以下几方面。

1.广泛开展健康教育　健康教育要面向全社会,特别是儿童和青少年,动员群众主动地获取卫生知识,提高自我保健意识,建立科学、卫生的生活方式,养成良好的卫生习惯,积极参与改造环境、防病治病活动中,减少疾病的传播。健康教育是国内外公认的一种低投入、高效益的保健活动。

2.保护环境、加强监督管理　改善环境卫生条件,消除外环境中可能存在的疾病传播因素,是预防传染病的根本措施。其主要内容:改善城乡卫生面貌,实行饮水消毒;贯彻《中华人民共和国食品卫生法》,加强食品卫生监督和管理;有计划地建设和改造公共卫生设施,做好粪便无害化、污水排放和垃圾处理工作;健全医院及致病性微生物实验室管理的规章制度,预防医院内感染;公共场所做好消毒、杀虫和灭鼠工作等。

3.建立传染病监测制度　省、自治区、直辖市人民政府卫生行政部门根据国家传染病监测规划和方案,制订本行政区域的传染病监测计划和工作方案。各级疾病预防控制机构对传染病的发生、流行及影响其发生、流行的因素进行监测;对国外发生、国内尚未发生的传染病或者国内新发生的传染病进行监测。

4.建立传染病预警制度　国务院卫生行政管理部门和各省、自治区、直辖市人民政府根据传染病发生及流行趋势的预测,发出传染病预警,并予以公布,以提高对传染病防治的针对性及效益。

5.加强国境卫生检疫　国境卫生检疫是为了防止传染病由国外传入和国内传出,在一个国家国际通航的港口、机场、陆地边境和国界江河口岸设国境卫生检疫机关,对出入的人员、交通工具、货物、行李等实施医学检查、卫生检查和必要的卫生处理。

6.做好预防接种和计划免疫。

(二)预防接种和计划免疫

预防接种和计划免疫是控制和消灭传染病的重要手段之一。

1.预防接种　预防接种又称为人工免疫,是将生物制品(含有抗原或抗体的制剂)接种到人体,使人体产生对某种传染病的特异性免疫力,提高人群免疫水平,预防传染病的发生与流行。

(1)预防接种的种类　按照接种后人体产生免疫力的方式,可将其分为以下3种。

1)人工自动免疫　人工自动免疫是指用病原微生物或其代谢产物制成的生物制品接种到机体后,使其产生特异性免疫。常用的生物制品有4类。①减毒活疫苗:选用免疫原性强而无毒或弱毒菌株或病毒株制成,接种后在体内可以繁殖和扩散,接种剂量小、次数少,免疫效果好,维持时间长,但不易保存,如卡介苗、麻疹疫苗等。②灭活疫苗:选用免疫原性好、毒性低的菌株或病毒株,在适宜条件下培养,然后用加热或化学剂(通常是福尔马林)等方法灭活制成,疫苗易保存、运输,有效期长,但免疫力低,注射次数多用量大,反应也较大,如狂犬病疫苗、流行性乙型脑炎疫苗等。③类毒素:将细菌在液体培养基中所产生的外毒素用甲醛脱毒,使其失去毒性但仍能保持免疫原性,再经纯化制成的,如破伤风类毒素等,这种制剂可延缓吸收,减少接种次数,不仅反应小、免疫效果好,而且产生抗体持续时间长,是比较理想的自动免疫制剂。④多联多价疫苗:多联是指几种疫苗或几种疫苗和类毒素按适当比例混合而成,多价是指同种病毒或细菌不同型的混合,疫苗的优点是可以预防几种疾病,从而减少接种次数,如百日咳疫苗、白喉类毒素、破伤风类毒素混合制剂,伤寒、副伤寒甲乙三联疫苗。

2)人工被动免疫　人工被动免疫是将含有抗体的血清或其制剂接种到人体,使机体立即获得抗体而受到保护。常用的生物制剂有两类。①免疫血清:是用细菌、病毒或细菌的外毒素免疫马或其他动物所取得的血清,血清中含有大量抗体,注入人体后可很快获得免疫力,但维持时间短,很快被排泄,一般用于治疗,也可用于预防,使用前必须做血清过敏试验,阴性方可使用。②丙种球蛋白:是由健康产妇的胎盘与脐带血或健康人的血制成的,普通丙种球蛋白主要预防麻疹、甲型病毒性肝炎等。

3)被动自动免疫　被动自动免疫是指同时在一个人身上实施人工被动免疫和人工自动免疫,如受伤伤口较深时,既注射破伤风抗毒素,也注射破伤风类毒素,使机体在迅速获得特异性抗体的同时,也可产生持久的免疫力。

(2)预防接种反应　生物制品接种到人体后,会刺激机体产生一系列反应,包括一般反应和异常反应。

1)一般反应　一般反应的发生与生物制品的性质有关,指接种后24 h内接种部位有红、肿、热、痛等炎症反应,同时可伴有发热、头痛、乏力等,属正常免疫反应,一般不须做任何处理,1~2 d内即可消失;若反应强烈(如体温超过38 ℃),则需对症治疗。

2)异常反应　异常反应的发生往往与生物制品的种类及被接种者的体质有关,少数人在接种后出现晕厥、过敏性休克等,遇到异常反应时,应及时抢救并进行调查分析、上报。

晕厥是指因精神紧张和恐惧所致暂时性脑缺血,造成一过性失去知觉的现象。轻者表现为心悸、胃部不适或轻度恶心等;稍重者出现面色苍白、恶心、呕吐、心跳缓慢、脉搏无力等;重者表现为突然晕倒、一时性失去知觉、呼吸脉搏缓慢、肌肉松弛、瞳孔缩小等。一旦出现晕厥,患者应立即采取平卧、头低脚高位,注意保暖,口服热糖水,重者必要时可注射1:1 000的肾上腺素或中枢神经系统兴奋剂,也可针刺人中穴。

过敏性休克是指在接种后数分钟出现恶心、呕吐、全身发痒、胸闷、气急、面色苍白、四肢发凉、心率减慢、脉细、神志不清、大小便失禁等,如不及时抢救,15～20 min 后死亡。处理时应立即让患者平卧,呈头低脚高位,保暖,立即注射1:1 000 的肾上腺素,同时肌内注射抗组氨类药,并及时给氧、对症治疗等。

（3）预防接种的途径　预防接种途径主要有口服、气雾、注射等,不同的疫苗接种途径不同,若接种途径不当,可造成接种事故。常用疫苗的预防接种途径见表9-1。

表9-1　预防接种的途径部位和适用制剂

途径	部位	使用制剂
皮内注射法	上臂三角肌外下缘	卡介苗
皮下注射法	上臂外侧三角肌	百白破疫苗、伤寒疫苗、麻疹疫苗、流行性乙型脑炎疫苗
肌内注射法	上臂外侧三角肌中部	被动免疫制剂、狂犬病疫苗、乙型病毒性肝炎疫苗
口服法	—	脊髓灰质炎疫苗
喷雾吸入法	—	流感疫苗

（4）预防接种禁忌证　世界卫生组织规定有下列情况的可作为预防接种的禁忌证。①免疫异常:免疫缺陷、恶性疾病（肿瘤、白血病等）应用放射治疗或抗代谢药物等使免疫功能受到抑制者,不使用活疫苗。②急性疾病:如接种对象正患伴有发热或明显全身不适的急性疾病,应推迟接种。③以往接种疫苗有严重不良反应:需连续接种的疫苗,如果前一次接种后出现严重反应,如过敏反应或晕厥等,则不应继续接种。④神经系统疾病患儿:如未控制癫痫病、婴儿痉挛等,不应接种含有百日咳抗原的疫苗。

（5）预防接种注意事项　为了确保预防接种的效果和安全,接种前应对接种人员进行岗位培训,使其熟悉接种计划、接种方法、接种禁忌证及接种反应的观察和处理等,并对接种对象进行宣传教育,取得接种对象及其家长更好地配合;接种时严格执行操作规程,实行一人一针一管,凡过期、变色、有凝块、有沉淀、标签不清、有裂缝的制品一律不用;各种生物制品的接种对象、剂量、次数、接种时间、间隔时间、接种途径及保存条件等应严格按生物制品使用说明书的要求执行。

2.计划免疫　计划免疫是指根据疫情监测结果和人群免疫水平的分析,按照科学的免疫程序,有计划地使用疫苗对特定人群进行预防接种,最终达到控制和消灭相应传染病的目的。目前,我国计划免疫工作的主要内容是儿童基础免疫,即对 7 周岁及其以下儿童进行免疫接种。接种的疫苗分为两类,一类疫苗为免费且必须接种的,二类疫苗为自费且自愿接种的。目前,一类疫苗有乙型病毒性肝炎疫苗、卡介苗、脊髓灰质炎疫苗、百白破疫苗、白破疫苗、麻疹疫苗、A 群流行性脑脊髓膜炎疫苗、流行性乙型脑炎疫苗、麻腮风疫苗、A+C 群流行性脑脊髓膜炎疫苗、甲型病毒性肝炎疫苗。其免疫程序见表9-2,内容包括初次免疫月（年）龄、全程免疫次数、间隔时间和加强免疫年龄等。

表 9-2　我国儿童计划免疫程序

疫苗名称	接种对象月(年)龄	接种剂次
乙型病毒性肝炎疫苗	0、1、6 月龄	3
卡介苗	出生时	1
脊髓灰质炎减毒活疫苗	2、3、4 月龄,4 周岁	4
百白破疫苗	3、4、5 月龄,18～24 月龄	4
白破疫苗	6 周岁	1
麻疹疫苗	8 月龄	1
麻腮风联合疫苗	18～24 月龄	1
流行性乙型脑炎疫苗	8 月龄、2 周岁	2
A 群流行性脑脊髓膜炎疫苗	7、10 月龄	2
A+C 群流行性脑脊髓膜炎疫苗	3、6 周岁	2
甲型病毒性肝炎疫苗	18 月龄	1

(三)传染病的控制措施

传染病的控制措施是指疫情发生后,为了防止疫情扩散、尽快平息疫情所采取的措施,主要措施有以下 5 个方面。

1. 做好疫情管理　疫情管理是指对所发生的传染病患者及疑似患者应按规定及时报告、登记,并定期进行统计、分析、预测、预报和疫情交换。

(1)疫情报告　疫情报告是传染病疫情信息的主要来源,是控制和消除传染病的重要措施及监测的重要手段。

1)报告的病种　自 2020 年 1 月 20 日起,我国法定报告的传染病分为甲、乙、丙 3 类,共 40 种。

甲类传染病:2 种,包括鼠疫、霍乱。

乙类传染病:27 种,包括传染性非典型肺炎、人感染高致病性禽流感、病毒性肝炎、细菌性和阿米巴性痢疾、伤寒和副伤寒、艾滋病、淋病、梅毒、脊髓灰质炎、麻疹、百日咳、白喉、流行性脑脊髓膜炎、猩红热、流行性出血热、狂犬病、钩端螺旋体病、布鲁氏菌病、炭疽、人感染 H7N9 禽流感、流行性乙型脑炎、血吸虫病、疟疾、登革热、肺结核、新生儿破伤风、新型冠状病毒感染的肺炎。

丙类传染病:11 种,包括手足口病、丝虫病、包虫病、黑热病、麻风病、流行性和地方性斑疹伤寒、流行性感冒(包括甲型 H1N1 流感)、流行性腮腺炎、风疹、急性出血性结膜炎、除霍乱、细菌性和阿米巴性痢疾、伤寒和副伤寒以外的感染性腹泻病。

2)报告方式　疾病预防控制机构、医疗机构和采供血机构及其执行职务的人员发现《中华人民共和国传染病防治法》规定的传染病疫情或者发现其他传染病暴发、流行及突发原因不明的传染病时,应当遵循属地管理原则,通过传染病网络直报系统进行报告。其他单位和个人发现传染病患者或者疑似传染病患者时,应当及时向附近的疾病预防控制机构或者医疗机构报告。

3)报告时限　凡执行职务的医疗保健人员、卫生防疫人员发现甲类传染病和乙类传染病炭疽中的肺炭疽、传染性非典型肺炎、人感染高致病性禽流感、新型冠状病毒感染的肺炎患者及病原携带者和疑似患者时,或发现其他传染病和不明原因疾病暴发时,于2 h内以最快的方式向发病地的疾病预防控制机构报告,并及时报出传染病报告卡;发现其他乙类、丙类传染病患者、病原携带者和疑似患者时,于24 h内向发病地区的疾病预防控制机构报告。

(2)加强疫情档案的管理与应用　疫情档案包括疫情报告资料的收集、整理分析和保存,有条件时还包括临床资料、实验室资料、流行病学调查资料、传染病监测和防治资料。

(3)做好疫情报告工作的考核　考核的主要内容包括疫情报告组织、制度是否健全,填卡上报是否及时,漏报漏诊情况等。

2.针对传染源的措施　根据传染源和疾病的种类不同分别采取以下措施。

(1)患者　对传染病患者要做到"五早",即早发现、早诊断、早报告、早隔离、早治疗。其中,早发现是关键,可加强健康教育和健康体检,以及时发现早期患者,实行分级管理。

1)甲类传染病　甲类传染病患者和病原携带者必须隔离治疗,如拒绝隔离治疗或隔离期未满擅自脱离隔离治疗的,诊治单位可提请公安部门协助采取强制性隔离治疗措施;甲类传染病的疑似患者必须在指定场所进行隔离观察、治疗。

2)乙类传染病　乙类传染病炭疽中的肺炭疽、传染性非典型肺炎、人感染高致病性禽流感、新型冠状病毒感染的肺炎患者必须隔离治疗;其他乙类传染病患者可住院隔离治疗或在家中隔离治疗,直至治愈;有些疾病如流行性出血热、布鲁氏菌病等,其传染源作用不大,患者可不隔离。乙类传染病的疑似患者在医疗保健机构指导下医学观察、治疗或隔离治疗。

3)丙类传染病　丙类传染病中瘤型麻风患者必须经临床和微生物学检查证实痊愈才可恢复工作、学习,其他丙类传染病患者在临床治愈后即可恢复工作、学习。

(2)病原携带者　对病原携带者应做好登记并进行管理和治疗,定期进行随访,经2～3次病原体检查阴性时,方可解除管理;在饮食行业、服务行业及托幼机构工作的病原携带者必须暂时调离工作岗位,久治不愈的伤寒或病毒性肝炎的病原携带者不得再从事对他人健康有危险的职业;艾滋病、乙型病毒性肝炎和疟疾的病原携带者严禁献血。

(3)接触者　接触者是指接触过传染源且有可能受感染者,对其应进行检疫,检疫期限从最后接触之日算起相当于该病的最长潜伏期。检疫期间采取的措施如下。①留验:甲类传染病的接触者必须在指定场所接受诊察、检验和治疗,并严格限制其活动范围,不能与他人接触。②医学观察:乙类和丙类传染病接触者可正常工作和学习,但要接受体检、测量体温、病原学检查和必要的卫生处理。③应急接种:对潜伏期较长的传染病如麻疹等,发生暴发、流行时,对接触者可进行预防接种。④药物预防:对某些有特效药可防治的传染病,必要时采用药物预防。

(4)动物传染源　对人类危害大且无经济价值的动物应将其杀灭,并做无害化处理。对危害不大且有经济价值的动物,应隔离治疗。

3.针对传播途径的措施　主要是对传染源污染的环境采取措施,目的是杀灭外环境中的病原体,防止传染病传播和蔓延。由于各类传染病的传播途径不同,对环境所采取的措施也不相同。对呼吸道传染病,重点是加强通风和空气消毒;对消化道传染病,应对粪便、垃圾、污水进行处理,加强饮水消毒和管理,注意饮食卫生,培养良好的个人卫生习惯;对于虫媒传染病,重点是杀虫。

4.针对易感者的措施 发生传染病时,可采用预防接种、药物预防等措施保护易感者,如注射丙种球蛋白预防麻疹,用磺胺类药物预防流行性脑脊髓膜炎等,此外,加强个人防护如戴口罩、手套等,对预防传染病也有一定的效果。

5.疾病暴发、流行的紧急措施 当发生传染病暴发、流行时,当地政府报经上一级政府决定,可采取下列紧急措施:①限制或停止集市、集会等人群聚集活动;②停工、停业、停课;③临时征用房屋、交通工具;④封闭被传染病病原体污染的公共饮用水源。

(四)新时期传染病的流行特点及防治对策

1. 新时期传染病的流行特点

(1)病原体的变化 由于抗生素大量应用,病原体耐药性迅速发展,耐药性变异可通过耐药基因或基因突变传给后代,也可通过微生物共生转移给其他微生物,是多种传染病流行且难以控制的重要原因。病原体基因突变与抗原变异可引起传染病暴发、流行甚至大流行,还可导致误诊率、漏诊率增高及疫苗防治效果下降。

(2)传染源的变化 过去大多数传染病以重度、典型病例为主,现在发展为轻度、非典型病例增多,且传染源的流动性具有快、远、广的特点,给传染病的传播和流行造成便利,使传染源的发现及控制十分困难。

(3)传播途径的变化 ①途径多样性:由于人类对大自然的开发和利用,增加了病原体感染人的机会;生活观念的转变及行为方式的变化,使性传播疾病和人类免疫缺陷病毒感染途径复杂多样。②播散快速性:由于社会交往广、经济交流多及交通发达,使传播媒介播散速度加快。③传播范围难以界定:由于传染源流动性大、传播媒介播散快,使疫源地界定困难,对疫区的管理难度大、效果差。

(4)易感人群的变化 由于人口流动性大,计划免疫工作难以落实,对易感人群的保护出现困难;同时,随着生活水平提高,生活条件改善,人群基础免疫水平有所下降,预防接种的效果受到影响。

2. 新时期传染病的防治对策

(1)健全公共卫生体系 建立完善的公共卫生体系,如疾病预防控制体系、卫生监督体系、卫生情报体系、突发公共卫生事件应急体系、公共卫生救助机制等,各体系各负其责,密切配合。

(2)发展社会预防 要求政府、社会各界、全体人民共同参与,搞好传染病的防治工作,由单纯的医学预防发展为综合性社会预防。

(3)加强科学研究 对病原体变异规律、耐药特性,疫苗开发,传染病流行规律及快速检测方法等开展综合研究,提高对传染病的科学管理水平。

(4)注重循证决策 将循证医学引入传染病防治及效益评价中,开展循证决策与循证评价。

三、常见传染病的预防与控制

(一)病毒性肝炎的预防与控制

病毒性肝炎是由多种肝炎病毒引起的以肝组织病变为主的一种传染病,临床上以食欲缺乏、恶心、上腹部不适、肝区疼痛、乏力为主要表现,部分患者可有黄疸、发热、肝大伴肝功能损害,有些患者可慢性化,甚至发展成肝硬化,少数可发展为肝癌。按病原学分型,目前已被公认的有甲、乙、丙、丁、戊 5 种肝炎病毒,即 HAV、HBV、HCV、HDV、HEV。

1. 加强健康教育　在社区普及病毒性肝炎的基本知识,动员人们参与保护环境,避免水源、食物被污染,养成良好的卫生习惯,合理营养,经常运动,生活有规律,避免过于劳累,提高机体的抵抗力。

2. 做好计划免疫　适龄对象按免疫规划实时接种甲型病毒性肝炎疫苗和乙型病毒性肝炎疫苗。

3. 管理传染源　对急性甲型病毒性肝炎患者隔离至传染性消失,慢性肝炎及无症状者、HBV 和 HCV 携带者应禁止献血及从事饮食、托幼等工作,对 HBV 标志阳性肝病患者,要依其症状、体征和实验室检查结果,分别进行治疗和管理指导。

(1)休息　急性肝炎早期、重型肝炎、慢性肝炎复发及恶化者应卧床休息,病情好转后逐渐增加活动量,避免劳累。

(2)饮食　急性肝炎患者有厌油、恶心、食欲缺乏时,应给予足够热量及蛋白质、维生素含量丰富且易消化的清淡饮食,食欲正常后进普食,有明显消化道症状伴呕吐者遵医嘱静脉补液。重型肝炎患者需要进低盐、低脂、高糖、高维生素、清淡的流质或半流质饮食,限制蛋白质摄入量,昏迷者给予鼻饲饮食。慢性肝炎患者应给予高蛋白饮食,肥胖者适当限制热量,防止发生脂肪肝、糖尿病。食管静脉曲张者应避免进食尖硬食物,防止刺破食管血管而引起上消化道大出血。腹胀时,禁食产气食物。

(3)病情观察　密切观察患者病情变化,要注意出血、呕血、便血、嗜睡、精神错乱等情况,以及时处理,防止继发感染。

(4)心理　加强与患者的沟通,了解其对病毒性肝炎的认识和心理反应,指导患者克服悲观情绪,使其积极配合治疗。

4. 切断传播途径　甲、戊型病毒性肝炎重点防止粪-口传播,加强环境、水源、食品保护,注意个人卫生,加强粪便管理。乙、丙、丁型病毒性肝炎重点是防止通过血液、体液传播,加强献血员筛选,严格掌握输血及血制品应用条件,如发现或怀疑有伤口或针刺感染乙型肝炎病毒可能时,可应用高效价乙型病毒性肝炎免疫球蛋白注射器介入性检查治疗,器械应严格消毒控制母婴传播。

5. 保护易感人群　对 HBsAg、HBeAg 阳性孕妇所生婴儿,出生后迅速注射高效价乙型病毒性肝炎免疫球蛋白,同时,接种一次乙型病毒性肝炎疫苗,出生后 1 个月、6 个月再注射乙型病毒性肝炎免疫球蛋白和乙型病毒性肝炎疫苗。

(二)结核病的预防与控制

结核病是由结核分枝杆菌引起的慢性传染病,可侵及多个脏器,以肺结核最为常见。排菌者为其重要的传染源,人体感染结核分枝杆菌后不一定发病,当抵抗力降低或细胞介导的变态反应增高时,可能引起临床发病。起病可急、可缓,多为低热(午后为著)、盗汗、乏力、纳差、消瘦、女性月经失调等;呼吸道症状有咳嗽、咳痰、咯血、胸痛、不同程度胸闷或呼吸困难。

1. 加强健康教育　在社区普及结核病的基本知识,动员全社区人员养成良好的卫生习惯,合理营养,经常运动,增强体质,生活有规律,避免过于劳累,提高机体的抵抗力。

结核病

2. 做好计划免疫　新生儿及时接种卡介苗。

3. 管理传染源　及时发现并治疗结核病患者,当家中出现传染性强的排菌肺结核患者时,其他成员应及时到结核病防治机构检查,以便早发现、早治疗。患者在隔离期不要到公共场所活动,也不要近距离对别人咳嗽、高声谈笑,为患者提供科学的治疗和管理指导。

(1)休息　指导患者有充足的睡眠和休息,尽量减少不必要的活动,减少能量消耗,并提供舒适、安静的休息环境,患者应尽量独住于通风良好的房间,定期消毒。

(2)饮食　结核病属于消耗性疾病,指导患者进食清淡且易消化的高蛋白、高热量饮食,多食富含维生素的蔬菜和水果,饮食规律,不偏食,营养均衡。患者餐具应单独使用,用后煮沸消毒。

(3)病情观察　密切观察患者病情变化,督促患者早期、规律、全程、适量和联合用药,指导患者定期检查听力和肝肾功能,以及时发现药物不良反应。督促患者戒烟酒,避免被动吸烟。

(4)心理　做好心理疏导,指导患者按医嘱用药,不擅自更改,做到全程、足量、联合治疗。

4. 切断传播途径　注意开窗通风和消毒,患者的衣物、被褥要经常洗晒,餐具可煮沸消毒。患者不要随地吐痰,要将痰吐在纸上烧掉,咳嗽、打喷嚏时要用手帕或手巾掩口鼻,以免传染给他人。

5. 保护易感人群　老年人和儿童抵抗力较低,容易感染,应平衡饮食,加强体育锻炼,提高自身抵抗力。对 15 岁以下儿童接触者,做结核菌素试验,反应强阳性者,考虑预防性服用异烟肼 3~6 个月。

(三)艾滋病的预防与控制

艾滋病

艾滋病,即获得性免疫缺陷综合征(acquired immune deficiency syndrome,AIDS),是因为感染人类免疫缺陷病毒(human immunodeficiency virus,HIV)后导致免疫缺陷,并发一系列机会性感染及肿瘤,严重者可导致死亡的综合征。目前,艾滋病已成为严重威胁人类健康的公共卫生问题。1983 年人类首次发现 HIV,目前,艾滋病已经从一种致死性疾病变为一种可控的慢性病。人体感染 HIV 后,主要表现为急性感染期、无症状感染期、艾滋病期 3 个临床过程。主要传播途径有性接触传播、血液传播、母婴传播,日常生活接触及蚊虫叮咬不会造成艾滋病的传播。目前还没有治愈艾滋病的药物和方法,但是可以预防,只要每个人都掌握预防艾滋病的常识,注意以下事项,就可以降低患艾滋病的危险性。

1. 加强健康教育　制订艾滋病教育计划,在学校和社区普遍开展艾滋病的健康教育,使人人了解艾滋病的危害、传播方式、预防措施,学会选择健康的行为和生活方式,以保护自己免受 HIV 感染,达到阻断艾滋病在社会上流行的目的。

2. 管理传染源　艾滋病患者与 HIV 感染者是本病的传染源。我国禁止艾滋病患者和 HIV 感染者入境,对于已入境者,由国境卫生检疫机构实施隔离,对患者的血液、排泄物、分泌物进行随时消毒和终末消毒;对于疑似患者,由卫生检疫机关实施留验,进行血清学检查,结果阴性方能放行。国内确诊病例应收入当地指定医院隔离治疗,做好流行病学调查,建立个人档案,定期随访(艾滋病患者每季随访一次,HIV 感染者每半年随访一次),同时对其家属进行医学观察和指导,设专人管理档案资料,严格保密。

3.切断传播途径　强化婚检、遵守性道德、禁止性乱交、促进安全套的使用是切断性接触传播的根本措施；严格控制血液制品的质量、推广一次性注射器的使用、加强医疗器械的消毒管理、不注射吸毒是减少经血液传播的重要措施；加强孕检,减少、阻断母婴传播。

4.保护易感人群　艾滋病的易感人群主要是男性同性恋者、静脉注射吸毒者、血友病患者、HIV 感染者的配偶或性伙伴等,应减少这类人群的感染机会。

（四）手足口病的预防与控制

手足口病是感染肠道病毒引起的急性传染病,多见于婴幼儿,一般全年均有发生,夏、秋季为发病高峰。手足口病一般症状较轻,大多数患儿发病时往往先出现发热症状,手掌心、脚掌心出现斑丘疹和疱疹(疹子周围可发红),口腔黏膜出现疱疹和溃疡,疼痛明显。部分患儿可伴有咳嗽、流涕、食欲缺乏、恶心、呕吐和头疼等症状；少数患儿病情较重,可并发脑炎、脑膜炎、心肌炎、肺炎等,不及时治疗可危及生命。

1.加强健康教育　在社区普及手足口病的基本知识,注意家庭及周围环境卫生,讲究个人卫生。饭前便后、外出后要用肥皂或洗手液洗手；不喝生水,不吃生冷的食物；居室要经常通风；要勤晒衣被。流行期间不带孩子到人群密集、空气流通差的公共场所,要避免接触患病儿童。

2.管理传染源　手足口病的传染源是手足口病患者和隐性感染者。若出现发热、皮疹等症状,要及时到医疗机构就诊,同时要密切观察；不要去幼儿园和人群聚集的公共场所,避免与其他幼儿接触玩耍。一旦出现突发高热或神志不清、昏睡、肌肉或身体抽动、呼吸困难等,应立即送孩子到医院就诊,接受合理的治疗和管理。

（1）休息　指导患儿卧床休息,室内应空气新鲜、温度适宜,定期开窗通风,每日可用乳酸熏蒸进行空气消毒。乳酸的用量,按 $2 \text{ mL}/10 \text{ m}^2$ 的标准计算,加入适量水中,加热蒸发,使乳酸细雾散于空气中。室内应避免人员过多,禁止吸烟,防止空气污浊,避免继发感染。

（2）饮食　给予高热量、高蛋白、高维生素、营养丰富、无刺激性、易消化的流质或半流质饮食,如牛乳、鸡蛋汤、菜粥等,以保持营养均衡。食物以温凉、清淡为宜,禁食冰冷、辛辣、咸等刺激性食物；患儿口腔疼痛时给予低温食物；少吃零食,发热时多喝温开水。

（3）卫生　患儿衣服、被褥要清洁,衣着应宽大、柔软,经常更换。餐具、毛巾等物品用 50 ℃以上的热水浸泡 30 min 或者煮沸 3 min；污染的玩具、桌椅和衣物等使用含氯的消毒剂（84 消毒液或漂白粉）按使用说明每日清洗；粪便应马上进行处理,便盆要及时消毒；保持手、脚部皮肤清洁,避免污染破溃的疹子；剪短指甲,以防患儿抓疹子造成皮肤感染,必要时包裹患儿双手。疱疹已破裂者,局部皮肤涂抗生素药膏或炉甘石水剂,擦药前清洗局部,擦药期间禁洗浴。

（4）病情观察　严密观察患儿的病情变化,发现有高热、剧烈头痛、呕吐、面色苍白、哭闹不安或嗜睡时应立即处理。

（5）心理　要爱护、体贴患儿,病房内可适当摆放一些动画片,分散患儿注意力,以消除患儿的恐惧心理,多鼓励表扬患儿,使其配合治疗。

3.切断传播途径　手足口病主要是通过密切接触患者的粪便、疱疹液和呼吸道分泌物及被污染的手、毛巾、手绢、牙杯、玩具、餐具、奶瓶、床上用品等而感染。如果家里没有手足口病患者,保持环境卫生和个人卫生即可,不需要使用消毒剂;若有手足口病患者,要及时做好家庭环境和有关生活物品的消毒,注意个人卫生习惯。

4.保护易感人群　婴幼儿和儿童普遍多发,3岁以下婴幼儿更容易感染;成人免疫系统较完善,感染后一般不发病,也无任何症状,但会传播病毒,因此成人也需要做好防护,避免传染给孩子。手足口病目前没有疫苗,但只要早发现、早治疗,是完全可防可治的。

第二节　慢性病和伤害的预防与控制

一、慢性病概述

慢性非传染性疾病简称慢性病或慢病,它是一类起病隐匿、病程长且病情迁延不愈、缺乏明确的生物病因证据、病因复杂或病因尚未完全确认的疾病的概括性总称。从广义上讲,慢性病是在多个遗传基因轻度异常的基础上,加上长期紧张、疲劳、不健康的生活方式及饮食习惯、环境污染物的暴露、忽视自我保健和心理应变失衡逐渐积累而发生的疾病,其中生活方式是其主要病因,即使有慢性病(如高血压)的遗传背景,发病与否很大程度上取决于生活方式。

世界卫生组织2015年1月发布的一份研究报告称,心肺疾病、脑卒中、癌症、糖尿病等非传染性疾病每年导致全球1 600万人在70岁以前过早死亡。世界卫生组织呼吁各国采取行动以减轻非传染性疾病带来的各种负担。报告指出,绝大多数非传染性疾病导致的死亡可以预防,在2012年全球3 800万名死于非传染性疾病的患者中,有1 600万人是过早死亡且本可避免的。

(一)常见的慢性病类型

主要指心脑血管疾病(高血压、冠心病、脑卒中等)、恶性肿瘤(肺癌、胃癌、肝癌、大肠癌、宫颈癌等)、营养代谢性疾病(糖尿病、肥胖症、痛风、缺铁性贫血、骨质疏松等)、精神和心理障碍(抑郁、失眠、焦虑、偏执、孤独、认知功能障碍、情感障碍等)。

(二)慢性病的共同特征

慢性病的共同特征:①病因复杂,常为多种因素综合作用的结果;②发病隐匿,一般具有较长的潜伏期;③发病机制比较复杂,且个体差异大;④病程迁延持久,常累及多个器官,严重影响患者的劳动能力和生活质量;⑤患者数增长幅度加快,发病年龄呈年轻化趋势;⑥发病率、致残率和病死率高,严重耗费社会资源,危害健康,但也是可预防、可控制的疾病。

(三)慢性病的共同危险因素

危险因素是指使疾病发生和死亡概率增加的诱发因素,包括个人特征、环境因素、生理参数、症状或亚临床疾病状态等。慢性病的共同危险因素:个人特征,包括不良的行为(如吸烟、酗酒、缺乏运动、不平衡膳食、吸毒、迷信、破坏生物节律等)、疾病家族史、职业等;环境因素,包括暴露于不良的生产环境和生活环境因素等;生理参数,包括有关实验室检查结果(如血脂紊乱)、体型测量(如超重)和其他资料(如心电图异常)

等。慢性病各种危险因素之间及与慢性病之间的内在关系往往是"一因多果、一果多因、多因多果、互为因果"。

(四)慢性病干预与管理

慢性病的干预与管理需要疾病控制机构、各级医疗卫生机构和专业防治机构的密切协作,需要卫生系统及其他部门的支持,需要社会和民众的积极参与。干预工作面向3种人群:一般人群、高风险人群和患者群;重点关注3个环节:危险因素控制、早诊早治和规范化管理;注重运用3个手段:健康促进、健康管理和疾病管理。围绕心脑血管疾病、恶性肿瘤、糖尿病等重点慢性病,积极开展社区防治和健康教育,重视高风险人群管理,控制社会和个人危险因素,推广有效防治模式,努力减少疾病负担。根据我国慢性病及其危险因素流行特征,现阶段慢性病危险因素干预与管理重点包括不合理膳食、烟草使用、缺乏活动3种行为危险因素;超重、高血压、高血糖和高血脂4种指标异常。

(五)慢性病的自我管理

慢性病主要是由人们的行为生活方式和环境因素所决定,慢性病患者的预防性干预与卫生保健活动一般在社区和家庭完成,因此患者和家庭将不可避免地成为管理慢性病的主要承担者。而绝大多数患者及家庭成员均缺乏自我管理所需的技能,因此,通过健康教育与健康促进,增强慢性病患者及其家庭成员的自我管理技能具有非常重要的现实意义。

1. 慢性病自我管理的概念 慢性病自我管理(chronic disease self management, CDSM)是指在卫生保健专业人员的协助下,个人承担一些预防性或治疗性的卫生保健活动。它通过系列健康教育课程让患者学会自我管理所需知识、技能、信心及和医生交流的技巧,来帮助慢性病患者在得到医生更有效的支持下,主要依靠自己解决慢性病给自己日常生活带来的各种躯体和情绪方面的问题。

2. 慢性病自我管理的内容 慢性病自我管理包括了4个层次的内容:①患者日常的自我管理;②社区对患者自我管理的支持(家人帮助、病友互助);③医生对患者自我管理的支持和随访;④卫生系统对医生支持患者自我管理的支持(培训如何支持患者自我管理、服务方式改变、医疗服务及决策、信息系统支持)。

(1)患者自我管理 ①自我管理任务:所患疾病的医疗和行为管理(如按时服药、加强锻炼、及时就诊、改变不良饮食习惯)、角色管理(维持日常角色,工作、家务、社会交往)、情绪的管理(对未来担心、愤怒、挫折感和偶尔的情绪低落等)。②自我管理的基本技能:患者要完成上述三大自我管理任务,必须掌握5种基本管理技能,即解决问题的技能、决策技能、寻找和利用社区资源的技能、建立良好医患关系的技能及目标、采取行动的技能。

(2)社区对患者自我管理的支持 社区对患者自我管理的支持主要体现为在社区内持续开展慢性病自我管理健康教育项目,培训患者的自我管理能力。即通过利用社区资源,开展系列的健康教育课程来提高患者及其家人自我管理基本知识、能力及信心,鼓励病友互助,提高患者与医生的交流技巧,帮助患者完成自我管理任务。

(3)医生对患者自我管理的支持和随访 ①日常自我管理活动的支持、指导、评估,帮助患者解决问题、确定管理目标及记管理日记等。②有效的临床管理。③准确的诊疗计划。④紧密的随访。

（4）卫生系统对医生支持患者自我管理的支持　要帮助医生完成支持任务，必需要进行有关慢性病自我管理的培训，让医生掌握有效的自我管理支持技巧。

通过在社区持续开展自我管理健康教育项目，让每个患者学习到自我管理技能，承担日常的疾病管理任务，使慢性病患者主要依靠自己控制所患疾病，过上健康、幸福的生活。

二、心脑血管疾病的预防与控制

心脑血管疾病（cardiovascular disease，CVD）是一组以心脏和血管异常为主的循环系统疾病，包括心脏和血管疾病、肺循环疾病及脑血管疾病。其病理基础是动脉粥样硬化。该病的发展可历经多年，通常在出现症状时已进入后期，常见于中老年人。急性冠心病事件（心脏病发作）和脑血管事件（脑卒中）常为突然发生，来不及医治即死亡。已诊断为心脑血管疾病及有一种或多种危险因素者，可通过改变危险因素来减少临床事件和过早死亡的发生。

心脑血管疾病严重威胁着当今人类生命和健康。自20世纪50年代以来，西方发达国家的传染病已得到有效控制，一些非传染性疾病如心脑血管疾病及肿瘤等的死因顺位前移，构成疾病的前三位死亡原因。世界57个国家的资料揭示，脑血管病列在前三位死因的有40个。

心脑血管疾病的发病率高，致残率及病死率也高，给患者、家庭及社会均带来了极大的痛苦及经济损失。研究资料表明：每千人中有5～10名存活下来的心脑血管疾病患者，其中3/4的人不同程度地丧失劳动能力。美国1981年估计，每年因心脑血管疾病死亡或致残造成的经济损失达74亿美元。

在心脑血管疾病中，目前危害人类健康最严重的是脑卒中和冠心病，而高血压是两者的基础。我国目前正进行的心脑血管疾病患者群防群治工作中，也以此三病为重点。

我国人群心脑血管疾病（心脏病、脑卒中）的发病率和病死率呈持续上升阶段。2009年我国城市居民冠心病死亡粗率为94.9/10万人，农村为71.27/10万人。城市居民脑卒中死亡粗率为126.3/10万人，农村为152.1/10万人。全国每年死于心脑血管疾病300万人，占总死亡原因的41%，居各种死因的首位。农村居民心脑血管疾病病死率增加速度高于城市居民。《中国心血管健康与疾病报告2020》显示，中国心脑血管疾病患病率处于持续上升阶段。推算心脑血管疾病现患人数为3.3亿，其死亡率仍居首位，高于肿瘤及其他疾病。

（一）心脑血管疾病的流行特征

1. 地区分布　心脑血管疾病的发病率和病死率在不同国家和地区存在很大差别。世界卫生组织报告20世纪初全世界心脑血管疾病死因构成比为10%以下，而21世纪初期发达国家死因构成比为近50%，发展中国家25%。目前全世界每年死于心脑血管疾病的人数为1 900万人，其中主要发生在发展中国家。

我国脑卒中高发，发病率和病死率均高于世界平均水平，已经成为中国第一位死因，年死亡人数200万，年增长率8.7%。我国冠心病发病率较低，但仍是日本的

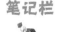

2倍,并呈上升趋势。在我国,心脑血管疾病的发病表现为北方高于南方、东部沿海地区高于西部、同一地区城市高于农村的特点。如海南省高血压患病率最低,西藏和北京最高。

2.时间分布　世界卫生组织报告,1952—1967年大多数工业化国家,如美国、芬兰、新西兰等,脑卒中、冠心病年龄标化发病率和病死率呈上升趋势;20世纪70年代后,由于高血压的防治效果,除东欧和南欧外,北美和绝大多数西欧国家高血压发病率都呈下降趋势,而东欧国家却呈上升趋势并处于高病死率水平。美国自1970年以来冠心病病死率下降50%以上;英格兰和威尔士在1981—2000年冠心病病死率男性下降62%,女性下降45%,2000年死亡减少了68 230人。我国近40年来心脑血管疾病基本呈上升趋势,2005年中国卫生部资料显示:心脑血管疾病总死因构成比高居首位,城市人口心脑血管疾病达21.2%,心脏病为17.9%;农村人口脑血管疾病达21.2%,心脏病为11.8%。35~55岁男性心肌梗死死亡率增加速度最快,可能与我国老龄人口比例增高有关。

高血压是许多心脑血管疾病的主要危险因素。我国1959—1991年进行的3次全国性抽样调查结果显示:临界和确诊高血压,前21年间增加了51.27%,后11年间增加了47.99%,其上升趋势极为迅猛。我国高血压患者已超过2亿人,每年新增300万人以上。

心脑血管疾病的发生与季节有关,多发于冬、春季,以每年的12月至次年2月为最高峰,可能与气候寒冷有密切关系。

3.人群分布　心脑血管疾病的患病与其性别、年龄、种族、民族、职业等相关。

(1)性别　心脑血管疾病的总发病率和病死率男性高于女性,其中冠心病和脑卒中男性明显高于女性。女性冠心病多为心绞痛,男性则以心肌梗死多见,但女性在绝经后心肌梗死发病率明显上升,接近男性发病率。男性血压平均值高于女性。女性绝经前高血压患病率低于男性,绝经后有超越男性之势。

(2)年龄　高血压、冠心病和脑卒中为中老年人的主要疾病,其发生率随年龄增加而上升,并且严重类型冠心病如猝死和心肌梗死比例增加。我国脑卒中的平均发病年龄为60.9岁,较一些国家约早10岁。无论男女,血压均随年龄的增长而上升,特别是收缩压随年龄增长的趋势贯穿一生。

(3)民族　不同民族或种族心脑血管疾病发病率和死亡率有一定的差异。美国黑种人患高血压的机会比白种人多1/3,高血压死亡率平均比白种人高2倍,黑种人脑卒中的发病率也比白种人高。我国新疆维吾尔自治区哈萨克族人高血压患病率几乎为汉族人的3倍,冠心病患病率亦高于当地的汉族人。1991年全国高血压抽样调查结果表明:高血压患病率以彝族人、哈尼族人、京族人和黎族人最低,为3.23%~6.40%;朝鲜族人、哈萨克族人、蒙古族人和藏族人较高,为18.00%~20.00%。

(4)职业　脑力劳动者特别是从事高度精神紧张工作的职业人群冠心病、高血压和脑卒中的发病率均高于其他人群。1991年我国高血压抽样调查显示:体力劳动者患病率较低,如农林业劳动者和商业服务人员为8%左右,生产运输工人和渔民为9%左右,而机关企事业干部为21%。

(二)心脑血管疾病的危险因素

心脑血管疾病的发生受多种因素的影响,包括机体因素、疾病因素、生活行为因素

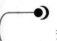

和社会心理因素等,并且多种因素同时存在时可形成多因素联合作用。

1. 机体因素 人类的遗传、年龄、性别、肥胖与超重等机体因素,均与心脑血管疾病的发生有着密切的关系。

(1)遗传 许多研究已证实高血压和冠心病有明显的家族聚集现象,其遗传方式表现为多基因遗传,是遗传因素与环境因素共同作用的结果。有冠心病家族史的人群,其冠心病的病死率为一般人群的 2.4 倍。父母一人患有高血压,其子女 28.3% 血压升高;父母均患高血压,其子女 45.5% 血压升高。研究显示,高血压家族人群对钠盐的升压作用反应性较强。遗传因素在脑卒中发生中也起着重要作用,有脑卒中家族史的人群,其脑卒中发病率显著高于一般人群。

(2)年龄与性别 心脑血管疾病的发生是一个渐进的过程。男性 40 岁以后冠心病的发病率随年龄的增长而升高,平均每增长 10 岁,冠心病发病率可升高 1 倍。女性因受雌激素保护,其冠心病的发病年龄平均较男性晚 10 年,更年期后,发病率逐渐接近男性。

(3)肥胖与超重 肥胖与超重对心脑血管疾病的影响主要是促进其他危险因子(高血压、高脂血症和糖尿病)而起间接作用,肥胖与超重者患高血压、高脂血症及糖尿病的概率均较正常体重者多,而这些疾病均与心脑血管疾病的发生有密切关系。

2. 疾病因素 疾病危险因素包括高血压、高脂血症、糖尿病、心脏病、短暂性脑缺血发作等。

(1)高血压 我国高血压患病率持续增加,2002 年全国调查成人高血压患病率为 18.8%,近几年部分省市调查提示成人高血压患病率达 25% 左右。估计全国高血压患者数为 2 亿,每 5 个成人中就有 1 个人是高血压患者。

高血压发生的主要危险因素是高盐饮食、超重与肥胖、过量饮酒、长期过度精神紧张。有研究提示肥胖者(BMI ≥ 28 kg/m²)高血压患病率是正常体重者(BMI < 24 kg/m²)的 3 倍;超重者(BMI 24.0 ~ 27.9 kg/m²)高血压患病率是正常体重者的 2 倍。每日乙醇摄入量 ≥ 40 g 者高血压患病率增加 72%。

一项长期随访研究表明,我国每年与血压升高有关的心脑血管疾病死亡达 233 万人(其中高血压 210 万人,正常高值血压 22 万人),心脑血管疾病过早死亡达 127 万人(其中高血压 115 万人,正常高值血压 12 万人)。

高血压亚型与心脑血管疾病死亡风险:单纯收缩期高血压、单纯舒张期高血压、双期高血压的心脑血管疾病死亡风险分别为 1.68、1.45、2.53;接受治疗的血压 < 140/90 mmHg 者心脑血管疾病死亡风险为 1.61,血压 > 140/90mmHg 者的死亡风险为 2.88,血压达标者心脑血管疾病死亡风险明显降低。

(2)高脂血症 近年来,我国人群血脂水平呈持续上升趋势,尤其是儿童及青少年血脂水平升高。2010 年,18 岁及以上居民高胆固醇血症患病率为 3.3%,男性(3.4%)和女性(3.2%)接近,城市(4.2%)高于农村(2.9%)。18 ~ 59 岁劳动力人口高胆固醇血症患病率为 3.0%;60 岁及以上老年人高胆固醇血症患病率为 4.9%,其中城市老年人患病率高达 6.4%。血脂异常中的高胆固醇血症是心血管病(冠心病)发病的主要危险因素。

(3)糖尿病 冠心病是糖尿病患者最常见的并发症。糖尿病不仅有糖代谢异常,还有脂代谢紊乱如血清胆固醇升高,并常伴有血压升高、肥胖等。研究表明,糖尿病患者患冠心病的机会较无糖尿病者高 2～4 倍,其中男性糖尿病患者中 2.48% 的人发生冠心病,女性糖尿病患者中有 1.78% 的人患冠心病。国外研究证实,糖尿病是缺血性脑卒中肯定的危险因素。

(4)心脏病 心脏病也是脑卒中的主要危险因素。冠心病患者发生脑卒中的风险是无冠心病患者的 5 倍。

(5)短暂性脑缺血发作 短暂性脑缺血发作是指 24 h 内可完全恢复的急性、局灶型脑神经功能缺失。有人认为短暂性脑缺血发作是一种轻型脑卒中,不应算作其危险因素。但多数人将其作为各型脑卒中特别是缺血性脑卒中的重要危险因素,发生短暂性脑缺血发作者患脑卒中的危险性比正常人高 6 倍以上。我国调查资料表明,脑卒中患者中有短暂性脑缺血发作病史者为 7.5%～8.5%。

3.生活行为因素 心脑血管疾病的发生与许多不良行为和生活习惯有关,如吸烟、饮酒、不合理膳食及缺乏体力活动等。

(1)吸烟 吸烟已被公认为心脑血管疾病的独立危险因素,且呈剂量反应关系,吸烟的数量愈大、时间愈长、开始吸烟年龄愈早,发生心脑血管疾病的危险性愈高。研究资料表明:大量吸烟的男性发生心脑血管疾病的危险性约为非吸烟者的 3 倍。高血压患者戒烟可使患心脑血管疾病的危险下降 50%。吸烟者高密度脂蛋白胆固醇降低,低密度脂蛋白胆固醇升高,从而增加冠心病的发病危险。

(2)饮酒 饮酒者高血压发病危险性比不饮酒者高 40%。全国高血压抽样调查表明,饮酒量与高血压患病率呈剂量反应关系,饮酒量越高,血压也越高;当饮酒量减少或戒酒后,血压可下降。酗酒者冠心病的发病危险性明显增加,大量饮酒还可诱发高血压患者发生脑卒中。

(3)不合理膳食 研究表明长期膳食中钠盐摄入过高,可使血压水平升高。膳食中增加钾、钙和优质蛋白质的摄入量,可对抗血压升高。膳食中热量摄入过多、脂肪含量过高、高饱和脂肪、高胆固醇可导致高胆固醇血症,使冠心病患病率明显上升。近年来日本和我国特别是城市人群饮食习惯的西方化,增加了发生心脑血管疾病的危险性。国外研究报道:饮用软水的人群中心脑血管疾病(包括高血压、冠心病及脑卒中等)的病死率高于饮用硬水的人群,这可能与机体缺乏人体必需的钙、镁元素密切相关。

(4)缺乏体力活动 长期缺乏体力活动及经常坐位的生活方式可引起心血管代偿功能受损,患冠心病的危险性增加。流行病学研究提示,适量的有氧运动能有效预防冠心病的发生。

4.社会心理因素 社会心理因素对心脑血管疾病的影响越来越受到人们的重视。精神紧张、忧虑、时间紧迫感、注意力高度集中的脑力工作等可使血压、血脂升高,从而导致发生冠心病和脑卒中的危险性增高;减少不良社会心理因素的影响,可降低心脑血管疾病的病死率。

5.多因素联合作用 心脑血管疾病大多是由多个病因因素综合作用的结果,危险因素越多,发生心脑血管疾病的危险性越高。心脑血管疾病危险因素的联合作用多表现为协同作用,其效应至少是相加的,也可能是相乘的。国外流行病学研究表明,肥胖或超重、高胆固醇、高血压及吸烟有一项阳性时,发生冠心病的危险性为 9%,两项阳性时为 25%,三项阳性时为 77%,四项阳性时为 143%。世界卫生组织 2002 年世界卫生保健报告显示,全球83%~89%的冠心病和70%~76%的脑卒中可归因于高血压、高血脂、肥胖、蔬菜和水果摄入不足、缺乏运动和吸烟6种危险因素的作用。

(三)心脑血管疾病的预防

依据世界卫生组织专家委员会建议,采取三方面的预防策略:①群体策略,针对主要病因群体为对象的策略,包括改变社会经济因素、行为因素及生活方式因素等;②高危人群策略,对有特殊危险性的个体采取预防措施;③三级预防策略,避免复发和防止病情发展。

1.一级预防　心脑血管疾病的一级预防是指对没有发生心脑血管疾病的人群针对心脑血管疾病的危险因素,积极采取措施,防止首次事件的发生,即在人群中开展病因预防。

(1)社区预防

1)健康教育　健康教育是心脑血管疾病预防的重要一环。利用一切有效传播方式,使人群充分认识心脑血管疾病的危害和危险因素,从而自觉改变不健康的生活习惯和行为,降低危险因素水平,达到促进健康的目的。心脑血管疾病的病理改变及危险因素起源于生命的早期,因此,预防心脑血管疾病应从儿童时期开始,重视开展学校健康教育。

2)疾病危险因素的干预　限制食盐摄入量:临床试验表明,限制高血压患者的食盐摄入量,可明显降低一部分患者的血压。世界卫生组织建议食盐摄入量每日以3~5 g为宜。另外,钾摄入不足也可促使血压升高,要多食用新鲜蔬菜和水果,如绿叶蔬菜、核桃、香蕉等。

戒烟和限制饮酒:冠心病在吸烟者的改变更严重、更广泛,病变的程度与吸烟量有关。高血压患者戒烟可使心血管疾病危险下降50%。少量饮酒会使冠心病的患病风险降低,但研究也表明饮酒量与高血压患病率呈剂量反应关系,即饮酒量越大高血压患病率越高。大量饮酒还可诱发高血压患者脑卒中。

加强体育锻炼:增加体力活动,控制体重,改善机体各系统的功能,是预防心脑血管疾病的重要手段。充足的体力活动可以降低血压和血清胆固醇,增加冠状动脉储备。

合理膳食:食物宜清淡,少量多餐。控制每日摄入食物的能量水平,以维持理想体重的需要为准,食用油以植物油为主,动物油为辅;多食谷类、豆类及其制品;多食新鲜蔬菜和水果,如大蒜、苹果、海带等。改变饮食结构、减少饱和脂肪酸和胆固醇摄入量、增加水果与蔬菜摄入量、男性戒烟及高血压有效控制等措施,使芬兰经过25年的干预,心血管疾病、冠心病病死率分别下降了68%和73%。

缓解心理应激状态:尽可能保证充足的睡眠,适当增加愉悦身心的娱乐活动,如散步、练气功、阅读、下棋等,以减轻社会压力感,缓解心理应激状态。

(2)高危人群预防　①早期发现高血压患者:高血压是心脑血管疾病中最重要的独立危险因素,加强对人群中高血压的检出、治疗和随访,早期发现高血压患者、早期治疗是预防心脑血管疾病的有效措施。高血压患者的早期检出和治疗,对高血压来说是二级预防,对脑卒中或冠心病则是一级预防。②控制血脂水平:高脂血症患者是心脑血管疾病的高危人群。对有冠心病或动脉粥样硬化家族史者,以及高血压、糖尿病、肥胖者,应定期检测血清胆固醇,以发现早期冠状动脉硬化者,并给予积极的饮食治疗,必要时结合药物治疗,以控制血脂水平。③糖尿病或糖耐量异常:糖尿病或糖耐量异常与冠心病有关,积极治疗糖尿病有助于预防冠心病的发生。

2.二级预防　针对心脑血管疾病患者的早发现、早诊断、早治疗的"三早"预防,目的是降低病死率或病残率,同时防止心肌梗死、脑卒中等事件的复发和加重。世界卫生组织指出,简单有效的预防方法就可以控制50%的心脑血管疾病致死或致残率。

心脑血管疾病二级预防的主要措施有两个:一是寻找和控制危险因素,如控制血压、血脂、血糖、体重,戒烟,限酒,合理饮食,积极运动,保持乐观、稳定的情绪等;二是靠持续的药物治疗,如应用阿司匹林抗血小板凝集和释放,改善前列腺素与血栓素 A_2 的平衡,预防血栓形成,降低心肌梗死、脑卒中发病及死亡的风险。

3.三级预防　三级预防是指对患者定期进行随访和治疗。心脑血管疾病为慢性病,在积极治疗的基础上,进行长期的功能恢复和康复治疗,努力使患者病而不残、残而不废,鼓励其参加社会活动,延长生命,提高生命质量。

由于许多疾病存在共同的危险因素,因此,以共同危险因素为中心、针对多种疾病的综合预防将成为今后心脑血管疾病防治工作的趋势。

三、恶性肿瘤的预防与控制

恶性肿瘤一般统称为癌症,它是一组严重威胁人类健康的疾病。癌症源自一个单细胞,从一个正常细胞转变为一个肿瘤细胞要经过一个多阶段过程,通常从癌前病变发展为恶性肿瘤。

恶性肿瘤

《2012 中国肿瘤登记年报》中指出:全国每6 min 就有1 人被确诊为癌症,每日有8 550 人成为癌症患者,每7~8 人中就有1 人死于癌症。全国癌症发病形势严峻,发病率与病死率呈持续上升趋势,每年新发癌症病例约350 万,因癌症死亡病例约250 万。2012 年,男性5 个最常见的确诊癌症是肺癌、前列腺癌、结肠直肠癌、胃癌和肝癌;女性5 个最常见的癌症是乳腺癌、结肠直肠癌、肺癌、宫颈癌和胃癌。《2014 世界癌症报告》显示2012 年约有1 400 万新发癌症病例和820 万例癌症患者死亡。预计今后20 年新发病例数将增加约70%。

(一)恶性肿瘤的流行特征

1.地区分布　恶性肿瘤在不同国家和地区均有发生,但存在着差别,同一种恶性肿瘤在不同地区分布也不同。

自20 世纪30 年代起,许多国家的肺癌死亡率明显上升,尤其是大城市男性肺癌死亡率逐年上升;60 年代以来一些地区的女性肺癌死亡率也有增高,增高的速度比男性快。发达国家肺癌死亡人数在近20 年间增加了500%,而同期的其他肿瘤仅增加85%。我国上海市肺癌发病率在1960 年仅为5.25/10 万,15 年后的1974 年已上升到27.02/10 万,死因顺位由第6 位跃升为第2 位。北京早在1975 年肺癌死因顺位已居各种癌症死因的首位。

肝癌在欧美国家罕见,日本、马来西亚、印度尼西亚、新加坡和我国沿海地区长江以南诸省(江苏启东县、广西扶绥县)高发。

胃癌在日本、智利、芬兰、奥地利、冰岛等地区发病率高,移居夏威夷的日侨胃癌发病率仍较当地人高,随移居时间延长,他们及其后裔的胃癌发病率下降。近年来,我国甘肃河西走廊、胶东半岛、江浙沿海地区的胃癌发病率较高,常居该地区癌症顺位的第1、2位,华北地区次之,中南、西南地区较低。

食管癌在伊朗东北部、南非(班图族)、肯尼亚、中亚地区、智利(北部)、瑞士、法国较多见。我国河南、山西、河北及北京为高发地区,以太行山为中心,向四周逐渐减低,大体呈一个不规则的同心圆分布。

肠癌中的胃肠道恶性肿瘤发病率仅次于胃癌。美国肠癌发病率高达51.8/10万,西欧、加拿大次之,日本随着战后饮食习惯的欧美化,肠癌发病率已逐年上升。我国肠癌发病率也呈逐年上升趋势,长江以南地区高于华北地区。

白血病在欧美国家发病率高达(8~12)/10万,埃及、日本较低,仅有(2~4)/10万,我国21个省、市2亿人口的调查表明,白血病发病率在3/10万左右,但湖南高达(5.0~6.6)/10万。

乳腺癌在发达国家中占女性恶性肿瘤的首位。近年来乳腺癌病死率上升30%~50%。我国乳腺癌发病率也呈上升趋势,如北京乳腺癌发病率已超过宫颈癌。

鼻咽癌在东南亚及我国华南等地区(广东、广西、云南、江西、湖北等)高发,新加坡、日本、美国和泰国的华侨中鼻咽癌发病率也高于当地人,在日本的华人与日本人发病率之比为14.04∶0.23;美国加利福尼亚15岁以上男性华人鼻咽癌发病率与美国白种人之比为15.4∶0.57。城乡之间也有差别。如我国城乡恶性肿瘤死因顺位不同,城市以肺癌居首位,农村占首位的是胃癌,城乡占前4位的是肺癌、肝癌、胃癌、食管癌。城市人口中结肠癌、直肠癌及肛门癌死亡率明显高于农村,而农村宫颈癌死亡率显著高于城市。这可能与城乡膳食结构、卫生服务条件、妇女婚育模式不同有关。

2. 人群分布

(1)年龄分布　任何年龄都可发生恶性肿瘤,但发病率多随年龄同步增长。儿童期最多见的是白血病、脑瘤及恶性淋巴瘤;青壮年时期常见的是肝癌及白血病;中年及老年期多以胃癌、食管癌、宫颈癌、肝癌及肺癌为主。乳腺癌则多见于青春期及更年期。

(2)性别分布　10岁以下男性癌症发病率较高;20~60岁特别是35~55岁女性因乳腺癌、宫颈癌而使癌症发病率增高;60岁以上男性则因食管癌、胃癌、肺癌、肠癌出现高峰,致使发病率增高。

(3)婚育状况分布　早婚多育妇女宫颈癌多发,未婚者及犹太妇女中罕见,说明与性行为有关。宫颈癌低发区宫体癌及乳腺癌发病率较高。

(4)种族分布　鼻咽癌多见于中国人(说粤语的人群最高);原发性肝癌多见于非洲班图人;印度人中口腔癌发病多;哈萨克人中食管癌较常见。皮肤癌和不同人种皮肤色素沉着多少有关。

(5)职业分布　职业性膀胱癌主要发生在染料(生产α、β萘胺及联苯胺等染料)、橡胶、电缆制造等行业;职业性皮肤癌多见于煤焦油和石油产品行业;职业性肺癌以接触石棉、砷、铬、镍及放射性矿物质开采等行业为多见。

(6)移民分布　日本胃癌病死率高,美国很低,相差约5倍;美国肠癌发病率高,日本很低,相差也约5倍;美籍日本人中胃癌发病率下降,在美国出生的第二代日本人胃癌发病率更低,而肠癌发病率在逐渐上升,说明这两种癌的发病可能与环境因素关系密切,而与遗传因素的关系较小。

(二)恶性肿瘤的危险因素

1.行为和生活方式

(1)吸烟　现已证实肺癌发病与吸烟有关,吸烟者肺癌发病率为85.2/10万,而不吸烟者仅为14.7/10万。吸烟又接触石棉、镍、铬、镉等,由于协同作用以致肺癌发病率更高。150多次流行病学调查报告均证实吸卷烟可致肺癌。吸烟年龄越早,烟量越多,发生肺癌的危险性越大,戒烟可降低发生肺癌的危险度。

(2)饮酒　饮酒与口腔癌、咽癌、喉癌、食管癌、直肠癌有关。长期饮酒可导致肝硬化,继而可能与肝癌有联系。

(3)饮食　据估计,发达国家男性癌症的30%~40%及女性癌症的60%可能与饮食有关。饮食致癌的可能途径、方式大约有以下几种。①天然食物或食品添加剂中存在致癌物:如亚硝胺有强致癌作用,并不一定要长期慢性作用,而只需一次足够的"冲击量"即可诱发恶性肿瘤。②食物受致癌物污染:如黄曲霉菌污染米、麦、高粱、玉米、花生、大豆,产生黄曲霉毒素。③食物加工或烹调过程中产生致癌物:如烟熏、炙烤及高温烹煮食物时由于蛋白质热解,特别在烧焦的鱼、肉中可产生有致突变和致癌的多环有机化合物。④食物成分在胃肠道内形成致癌物:当胃肠道中细菌多时,细菌的代谢作用与硝酸盐的还原能力均加强(细菌的硝酸盐还原酶适于在中性环境中发挥作用),故胃酸减少或缺乏时,胃内亚硝酸盐浓度高,出现适于亚硝胺形成的胃内环境。⑤营养缺乏时的间接致癌作用:食品粗糙、长期缺铁、营养不足时发生食管癌和胃癌的危险性增加。⑥过多营养的间接致癌作用:食物热量过高、纤维素过少,特别是脂肪总摄入量过高,可使乳腺癌、结肠癌、前列腺癌发病率增加。动物实验表明,高脂肪膳食又缺乏胆碱、叶酸、维生素 B_1 及蛋氨酸时,可增强各种化学致癌物的致癌性。

2.环境因素

(1)化学因素　人类癌症的90%与环境因素有关,其中最主要的是与环境中化学因素有关。目前已证实可对动物致癌的化学物质有100多种,通过流行病学调查证实对人类有致癌作用的达30多种。

(2)电离辐射　电离辐射可引起人类多种癌症,如急性和慢性细胞白血病、其他类型急性白血病、多发性骨髓瘤、恶性淋巴瘤、骨肉瘤、皮肤癌、肺癌、甲状腺癌、乳腺癌、胃癌、胰腺癌、肝癌、喉癌、脑瘤、神经母细胞瘤、肾细胞癌及鼻窦癌等。

3.社会心理因素

(1)独特的感情生活史可导致癌症的发生。

(2)巨大的精神冲击发生在癌症发病前1年左右。

(3)个体的性格特征与恶性肿瘤有一定关系。研究发现,具有 C 型个性特征者患恶性肿瘤较多。

4.药物因素　目前已证实可诱发恶性肿瘤的药物有多种。如己烯雌酚可诱发阴道癌、子宫内膜癌,长期使用睾酮可诱发肝癌,烷化剂环磷酰胺可诱发膀胱癌等。

5.职业因素　职业肿瘤在全部恶性肿瘤中占1%~5%,男性较高。1979 年及1982 年国际癌症研究机构对美国癌症研究所提交的 368 种可疑致癌物进行两次研究确定,仅有 35 种具有充分流行病学证据和可靠动物实验资料,其中职业性的致癌化学物质包括砷化合物、石棉、双氯甲醚与工业品氯甲醚、甲醚、镉的氧化物、铬(铬酸盐生产工业)、氡(赤铁矿采矿)、芥子气、镍(镍精炼)、多环芳烃(烟炱)、沥青焦油、矿物油、煤焦油煤气、4-氨基联苯、金胺、联苯胺、β-萘胺、氯乙烯、苯、异丙基油、镍和镍化合物。

6.病毒因素 目前认为与人类肿瘤可能有密切关系的是乙型肝炎病毒与原发性肝细胞癌、EB病毒与伯基特淋巴瘤和鼻咽癌、单纯性疱疹病毒Ⅱ型与宫颈癌。应考虑宿主的基因组和一些协同因素(化学致癌物、激素、免疫缺陷等)可能在病毒致癌中的作用。在一定条件下病毒基因组可部分或全部整合到宿主细胞染色体中,从而导致细胞恶变。

(三)恶性肿瘤的预防与控制

1.恶性肿瘤的预防策略 随着人类对癌症认识的不断深化,逐渐意识到癌症的预防是抗击癌症最有效的武器。许多科学研究及有效控制活动表明,癌症是可以控制的。1/3的癌症可以预防;1/3的癌症如能及早诊断,则可能治愈;合理而有效的姑息治疗可使剩余1/3的癌症患者的生存质量得到改善。人们需要不断认识新的健康观点。个人、家庭及社区比以往更有责任帮助自己和他人防患疾病,改善生活方式和环境以促进健康。政府必须采取适当措施,以支持个人、家庭及社区的活动。只有将肿瘤预防与控制纳入人们日常生活及工作议事日程中,才能真正起预防作用。癌症预防的最终目的就是降低癌症的发病率和死亡率。

2.三级预防措施

(1)一级预防目标是防止癌症的发生 其任务包括研究各种癌症病因和危险因素,针对化学、物理、生物等具体致癌、促癌因素和体内外致病条件,采取预防措施,并针对健康机体,采取加强环境保护、适当运动、适宜体育活动,以增进身心健康。①避免吸烟:每年的5月31日为世界无烟日。2003年5月,第56届世界卫生大会通过了《烟草控制框架公约》,这是联合国第一部具有法律约束力的医药卫生多边条约。为了协助各缔约国实现对该公约的承诺,2008年,世界卫生组织从减少烟草需求的角度提出6项十分重要且有效的烟草控制政策:监测烟草使用和预防政策;保护人们不受二手烟危害;为希望戒烟者提供帮助;警示所有人烟草的危害;确保禁止烟草广告、促销和赞助;提高烟税。②饮食结构:美国饮食、营养及癌症委员会的调查表明:结肠癌、乳腺癌、食管癌、胃癌及肺癌是最有可能通过改变饮食习惯而加以预防的。合理的膳食可能对大部分癌症都有预防作用,特别是植物性食品中存在各种各样的防癌成分,这些成分几乎对所有癌症的预防均有效。③保持良好的情绪:生活中应积极克服悲伤、焦虑、痛苦、急躁的情绪,学会释放工作中压力,尽最大努力增加生活和工作中的欢乐。

(2)二级预防目标是防止初发疾病的发展 其任务是应用简便可靠的筛检和诊断方法,对高危人群进行预防性筛检,积极治疗癌前病变,做到"三早"(早期发现、早期诊断、早期治疗)措施,以阻止或减缓疾病的发展,恢复健康。对从事与癌症有关系的职业人群,要严格遵守操作规程,加强个人防护,尽量减少与致癌物质的接触时间及数量,并做好定期的体格检查工作。①治疗癌前病变:如食管上皮重度增生,胃黏膜的不典型增生、化生和萎缩性胃炎,慢性肝炎和肝硬化,结肠息肉,支气管上皮的增生和化生等。②加强对易感人群的监测:如有癌症遗传易感性和癌症家族史的人群是癌症易感人群。必须定期进行监测。③肿瘤自检:对于体表可触及可看到的部位,也可定期进行自检。例如,妇女的自我乳腺检查。

（3）三级预防目标是防止病情恶化,防止残疾　其任务是采取多学科综合诊断和治疗,正确选择合理的诊疗方案,尽早扑灭癌症,尽力恢复功能,促进康复,延年益寿,提高生活质量,重返社会,对晚期患者施行止痛和临终关怀。

四、糖尿病的预防与控制

糖尿病古称消渴病,医史记载已逾两千年。近年来,随着人们生活水平的提高,糖尿病成为继恶性肿瘤和心脑血管疾病后又一严重威胁生命健康的慢性非传染性疾病。糖尿病由多种原因引起,以慢性高血糖,伴有胰岛素分泌不足和(或)作用障碍,导致碳水化合物、脂肪、蛋白质代谢紊乱,造成多种器官慢性损伤、功能障碍为特征的一种慢性、全身代谢紊乱的疾病。

糖尿病

糖尿病的特点:①"三多一少"症状,即多尿、多饮、多食及消瘦乏力;②相当多的患者无明显自觉症状,很多人体检时偶然发现;③易导致严重的并发症,如眼、肾、神经及心血管受损,可导致失明、肾衰竭、截肢、心脏病和脑卒中,其并发症成为糖尿病患者致死、致残的主要原因。

糖尿病是全球较严重的公共卫生问题之一,发展迅速,对人们健康危害巨大,每年的 11 月 14 日为联合国糖尿病日。2007 年全球约 2.46 亿人患糖尿病,若不采取任何措施,预计到 2025 年,全世界糖尿病患者将增加到 3.8 亿,其中 80% 集中在中低收入国家。截至 2013 年底,全球每年约有 380 万人死于糖尿病,糖尿病已成为导致全球人口死亡的第四大疾病。有数据显示,在我国,18 岁以上的居民糖尿病的患病率为 9.7%。

(一) 糖尿病的流行特征

我国从 1999 年开始采用新的糖尿病分类,将其分为 4 种类型:1 型糖尿病、2 型糖尿病、妊娠期糖尿病和其他特殊类型糖尿病。其中 90% 的患者属于 2 型糖尿病,4%~6% 属于 1 型糖尿病。

世界卫生组织 2004 年研究显示,1985 年全球糖尿病患者大约为 3 000 万,2000 年增加到 1.77 亿,预期到 2030 年,全球糖尿病患者大约为 3.7 亿,即为 1985 年的十多倍;糖尿病流行相对增加最快的是在中东、南非和印度;2000 年流行最高的 3 个国家依次是印度、中国和美国,预期到 2030 年这 3 个国家仍将最高。

随着我国经济的迅猛发展,糖尿病患病人数呈现飞速增长。根据《中国糖尿病防治指南》中的数据,2 型糖尿病发病率 1979 年仅为 1.00%,1996 年迅速增长至 3.21%,到 2002 年则增长到 4%~5%。2008 年中华医学会糖尿病分会的流行病学研究发现,我国大、中城市和乡镇 20 岁以上人群糖尿病患病率已经超过 10%。根据国际糖尿病组织报告,2003 年中国约有糖尿病患者 2 260 万,以目前的增长趋势,预计到 2025 年,中国糖尿病患者将超过 5 000 万。目前中国已成为仅次于印度的世界第二糖尿病大国。专家预测,由于我国人口基数大,社会经济发展迅速,肥胖患者显著增加,人口老龄化等因素的影响,在不久的将来,我国糖尿病患者数将超过印度,成为世界上糖尿病患者最多的国家。

2 型糖尿病的发病率与生活方式改变和社会经济发展密切相关。世界卫生组织调查显示:保留传统生活方式的地区,糖尿病患病率低;而现代化程度较高的欧美国家,糖尿病患病率高,如美国为6%~8%。我国大城市糖尿病患病率高于中、小城市,城市高于农村,富裕县城(镇)高于农村。

(二)糖尿病的危险因素

1.行为和生活方式

(1)肥胖 肥胖是2型糖尿病最重要的易患因素之一。BMI与2型糖尿病的发生呈正相关关系,向心性肥胖与糖尿病的关系更为密切。男女各年龄组中,超重者2型糖尿病患病率都显著高于非超重者,前者是后者的3~5倍。

(2)膳食因素 膳食因素一直被认为与糖尿病有关。高能饮食是2型糖尿病的重要危险因素。动物实验证实,高脂肪饮食与胰岛素抵抗的进展有关;相反,摄取高膳食纤维可降低糖尿病的危险性。

(3)体力活动不足 许多研究显示体力活动不足会增加2型糖尿病发病的危险。2002年我国居民营养与健康状况调查结果显示,每日静态生活时间超过4 h者与不足1 h者相比,糖尿病患病率增加50%。

2.疾病因素

(1)耐量受损 糖耐量受损(impaired glucose tolerance,IGT)是指患者血糖水平介于正常和糖尿病之间的一种中间状态。IGT是2型糖尿病的高危险因素,IGT在诊断后5~10年复查时,大约有1/3的人发展为糖尿病。

(2)高血压 许多研究发现,高血压患者发展为糖尿病的危险比正常血压者高,可能与二者有共同的危险因素有关。

(3)病毒感染 病毒一直被认为是有可能引发1型糖尿病的启动因子,病毒感染后主要造成自身免疫性胰岛β细胞的损害。

(4)自身免疫 90%的1型糖尿病新发病例血浆中有胰岛素细胞自身抗体。多数学者认为,糖尿病是由自身免疫机制导致胰岛β细胞破坏所引起的一种慢性疾病。

3.遗传因素 1型糖尿病具有遗传易感性,近年来,人们已经发现一些与1型糖尿病遗传易感性有关的基因位点。2型糖尿病也有很强的家庭聚集性。家系调查显示,糖尿病一级亲属的患病率较一般人群高5~21倍。

4.其他 生命早期营养及喂养方式、吸烟行为、社会心理因素、文化程度、服药史等,对糖尿病的发生都有一定的意义。

(三)糖尿病的预防

1.糖尿病的预防策略 由于糖尿病的病因至今尚未完全清楚,故采用饮食治疗、运动疗法、药物疗法只能控制病情,但不能根治糖尿病。即使经过适当的治疗,症状消失,血糖、尿糖恢复正常,但做糖耐量试验,仍不正常,呈糖尿病曲线。如果此时不注意调养,不控制饮食或不按医生的要求治疗,还会出现高血糖及尿糖。因此,糖尿病需长期坚持治疗,即使病情控制理想,也要坚持饮食调节,并定期到医院复查。

糖尿病本身并不可怕,可怕的是威胁生命的慢性并发症。防胜于治,预防糖尿病的关键在于保持健康的生活方式、合理的膳食结构、适当的体力活动,避免超重、肥胖和过度精神紧张。对糖尿病高危人群要进行糖尿病知识的宣传教育,便于提早预防。

2.糖尿病三级预防措施

（1）一级预防　针对一般人群,预防和延缓易感高危人群和高危社区发生糖尿病。积极开展健康教育和健康促进,提高对糖尿病危害的认识;养成健康的生活方式,加强体育锻炼和体力活动;摄入平衡膳食,多吃新鲜蔬菜和水果,防止能量过度摄入;戒烟、限酒、限盐;预防和控制超重与肥胖;治疗高血压,改善血脂异常。

（2）二级预防　针对高危人群,通过筛检及早发现 IGT 和糖尿病病例,进行积极的饮食、药物和心理治疗,预防糖尿病及其并发症的发生和发展。

（3）三级预防　针对已诊断的糖尿病患者进行管理,除了控制血糖,还要控制心血管疾病的其他危险因素,如血压、血脂等。患者应进行血糖的自我监测,通过规范的治疗控制血糖,减少并发症,提高生命质量。对于已发生并发症的患者采取对症和康复治疗,防止病情恶化和残疾,降低糖尿病的病死率。

五、伤害的预防与控制

伤害是由于能量(机械能、电能、化学能、热能、电离辐射等)突然或短暂地作用于人体,超过机体的耐受能力而导致的机体损伤,包括由于突然缺乏基本介质(如氧气或热量)而引起的损伤。

伤害是世界各国主要死因之一,伤害、传染病、慢性非传染性疾病成为危害健康的三大疾病负担。伤害是全球第三位主要死因,伤害所造成的疾病负担占全球疾病负担的12%,是各国面临的重要的公共卫生问题。在我国,伤害是人群第 5 位死亡原因,每年需就诊和住院治疗的非致命性伤害为 6 000 万 ~ 7 000 万人次,导致了巨大的疾病负担。

（一）伤害的分类

1.按照伤害的意图分类　一般按照伤害意图可分为故意伤害与非故意伤害两大类。故意伤害可以根据事件涉及的对象分为自我加害暴力(自杀、自杀企图、自我虐待)、人际暴力(对他人施加的致死或非致死伤害)和集体暴力(战争、犯罪组织)。非故意伤害通常根据引起伤害的机制分类。常见类别有道路交通伤害、跌倒、坠落、烧伤和烫伤、溺水、中毒、刀锐器伤。

2.按照伤害的发生地点分类　家中、公共居住场所、学校与公共场所、体育和运动场所、公路、街道、贸易和服务场所、工业和建筑场所、农场/农田、其他(未能归入上述分类,如海滨、露营地、湖泊、山、池塘、河流、动物园等)。

3.按照伤害的性质分类

（1）国际疾病分类　第 10 次修订本(ICD-10)对伤害的分类有两种体系:一种是根据伤害发生的部位进行分类,另一种是根据伤害发生的外部原因或性质进行分类。一般在公共卫生中第一种方法较常用,在临床上后一种方法较常用。

（2）中国疾病分类　我国卫生部在 1987 年参照国际疾病分类标准,并结合我国实际制定了中国疾病分类(chinese classification disease,CCD),确定了损伤与中毒的外部原因分类(表 9-1)。

表 9-1　CCD 损伤和中毒外部原因分类

CCD-87 编码	内容	CCD-87 编码	内容
E1	损伤和中毒全部原因	E9	意外机械窒息
E2	机动车辆交通事故	E10	砸死
E3	机动车辆以外交通事故	E11	机械切割和穿刺工具意外事故
E4	意外中毒	E12	触电
E5	意外跌落	E13	其他意外效应和有害效应
E6	火灾	E14	自杀
E7	自然和环境因素所致事故	E15	他杀
E8	溺水		

(二)伤害的预防

1. 伤害的预防策略

(1)教育与个人行为改变　通过健康教育,增强人们对伤害的认识,改变人们的不良行为。在高危人群中开展有关伤害的健康教育工作,是一种有效的干预手段,尤其是对有一定文化程度的人群更有效。教育是实施改善个人行为的干预措施前的准备;另一方面,教育不仅有助于维持立法及其法规实施后的短期行为改变,而且能够使居民转变为自觉地遵守和执行法规和制度。教育最重要的功能之一是改变决策者和专业人员的认识与态度,通过伤害预防知识的宣传教育,或及时通报有关伤害危险因素的研究结果和调查分析报告,使政策制定者和管理者了解这些因素,使决策者重视伤害预防工作,并从政策和经济上给予保证,使专业人员在设计和改善产品、设备和环境时充分考虑安全问题,尽量避免伤害事件的发生。

(2)对危险产品实施高税收及其他经济奖罚措施　通过经济鼓励的手段或惩罚的手段影响人们的行为,即经济干预。

(3)制定伤害防治法规　国家通过法律及法规对伤害的危险行为进行强制干预,如驾驶摩托车佩戴头盔、高速公路实施限速等规定。国外研究证实,通过立法、媒体宣传教育等综合策略使全世界酒后驾车引起的机动车碰撞事件的发生率连续下降。这包括限制司机血中乙醇水平和对机动车司机的管理法律等,明显减少高危人群乙醇相关伤害的发生。

(4)提高产品设计的安全性　通过干预措施影响物理环境,减少和消除伤害发生的危险,即工程干预,如汽车的安全气囊可减少撞车事故导致的伤亡。实际上,为了使一个产品更加安全,改变它的设计常比教会每一个人在使用时小心谨慎更加容易和更加有效。

(5)改善易发生伤害的环境　对交通伤害的干预,其措施主要是有害环境的改善或消除,如设置水体(如河流、湖泊等)周围的障碍物(如栅栏和防护栏),在危险河流上建筑小桥,防止儿童的溺水。

2. 伤害的三级预防　伤害的发生可分为 3 个阶段:伤害前阶段、伤害阶段、伤害后阶段。相应的伤害预防措施包括预防伤害的发生(一级预防)、院前急救与医院治疗

（二级预防）、受伤者的康复与照料（三级预防），即伤害的预防仍然需要遵循三级预防的原则。

3.伤害的综合干预

（1）"五E"干预

工程干预（engineering intervention）：通过对环境与产品的设计和革新，减少和消除伤害发生的危险，如汽车设计时配置儿童专座。

教育干预（educational intervention）：通过健康教育、普及安全知识，增强人们对伤害危险的认识，改变他们的行为，如自觉遵守交通规则、避免酒后驾车。

强制干预（enforcement intervention）：国家通过法律及法规对伤害的危险行为进行干预，如规定使用安全带，严禁酒后驾车。

经济干预（economic intervention）：通过用经济鼓励的手段或惩罚的手段影响人们的行为，如国内外有许多保险公司以低价安装住宅自动烟雾报警器或喷水系统来防止火灾。

及时的紧急救护（emergency care and first aid）：通过建立伤害救护系统，对受伤害的个人或群体采取及时有效的现场处理或送往医院途中的紧急救护，以挽救被伤害患者生命、减少伤残发生、提高生存质量。

（2）哈登模型　美国原国家公路交通安全局负责人哈登（W. J. Haddon）根据伤害发生的3个时间阶段和3个因素，提出了一个伤害预防模型。该模型将伤害发生过程分为伤害发生前、发生中和发生后3个阶段及宿主（人）、致伤因子（如机动车辆、不安全的设备等）、环境3个因素。伤害预防应根据伤害发生过程的不同阶段，对致伤因子、宿主和环境开展针对性的预防。

（3）主动干预与被动干预结合　主动干预是指个体选择一定的安全设施或采取某些行为方式以避免伤害，如使用安全带、头盔；被动干预是指在外界环境中配备安全设施来减少伤害的风险，如改善刹车、安装安全气囊。在实际工作中，可根据具体情况将两者结合，达到预防伤害的目的。

第三节　食物中毒的预防与控制

一、食物中毒的概念及特点

（一）食物中毒的概念

食物中毒是指摄入了含有生物性、化学性有毒有害物质的食物或把有毒有害物质当作食物摄入后所出现的非传染性的急性或亚急性疾病，属于食源性疾病的范畴，是食源性疾病中最常见的一类疾病。食物中毒不包括因暴饮暴食而引起的急性胃肠炎、食源性肠道传染病（如伤寒）和寄生虫病（如囊虫病），也不包括因一次大量或者长期少量摄入某些有毒有害物质而引起的以慢性毒性为主要特征（如致畸、致癌、致突变）的疾病。通常都是在不知情的情况下发生食物中毒。

引起食物中毒的含生物性、化学性有害物质的食物包括以下几类：致病菌或其毒

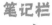

素污染的食物;已达急性中毒剂量的有毒化学物质污染的食物;外观与食物相似而本身含有毒素的物质,如毒蕈;本身含有毒物质,而加工、烹调方法不当未能将其除去的食物,如河豚鱼、木薯;由于储存不当,在储存过程中产生有毒物质的食物,如发芽的马铃薯。

(二)食物中毒的特点

1. 暴发性　潜伏期短,发病突然,多呈暴发。集体性暴发的食物中毒常在短期内很快形成发病高峰。

2. 患者临床表现相似　因患者进食的是同一种食物,病原相同,故中毒患者有类似的临床表现,多为急性胃肠炎症状,如恶心、呕吐、腹痛、腹泻等。

3. 有食用共同食物的病史　发病者必定食用了某种有毒的食物,不食者不发病。

4. 非传染性　患者与健康人之间不传染,发病曲线呈突然上升、又迅速下降的趋势,无肠道传染病流行曲线的余波。

二、食物中毒的分类

按病原物质分类,一般将食物中毒分为4类。

1. 细菌性食物中毒　细菌性食物中毒是指摄入含有细菌或细菌毒素的食物而引起的食物中毒。引起食物中毒的原因有很多,其中最主要、最常见的原因是食物被细菌污染。据我国近5年食物中毒统计资料表明,细菌性食物中毒占食物中毒总数的50%左右,动物性食品是引起细菌性食物中毒的主要食品,其中肉类及熟肉制品居首位,其次是变质禽肉、病死畜肉及鱼、奶、剩饭等。细菌性食物中毒包括感染性食物中毒和毒素型食物中毒。常见的致病菌有沙门菌属、副溶血性弧菌、致病性大肠埃希氏菌、葡萄球菌肠毒素等。

2. 真菌性食物中毒　真菌在谷物或其他食品中生长繁殖产生有毒的代谢产物,人和动物食入这种毒性物质发生的中毒,称为真菌性食物中毒。被真菌污染的食品,用一般的烹调方法加热处理不能破坏食品中的真菌毒素。真菌生长繁殖及产生毒素需要一定的温度和湿度,因此中毒往往有明显的季节性和地区性。

3. 有毒动植物中毒　引起动物性食物中毒的食品主要有两类:一类是将天然含有有毒成分的动物或动物的某一部分当作食品,误食引起中毒反应;另一类是在一定条件下产生了大量的有毒成分的可食的动物性食品。近年,我国发生的动物性食物中毒主要是河豚鱼中毒,其次是鱼胆中毒。引起植物性食物中毒的食品主要有3类:一类是将天然含有有毒成分的植物或其加工制品当作食品,如毒蕈、桐油、大麻油等引起的食物中毒;另一类是在食品的加工过程中,将未能破坏或除去有毒成分的植物当作食品,如木薯、苦杏仁等;第三类是在一定条件下,产生大量有毒成分的植物性食品,食用鲜黄花菜、发芽的马铃薯、未腌制好的咸菜或未烧熟的扁豆等造成中毒。因误食有毒植物或有毒的植物种子,或烹调加工方法不当,没有把植物中的有毒物质去掉而引起。最常见的植物性食物中毒为菜豆中毒、毒蘑菇中毒、木薯中毒;可引起死亡的有毒蘑菇、发芽的马铃薯、曼陀罗、银杏、苦杏仁、桐油等。植物性中毒多数没有特效疗法,对一些能引起死亡的严重中毒,尽早排除毒物对预后非常重要。

4. 化学性食物中毒　食用化学性有毒食品引起的食物中毒即为化学性食物中毒。

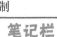

主要包括:①误食被有毒的化学物质污染的食品;②因添加非食品级的或伪造的或禁止使用的食品添加剂、营养强化剂的食品,以及超量使用食品添加剂而导致的食物中毒;③因储藏等原因,造成营养素发生化学变化的食品,如油脂酸败造成中毒。化学性食物中毒没有明显的季节性和地区性,死亡率高。其发病特点是发病与进食时间、食用量有关。一般进食后不久即发病,常有群体性,患者有相同的临床表现。剩余食品、呕吐物、血和尿等样品中可测出有关化学毒物。在处理化学性食物中毒时应突出一个"快"字!及时处理不但对挽救患者生命十分重要,同时对控制事态发展,特别是对群体中毒和不明化学毒物中毒更为重要。

三、细菌性食物中毒

细菌性食物中毒是指进食被致病菌或其毒素污染的食物后发生的急性或亚急性疾病,是国内外食物中毒中最常见的一类,全年都可以发病,但夏、秋季多发。

(一)沙门菌属食物中毒

1. 病原　沙门菌是细菌性食物中毒最常见的病原菌之一。革兰氏染色阴性,在自然界中广泛存在,存活力较强,在水、肉、乳制品中可生存数周至数月,在 20 ~ 37 ℃ 条件下可迅速繁殖。沙门菌属不耐热,55 ℃ 1 h 或 60 ℃ 15 min 即可被杀死,100 ℃ 则立即死亡。

2. 污染食品　引起中毒的主要是动物性食品。由于沙门菌属不分解蛋白质,因此被污染的食物可无感官性状的变化而容易被忽视。动物性食品中的沙门菌来源有两种:一是生前感染,家畜生前已经感染了沙门菌;二是宰后污染,家畜被屠宰后其肌肉、内脏受到沙门菌的污染。蛋类因家畜带菌而污染,鲜奶因牛、羊感染沙门菌而被污染。

3. 中毒机制　大量沙门菌进入机体后,可在肠道内繁殖并经淋巴系统进入血液而引起菌血症。沙门菌可在肠系膜淋巴结和网状内皮系统被破坏而释放毒力很强的内毒素,与活菌共同侵犯肠黏膜,引起炎症改变,抑制水和电解质的吸收,从而出现胃肠炎症状。

4. 临床表现　潜伏期为数小时至 3 d,一般为 12 ~ 24 h。主要症状为呕吐、腹痛、腹泻,大便多呈黄绿色水样便,有时带黏液和脓血。重者可出现寒战、惊厥、抽搐和昏迷等。病程一般为 3 ~ 7 d,预后良好。

(二)副溶血性弧菌食物中毒

1. 病原　病原是一种嗜盐性弧菌,革兰氏染色阴性。在含盐培养基上生长繁殖良好,故本菌广泛存在于海产品及用盐腌制的肉类、蛋类和咸菜中。该菌对热和酸敏感,加热 56 ℃,5 min 即被杀死,在普通食醋中 5 min 死亡。

2. 污染食品　引起中毒的主要是海产品。被副溶血性弧菌污染的肉类、蛋类和咸菜也可引起食物中毒。

3. 中毒机制　细菌在胃肠道繁殖,侵入肠上皮细胞和黏膜下组织,引起炎症、水肿和充血。尚可产生肠毒素,大多数可产生耐热性溶血素,能使人或家兔出现溶血现象,使血琼脂培养基上出现 β-溶血带,此现象称为神奈川试验阳性。

4. 临床表现　潜伏期一般为 14 ~ 20 h,有恶心、呕吐、上腹部阵发性绞痛和腹泻,多为水样便,典型者为洗肉水样便,重者有脱水表现,病程一般为 3 ~ 5 d,预后良好。

（三）致病性大肠埃希氏菌食物中毒

1. 病原　致病性大肠埃希氏菌在室温下可生存数周,在水和土壤中可生存数月。加热 60 ℃ 15～20 min 可杀灭大多数菌株。

2. 污染食品　各类食品均可受该菌污染,由于食品加热不彻底或生熟交叉污染而引起食物中毒。

3. 中毒机制　致病菌进入消化道后,可侵入肠上皮细胞并繁殖,在回肠或结肠部位引起炎症,出现急性菌痢样症状。产肠毒素大肠埃希氏菌可在小肠繁殖并释放肠毒素,引起米泔样腹泻。

4. 临床表现　潜伏期为 4～48 h,呈急性菌痢样症状。特点是腹痛、腹泻、里急后重、发热。由肠毒素引起的中毒者以急性胃肠炎症状为主,腹泻 1～2 d,粪便呈米泔样,伴有剧烈腹痛和呕吐等。

（四）金黄色葡萄球菌食物中毒

1. 病原　金黄色葡萄球菌常存在于正常人的皮肤、鼻腔、咽喉部的感染化脓病灶中,革兰氏染色阳性,不耐热,但能耐受干燥和低温。约有 50% 可产生肠毒素。在 pH 值 6～7、水分较多、蛋白质或淀粉较丰富的环境中最易繁殖,并产生大量肠毒素。肠毒素耐热,不被一般的食物烹调方法破坏,加热煮沸 30 min 仍保持毒性。

2. 污染食品　引起中毒的主要食品为肉类、乳类和剩饭等。

3. 中毒机制　肠毒素作用于迷走神经内脏分支而引起反射性呕吐,作用于肠黏膜而引起充血、水肿、糜烂等炎症改变及水、电解质代谢紊乱,出现腹泻。

4. 临床表现　潜伏期短,一般为 2～4 h。主要症状为恶心、反复剧烈呕吐、上腹部疼痛及腹泻,体温正常或稍高,病程一般为 1～2 d,预后良好。

（五）肉毒杆菌食物中毒

1. 病原　肉毒杆菌革兰氏染色阳性,属厌氧菌,有芽胞,在无氧环境下 18～30 ℃能生长并产生肉毒毒素。此种毒素是毒力极强的嗜神经毒素,是目前已知的化学毒物和生物毒物中毒性最强的一种,其毒性是氰化钾的 1 万倍。肉毒毒素不耐热,80 ℃ 30 min 或 100 ℃ 10～20 min 均可完全破坏,pH 值>7 时亦可迅速分解,暴露于日光下迅速失去活力。

2. 污染食品　引起中毒的食品有罐头、火腿、腌腊食品等。在我国,多为家庭自制豆、谷类发酵食品。

3. 中毒机制　肉毒毒素经消化道进入血液,主要作用于中枢神经系统脑神经核、神经肌肉接点及自主神经末梢,阻止神经末梢释放乙酰胆碱,引起肌肉麻痹和神经功能不全。

4. 临床表现　潜伏期为 6 h 至半个月,一般为 1～5 d,早期表现为乏力、头晕、头痛、食欲缺乏。典型症状为视力模糊、眼睑下垂,咀嚼与吞咽困难,并伴有声音嘶哑、语言障碍、颈肌无力、头下垂等。由于呼吸肌麻痹,可出现呼吸困难或呼吸衰竭。胃肠道症状轻。病轻者一般数日内恢复,病重者可因呼吸中枢麻痹而死亡。

（六）细菌性食物中毒的应急处理

细菌性食物中毒一般具有潜伏期短、时间集中、突然暴发、来势凶猛的特点。大多数发生在 7、8、9 月份。临床上表现为以上吐、下泻、腹痛为主的急性胃肠炎症状,严重者可因脱水、休克、循环衰竭而危及生命。因此一旦发生食物中毒,千万不能惊慌失措,应冷静地分析发病的原因,针对引起中毒的食物及服用的时间长短,及时采取如下措施。

1. 催吐　如果服用时间在 1～2 h 内,可使用催吐的方法。立即取食盐 20 g 加开水 200 mL 溶化,冷却后一次喝下,如果不吐,可多喝几次,迅速促进呕吐。亦可用鲜生姜 100 g 捣碎取汁用 200 mL 温水冲服。如果吃下去的是变质的荤食品,则可服用十滴水促使迅速呕吐。还可用筷子、手指或鹅毛等刺激咽喉,引发呕吐。

2. 导泻　如果患者服用食物时间较长,一般已超过 2～3 h,而且精神较好,则可服用些泻药,促使中毒食物尽快排出体外。一般用大黄 30 g 一次煎服,老年患者可选用元明粉 20 g,用开水冲服,即可缓泻。对老年体质较好者,也可采用番泻叶 15 g 一次煎服,或用开水冲服,也能达到导泻的目的。

3. 解毒　如果是吃了变质的鱼、虾、蟹等引起的食物中毒,可取食醋 100 mL 加水 200 mL,稀释后一次服下。此外,还可采用紫苏 30 g、生甘草 10 g 一次煎服。若是误食了变质的饮料或防腐剂,最好的急救方法是用鲜牛乳或其他含蛋白的饮料灌服。

如果经上述急救,症状未见好转,或中毒较重者,应尽快送医院治疗。在治疗过程中,要给患者以良好的护理,尽量使其安静,避免精神紧张,注意休息,防止受凉,同时补充足量的淡盐开水。

(七)细菌性食物中毒的预防

控制细菌性食物中毒关键在预防,做好饮食卫生,严把"病从口入"关。

1. **防止食品被细菌污染**　首先应该加强对食品企业的卫生管理,特别加强对屠宰厂宰前、宰后的检验和管理。禁止使用病死禽畜肉。食品加工、销售部门及食品饮食行业、集体食堂的操作人员应当严格遵守食品卫生法和操作规程,做到生熟分开,特别是制作冷荤熟肉时更应该严格注意。从业人员应该进行健康检验,合格后才能上岗,如发现肠道传染病患者及带菌者,应及时调离。

2. **控制细菌繁殖产毒**　主要措施是冷藏、冷冻。温度控制在 2～8 ℃,可抑制大部分细菌的繁殖。熟食品在冷藏中做到避光、断氧、不重复被污染,其冷藏效果更好。

3. **高温杀菌、破坏毒素**　食品在食用前进行高温杀菌是一种可靠的方法,其效果与温度高低、加热时间、细菌种类、污染量及被加工的食品性状等因素有关,根据具体情况而定。

四、真菌性食物中毒

真菌性食物中毒是食源性疾病中较常见的一类,真菌毒素的种类较多,真菌性食物中毒的临床表现较复杂。

(一)真菌性食物中毒的概念

食用被真菌毒素污染的食品发生的食物中毒,称为真菌毒素食物中毒或真菌性食物中毒。目前为止,已发现的真菌毒素多达 300 余种,与食品关系密切、比较重要的有几种,如黄曲霉毒素、单端孢霉烯族化合物、玉米赤霉烯酮、伏马菌素、3-硝基丙酸和展青霉素等。其中,单端孢霉烯族化合物包括串珠镰刀菌素、伏马菌素等。麦角中毒是人类历史上第一个有记载的真菌性食物中毒,早在 9～14 世纪的欧洲就频繁发生,在公元18世纪时,法国曾由于麦角中毒死亡8 000余人。

(二)真菌性食物中毒的特点

真菌性食物中毒有以下几个特点。

1.一般烹调方法不能去除 由于真菌毒素结构简单、分子量小、对热稳定,因此,采用一般的烹调方法和加热处理不能破坏食品中的真菌毒素。

2.中毒与食品有关 中毒的发生主要通过被污染的食品,通常在可疑食品中可检出真菌或其毒素。

3.临床表现为脏器损伤症状 真菌性食物中毒主要损害实质器官。按毒素损害的不同病变特征,可将真菌毒素分为肝毒、肾毒、神经毒、造血组织毒、细胞毒、生殖系统毒等。一种毒素可作用于多个器官,引发多部位病变和多种症状。

4.一种真菌可产生多种毒素,同种毒素可由多种真菌产生 真菌菌株的产毒性是不稳定的,同一个产毒株在不同的环境和地域中可能有的产毒,有的并不产毒。

5.有明显的季节性和地区性 真菌繁殖和产毒需要一定的温度和湿度条件。

6.目前尚未发现特效治疗药物。

(三)几种常见真菌性食物中毒

1.赤霉病麦中毒 赤霉病麦中毒是指食用了被镰刀菌侵染前发生赤霉病的麦类引起的食物中毒。这是我国最重要的真菌性食物中毒之一,早在20世纪30年代我国已有赤霉病麦中毒记载。

(1)流行概况 我国许多省都发生过赤霉病麦中毒,长江以南各省每隔3~5年就有一次较大的流行。我国乌苏里江地区发生的"昏迷麦"中毒,苏联、北欧发生的"醉谷病",欧洲的"醉黑麦病"等,都属于赤霉病麦中毒。美国、加拿大、日本等国也有赤霉病麦中毒报告。

(2)致病因子 赤霉病麦中毒的致病因子主要是禾谷镰刀菌,此种真菌在有性阶段称为玉米赤霉菌,可产生单端孢霉烯族化合物类真菌毒素。目前已知引起赤霉病麦中毒的主要毒素是单端孢霉烯族化合物中的脱氧雪腐镰刀菌烯醇(呕吐毒素)、雪腐镰刀菌烯醇、T-2毒素等。

(3)临床表现 赤霉病麦中毒的主要临床表现为消化系统症状和神经系统症状,一般在30 min至1 h出现恶心、呕吐、头晕、头痛、腹痛、腹泻、手足发麻、颜面潮红和醉酒样症状,持续2 h后逐渐恢复正常。症状特别严重者还有呼吸、脉搏、体温及血压等轻微波动,但未见死亡报告。

2.麦角与麦角中毒 麦角是麦角属真菌侵入谷壳内形成的黑色和轻微弯曲的菌核。菌核是麦角菌的休眠体,菌核形成时多露于子房外,形状似动物的角,故称麦角。其宿主多为禾本科植物,如小麦、大麦、黑麦、大米、小米、玉米、高粱和燕麦等。在收获季节如碰到潮湿和温暖的天气,谷物很容易受到麦角菌的侵染。早在17世纪中叶,人们就认识到食用含有麦角的谷物可引起中毒,即麦角中毒。

(1)麦角毒性成分 麦角的有毒成分主要是一组具有药理学活性性能的生物碱,即麦角碱,可引起人中毒。麦角碱为白色结晶,具有碱的一切化学性质,对热不稳定,见光易分解。

(2)中毒种类及临床症状 麦角中毒可分为两类:一是坏疽型麦角中毒,其症状包括剧烈疼痛、肢端感染、肢体出现灼焦和发黑等坏疽症状,严重时可出现断肢;二是痉挛型麦角中毒,其症状是神经失调、麻木、失明、瘫痪、痉挛等。

(3)中毒机制 坏疽型麦角中毒的机制为麦角毒素具有强烈收缩动脉血管的作用,从而导致肢体坏死。麦角毒素可无须通过神经递质,直接作用于平滑肌而收缩动脉。痉挛型麦角中毒主要是由于麦角对中枢神经系统的毒性作用。目前,人们对痉挛型麦角中毒的生理基础了解甚少,可能与中毒个体对麦角毒素的易感性及麦角真菌生物合成的变异性有关,其机制需要更进一步研究。

3.霉变甘蔗中毒 霉变甘蔗中毒是由于食用了保存不当发生霉变的甘蔗而引起的急性食物中毒。

(1)流行概况 霉变甘蔗中毒仅在我国有所报道,发病地区主要是我国北方。这些甘蔗都来自广东、广西、福建等地,收割后运至北方,在仓库储存过冬,到春季出售。由于储存不当而发霉,食用后发生中毒,一般发病季节在每年的 2~3 月份。

(2)中毒机制 霉变甘蔗中毒的病原菌是节菱孢霉,该菌的代谢产物 3-硝基丙酸是致病毒素。该毒素为无色针状结晶,溶于水和有机溶剂,是神经毒素。除了节菱孢霉能产生 3-硝基丙酸外,还有些曲霉和青霉也可产生 3-硝基丙酸。

(3)临床表现 霉变甘蔗中毒发病急,潜伏期一般为 15~30 min,最短 10 min,最长 48 h,最初表现为头晕、头痛、恶心、呕吐、腹痛、腹泻、视力障碍,进而出现阵发性抽搐、四肢强直等神经症状。最有特征性的症状是眼球向上凝视,最后进入昏迷、呼吸衰竭而死亡。

(4)预防 在购买甘蔗时,一定要精心挑选。在同一根甘蔗上的不同部位可能存在污染并产生 3-硝基丙酸,因此,吃甘蔗时一定要仔细观察甘蔗。正常的甘蔗食用部分为白色,如果发现发黄或者有异味就可能被污染了。

4.黄曲霉毒素急性中毒 黄曲霉毒素是一种毒性极强的剧毒物,其毒性相当于氰化钾的 10 倍、砒霜的 68 倍。

(1)产毒真菌及产毒条件 大量实验证明,只有黄曲霉和寄生曲霉能产生黄曲霉毒素。寄生曲霉皆具有产毒能力,该菌在我国各地区很少见。黄曲霉的产毒能力则因不同菌株而有很大差异,有的产毒,有的不产毒,毒株的产毒量也各不相同。一般寒冷地区产毒株少,而湿热地区产毒株多。除菌株本身的产毒能力外,适宜的湿度、温度、氧气和培养时间皆为黄曲霉生长繁殖产毒必不可少的条件。此外,生长基质也很重要,天然培养基比人工合成培养基产毒量高。适于产毒的天然培养基有大米、玉米、花生粉和小麦。

(2)理化性质 黄曲霉毒素纯品为无色结晶,易溶于氯仿和甲醇而不溶于正己烷、石油醚与乙醚中。黄曲霉毒素分解温度为 237~299 ℃,故烹调不能破坏其毒性。在有氧条件下,紫外线照射可去毒。

(3)中毒机制 黄曲霉毒素属于肝毒,除抑制 DNA、RNA 合成外,也抑制肝蛋白质的合成。

(4)人急性中毒 国内外曾有黄曲霉毒素急性中毒的报道。如 1974 年印度西部曾发生一次急性黄曲霉毒素中毒事件。居民吃了发霉(黄曲霉菌感染)的玉米后,有 397 人发生急性中毒肝炎,死亡 106 人。

(5)黄曲霉毒素急性中毒的临床表现 短时间、一过性的发热、呕吐、厌食、黄疸,有些症状较轻的患者可以恢复,重症患者在 2～3 周内出现腹腔积液、下肢水肿、肝脾大,很快死亡。有研究表明,黄曲霉毒素与人的肝癌发生有关。

(四)真菌性食物中毒的预防和控制

自然界中食物很容易受到真菌的污染,要保证食品卫生安全,必须将食品中真菌毒素含量控制在限量标准内。此外,还要减少各个环节真菌的污染和毒素的产生。如在庄稼收割、储藏和运输的季节,尽量保持环境通风、干燥,使环境条件不易使真菌生长繁殖,以减少真菌的污染和毒素的产生。

各国对食品中重要的真菌毒素都采取了有效措施,并将真菌毒素作为食品检测的重要指标,制定了真菌毒素允许量标准。

1.黄曲霉毒素 黄曲霉毒素(aflatoxin,AF)为剧毒物和强致癌物,不少国家都制订了食品中黄曲霉毒素 B1 的最高允许量标准,并且国际上对黄曲霉毒素的限量标准也在不断更改。1966—1975 年,世界卫生组织和国际粮农组织连续 3 次修订食品中黄曲霉毒素最高允许量标准,将其从 30 μg/kg 逐步降至 15 μg/kg。欧盟则规定从 1998 年起,进口花生原料中黄曲霉毒素限量由 20 μg/kg、花生制品由 10 μg/kg 统一降至 4 μg/kg,对黄曲霉毒素超标的花生出口国自动关闭在欧盟 15 国市场之外。2001 年国际食品法典委员会第 24 次大会通过了黄曲霉毒素 M1 在牛乳中的最高限量值为 0.5 μg/L,并成为正式的法典标准。

2.麦角碱 粮食检测统计结果表明,粮食中若含 1% 的麦角或更多,人食用后可引起中毒;含麦角 7% 时,食用后即可引起致命中毒。目前许多国家已经制定了粮食中麦角的限量,但不同国家对不同粮食种类的麦角限量不同。Ames 提出供人类食用的面粉麦角的容许限量为 0.05%,苏联也规定面粉中麦角的安全限量为 0.05%。我国国产小麦无麦角限量标准,暂定为 0.1 g/kg,只适用于进口小麦。

3.T-2 毒素 T-2 毒素是单端孢霉化合物中具有代表性的毒素,是一种镰刀菌毒素,对人危害较大,是天然存在的食品污染源。第二次世界大战后期,苏联西伯利亚一些地区闹粮荒,居民摄食留置在雪地过冬的霉变粮食后,曾发生数以万计中毒死亡病例。当时病因未明,称其为"食物中毒性白细胞缺乏病",到 20 世纪 60 年代末才查明其病因是以 T-2 毒素为主的镰刀菌毒素中毒。苏联制定的 T-2 毒素的限量标准为 100 μg/kg。我国制定的 T-2 毒素的限量标准按照不同的食物品种和检测方法来划分,参照《食品安全国家标准 食品中 T-2 毒素的测定》(GB 5009.118—2016)。

总之,制定限量标准,减少各环节真菌污染才能有效控制真菌性食物中毒。

五、有毒动植物食物中毒

有毒动植物食物中毒是指食用了有毒的动植物性食物而引起的中毒。自然界有毒的动植物食物分布广泛,毒素成分复杂,常见的有毒动植物食物中毒有河豚鱼中毒、毒蕈中毒、四季豆中毒、发芽马铃薯中毒等。

(一)河豚鱼中毒

河豚鱼是一种味道鲜美但含有剧毒的鱼类,在我国主要产于沿海及长江下游地区。

1.毒性 河豚鱼的有毒成分称为河豚毒素,是一种毒性极强的神经毒素,分布在内脏、血液及皮肤中,以卵巢、肝含量最高。对热稳定,需 220 ℃以上方可分解;盐腌、曝晒或煮沸均不能破坏。

2. 临床表现　其中毒表现为发病急、病情重,潜伏期为 0.5～3.0 h,早期出现手指、口唇和舌刺痛感,以及恶心、呕吐、腹痛、腹泻等胃肠道症状,然后出现以中枢神经麻痹为特征的症状,如口唇、手指、四肢麻木,严重者全身麻痹瘫痪、语言障碍、呼吸困难、血压下降和昏迷,最后死于呼吸、循环衰竭。

3. 防治措施　目前尚无特效解毒剂。对中毒患者的处理主要是尽量使毒物排出体外,并给予对症治疗。预防的关键是加强宣传教育,防止误食。同时加强管理,新河豚鱼应统一加工处理,经鉴定合格后方准出售。

(二)毒蕈中毒

蕈类又称为蘑菇,属于真菌植物。毒蕈是指食用后可引起中毒的蕈类,毒蕈在我国有 100 多种,对人类生命有威胁的有 20 多种,常因误食而中毒,多散发于高温多雨季节。

1. 毒性及中毒特征　毒蕈毒素成分复杂,一种毒蕈可含有多种毒素,有时多种毒蕈可含同一种毒素。中毒程度与毒蕈种类、进食量、加工方法及个体差异有关。根据毒素的作用器官及中毒症状,可分为以下 4 种类型。

(1)胃肠炎型　毒素可能是类树脂物质、胍啶或毒蕈酸等,潜伏期为 10 min 至 6 h。主要症状为恶心、呕吐、腹痛、腹泻等。病程一般为 2～3 d,预后良好。

(2)神经精神型　毒素为毒蝇碱、蟾蜍素和幻觉原等,潜伏期为 10 min 至 6 h。中毒症状除有胃肠炎外,还有神经兴奋、精神错乱和抑制,也可有多汗、流涎、脉缓、瞳孔缩小等。病程短,无后遗症。

(3)溶血型　毒素为鹿花素等,潜伏期为 6～12 h。除胃肠炎症状外,可有溶血、黄疸、血尿、肝脾大等症状。严重者可致死亡。

(4)多脏器损害型　毒素为毒伞七肽、毒伞十肽等,潜伏期为 6 h 至数天。出现急性胃肠炎症状。部分患者可出现假愈期,然后出现肝、脑、心、肾等多脏器损害,以肝损害最为严重。该型中毒病程为 2～3 周,病情凶险,如不及时治疗,病死率高。

2. 治疗　及时采用催吐、洗胃、导泻、灌肠等方法迅速排除尚未吸收的毒物。积极使用阿托品、肾上腺皮质激素等解毒药物并对症治疗。同时通过加强宣传教育,提高群众对蕈类的识别能力,防止误食。

六、化学性食物中毒

化学性食物中毒是指食用了被有毒化学物质污染的食品,或食用含有过量食品添加剂、营养强化剂的食品而引起的中毒。常见的化学性食物中毒有亚硝酸盐食物中毒、砷化物引起的食物中毒等。

(一)亚硝酸盐中毒

亚硝酸盐中毒的原因多为过量食用不新鲜蔬菜、腌制不够充分的咸菜或放置太久的熟剩菜等。也可因食用加入过量的硝酸盐和亚硝酸盐腌制的肉类食品等。

1. 中毒机制　亚硝酸盐进入机体后,可使红细胞中正常的低铁血红蛋白氧化成高铁血红蛋白,使之失去携氧功能,引起组织缺氧而中毒。

2. 临床表现　潜伏期为 10 min 至 3 h。主要临床表现为口唇、指甲及全身皮肤发绀,伴头晕、头痛、乏力、嗜睡、烦躁不安、呼吸急促等,严重中毒者起病急、发展快、病情重,若不及时治疗可导致死亡。

3.防治措施　应对患者尽快洗胃、催吐和导泻,治疗上常用美蓝和维生素 C 等药物,美蓝可使高铁血红蛋白还原,恢复其携氧功能。同时严格执行国家食品卫生标准,限制硝酸盐和亚硝酸盐的使用量,加强对亚硝酸盐的保管,防止误食。注意饮食卫生,不食用存放过久的剩菜、盐腌制的肉类制品等。

(二)砷化物中毒

砷的化合物种类繁多,常见的砷化物为三氧化二砷,俗称砒霜,为白色、无味粉末,多由误食引起中毒。

1.中毒机制　砷是巯基酶的毒物,与酶的巯基有很强的亲和力,使酶失去活性而影响细胞的正常代谢,导致神经元、毛细血管等产生病变。砷对胃肠道有强烈的腐蚀作用,对肝、肾等器官亦有损害。

2.临床表现　急性中毒潜伏期短,口腔、咽喉及上腹部有烧灼感,口中有金属味,恶心、呕吐,剧烈腹痛、腹泻,呈米泔样便或血便。严重者可引起兴奋、谵妄、昏迷、惊厥,可因呼吸、循环衰竭而死亡。

3.防治措施　快速、及时采用催吐、洗胃、导泻等方法排除体内尚未吸收的毒物。给予二巯丙醇或二巯丙磺钠等特效解毒剂。合理使用和严格保管含砷农药,包装应标明"有毒"字样。严禁将砷化合物放入食堂或与食品一起存放,以防误食。

(三)甲醇中毒

1.毒性及中毒原因　甲醇又称为木醇、木酒精,是工业酒精的主要成分之一。甲醇毒性很强,摄入甲醇 5~10 mL 就可引起中毒,30 mL 可致死。甲醇对人体的毒作用是由甲醇本身及其代谢产物甲醛和甲酸引起的,主要特征是以中枢神经系统损伤、眼部损伤及代谢性酸中毒为主。社会上一些不法分子为牟取暴利,将甲醇或含甲醇较高的工业酒精冒充食用酒精,兑水后充当白酒,导致中毒发生。

2.临床表现　急性中毒引起以中枢神经系统、眼部损害及代谢性酸中毒为主的全身性疾病。潜伏期为 8~36 h,亦有短至几十分钟,长至 4 d 后发病者。中毒早期呈酒醉状态,出现头昏、头痛、乏力、视力模糊和失眠。严重时可出现谵妄、意识模糊、昏迷等,并可出现脑水肿甚至死亡。双眼可有疼痛、复视,甚至失明。慢性中毒可出现视力减退、视野缺损、视神经萎缩、神经衰弱综合征和自主神经功能紊乱等。

3.防治措施　目前尚无特效解毒药。首先要清除毒物,常规洗胃、导泻和血液透析,血液透析可加速甲醇的排出,同时进行对症和支持治疗。预防甲醇中毒的最好方法是加强对酒的管理,监测酒中有毒物质的含量,同时加强宣传教育,普及食品卫生知识等。

(四)瘦肉精中毒

1.理化性质和毒性　瘦肉精学名为盐酸克伦特罗,是一种白色或类似白色的结晶体粉末,属于 β_2 受体激动剂。本品化学性质稳定,加热到 172 ℃时才能分解,因此一般的加热方法不能将其破坏。摄入后胃肠道吸收快,人或动物服后 15~20 min 即起作用,作为兽药或禽畜饲料添加剂,属于违禁品。人食用瘦肉精残留量高于 0.1 μg/kg 的肉或内脏即可发生中毒。

2.临床表现 瘦肉精中毒的表现比较特别,主要是心悸、肌肉震颤、头痛及面部潮红等。对心律失常、高血压、青光眼、糖尿病、甲状腺功能亢进等疾病患者有较大危害。

3.防治措施 控制源头,禁止在饲料中加入瘦肉精;制定食品卫生标准,加强监督管理,杜绝瘦肉精含量超标的肉类在市场上流通;加强宣传教育,提高消费者的自我保护意识。

七、食物中毒的调查与处理

当接到食物中毒报告后,医务人员应立即赶到现场,迅速抢救患者。同时应及时进行认真调查,暂时封存可疑食物,禁止继续食用或出售;立即送检可疑食品、患者排泄物和洗胃液等,以便明确诊断。初步确定是食物中毒后,应立即向卫生监督部门报告。

(一)食物中毒的调查

在我国现行的卫生管理体制下,对食物中毒的调查通常是由各级食品卫生监督机构执行。医护人员也有责任对食物中毒事件参与必要的调查。

1.调查目的 ①明确诊断,以利于抢救患者;②确定中毒原因和性质,阻止中毒事件的扩大;③确定中毒食品及污染原因,改进卫生措施;④确定肇事单位和个人责任大小,以便采取法律措施和行政处罚的量刑;⑤全面总结吸取经验教训,提高食品卫生工作水平,防止类似食物中毒事件的再次发生。

2.一般调查 了解食物中毒发生时间、发病经过、大致人数和严重程度,以及中毒者的主要临床特征和分布情况;了解中毒者发病当天和前两天的食谱,初步确定引起中毒的可疑食物,并立即封存;了解该单位的厨房、食堂、炊具、餐具等卫生状况及炊事人员个人卫生和健康状况,初步分析可能引起中毒的原因和条件;在调查的同时,对中毒者做出正确诊断和治疗。

3.现场采样检验 初步确定为食物中毒,且对患者发病前食谱及可疑致病食品大致了解后,现场工作人员应立即采集有关样品送相应部门进行检验。

(1)采样内容 包括患者排泄物、呕吐物和洗胃水;剩余的可疑食品,如食用的剩余食品或未完全加工的食品原料;炊具及用具等擦拭取样;有时还需采集被怀疑的水源水样,或者被农药污染的水果、蔬菜类。若现场已经没有可采集的样品,应根据有关情况调查,进行追踪采样。

(2)采样要求 应在调查的同时尽快采样送检,否则无法采集到所需要的样品或者所采集的样品无多大实用价值。采集患者临床标本要在使用抗菌药物之前,否则不利于致病菌的实验室培养;及时采集洗胃水、患者排泄物和现场的剩余食品,以免丧失实验室诊断的时机;采样的数量要能满足各项检验及重复实验的需要,一般固体不得少于 200 g、液体不得少于 100 mL;所采集的样品应密封,做好记录,并注明采样地点、时间、名称、数量、送检日期、采样者、送检项目等。

4.中毒原因调查 除一般情况调查和采样检验外,还需进行下列特定的调查:①食品来源及可能污染因素;②食品的种类及可能污染因素;③食品的加工方法、过程,加热温度和时间,存放场所的温度及时间等;④炊具的卫生要求,如刀、贴板等是否生熟分开;⑤熟食间和进食场所的卫生状况及可能污染因素;⑤食品从业人员(炊事员、服务员)的近期健康状况及传染病病史;⑥临床及实验室的反馈情况;⑦共同进食人员的去向及发病情况等。总之,食物中毒原因调查过程中必须注意证据的客观性、科学性、法律性。根据患者的进食史、发病情况、临床特征和实验室检验结果,进行综合分析判断,找出中毒原因。

(二)食物中毒的处理

1.患者处理 应迅速、及时、有效地治疗患者。常规原则为及时催吐、洗胃、导泻,并给予支持疗法;根据现场调查分析的可能中毒原因及中毒者的临床特征,采取针对性的救治措施和对症处理;确定中毒原因后,则应迅速应用特效解毒药物。

2.现场处理 对含毒食物应消毒后予以销毁。接触过有毒食物的容器、用具等,应煮沸或用1%~2%的碱水煮沸消毒。患者的呕吐物、排泄物可用20%生石灰乳或漂白粉等消毒处理,被其污染的地面及其他物品可用3%来苏溶液消毒。

3.污染源及其预防性处理 根据引起食物中毒的原因,采取一些必要的处理方法。例如,强制调离近期有传染病病史或病原携带者的从业人员;切断来自可能引起食物中毒的食品供应来源;责令改善有可能导致食物中毒的内外环境,贯彻落实有关卫生制度和采取预防性措施等。

4.责任处理 根据《中华人民共和国食品卫生法》,视食物中毒事件的严重性和危害程度,考虑肇事单位或个人在事件中的责任和态度,依照处罚条款进行行政处罚,直至追究刑事责任。

5.资料处理 在食物中毒调查结束后,应对调查的情况及所有资料进行整理和总结,写出专题报告。报告内容:中毒发生经过,食用人数、中毒人数、死亡人数、临床特征,中毒人员的年龄、性别、区域分布,检验结果,治疗情况,患者转归状况,中毒原因分析等。各种检验结果、结论及涉及的所有调查处理过程等有关资料,应存档并按要求逐级上报。

总之,要针对食物中毒原因及时总结经验教训,并制定严格的卫生制度和预防措施,杜绝类似事件的发生。

第四节 地方病的预防与控制

地方病是指局限于某些特定地区内相对稳定并经常发生的一类疾病。不同地区有不同的地方病发生,有的地区可多达五六种。我国有70余种地方病,其中鼠疫、布鲁氏菌病、克山病、大骨节病、地方性甲状腺肿、地方性克汀病和地方性氟中毒7种列为国家重点预防和控制的地方病。

地方病按病因可分为自然疫源性地方病和化学元素性地方病。自然疫源(生物源性)性地方病的病因为微生物和寄生虫,是一类传染性的地方病,如鼠疫、疟疾、黑热病、卫氏并殖吸虫病等。化学元素性地方病又称为生物地球化学性疾病,是因为当地水或土壤中某种(些)元素或化合物过多、不足或比例失常,再通过食物和饮水作用于人体所产生的疾病。其中元素缺乏性地方病,主要有克山病、大骨节病、地方性甲状腺肿、地方性克汀病等;元素中毒性地方病,主要有地方性氟中毒、地方性砷中毒、地方性硒中毒、地方性钼中毒等。

一、碘缺乏病的预防与控制

碘是人体必需的微量元素,摄入不足会对健康造成危害。根据碘摄入不足的程度、发生时期和持续时间长短,发生不同程度的碘缺乏病;另一方面,碘摄入过量对健康也有一定的危害,如引起高碘性甲状腺肿、碘中毒或碘过敏等疾病。

碘缺乏病(iodine deficiency disorder,IDD)是指从胚胎发育到成人期由于碘摄入量不足而引起的一系列病症,它包括地方性甲状腺肿、地方性克汀病、地方性亚临床克汀病、流产、早产、死产等。这些疾病形式是不同程度碘缺乏在人类不同发育期所造成的损伤,而甲状腺肿和克汀病是碘缺乏病最明显的表现形式。

(一)碘在自然界的分布

碘以碘化物的形式广泛分布于空气、水、土壤、岩石及动植物体内。一般空气中含碘量最少,水碘含量与碘缺乏病的流行有密切关系,在碘缺乏病区水碘含量多在10 μg/L 以下。陆产食物中的碘绝大部分为无机碘,受土壤水溶性碘含量的影响,不同地区所产蔬菜和粮食的碘含量不同,为 10 ~ 100 μg/kg。在碘缺乏地区碘含量较低,一般在 10 μg/kg 以下。海产品中碘含量较高,可达到 100 μg/kg 以上,特别是海藻类碘含量更高。碘化物溶于水,可随水迁移。土壤及水中碘含量与地理地形有关,如山区低于平原,平原低于沿海,沿海的上游低于沿海的下游。

(二)碘在人体内的代谢

碘是人体必需的微量元素,主要来源于食物,少量来源于水和空气。人体由食物提供的碘几乎占所需碘的90%以上,食物中的碘易溶于水形成碘离子。碘的主要吸收部位是胃和小肠,空腹时 1 ~ 2 h 即可完全吸收,胃肠道有内容物时,3 h 也可完全吸收。

由消化道吸收的无机碘经门静脉进入体循环,经过血液循环,碘离子分布到全身组织、器官,但一般仅存在于细胞间液,不进入细胞内。甲状腺是富集碘能力最强的组织,24 h 内可富集摄入碘的 15%~45%。在碘缺乏地区,其富集能力更强,可达到80%。碘被甲状腺摄取,在甲状腺滤泡上皮细胞内生成甲状腺激素。

碘主要通过肾由尿排出,少部分随粪便排出,极少部分可经乳汁、毛发、皮肤汗腺和肺呼气排出。机体每日由尿排出的碘占总排出量的40%~80%。由粪便排出的碘占 10% 左右。通常用尿碘排出量来估计碘的摄入量。碘的最低生理需要量为每人75 μg/d,供给量为生理需要量的 2 倍,即每人 150 μg/d。

(三)碘缺乏病的流行病学特征

碘缺乏病是一种世界流行性的地方病。全世界有 110 个国家流行此病,受碘缺乏威胁的人口达 16 亿,占总人口的 28.9%。其中约有 6.5 亿人患有不同程度的甲状腺肿,3 亿人有不同程度的智力落后。我国是世界上碘缺乏病流行最严重的国家之一,在全面实施食盐加碘为主的综合防治措施以前,全国除上海市外,其他各省、市、自治区都有不同程度的流行,病区人口约 5 亿,主要分布在东北、华北、西北、西南和华南等地区,病区分布的特点是山区高于丘陵,丘陵高于平原,平原高于沿海,农村高于城市。

在流行区任何年龄的人都可发病,一般儿童期开始出现,以生长发育旺盛的青春期发病率最高,40 岁以后逐渐下降。女性患病率一般高于男性。以 15 ~ 20 岁年龄组两性差异最大,但越是流行严重的地区男女患病率差别越小。

(四)影响碘缺乏病流行的因素

1.地理因素　人体需要的碘归根结底来自土壤和水。土壤中的碘只有溶于水才能被植物吸收,通过植物被人体摄入。土壤中缺碘是人体碘缺乏的根本原因。土壤中碘含量和当地海拔高度、岩石、土壤的性质有关,其中以石灰石、白垩土、沙土、灰化土及泥炭土含碘量最低。

2.饮水因素　水、土壤中的碘含量与碘缺乏病的流行密切相关。水中碘含量低,甲状腺肿的发病率高。当无外来含碘食物的条件下,水碘含量可以用以衡量当地居民的摄碘量,水碘含量低于 5 ~ 10 μg/L 时,可导致碘缺乏病的流行。

3.膳食因素　人体碘有大约 60% 来自于植物性食物,土壤中缺碘可影响植物性食物含碘量。不合理的饮食也与碘缺乏病有密切关系,如蛋白质和热量不足及维生素缺乏,会增强碘缺乏和致甲状腺肿物质的效应,促进地方性甲状腺肿的流行;钙会妨碍碘的吸收,加速碘的排泄。

4.致甲状腺肿物质　食物中存在一些致甲状腺肿物质,如玉米、高粱、黄豆、花生等含硫氰酸盐,可以抑制甲状腺对碘的富集能力,使甲状腺合成不足,引起甲状腺肿。芥菜、卷心菜等蔬菜中的硫葡萄糖苷进入胃肠道,在酶的作用下可形成硫氰酸盐和异硫氰酸盐,引起甲状腺素合成障碍。这些致甲状腺肿物质一般含量甚微,不引起甲状腺肿的流行。但如果在环境严重缺碘的同时致甲状腺肿物质含量也很高,二者就会产生强大的协同作用,成为形成重病区的主要原因。

5.药物因素　硫脲类抗甲状腺药物抑制碘的有机化偶联过程;治疗精神病的碳酸锂抑制甲状腺激素分泌;间苯二酚、洋地黄、四环素类药物均有一定的致甲状腺肿作用。

(五)碘缺乏病的发病机制

碘是合成甲状腺激素的主要原料。当环境缺碘,机体摄入碘不足时,甲状腺激素合成下降,可反馈性地促使腺垂体(垂体前叶)分泌促甲状腺素增加,使甲状腺组织发生代偿性增生,腺体肿大。初期为弥漫性甲状腺肿,属于代偿性的生理肿大,不伴有甲状腺功能异常,如及时补充碘,肿大的甲状腺可完全恢复正常。如进一步发展,会产生异常的甲状腺球蛋白堆积在腺体滤泡中,致使滤泡肿大,胶质充盈,呈胶质性甲状腺肿。由于胶质不断蓄积,压迫滤泡上皮细胞,局部纤维化,使供血不足,细胞坏死,出现退行性变。上述过程不断循环变化,最终形成大小不等、软硬不一的结节,即为结节性甲状腺肿,成为不可逆的器质性病变。

在胚胎期缺碘,胎儿的甲状腺激素供应不足,可导致胎儿的生长发育障碍,特别是中枢神经系统的发育分化障碍,可引起耳聋、语言障碍、上运动神经元障碍和智力障碍。在出生后脑发育期缺碘,会影响大脑蛋白质的合成、突触间神经信息传递、递质生成和释放、神经元发育等,明显影响身体和骨骼的生长,从而表现出体格矮小、性发育落后、黏液性水肿及其他甲状腺功能低下等症状。

(六)常见碘缺乏病的主要临床特征

1.地方性甲状腺肿　地方性甲状腺肿是一种主要由于环境缺碘而引起的地方病,是碘缺乏病的主要表现形式之一。

（1）临床表现 主要症状是甲状腺肿大。早期常无自觉症状，仅甲状腺轻度肿大；晚期肿大的甲状腺会压迫气管和食管，引起呼吸困难、吞咽困难及声音嘶哑等症状。

（2）分型 根据甲状腺病理改变情况可分为3型。①弥漫型：甲状腺均匀肿大，质较软，摸不到结节。②结节型：在甲状腺上可摸到一个或几个结节。此型多见于成人，特别是妇女和老年人，说明缺碘时间较长。③混合型：在弥漫肿大的甲状腺上，摸到一个或几个结节。

（3）分度 ①正常：甲状腺看不见，摸不着。②生理增大：头部保持正常位置时，甲状腺容易摸到，但大小不超过患者本人的拇指末节，特点是"摸得着"。③Ⅰ度：头部保持正常位置时，甲状腺容易看到。由超过本人拇指末节大小到相当于本人1/3拳头大小，特点是"看得见"。甲状腺不超过本人拇指末节大小，但摸到结节时也算Ⅰ度。④Ⅱ度：由于甲状腺肿大，脖根明显变粗，从大于本人1/3拳头大小到相当于本人2/3个拳头大小，特点是"脖根粗"。⑤Ⅲ度：甲状腺由大于本人2/3个拳头大小到相当于一个拳头大小，颈部失去正常形状，特点是"颈变形"。⑥Ⅳ度：甲状腺大于本人一个拳头大小，多带有结节。

（4）诊断 我国现行的地方性甲状腺肿诊断标准：①居住在地方性甲状腺肿病区；②甲状腺肿大超过本人拇指末节，或小于本人拇指末节而有结节；③尿碘低于50 μg/g肌酐、甲状腺吸^{131}I率呈"饥饿曲线"可作为参考指标；④排除甲状腺功能亢进、甲状腺炎、甲状腺癌等其他甲状腺疾病的情况下即可确诊。

2. 地方性克汀病 地方性克汀病是较严重的缺碘性地方性甲状腺肿病区出现的一种地方病。患者出生后即有不同程度的智力低下、身材矮小、听力障碍、神经运动功能障碍及不同程度的甲状腺功能减退和甲状腺肿大，可概括为"呆、小、聋、哑、瘫"，故也称为地方性呆小症（病）。

（1）病因 与严重缺碘有关。

（2）临床表现 ①智力低下：轻者能做简单的运算，但劳动效率低下，稍重者不能做复杂劳动，严重者生活不能自理。②聋哑：由不同程度的语言障碍到不能说话的哑巴。③生长发育迟缓：身体矮小，上身长，下身短，乳牙不脱落，恒牙出现晚，步态不稳。出现克汀病面容，即头大额短、眼距宽、鼻梁塌、唇厚、舌头厚大、流涎等。④表现有甲状腺肿大、黏液性水肿、皮肤粗糙等。

（3）临床类型 ①神经型：以明显的智力低下和神经综合征（听力、语言和运动神经障碍）为主要表现。我国大多数病区属于此种类型。②黏液水肿型（简称黏肿型）：甲状腺功能减退症状表现突出，如全身黏液性水肿、生长迟缓、身材矮小、侏儒症等。我国多见于新疆、青海及内蒙古等地。③混合型：一般兼有上述两型的特点。

（4）诊断 地方性克汀病的诊断标准如下。①必备条件：一是出生在碘缺乏地区；二是精神发育不全，主要表现在不同程度的智力障碍。②辅助条件：一是神经系统症状，不同程度的听力障碍、语言障碍和运动神经功能障碍；二是甲状腺功能减退症状，不同程度的身体发育障碍；克汀病征象，如傻相、面宽、眼距宽等；甲状腺功能低下表现，如黏液性水肿、皮肤毛发干燥；X射线骨龄落后和骨骺愈合延迟；血清四碘甲腺原氨酸下降，促甲状腺素升高。

有上述的必备条件，再具有辅助条件中神经系统症状或甲状腺功能减退状任何一项或一项以上,即可诊断为地方性克汀病。

3.地方性亚临床克汀病　患者以轻度智力低下为主(智商为50~69),缺乏典型地方性克汀病的临床表现,看上去似健康无病,实则发育和智力均不正常。除轻度智力低下外,还有轻度听力障碍、语言障碍、生长发育障碍和运动神经功能障碍。本病因其临床表现不明显,易被人们忽视,而实际上发病率远高于典型地方性克汀病。

(七)碘缺乏病的预防

1.一级预防

(1)碘盐　食盐加碘是防治碘缺乏病的简单易行、行之有效的重要措施。碘化物和食盐的比例以1∶50 000~1∶20 000为宜。由于碘盐中的碘化物易氧化升华,应保持碘盐包装严密,存放在干燥、低温和避光处,菜熟加盐,切忌爆火久煮,以免造成碘的损失。

(2)碘油　碘油是植物油皂化成脂肪酸后再与碘分子结合而成的有机化合物,是一种长效、经济、方便、副作用小的防治药物。偏僻、交通不便、不易供应碘盐的地区可选碘油。碘油注射时,其碘效能可达3~5年。口服碘油时,每2年服药一次。

(3)健康教育　在病区普及预防知识,使群众自觉参与防治工作,并能坚持食用碘盐或碘油,改变不合理的饮食习惯,主动配合补碘工作。另外,需合理膳食,增加含碘丰富的食物,如海带、海鱼等。

2.二级预防　碘缺乏病的二级预防主要是做到早发现、早诊断、早治疗。

(1)有组织、有重点、有针对性地开展产前诊断和先天性疾病的防治性筛查,有效地指导干预治疗。如在缺碘地区进行孕妇静脉或胎儿脐静脉穿刺取血,检查甲状腺激素水平,发现甲状腺激素水平低下的及时给药,尽早进行激素替代治疗,防止出生克汀病患儿。

(2)结合水、土壤和食品中等含碘量的检测状况,定期对病区居民进行碘代谢和垂体甲状腺系统功能检查,如尿碘测定、甲状腺吸^{131}I率测定及血清三碘甲腺原氨酸、四碘甲腺原氨酸、促甲状腺素测定等,做到早发现、早诊断、早治疗。定期对碘盐中的碘浓度、包装、存放等进行检测和检查,防止碘的损失。

3.三级预防　对地方性甲状腺肿和地方性克汀病患者必须采取积极的治疗措施,防止病情的恶化和产生并发症。对早期弥漫型地方性甲状腺肿,用口服碘剂效果较好;对黏液水肿型甲状腺肿,采用甲状腺制剂疗法效果较好,如甲状腺粉、甲状腺片、人工合成的甲状腺素等;对较大结节型甲状腺肿,采用手术治疗;对地方性克汀病,采用甲状腺素治疗,同时补充适量的钙、铁、维生素等进行辅助治疗。总之,对碘缺乏病患者宜采取对症治疗和支持治疗相结合的方法。

二、地方性氟中毒的预防与控制

地方性氟中毒是由于一定地区的环境中氟元素过多,导致生活在该环境中的居民经饮水、食物和空气等途径长期摄入过量氟所引起的以氟斑牙和氟骨症为主要特征的一种慢性全身性疾病,又称为地方性氟病。

(一)氟在自然界的分布

氟在自然界中分布广泛,因其化学性质活泼,总是以化合物形式存在。地壳中氟含量最多,空气中氟含量较低,各种食物中的氟含量与食物品种和地壳中氟含量的多少有关。一般来说,叶类蔬菜氟含量较果实类高。除乳制品外,动物性食品中氟含量高于植物性食品。在动物性食品中,骨组织和肌腱中氟含量较高。燃烧高氟燃料取暖、做饭和烘烤粮食,可导致空气和食物中氟含量升高。砖茶中氟含量较高,一般在100 mg/kg 以上。地下水含氟量较地表水高。

(二)氟在人体内的代谢

氟主要经消化道吸收,其次是呼吸道。皮肤虽然可吸收少量的氟,但与消化道和呼吸道相比其量甚微。氟吸收后进入血液,在血液中的氟约75%存在于血浆,25%与血细胞结合。存在于血浆中的氟有75%与血浆蛋白结合,25%以游离氟离子的形式存在。血中的氟可随血流达到全身,主要分布在骨骼、牙齿、指甲和毛发。骨骼和牙齿中的含氟量约占全身氟含量的90%以上。

氟主要由肾排出,每日由尿排出摄氟量的50%~80%,其次还可通过粪便、汗液等排出,其他如头发、指甲、唾液、乳汁也有微量氟排出。

(三)氟的生理作用

氟对人体健康具有双重作用,适量的氟是人体必需的微量元素,低氟可以引起龋齿,而长期大量摄入氟可引起氟中毒。

1. 构成骨骼和牙齿的重要成分　氟易与硬组织中的羟磷灰石结合,取代其羟基形成氟磷灰石,后者的形成能提高骨骼和牙齿的机械强度和抗酸能力,增强钙、磷在骨骼和牙齿中的稳定性。此外,适量氟对参与钙磷代谢酶的活性有积极影响,氟缺乏使其活性下降而影响钙磷代谢,导致骨质疏松。对骨折患者,适量氟有助于骨折愈合。牙釉质中适量氟使其抗酸蚀能力增强,从而在一定程度上提高抗龋能力,这也是应用氟化物防龋齿的原因之一。此外,氟在口腔内对细菌和酶的抑制作用可减少酸性物质的产生,且氟与口腔液体中磷酸根、钙离子共同作用,引起牙釉质表面再矿化,也是增强牙齿抗龋齿的原因。

2. 促进生长发育和生殖功能　在动物实验中,缺氟可使其生长发育减慢,且使动物的繁殖能力下降,其子代生活能力差,易发生死亡,且子代的繁殖能力也较低。人类由于从环境中容易得到所需氟,一般不存在严重的缺氟问题。

3. 对神经肌肉的作用　氟能抑制胆碱酯酶活性,从而使乙酰胆碱的分解减慢,乙酰胆碱是神经传导介质,因而提高了神经传导效果。氟还有利于提高肌肉对乙酰胆碱的敏感性和肌肉本身的功能效果。此外,适量氟对动物造血功能有刺激作用,氟不足可使妊娠母鼠及发育中的幼鼠发生贫血。

(四)地方性氟中毒的流行病学特征

地方性氟中毒在世界各地区均有发生,流行于50多个国家和地区。亚洲是氟中毒最严重的地区,我国是氟中毒发病最广、波及人口最多、病区最重的国家之一。

1. 流行特征

(1)地区分布　除上海市外,全国各省、市、自治区均有不同程度的氟中毒的发生和流行。

(2)人群分布　①年龄:地方性氟中毒与年龄有密切关系。氟斑牙主要发生在正在生长发育中的恒牙,以7~15岁发病率最高。乳牙一般不发生氟斑牙。当恒牙萌出以后迁入高氟病区的儿童,一般不会再发生氟斑牙。而氟骨症发病主要在成人,发生率和病情均随着年龄增长而升高和加重。②性别:地方性氟中毒的发生一般无性别差异。但有些病区,女性患者的病情较重,可能与妇女生育、哺乳等有关。但在氟骨症的类型中男女间有所不同,一般来说,女性骨质疏松软化型较多,男性硬化型较多。③居住时间:恒牙萌出后迁入者一般不会再发生氟斑牙,但氟骨症发病往往较当地居民更敏感。在病区居住年限越长,氟骨症患病率越高,病情越重。非病区迁入者发病时间一般较病区居民短,迁入重病区者可在 1～2 年内发病,且病情严重,民间有"氟中毒欺侮外来人"的说法。

(3)其他影响因素　地方性氟中毒的发生也受其他因素影响,主要为饮食营养因素。蛋白质、维生素、钙、硒和抗氧化物具有拮抗氟毒性作用。在暴露相同氟浓度条件下,经济发达、营养状况好的地区氟中毒患病率低,病情较轻。相反,营养状况不佳的地区患病率高,病情较重,甚至在饮水氟低于 1 mg/L 的情况下也有氟斑牙发生。

2.病区类型

(1)饮水型　因长期饮用含氟量过高的水而引起。饮水型氟中毒是病区分布最广、患者数最多的类型。饮水中氟含量高于国家饮用水标准 1.0 mg/L,最高甚至可达17 mg/L。调查表明,饮水中的氟含量与氟中毒的患病率呈正相关。

(2)燃煤污染型　主要由于病区的燃煤含氟量过高,而居民用含氟量高的煤做饭、取暖及烘烤粮食、辣椒等,致使室内空气和烘干的粮食中含有大量的氟所致。煤烟型中毒主要分布在云南、贵州、四川、湖南、湖北、江西等地区。煤氟含量世界浓度为80 mg/kg,而我国燃煤污染型氟中毒病区煤氟含量为 1 590～2 158 mg/kg,最高可达3 263 mg/kg。

(3)饮茶型　主要分布在西藏、内蒙、四川等习惯饮砖茶的少数民族地区。当地居民有饮奶茶习惯,而煮奶茶的茶叶主要为砖茶。茶可富集氟。红茶、绿茶及花茶平均含氟量为 125 mg/kg,而砖茶可达 493 mg/kg,最高达 1 175 mg/kg。

(五)地方性氟中毒的发病机制

1.对骨骼的影响　氟进入骨组织后,骨骼中的羟基磷灰石的羟基被氟置换而形成氟磷灰石,氟进一步取代其磷酸根最终形成难溶性氟化钙。氟化钙主要沉积在骨、软骨、关节面、韧带和肌腱附着点,造成骨质硬化、骨密度增加,并可使骨膜、韧带和肌腱发生硬化。成骨细胞和破骨细胞活动,又促进新骨形成,骨内膜增生,因而造成骨皮质增厚、表面粗糙、外生骨疣,严重的可使椎管、椎孔变窄而压迫神经,产生神经压迫症状,如肢体疼痛、麻木等。

2.对牙齿的影响　氟对牙齿的毒作用主要发生在恒牙萌发期。过量的氟可使牙釉质细胞中毒变性,阻碍釉质正常发育和正常矿化过程,不能形成正常的棱晶结构而失去原有的光泽,牙面粗糙,呈白垩样改变,牙质松脆,易碎裂脱落。

3.对其他组织的作用　氟不仅损伤机体硬组织,对神经、肌肉、血管、肾和内分泌腺也有一定的毒性作用。其致病机制可能与氟对细胞原生质和多系统酶活性有广泛的不良影响有关。氟还可直接作用于雄性生殖系统,影响睾丸细胞的功能,导致生殖能力下降。

4.对钙磷代谢的影响　由于氟与钙结合形成大量的氟化钙,血钙水平降低,使甲状旁腺激素分泌量增加,抑制肾小管对磷的重吸收,磷排出增加,导致磷代谢紊乱。血钙减少和甲状旁腺激素的增加反过来又刺激钙从骨组织中不断释放入血,造成骨质脱钙或溶骨,表现为骨质疏松及软化甚至变形。

5.抑制某些酶的活性　氟能使钙、镁参与的酶活性下降,如琥珀酸脱氢酶、细胞色素氧化酶的活性被抑制,导致三羧酸循环障碍,三磷酸腺苷生成减少,骨组织营养不良,抑制骨磷酸化酶,可影响骨组织对钙盐的吸收和利用。

(六)地方性氟中毒的临床表现

1.氟斑牙　氟斑牙是地方性氟中毒的早期临床表现,一般发生在恒牙形成期。临床上氟斑牙可分为3型。①白垩型:牙齿釉面失去光泽,不透明,牙面粗糙似粉笔状,可见白垩样线条、斑点、斑块,白垩样变化也可布满整个牙面。一经形成,永不消失。②着色型:釉面出现不同程度的颜色改变,浅黄、黄褐乃至深褐色或黑色。着色范围可由细小斑点、条纹、斑块直至布满大部分釉面。③缺损型:缺损的程度不一,可表现为釉面细小的凹痕,小的如针尖或鸟啄样,乃至深层釉质较大面积的剥脱。轻者缺损仅限于釉质表层,严重者缺损可发生在所有的牙面,包括邻接面,以致破坏了牙齿整体外形。

牙齿发育完成后发病者不产生氟斑牙,可表现为牙磨损,磨损面可有棕色环状色素沉着;还有牙剥脱、牙龈萎缩、牙松动及脱落等表现,多发生在较重病区。

氟斑牙分度的方法很多,其中 Dean 法得到世界卫生组织的认可和推荐,是目前广泛使用的分类方法(表9-1)。

表 9-1　氟斑牙的 Dean 分度标准

分度	标准
正常(0分)	釉质半透明,表面光滑有光泽,通常呈浅乳白色
可疑(0.5分)	釉质半透明,有轻度改变,可见少数白斑纹或偶尔见白色斑点,临床不能诊断为很轻型
很轻(1分)	小的似纸样白色的不透明区(白垩改变),但不超过牙面的25%
轻度(2分)	釉质表面失去光泽,明显的白垩改变,但不超过牙面的50%
中度(3分)	除白垩改变外,多个牙齿釉面有明显磨损,并呈棕黄色
重度(4分)	釉面严重损害,同一牙齿有几个缺损或磨损区,可影响牙齿整体外型。着色广泛,呈棕黑或黑色

2.氟骨症

(1)症状　氟骨症发病缓慢,患者很难说出发病的具体时间。

1)疼痛　疼痛是氟骨症最普遍的自觉症状。疼痛部位可为1~2处,也可遍及全身。早期表现为腰背痛和四肢大关节持续性疼痛。

多为酸痛,晨起最明显,活动后减轻,不伴有体温升高和关节肿胀,不受气候改变的影响。严重者可出现刺痛或刀割样疼痛,这时患者往往不敢触碰,甚至不敢大声咳嗽和翻身。

2)神经症状　若椎间孔处骨质增生压迫,可产生感觉异常,表现为肢体麻木,皮肤有蚁走感、紧束感,知觉减退、麻木,肌肉松弛,握物无力,下肢抬举无力等。

3)其他表现 可伴有头痛、乏力等神经衰弱症状,也可有恶心、食欲缺乏、腹胀、腹泻、便秘等胃肠功能紊乱症状。

(2)体征 轻症患者一般无明显体征,随着病情发展,不同的临床类型会出现相应的体征。

1)硬化型 患者出现骨关节强直和功能障碍。上肢以肩、肘关节易受累及,出现强直、变形、固定于曲屈位;下肢以膝关节强直为主要体征;当髋关节受累时,可出现"4"字征。脊柱生理弯曲消失,活动范围变小,致使头颅躯干前屈、后仰、左右转动受限。

2)疏松型 患者以骨骼弯曲、变形为主要体征。弯曲变形以脊柱和下肢长骨为主要部位。可形成不同程度的弯腰驼背、"X"形或"O"形腿。严重的脊柱弯曲可达90°以上,使胸廓、骨盆变形,内脏受压。

3)混合型 氟骨症患者混合型最为多见,同时具有硬化型和疏松型体征。在骨质硬化即骨旁软组织骨化的同时,因骨质疏松、软化而引起脊柱及四肢变形。

(3)X射线表现 ①骨结构改变:密度增高或密度减低。②骨周改变:主要表现为软组织钙化,包括韧带、肌腱附着处和骨膜、骨间膜及关节周围软组织的钙化或骨化,有骨棘形成,是该病的特征性表现之一。多见于躯干骨和四肢长骨,尤以胫腓骨和尺桡骨骨膜钙化最为明显,对诊断有特殊意义。③关节改变:关节软骨发生退变坏死,关节面增生凸凹不平,关节间隙变窄,关节边缘呈唇样增生,关节囊骨化或有关节游离体,多见于脊椎及髋、膝、肘等大关节。

(七)地方性氟中毒的预防

1.一级预防 地方性氟中毒病因清楚,主要是摄入过量的氟所致,同时也与特定的自然地质环境和特殊的生活习惯等有关。所以,减少氟的摄入是预防地方性氟中毒的根本措施。

对饮水型氟中毒,可改换水源,如引用江河水、水库水,打低氟的深井水或收集、储备天然降水等;或进行饮用水除氟,适用于无低氟水源可供利用的病区,采用电渗析、反渗透、吸附法等除氟。而高氟煤烟污染型氟中毒可通过改良炉灶、减少食物氟污染、不用或少用高氟劣质煤等措施进行预防。对饮茶型氟中毒,可研制低氟砖茶或降低砖茶中的氟含量,在有饮砖茶习惯的病区以低氟茶代替砖茶。

2.二级预防 结合环境监测和人体健康检查,早期发现、早期诊断、早期治疗。

3.三级预防 对地方性氟中毒患者应及早治疗,防止病情继续发展。其治疗原则是减少氟的摄入和吸收,促进体内氟的排泄,拮抗氟的毒性,增强机体抵抗力。具体措施如下。①合理饮食,改善患者营养状况。摄入含蛋白质、钙、镁、维生素丰富的食物,满足热量需要。尤其重视和满足儿童、妊娠期妇女对高钙、高蛋白和维生素A、维生素C、维生素D的需要。②药物治疗,最常用的是钙剂、维生素C、维生素D、氢氧化铝凝胶、蛇纹石等。有神经损伤者给予B族维生素、辅酶A等以改善神经的代谢,减轻氟的毒性影响。③对氟斑牙的治疗,可应用过氧化氢或稀盐酸等药物进行脱色,或者涂膜覆盖、修复等方法。④对已经发生畸形的患者,可进行矫形手术治疗。

第五节　突发公共卫生事件的预防与控制

一、突发公共卫生事件概述

1.概念　突发公共卫生事件与公众健康密切相关,影响经济发展甚至社会稳定,其作为重要的公共卫生问题越来越受到世界各国的重视。

2003年5月9日我国颁布实施了《突发公共卫生事件应急条例》,条例中定义的突发公共卫生事件是指突然发生,造成或者可能造成社会公众健康严重损害的重大传染病疫情、群体性不明原因疾病、重大食物和职业中毒及其他严重影响公众健康的事件。如发生于2003年初的SARS疫情及2009年的甲型H1N1禽流感疫情。

2.分类

(1)重大传染病疫情　是指某种传染病在短时间内发生、波及范围广泛,出现大量的患者或死亡病例,其发病率远远超过常年发病率水平的情况。

(2)群体性不明原因疾病　是指在短时间内,某个相对集中的区域内同时或者相继出现具有共同临床表现患者,且病例不断增加,范围不断扩大,又暂时不能明确诊断的疾病。

(3)重大食物和职业中毒　是指由于食品污染和职业危害的原因而造成的人数众多或者伤亡较重的中毒事件。

(4)其他严重影响公众健康的事件　包括群体性预防接种反应和群体性药物反应、重大环境污染事故、自然灾害、核事故和放射事故、恐怖活动等。

3.特征

(1)突发性　突发公共卫生事件发生的时间、地点各异,特别是人为因素引起的突发事件,往往突然发生,难以预测。

(2)群体性　突发公共卫生事件危及的对象多是非特定的社会群体,尤其对儿童、妇女、老年人等人群影响更大。

(3)严重性　突发公共卫生事件可对公众健康、社会经济发展、生态环境等造成不同程度的危害。其危害可表现为直接危害和间接危害,直接危害如导致居民大量伤亡、造成巨大的财产损失,间接危害如引发经济、政治、军事等多方面问题。

(4)综合性　突发公共卫生事件不仅严重危害公众健康,还可能对社会各方面产生不利影响,因此,对于事件的处理往往需要在各级政府的领导下,组织公安、交通、医疗卫生等多部门密切配合,共同采取有效措施加以应对。

4.分级　根据突发公共卫生事件性质、危害程度、涉及范围,突发公共卫生事件划分为特别重大(Ⅰ级)、重大(Ⅱ级)、较大(Ⅲ级)和一般(Ⅳ级)4级。

二、突发公共卫生事件的应急管理

为有效预防、及时控制和消除突发公共卫生事件及其危害,我国在《突发公共卫生事件应急条例》及《国家突发公共卫生事件应急预案》中针对突发公共卫生事件的处置工作做了详细的规定,以指导和规范各类突发公共卫生事件的应急处理,减少对公众健康造成的危害。

(一)应急组织体系

1.应急指挥机构　按照统一领导、分级负责的原则,根据突发公共卫生事件的范围、性质和危害程度,对突发公共卫生事件实行分级管理。各级人民政府负责突发公共卫生事件应急处理的统一领导和指挥,各有关部门按照《国家突发公共卫生事件应急预案》规定,在各自的职责范围内做好突发公共卫生事件应急处理的有关工作。

2.日常管理机构　按照预防为主、常备不懈的工作原则,提高全社会对突发公共卫生事件的防范意识,各级卫生行政部门均设立了相应的日常管理机构,以落实各项防范措施,做好人员、技术、物资和设备的应急储备工作。

国务院卫生行政部门设立卫生应急办公室(突发公共卫生事件应急指挥中心),负责全国突发公共卫生事件应急处理的日常管理工作。

各省、自治区、直辖市人民政府卫生行政部门及军队、武警系统参照国务院卫生行政部门突发公共卫生事件日常管理机构的设置及职责,结合各自实际情况,指定突发公共卫生事件的日常管理机构,负责本行政区域或本系统内突发公共卫生事件应急的协调、管理工作。

各市(地)级、县级卫生行政部门应指定机构负责本行政区域内突发公共卫生事件应急的日常管理工作。

3.应急处理专业技术机构　医疗机构、疾病预防控制机构、卫生监督机构、出入境检验检疫机构是突发公共卫生事件应急处理的专业技术机构。在《国家突发公共卫生事件应急预案》中,要求应急处理专业技术机构按照职责开展专业技术人员处理突发公共卫生事件能力培训,提高快速应对能力和技术水平,在发生突发公共卫生事件时,要服从卫生行政部门的统一指挥和安排,开展应急处理工作。

(二)突发公共卫生事件的监测、预警与报告

1.监测　疾病监测是长期、连续地收集、核对、分析疾病的动态分布和影响因素的资料,并将信息及时上报和反馈,以便及时采取干预措施。

目前,我国已经构建了较为完善的覆盖国家、省、市(地)、县(区)疾病预防控制机构、医疗卫生机构和卫生行政部门的公共卫生信息监测、预警与报告网络体系。各级医疗、疾病预防控制、卫生监督和出入境检疫机构负责开展突发公共卫生事件、法定传染病、公共卫生和专病监测的信息采集、汇总、分析、报告等日常监测工作。

2.预警　各级人民政府卫生行政部门根据医疗机构、疾病预防控制机构、卫生监督机构提供的监测信息,按照公共卫生事件的发生、发展规律和特点,以及时分析其对公众身心健康的危害程度、可能的发展趋势,以及时做出预警。

3.报告　《国家突发公共卫生事件应急预案》中指出,任何单位和个人都有权向国务院卫生行政部门和地方各级人民政府及其有关部门报告突发公共卫生事件及其隐患。

(1)突发公共卫生事件的责任报告单位与责任报告人　县级以上各级人民政府卫生行政部门指定的突发公共卫生事件监测机构、各级各类医疗卫生机构、卫生行政部门、县级以上地方人民政府和检验检疫机构、食品药品监督管理机构、环境保护监测机构、教育机构等有关单位为突发公共卫生事件的责任报告单位。

责任报告人是指执行职务的各级各类医疗卫生机构的医疗卫生人员、个体开业医生。

突发公共卫生事件责任报告单位要按照有关规定及时、准确地报告突发公共卫生事件及其处置情况。

（2）报告时限和程序 根据《突发公共卫生事件与传染病疫情监测信息报告管理办法》，获得突发公共卫生事件相关信息的责任报告单位和责任报告人，应在 2 h 内以电话或传真等方式向属地卫生行政部门指定的专业机构报告，具备网络直报条件的要同时进行网络直报，直报的信息由指定的专业机构审核后进入国家数据库。不具备网络直报条件的责任报告单位和责任报告人，应采用最快的通讯方式将《突发公共卫生事件相关信息报告卡》报送属地卫生行政部门指定的专业机构。接到《突发公共卫生事件相关信息报告卡》的专业机构，应对信息进行审核，确定真实性，2 h 内进行网络直报，同时以电话或传真等方式报告同级卫生行政部门。

接到突发公共卫生事件相关信息报告的卫生行政部门应当尽快组织有关专家进行现场调查，如确认为实际发生突发公共卫生事件，应根据不同的级别，以及时组织采取相应的措施，并在 2 h 内向本级人民政府报告，同时向上一级人民政府卫生行政部门报告。如尚未达到突发公共卫生事件标准的，由专业预防控制机构密切跟踪事态发展，随时报告事态变化情况。

三、突发公共卫生事件的应急预案与应急处理

（一）制定突发公共卫生事件应急预案

为指导和规范突发公共卫生事件的应急处理工作，各级政府及相关部门应制定各类突发事件的应急预案，以加强风险意识，有针对性地采取预防措施。

应按照分类指导、快速反应的要求制定突发事件应急预案，并根据突发事件的变化和实施中发现的问题及时进行修订、补充。应急预案应当包括以下主要内容：应急处理指挥部的组成和相关部门的职责；监测与预警；信息的收集、分析、报告、通报制度；突发事件应急处理技术和监测机构及其任务；突发事件的分级和应急处理工作方案；突发事件预防、现场控制，应急设施、设备、救治药品和医疗器械及其他物资和技术的储备与调度；突发事件应急处理专业队伍的建设和培训。

（二）建立统一的突发公共卫生事件预防控制体系

县级以上地方人民政府应当建立和完善突发事件监测与预警系统，指定机构负责开展突发事件的日常监测，并确保监测与预警系统的正常运行。

（三）突发公共卫生事件的应急处理

1. 应急反应原则 发生突发公共卫生事件时，事发地的县级、市（地）级、省级人民政府及其有关部门按照分级响应的原则，做出相应级别应急反应。同时，要遵循突发公共卫生事件发生发展的客观规律，结合实际情况和预防控制工作的需要，以及时调整预警和反应级别，以有效控制事件，减少危害和影响。要根据不同类别突发公共卫生事件的性质和特点，注重分析事件的发展趋势，对事态和影响不断扩大的事件，应及时升级预警和反应级别；对范围局限、不会进一步扩散的事件，应相应降低反应级别，以及时撤销预警。

国务院有关部门和地方各级人民政府及有关部门对在学校、区域性或全国性重要活动期间等发生的突发公共卫生事件,要高度重视,可相应提高报告和反应级别,确保迅速、有效控制突发公共卫生事件,维护社会稳定。

　　突发公共卫生事件应急处理要采取边调查、边处理、边抢救、边核实的方式,以有效措施控制事态发展。

　　事发地之外的地方各级人民政府卫生行政部门接到突发公共卫生事件情况通报后,要及时通知相应的医疗卫生机构,组织做好应急处理所需的人员与物资准备,采取必要的预防控制措施,防止突发公共卫生事件在本行政区域内发生,并服从上一级人民政府卫生行政部门的统一指挥和调度,支援突发公共卫生事件发生地区的应急处理工作。

　　2.应急反应措施　突发公共卫生事件发生后,针对事件的处理,《国家突发公共卫生事件应急预案》指出了突发公共卫生事件应急组织体系中各级机构的职责与任务。

　　(1)各级人民政府　①组织协调有关部门参与突发公共卫生事件的处理。②根据突发公共卫生事件处理需要,调集本行政区域内各类人员、物资、交通工具和相关设施、设备参加应急处理工作。③根据突发公共卫生事件的性质、波及范围,划定控制区域。④采取相应的疫情控制措施,如当地人民政府可以在本行政区域内采取限制或者停止集市、集会、影剧院演出,以及其他人群聚集的活动等。⑤对流动人口采取预防工作,落实控制措施。⑥实施交通卫生检疫。⑦突发公共卫生事件发生后,有关部门要按照有关规定作好信息发布工作。⑧开展群防群治工作。⑨维护社会稳定。

　　(2)卫生行政部门　①组织医疗机构、疾病预防控制机构和卫生监督机构开展突发公共卫生事件的调查与处理。②组织突发公共卫生事件专家咨询委员会对突发公共卫生事件进行评估,提出启动突发公共卫生事件应急处理的级别。③根据需要组织开展应急疫苗接种、预防服药等应急控制措施。④负责对突发公共卫生事件应急处理工作进行督导和检查。⑤国务院卫生行政部门或经授权的省、自治区、直辖市人民政府卫生行政部门及时向社会发布突发公共卫生事件的信息或公告。⑥国务院卫生行政部门对新发现的突发传染病、不明原因的群体性疾病、重大中毒事件,组织力量制定技术标准和规范,以及时组织全国培训,地方各级卫生行政部门开展相应的培训工作。⑦根据突发事件性质,有针对性地开展卫生知识宣教。⑧组织专家对突发公共卫生事件的处理情况进行综合评估,包括事件概况、现场调查处理概况、患者救治情况、所采取的措施、效果评价等。

　　(3)医疗机构　①开展患者接诊、收治和转运工作,实行重症和普通患者分开管理,对疑似患者及时排除或确诊。②协助疾控机构人员开展标本的采集、流行病学调查工作。③做好医院内现场控制、消毒隔离、个人防护、医疗垃圾和污水处理工作,防止院内交叉感染和污染。④做好传染病和中毒患者的报告。⑤对群体性不明原因疾病和新发传染病做好病例分析与总结,积累诊断治疗的经验。重大中毒事件按照现场救援、患者转运、后续治疗相结合的原则进行处置。⑥开展与突发事件相关的诊断试剂、药品、防护用品等方面的研究及国际合作,加快病源查寻和病因诊断。

　　(4)疾病预防控制机构　①做好突发公共卫生事件信息报告工作。②开展流行病学调查。③进行实验室检测,查找致病原因。④开展与突发事件相关的诊断试剂、疫苗、消毒方法、医疗卫生防护用品等方面的研究。⑤中国疾病预防控制中心协助卫生行政部门制定全国新发现的突发传染病、不明原因的群体性疾病、重大中毒事件的技术标准和规范。⑥由中国疾病预防控制中心及各省级疾病预防控制中心负责突发公共卫生事件应急处理专业技术人员的应急培训。

另外，《国家突发公共卫生事件应急预案》还针对卫生监督机构、出入境检验检疫机构、非事件发生地区的应急反应措施做了相应规定。

3. 应急反应的终止　突发公共卫生事件应急反应的终止需符合以下条件：突发公共卫生事件隐患或相关危险因素消除，或末例传染病病例发生后经过最长潜伏期无新病例出现。

特别重大突发公共卫生事件由国务院卫生行政部门组织有关专家进行分析论证，提出终止应急反应的建议，报国务院或全国突发公共卫生事件应急指挥部批准后实施。

特别重大以下突发公共卫生事件由地方各级人民政府卫生行政部门组织专家进行分析论证，提出终止应急反应的建议，报本级人民政府批准后实施，并向上一级人民政府卫生行政部门报告。

上级人民政府卫生行政部门要根据下级人民政府卫生行政部门的请求，以及时组织专家对突发公共卫生事件应急反应的终止的分析论证提供技术指导和支持。

小　结

1. 传染病流行过程包括传染源、传播途径、易感人群3个环节，传染源有传染病患者、病原携带者和感染的动物，人群易感性取决于人群中易感者和免疫者的比例。

2. 传染病预防措施是指疫情发生之前消灭环境中可能存在的病原体、增强人体免疫力，包括健康教育、自我保健、保护环境、加强监测、预防接种和计划免疫等。

3. 传染病控制措施是指疫情发生之后控制疾病、管理传染源、切断传播途径、保护易感人群，我国法定传染病分甲、乙、丙3类40种。

4. 慢性病是指起病隐匿、病程长且病情迁延不愈、缺乏明确的生物证据、病因复杂或病因尚未确认的疾病的概括性总称，危险因素主要有个人特征、环境因素、生理参数等。

5. 伤害是由于能量突然或短暂地作用于人体，超过机体耐受能力而导致的机体损伤，包括由于突然缺乏基本介质如氧气或热量而引起的损伤。

6. 食物中毒是指摄入含有生物性、化学性有毒有害物质的食品或把有毒有害物质当作食品摄入引起的非传染性的急性、亚急性疾病，主要特点有暴发性、临床表现相似、食用共同食物史、非传染性。

7. 最常见的食物中毒是细菌性食物中毒，全年均可发病，夏、秋季高发。预防措施：防止食品被细菌污染，控制细菌繁殖产毒，高温加热彻底杀灭细菌、破坏毒素。

8. 碘缺乏病主要病因是缺碘，表现为地方性甲状腺肿和地方性克汀病，预防主要是补碘；地方性氟中毒主要病因是氟元素过多，引起氟斑牙和氟骨症。预防措施：减少氟的摄入和吸收，促进体内氟的排泄，拮抗氟的毒性，增强机体抵抗力。

9. 突发公共卫生事件是指突然发生，造成或者可能造成社会公众健康严重损害的重大传染病疫情、群体性不明原因疾病、重大食物和职业中毒及其他严重影响公众健康的事件，分为特别重大（Ⅰ级）、重大（Ⅱ级）、较大（Ⅲ级）和一般（Ⅳ级）4级。责任报告单位和责任报告人在获知信息后，应在2 h内以电话或传真等方式向属地卫生行政部门指定的专业机构报告,同时进行网络直报,不具备网络直报条件的,应以最快的方式向属地卫生行政部门指定的专业机构报告。接到《突发公共卫生事件相关信息报告卡》的专业机构,应对信息进行审核,确定真实性,2 h 内进行网络直报,同时以电话或传真等方式报告同级卫生行政部门。

 案例分析及能力提升

1.患者,女,46 岁,活禽销售人员,2014 年 1 月 2 日因发热、乏力、咳嗽到甲市某医院就诊,经检查,诊断为人感染高致病性禽流感。

(1)依据《中华人民共和国传染病防治法》,医院应怎样做?

(2)依据《中华人民共和国传染病防治法》,疾病预防控制中心、卫生行政部门应怎样做?

2.62 岁的张先生在家里与邻居们一起打牌,突然倒在桌旁,出现神志不清、口角歪斜和昏迷。医院检查,血压 80/120 mmHg,CT 诊断为蛛网膜下腔出血。经抢救挽回了生命,但一侧肢体行动障碍。张先生 2 年前退休,喜欢吸烟,1 包/d 以上。

(1)张先生日常生活中存在哪些影响健康的生活方式?

(2)如何改变上述不健康的生活方式?

3.某年夏季某日下午 3 时左右,某厂陆续出现腹痛、呕吐、腹泻及发热患者,至夜间 11 时左右达高峰,至次日清晨 7 时患者共 120 人。大便为水样,伴有黏液和血液;半数患者发热,体温为 37 ～ 39 ℃。

(1)此时能判断是食物中毒还是职业中毒吗? 还需要做哪些工作?

(2)此事件是否为食物中毒,若是,属于何种性质的食物中毒?

(3)引起此次食物中毒的主要原因有哪些? 应怎样预防此类食物中毒的发生?

4.某病多年来一直笼罩着黔西北织金县荷花村,患者牙齿变黄变黑、腿呈"X"形或"O"形、弓腰驼背或者下肢瘫痪等。调查发现当地生活用煤氟含量为 598 mg/kg,土壤中氟含量为 903 mg/kg,当地有烘烤玉米、辣椒、肉等食物加工储藏的习惯。

(1)你认为该村居民患的是何种疾病? 如何防治?

(2)如果成年后到该地区生活,是否还会出现牙齿变黄变黑的现象? 原因是什么?

5.某社区医院某日晚 9 点左右,先后接诊 5 例腹泻患者,为来自同一学校的学生。

(1)该医院在救治患者的同时,还应做何种处置?

(2)有关部门采取应急措施的终止条件是什么?

 同步练习

一、选择题

【A1 型题】

1.属于传染病预防措施的是　　　　　　　　　　　　　　　　　　　　( )

　　A.计划免疫　　　　　　　　　　B.隔离患者

　　C.病室消毒　　　　　　　　　　D.患者衣物消毒

　　E.药物预防

2.目前,我国法定传染病的种类有　　　　　　　　　　　　　　　　　( )

　　A.35 种　　　　　　　　　　　　B.36 种

　　C.37 种　　　　　　　　　　　　D.38 种

　　E.40 种

3. 传染病与其他感染性疾病的主要区别是　　　　　　　　　（　　）

A. 发热

B. 有病原体

C. 有传染性

D. 毒血症状

E. 全身不适

4. 乙型病毒性肝炎的传播途径不包括　　　　　　　　　　　（　　）

A. 母婴垂直传播

B. 性接触传播

C. 血液传播

D. 体液传播

E. 呼吸道传播

5. 甲型病毒性肝炎的主要传播途径是　　　　　　　　　　　（　　）

A. 性接触传播

B. 经血传播

C. 母婴垂直传播

D. 日常接触传播

E. 粪-口途径传播

6. 下列属于甲类传染病的是　　　　　　　　　　　　　　　（　　）

A. 霍乱

B. 淋病

C. 猩红热

D. 禽流感

E. 肺结核

7. 下列属于丙类传染病的是　　　　　　　　　　　　　　　（　　）

A. 鼠疫

B. 梅毒

C. 猩红热

D. 流感

E. 肺结核

8. 可经蚊子传播的疾病是　　　　　　　　　　　　　　　　（　　）

A. 流行性脑脊髓膜炎

B. 流行性乙型脑炎

C. 甲型病毒性肝炎

D. 痢疾

E. 伤寒

9. 可经苍蝇传播的疾病是　　　　　　　　　　　　　　　　（　　）

A. 麻疹

B. 流行性脑脊髓膜炎

C. 流行性乙型脑炎

D. 痢疾

E. 乙型病毒性肝炎(简称乙肝)

10. 可经食物传播的疾病是　　　　　　　　　　　　　　　（　　）

A. 流行性脑脊髓膜炎

B. 流行性乙型脑炎

C. 麻疹

D. 水痘

E. 伤寒

11. 使人群易感性降低的因素是　　　　　　　　　　　　　（　　）

A. 预防接种

B. 新生儿增加

C. 免疫人口死亡

D. 免疫人口迁出

E. 易感人口迁入

12. 使人群易感性升高的因素是　　　　　　　　　　　　　（　　）

A. 预防接种

B. 新生儿增加

C. 人群体质增强

D. 传染病流行后

E. 传染病隐性感染后

13. 属于人工自动免疫制剂的是　　　　　　　　　　　　　（　　）

A. 卡介苗

B. 白喉抗毒素

C. 丙种球蛋白

D. 胎盘球蛋白

E. 破伤风抗毒素

14. 按照儿童计划免疫程序,1 岁内儿童应接种乙肝疫苗　　　　　　　　　　（　　）
  A.0 次   B.1 次
  C.2 次   D.3 次
  E.4 次

15. 下列不属于传染源的是　　　　　　　　　　　　　　　　　　　　　　　（　　）
  A.肺结核患者   B.患狂犬病的狗
  C.乙肝病毒携带者   D.感染伤寒杆菌的猪
  E.被痢疾杆菌污染的水

16. 心脑血管疾病、恶性肿瘤、糖尿病的共同危险因素是　　　　　　　　　　（　　）
  A.吸烟、饮酒、不健康饮食、静坐生活方式
  B.吸烟、不健康饮食、静坐生活方式
  C.吸烟、饮酒、静坐生活方式
  D.饮酒、不健康饮食、静坐生活方式
  E.吸烟、饮酒、不健康饮食

17. 关于吸烟,下列说法错误的是　　　　　　　　　　　　　　　　　　　　（　　）
  A.我国烟草生产和消费均占全球 1/3 以上
  B.可导致高密度脂蛋白升高、低密度脂蛋白降低
  C.可使体内处于慢性缺氧状态
  D.可引起血管内皮细胞损伤
  E.可加速动脉硬化

18. 肿瘤一级预防的主要措施是　　　　　　　　　　　　　　　　　　　　　（　　）
  A.改变不健康的生活方式   B.基因治疗
  C.提供高质量的卫生服务   D.防止近亲结婚
  E.肿瘤的姑息疗法

19. 心脑血管疾病预防重点应放在　　　　　　　　　　　　　　　　　　　　（　　）
  A.一级预防   B.二级预防
  C.一、二预防   D.三级预防
  E.二、三级预防

20. 心脑血管疾病预防应从什么期开始　　　　　　　　　　　　　　　　　　（　　）
  A.胎儿期   B.老年期
  C.青年期   D.中年期
  E.儿童期

21. 致癌最主要的因素是　　　　　　　　　　　　　　　　　　　　　　　　（　　）
  A.环境生物因素   B.环境物理因素
  C.环境化学因素   D.吸烟、饮酒
  E.膳食因素

22. 对预防心血管疾病有益的饮食是　　　　　　　　　　　　　　　　　　　（　　）
  A.多吃腌制食品   B.多吃蔬菜、水果
  C.多吃海产品   D.多饮茶
  E.多饮饮料

23. 下列属于食物中毒的疾病是　　　　　　　　　　　　　　　　　　　　　（　　）
  A.痢疾   B.消化不良
  C.长期摄入低剂量化学物质引起的中毒   D.有毒蜂蜜中毒
  E.急性酒精中毒

24. 食物中毒与流行性传染病的根本区别在于 （ ）
    A. 人与人之间有无传染性   B. 较短时间内有大量的患者出现
    C. 有一定潜伏期   D. 有相似的临床表现
    E. 有无体温升高

25. 关于食物中毒的流行病学特点,下列说法不正确的是 （ ）
    A. 细菌性食物中毒发病率高,死亡率低
    B. 化学性食物中毒发病率低,死亡率高
    C. 毒蕈引起的食物中毒死亡率高
    D. 我国肉毒杆菌毒素中毒大多发生在新疆地区
    E. 霉变甘蔗和酵母面食物中毒多发生在北方

26. 病原体污染食物后无感官性状改变的是 （ ）
    A. 沙门菌属   B. 葡萄球菌肠毒素
    C. 副溶血性弧菌   D. 肉毒杆菌
    E. 变形杆菌

27. 河豚毒素含量最高的器官是 （ ）
    A. 皮肤、腮   B. 肝、肾
    C. 鱼卵、肠   D. 腮、鳍
    E. 卵巢、肝

28. 葡萄球菌肠毒耐热性最强的是 （ ）
    A. B 型   B. C3 型
    C. D 型   D. B1 型
    E. A 型

29. 引起副溶血性弧菌食物中毒的主要食品是 （ ）
    A. 罐头食品   B. 发酵食品
    C. 海产品及盐渍食品   D. 剩米饭、凉糕
    E. 家庭自制豆制品

30. 我国黄曲霉毒素污染最严重的地区是 （ ）
    A. 长江沿岸及长江以南地区   B. 东北地区
    C. 东部沿海地区   D. 西北地区
    E. 西南地区

31. 亚硝基化合物最主要的毒性是 （ ）
    A. 肝毒性   B. 致癌性
    C. 致畸性   D. 血液毒性
    E. 胃肠毒性

32. 对黄曲霉毒素(AF)污染,在食品监测中作为污染指标的是 （ ）
    A. AFB_1 B. AFG_1
    C. AFM   D. AFB
    E. AFM_1

33. 我国预防缺碘性地方性甲状腺肿的一种简单经济、行之有效的方法是 （ ）
    A. 经常食用海产品   B. 食用碘盐
    C. 碘油肌内注射   D. 口服碘化物
    E. 药物预防

34. 我国地方性氟中毒最主要的病区类型是 （ ）
    A. 饮水型   B. 燃煤污染型

C. 饮茶型   D. 大气型

E. 土壤型

35. 下列哪项不属于突发公共卫生事件 （ ）

A. 重大传染病疫情   B. 群体性不明原因疾病

C. 重大食物中毒事件   D. 重大环境污染事故

E. 慢性肺部疾患

36. 突发公共卫生事件可分4个等级,不包括 （ ）

A. 一般   B. 较大

C. 重大   D. 比较重大

E. 特别重大

37. 突发公共卫生事件发生后,医疗机构的职责不包括 （ ）

A. 开展患者接诊、收治和转运工作

B. 做好传染病和中毒患者的报告

C. 协助疾控机构人员开展标本的采集、流行病学调查工作

D. 进行实验室检测,查找致病原因

E. 防止院内交叉感染

【A2 型题】

38. 女,36 岁,被诊断为乙型病毒性肝炎,医院对患者采取措施正确的是 （ ）

A. 进行医学观察   B. 必须住院隔离治疗

C. 在指定场所单独隔离治疗   D. 必要的治疗和行为指导

E. 应急接种乙肝疫苗

39. 满2个月婴儿,健康,按照计划免疫程序,应接种 （ ）

A. 乙肝疫苗第一次   B. 乙肝疫苗第二次

C. 乙肝疫苗第三次   D. 脊髓灰质炎疫苗第一次

E. 脊髓灰质炎疫苗第二次

40. 甲某,女,28 岁,艾滋病患者,在医院分娩一个女婴,依据《艾滋病管理条例》,下列处理错误的是 （ ）

A. 安排甲某隔离病房   B. 对甲某进行抗病毒治疗

C. 对甲某进行安全性行为指导   D. 指导甲某进行母乳喂养

E. 对婴儿进行艾滋病检测

41. 某厂食堂,员工食用凉拌熟食3 h 后出现腹痛、腹泻、头痛、恶心、呕吐等症状,并发现一位厨师手指有化脓性伤口。该员工可能是 （ ）

A. 沙门菌属食物中毒   B. 副溶血性弧菌食物中毒

C. 肉毒杆菌食物中毒   D. 葡萄球菌肠毒素食物中毒

E. 变形杆菌属食物中毒

42. 8 月某日,某单位员工聚餐后大都出现上腹和脐周阵发性绞痛,继而腹泻,5~20 次/d,粪便呈洗肉水样,引起食物中毒的病原菌可能是 （ ）

A. 沙门菌属   B. 副溶血性弧菌

C. 肉毒梭菌   D. 葡萄球菌

E. 变形杆菌属

43. 某工地工人午餐后,多人口唇青紫,且有头晕、无力、腹痛、腹泻等症状。调查发现午餐食用大量自制泡菜。首先应考虑此中毒为 （ ）

A. 毒蕈食物中毒   B. 亚硝酸盐食物中毒

C. 细菌毒素性食物中毒   D. 有毒植物食物中毒

E. 霉菌毒素食物中毒

44. 女,36 岁,被诊断为地方性甲状腺肿,她可能的病因是　　　　　（　　）

    A. 饮水中缺碘　　　　　　　　　　　B. 摄碘量不足或过高

    C. 促甲状腺肿物质增加　　　　　　　D. 遗传缺陷

    E. 先天性甲状腺功能减退

45. 某乡镇卫生院发现一起重大食物中毒事件,应当在多长时间内向当地卫生行政部门指定的专业机构报告　　　　　（　　）

    A. 1 h　　　　　　　　　　　　　　　B. 2 h

    C. 6 h　　　　　　　　　　　　　　　D. 12 h

    E. 24 h

【A3 型题】

女婴,2 个月,已按照计划免疫程序接种过疫苗,家长带其到社区卫生服务中心继续接种。

46. 按计划免疫程序,应为该婴儿接种的疫苗是　　　　　（　　）

    A. 卡介苗　　　　　　　　　　　　　B. 乙肝疫苗

    C. 麻疹疫苗　　　　　　　　　　　　D. 百白破疫苗

    E. 脊髓灰质炎疫苗

47. 依据免疫接种程序,接种人员工作程序错误的是　　　　　（　　）

    A. 查看交费凭证　　　　　　　　　　B. 查验预防接种证

    C. 询问婴儿健康状况　　　　　　　　D. 告知所接种疫苗作用

    E. 进行记录和登记

某学校 152 名学生,8:50~9:00 课间餐,大约 3 h 后,78 人发生了恶心和剧烈反复的呕吐,同时伴有上腹部疼痛,腹泻次数少,体温不高。

48. 此次食物中毒可能是　　　　　（　　）

    A. 沙门菌食物中毒　　　　　　　　　B. 蜡样芽胞杆菌食物中毒

    C. 葡萄球菌食物中毒　　　　　　　　D. 副溶血性弧菌食物中毒

    E. 肉毒杆菌食物中毒

49. 若要证实食物中毒的诊断,关键是要得到患者的何种资料　　　　　（　　）

    A. 病史　　　　　　　　　　　　　　B. 用餐情况

    C. 患者症状　　　　　　　　　　　　D. 患者体征

    E. 患者呕吐物实验室检查结果

50. 若证实为食物中毒,其最有可能的原因是课间餐生产过程中　　　　　（　　）

    A. 储存不当　　　　　　　　　　　　B. 生熟交叉污染

    C. 运输过程中污染　　　　　　　　　D. 容器不干净

    E. 烹调人员手有化脓性感染

二、名词解释

1. 传染源　2. 传染期　3. 流行过程　4. 预防接种　5. 计划免疫　6. 食物中毒　7. 地方病　8. 碘缺乏病　9. 地方性氟中毒　10. 突发公共卫生事件

三、思考题

1. 在某社区发现一例手足口病患儿,应采取哪些控制措施?

2. 慢性病的预防措施有哪些?

3. 怎样预防细菌性食物中毒的发生?

4. 常见细菌性食物中毒的病原特点、中毒食品、临床表现和处理原则有哪些区别?

5. 怎样预防碘缺乏病的发生?

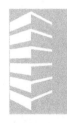

实习指导

实习一　职业病案例讨论分析

（一）实习目的

1. 掌握职业病的概念、特点、诊断和处理原则。

2. 掌握常见职业病的危害及预防控制措施。

2. 熟悉职业病案例分析的方法。

3. 熟悉工作场所常见职业危害的调查与分析评价方法。

（二）实习方法

复习有关理论知识，阅读案例资料，分组讨论、分析、总结，结合资料完成作业。

（三）实习内容

【案例1】 患者，男性，35 岁，因头痛、失眠、记忆力减退和偶尔有肚脐周围疼痛入院。体检：神志清楚，心肺检查未见异常，腹部平软，肝脾不大，脐周有轻微压痛，无反跳痛，四肢痛触觉未见异常，未引出病理反射，血、尿常规正常，肝功能、心电图正常，胸部 X 射线检查未见异常改变。

问题讨论

1. 上述资料中，病史询问是否完整？ 如不完整，还应补充什么内容？

2. 当你遇到腹绞痛患者时，应考虑哪些病症？

3. 引起腹绞痛常见的毒物是什么？ 哪些工种的工人可接触该毒物？

进一步询问，发现该患者曾在某塑料厂的炼塑车间做过 8 年捏合工，其接触的生产塑料中加入了二盐基亚磷酸铅和三盐基亚磷酸铅等稳定剂。患者饭前或吸烟前很少洗手。

4. 在上述病史的基础上，还应做哪些调查研究？

调查患者工作场所发现：该厂每日消耗原料百余斤，其工艺为将原料倒入锅中，加热至 50~60 ℃。在搅拌和过筛过程中接触铅尘。经检测，空气中铅烟浓度为 0.3~0.8 mg/L，车间内无除尘设备，工人无任何防护措施。

5. 此工作场所存在哪些问题？ 有何改进意见？

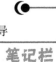
6. 该患者应如何进行进一步的诊断和治疗？

根据患者的职业接触史和临床表现,随即转到职业病院进行诊治。入院时检查:尿铅 0.15 mg/L,尿 δ-氨基乙酰丙酸 80.5 μmol/L,血红细胞游离原卟啉 3.5 μmol/L。诊断为慢性中度铅中毒。

7. 慢性铅中毒的临床表现有哪些？诊断标准是什么？

8. 常用的慢性铅中毒的解毒剂是什么？解毒机制是什么？用药时应注意哪些事项？

9. 除解毒治疗外,还应给予哪些辅助治疗措施？

10. 经驱铅治疗,患者出院后还应注意哪些事项？

11. 怎样预防铅中毒的发生？

【案例2】患者,女性,30岁,某皮鞋厂工人。因头痛、头晕、失眠、记忆力减退、月经过多、牙龈出血入院。检查:神志清楚,呈贫血面容,皮肤黏膜无瘀点,体温 37 ℃,呼吸 21 次/min,血压 110/60 mmHg,腹部平软。血常规:白细胞计数 $2.5×10^9$/L,中性粒细胞计数 $1.3×10^9$/L,血小板计数 $50×10^9$/L,红细胞计数 $3×10^{12}$/L,尿常规检查(−),肝功能检查正常。骨髓检查诊断为再生障碍性贫血。

问题讨论

1. 引起再生障碍性贫血的常见职业性毒物是什么？哪些工种的工人接触机会较多？

2. 如何进一步证实诊断？

患者自述以往身体健康,3 年前到皮鞋厂制帮车间工作,在岗期间未做过健康检查,未接受过职业卫生健康教育,上岗前未进行健康体检。患者不知道车间内有哪些毒物,现场检测,制帮车间面积约 60 m²,高 3 m,车间内无任何防护措施,室内无通风排毒装置。室内空气中有苯、甲苯、汽油、醋酸乙酯等化学品。经测定,苯浓度最低为 120 mg/m³,最高达 360 mg/m³,是标准值的 20~60 倍,诊断为慢性苯中毒。

3. 慢性苯中毒的临床表现有哪些？

4. 造成患者慢性苯中毒的原因是什么？

5. 该案例中,医疗卫生管理方面存在哪些问题？如何防止类似事件的发生？

患者住院后经综合治疗病情好转,血常规回升到正常水平,出院休息半个月后又回到原工作岗位,继续从事制帮工作。1 年后出现反复发热、月经过多、牙龈出血等,症状较以前严重,再次入院治疗。

6. 慢性苯中毒的治疗和处理措施有哪些？

7. 慢性苯中毒一经确诊,应注意哪些事项？

8. 患者经治疗好转后,再次回到原工作岗位,暴露出哪些问题？

9. 在职业卫生中,如何落实三级预防？

实习二 数值变量资料统计分析

(一)实习目的

1. 掌握平均数与标准差的应用条件、意义及直接计算方法。

2. 掌握假设检验的步骤、两均数比较的 t 检验方法。

3. 能熟练应用平均数与标准差描述数值变量资料的集中趋势与离散程度。

4. 熟悉正常值范围与可信区间的计算方法与意义。

(二)实习方法

复习有关理论知识,完成以下计算,并对结果进行分析,运用 SPSS 统计软件验证结果。

(三)实习内容

1. 某种传染病发生 9 例,其潜伏期分别为 2、3、4、5、5、6、7、10、19 d,试问该病的平均潜伏期是多少天?

2. 测得某班 10 名男生身高、体重如下:身高分别为 156、166、157、160、158、160、162、164、169、165 cm,其对应体重分别为 54、65、58、61、56、60、65、62、64、57 kg,试比较其身高与体重的离散程度。

3. 根据某地 100 名 14 岁健康女孩的身高资料,算得身高均数为 140.90 cm,标准差为 4.62 cm,估计该地 14 岁健康女孩身高 95% 正常值范围及身高均数的 95% 可信区间。

4. 已知正常成年男性血红蛋白含量平均水平为 140 g/L,某医生测量了 36 名从事铅作业男性工人的血红蛋白含量,算得其均数为 124.88 g/L,标准差为 22.63 g/L。问从事铅作业工人的血红蛋白含量与正常成年男性是否不同?

5. 某研究所测定 36 例结核病患者与 28 例健康人的脑脊液镁含量,发现其样本均数分别为 1.04 mmol/L 和 1.28 mmol/L,标准差分别为 0.20 mmol/L 和 0.32 mmol/L。欲进一步研究两样本均数有无差别,应选用哪种检验方法?

实习三　分类变量资料统计分析

(一)实习目的

1. 掌握 χ^2 检验的意义和用途。

2. 掌握四格表资料、配对资料、行×列表资料的 χ^2 检验。

(二)实习方法

复习有关理论知识,完成作业。

(三)实习内容

1. 某医院内科用中医疗法治疗十二指肠溃疡患者 53 例,有效者 40 例;用西医疗法治疗十二指肠溃疡患者 42 例,有效者 38 例,问两种疗法的有效率有无差别?

2. 某医生用胞磷胆碱与脑益嗪治疗动脉粥样硬化,前者治疗 40 例,38 例有效;后者治疗 20 例,有效 15 例,试比较两药的疗效。

3. 某医院同时用甲、乙两种方法测定 185 份痰标本中的抗酸杆菌,结果见实习表 3-1,问甲、乙两种方法的检出结果有无差别?

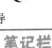

实习表 3-1　甲、乙两种方法检测痰标本中的抗酸杆菌结果(份)

甲法	乙法		合计
	+	-	
+	45	22	67
-	19	99	118
合计	64	121	185

4.某医师研究急性白血病和慢性白血病的血型分布,结果见实习表 3-2,问两种类型白血病的血型分布有无不同?

实习表 3-2　急性白血病和慢性白血病的血型分布(例)

白血病	血型				合计
	A 型	B 型	O 型	AB 型	
急性	66	50	62	23	201
慢性	53	32	47	10	142
合计	119	82	109	33	343

实习四　病例对照研究

(一)实习目的
1.掌握比值比的计算方法。
2.熟悉病例对照研究资料整理及分析方法。

(二)实习方法
复习有关理论知识,阅读案例资料,分组讨论、分析、总结,结合资料完成作业。

(三)实习内容
Doll 和 Hill 于 1948 年 4 月至 1952 年 2 月在伦敦的 20 多家医院选择了确诊为恶性肿瘤的住院患者为调查对象,在这 4 年间凡新收入肺癌患者时,即派调查员前往医院调查,每调查一例肺癌患者,同时配一例同一医院同期住院的胃癌、肠癌等其他恶性肿瘤患者作为对照,即 1∶1 配比。均详细询问肺癌组和对照组患者既往和现在的吸烟等情况,并填入统一的调查表,调查工作是由具有该种研究经验的调查员完成的。

问题讨论

1.选用住院的肺癌患者作为调查对象是否具有代表性? 在住院患者中选取对照应如何保证其与肺癌患者的可比性?

肺癌患者都是经病理组织学和(或)痰的细胞学检查确诊,少部分患者依据肺部 X 射线检查或支气管镜检查确诊,事先规定 75 岁以上的患者不作为调查对象,并除去误诊为肺癌最后修正诊断的患者 80 例,因故未调查的肺癌病例 407 例(包括调查时已出院者 189 例,病危者 116 例,死亡者 67 例,耳聋者 24 例,不会英语者 11 例),这样被调查的肺癌患者大约占当时这些医院肺癌患者总数的 85%,共计 1 465 例。

对照组和肺癌组配对的条件:年龄相差少于 5 岁,性别相同;居住地区相同;家庭经济情况相似;同期入院,并住同一家医院。肺癌组与对照组年龄;性别均衡性比较见实习表 4-1。

实习表 4-1 肺癌组与对照组年龄、性别均衡性比较(例)

年龄(岁)	肺癌组		对照组	
	男	女	男	女
25 ~	17	3	17	3
35 ~	116	15	116	15
45 ~	493	38	493	38
55 ~	545	34	345	34
65 ~	186	18	186	18
合计	1 357	108	1 357	108

2. 为什么要考虑肺癌组与对照组患者这些配对条件? 是否还应考虑其他因素?

调查者对各项调查均有明确的规定,其中吸烟者的定义是每日吸烟 1 支以上,并持续 1 年之久者。不足此标准者列为非吸烟者。为检验调查对象吸烟史的可靠性,作者随机调查了 50 例,第一次询问吸烟史后,间隔 6 个月第二次询问,两次回答的结果见实习表 4-2。

实习表 4-2 两次询问 50 人吸烟量的一致性比较(例)

		第二次询问/(支/d)						合计
		0 ~	1 ~	5 ~	15 ~	25 ~	50 ~	
第一次询问/(支/d)	0 ~	8	1	—	—	—	—	9
	1 ~	—	4	1	—	—	—	5
	5 ~	—	1	13	3	—	—	17
	15 ~	—	—	4	9	1	—	14
	25 ~	—	—	—	1	3	0	4
	50 ~	—	—	—	—	1	—	1
合计		8	6	18	13	5	0	50

通过调查,调查者将男性肺癌组与对照组吸烟习惯整理的结果列于实习表 4-3 和实习表 4-4。

实习表 4-3　肺癌组与对照组吸烟习惯比较(例)

吸烟情况	肺癌组	对照组	合计
吸烟	1 350	1 296	2 646
不吸烟	7	61	68
合计	1 357	1 357	2 714

实习表 4-4　肺癌组与对照组(1∶1配比)吸烟习惯比较(例)

		肺癌组		合计
		吸烟	不吸烟	
对照组	吸烟	1 289	7	1 296
	不吸烟	61	0	61
	合计	1 350	7	1 357

3. 病例对照研究时,进行这种一致性检验的必要性如何? 你对本研究被调查对象回答吸烟情况的准确性如何评价?

4. 计算实习表 4-3 中肺癌组与对照组吸烟者占的百分比。

5. 根据实习表 4-3 和实习表 4-4 的资料,分别计算比值比(OR)和 χ^2 值。本资料应该用哪一类分析方法更合适些? 为什么?

6. 从实习表 4-5 和实习表 4-6 中的资料可以看出什么趋势? 呈何种关系?

7. 从本次调查吸烟和肺癌关系的病例对照研究资料中,可以得到什么结论? 尚需进一步做哪种研究以决定因果关系?

实习表 4-5　每日吸烟量与肺癌的关系[例(%)]

吸烟量(支/d)	肺癌组	对照组	OR 值
0	49(3.6)	91(6.7)	
5 ~	516(38.0)	615(45.3)	
15 ~	445(32.0)	408(30.1)	
25 ~	299(22.1)	162(11.9)	
50 ~	41(3.0)	20(1.5)	
合计	1 357(100.0)	1 357(100.0)	

实习表 4-6　吸烟总量与肺癌的关系

组别		各吸烟总量的病例数					χ^2 值	P 值
		365 ~	50 000 ~	150 000 ~	2 500 000 ~	5 000 000 ~		
男	肺癌组	19	145	183	225	75	30.60	0.001
	对照组	36	190	182	179	35		
女	肺癌组	10	19	5	7	0	12.97	0.001
	对照组	19	5	3	1	0		

笔记栏

实习五　健康生活方式的自我诊断

(一)实习目的

1.掌握健康教育的定义。

2.倡导促进健康的行为和生活方式,改变危害健康的行为和生活方式。

(二)实习方法

填写健康生活方式的诊断测量表,根据计分标准和结果解释,诊断生活方式的健康程度。生活方式健康程度中等和生活方式不佳的,要制订相应的健康行动计划书,努力改善自己的生活方式,增进健康。

(三)实习内容

这是一份大学生健康生活方式的诊断测量表,共有 15 个问题,请你根据自己的实际情况逐一选择回答。为了保证测验的准确性,请你认真并如实作答。

1.如果需要早起床,你会　　　　　　　　　　　　　　　　　　(　　)

A.定好闹钟　　　　　　　　　　　　B.请别人叫

C.自己醒来

2.早上睡醒以后,你会　　　　　　　　　　　　　　　　　　　(　　)

A.立即起床学习　　　　　　　　　　B.不慌不忙,起床后做操锻炼,然后学习

C.在被窝里能多躺一会儿是一会儿

3.你的早餐通常是　　　　　　　　　　　　　　　　　　　　　(　　)

A.稀饭、馒头　　　　　　　　　　　　B.牛乳、面包

C.不吃

4.每天到教室上课,你总是　　　　　　　　　　　　　　　　　(　　)

A.准时到教室　　　　　　　　　　　　B.或早或晚,但都在 10 min 之内

C.非常灵活

5.吃午饭时,你一般　　　　　　　　　　　　　　　　　　　　(　　)

A.急匆匆的　　　　　　　　　　　　　B.慢吞吞的

C.从容吃饭,吃饭后休息一会儿

6.尽管学习很忙很累,也和同学有说有笑　　　　　　　　　　　(　　)

A.每天如此　　　　　　　　　　　　　B.有时如此

C.很少如此

7.对校园生活中出现的矛盾,你会　　　　　　　　　　　　　　(　　)

A.争论不休　　　　　　　　　　　　　B.反应冷漠

C.明确表态

8.在课余时间内,你一般　　　　　　　　　　　　　　　　　　(　　)

A.参加社交活动　　　　　　　　　　　B.参加体育活动或文娱活动

C.参加家务劳动

9. 对待来客,你　　　　　　　　　　　　　　　　　　　　(　)

　　A. 热情,认为有意义　　　　B. 认为浪费时间

　　C. 非常讨厌

10. 晚上你对睡觉时间的安排是　　　　　　　　　　　　　(　)

　　A. 同一时间上床　　　　　　B. 凭一时高兴

　　C. 等所有事情做完了以后才睡

11. 如果你自己能控制假期,你会　　　　　　　　　　　　(　)

　　A. 集中一次过完　　　　　　B. 一半安排在夏季,一半安排在冬季

　　C. 留着,有事时用

12. 对于运动,你一般　　　　　　　　　　　　　　　　　(　)

　　A. 喜欢看别人运动　　　　　B. 做自己喜欢的运动

　　C. 不喜欢运动

13. 最近两周,你　　　　　　　　　　　　　　　　　　　(　)

　　A. 到外面玩过　　　　　　　B. 参加过体力劳动或体育运动

　　C. 散步 400 m 以上

14. 你是怎样度过暑假的　　　　　　　　　　　　　　　　(　)

　　A. 消极休息　　　　　　　　B. 做点体力劳动

　　C. 参加体育运动

15. 你认为自尊心的表现方式是　　　　　　　　　　　　　(　)

　　A. 不惜代价要达到目的　　　B. 深信经过努力会有结果

　　C. 要别人对你做出正确评价

【计分标准】

请参照实习表 5-1 将各题的得分相加,计算出总分。

实习表 5-1　各题得分对照表

题号	A	B	C	题号	A	B	C
1	3	2	0	9	3	0	0
2	1	3	0	10	3	0	0
3	2	3	0	11	2	3	1
4	0	3	2	12	0	3	0
5	0	1	3	13	3	3	3
6	3	2	0	14	0	2	3
7	0	0	3	15	0	3	1
8	1	2	3				

【结果解释】

　　总分在 37～45 分,说明你的生活方式良好,你是一个善于学习、生活和工作的人,有较高的工作效率和学习效率。

总分在 25～36 分,说明你的生活方式比较好,能在繁忙的工作中掌握恢复活力的技巧,有提高效率的潜力。

总分在 13～24 分,说明你的生活方式健康程度中等,你应该努力改善自己的生活方式。

总分在 12 分及以下,说明你的生活状况不佳,应该下定决心彻底改变有害的生活习惯。

注:本测验的结果仅供参考。

健康行动计划书

为增进身心健康,锻炼强健体魄,提高心理素质,在大学期间,我将做到:

1. 每周体育锻炼不少于 3 次,每次不少于 30 min。

2. 每天保证睡眠时间在 7.5 h 以上。

3. 每天吃早餐,定时三餐。

4. 不吸烟、不喝酒、不吸毒。

5. 周一至周五每天上网时间累计不超过 2 h,周末每天上网时间累计不超过 4 h。

6. 每天与同学、朋友交流时间累计不少于 1 h。

注:本计划书一式两份,请室友_____作为监督,如每周各方面累计失信 3 次以上,给监督者 30 元人民币。如果严格执行了该计划,则奖励自己想要吃/用的东西。

本行动计划书从_____年_____月_____日至_____年_____月_____日有效。

计划者签名:_____

监督者签名:_____

实习六　食物中毒案例讨论分析

(一)实习目的

1. 掌握细菌性食物中毒和化学性食物中毒的特点及预防措施。

2. 熟悉食物中毒的调查与处理原则。

(二)实习方法

复习食物中毒的发病特点、诊断处理原则及现场调查的基本步骤;阅读所给资料,分析食物中毒的主要原因和特点,提出相应的诊断、治疗、处理和预防原则。

(三)实习内容

【案例1】2002 年 8 月 25 日,气温高达 36 ℃以上。某卫生监督所接到一起食物中毒的报告,即该市某镇大批居民突然出现高热、严重腹泻、腹痛、呕吐及脱水症状。患者以该镇为主,分布公路沿线周围乡镇,男女老少均有发生,在短短几天内医院共收治患者上千例,事态还在进一步发展,情况较为严重。

对于上述食物中毒案例,如果派你负责调查并处理这起食物中毒事件,你将如何着手进行?

问题讨论

1. 首先从行政上要做什么工作?

2. 调查前要做哪些准备工作?

3. 下一步如何开展现场调查? 如何确定中毒食物的致病原因?

本次食物中毒事故临床症状调查结果如下:患者均以胃肠道症状为主,潜伏期最短 3 h,最长 96 h,大部分在 6 ~ 50 h。患者症状中发热占 70.1%,腹泻占 47.8%,腹痛占 84.5%,呕吐占 48.2%,脱水占 40.0%。腹泻呈黄色水样便,每日泻 4 次及以下者占 47.8%,5 ~ 9 次者占 30.92%,10 ~ 14 次者占 14.27%,15 次及以上者占 6.95%。病程为 1 ~ 9 d,大部分为 2 ~ 4 d。

4. 如何进行现场采样和检验?

在本起食物中毒事件中,44 名患者粪便检验结果显示,32 份粪便中有鼠伤寒沙门菌。

本起食物中毒事件通过从当地饮食服务公司所属冷饮厂抽查的 4 份冰淇淋中全部检出鼠伤寒沙门菌,7 份冰砖有 6 份检出鼠伤寒沙门菌,从而确定此次暴发与吃染有鼠伤寒沙门菌的冷饮有关。抽检 3 份冰淇淋含菌量,每克样品含鼠伤寒沙门菌 4 400 ~ 2 098 800 个,每杯冰淇淋重 50 g,含菌量为 $2.2×10^5 ~ 1.5×10^8$;夹心冰砖 2 份,每克样品平均含菌量为 3 000 个,每块冰砖重 95 g,含菌量约为 $2.9×10^5$,即吃一杯冰淇淋或一块冰砖已能引起鼠伤寒沙门菌食物中毒。

对生产冷饮的鸡蛋、乳粉、可可粉、白糖等原料进行检测,结果发现鸡蛋质量差,10%~20% 有贴壳或散黄,将库存的 25 个鸡蛋分成 9 组检测,结果从 6 组中检出鼠伤寒沙门菌,其他原料除白糖、大肠菌指数超标外,均未检出鼠伤寒沙门菌。

对生产程序及环境进行检测,结果从生产用的搅拌机、搅拌棍与容器中均检出鼠伤寒沙门菌。另外,从车间捕捉到的 3 只老鼠中,2 只检出鼠伤寒沙门菌。

5. 你将如何进一步取证?

本次食物中毒事件调查证明,该厂生产的冷饮受到鼠伤寒沙门菌的严重污染。另外,对抽检患者排泄物、冷饮、鸡蛋、生产工具部分检出菌进行血清凝集试验、生物学特性测定、药物敏感性试验发现,检出菌对常见药物如氨基糖苷类(除链霉素)、磺胺类、硝基呋喃类、头孢类、氨苄西林、羧苄西林均高敏,对链霉素、四环素类、红霉素耐药。噬菌体分型试验、质粒谱检测 29 株均存在 3 条相同的质粒带,分子量分别为 72 440 000、2 880 000 和 1 820 000,发现不同来源菌株的表型与分子生物学上均高度一致。更加证明此次中毒系同一来源,从而确定为鼠伤寒沙门菌引起的食物中毒。

6. 在确定中毒食物和致病菌后,下一步应该如何处理? 为什么冷饮会污染鼠伤寒沙门菌? 对生产经营单位应进行哪些的卫生学调查?

本次调查结果发现:该冷饮厂为该市产量最高的冷饮生产单位,除自设门市外,城区还有 7 家代销店,产品行销全市。产品有冰淇淋、冰砖、冰棒等多种。该厂共有 18 名工作人员,其中 14 人为临时工,缺乏卫生基本知识,亦未受过专业培训,卫生观念差。生产车间十分杂乱,可见苍蝇纷飞、蟑螂奔逸,水沟中还有老鼠出没。

当时正值高温期,冷饮销售量大增,该厂产品供不应求,但该厂生产冷饮的设备有

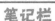

限,为了谋利,在实产 900 杯冰淇淋基础上加倍生产,其他冷饮亦相应加大产量,致使有待冻结硬化的冰淇淋熟料在高温环境下置放 10 h 之久。次日再生产时,生产工具、容器亦不进行消毒就继续使用。调查结果认为,本起由鼠伤寒沙门菌引起的食物中毒事件与生产经营单位生产销售不卫生的冷饮有关。

7. 对食物中毒如何处理?

8. 如何进行行政处罚?

【案例2】2001 年 6 月 30 日,某卫生部门接到一起食物中毒报告。某公司食堂许多就餐者吃完午饭后,相继出现呕吐、头晕、呼吸困难、口唇和四肢发绀等症状,患者立即被送去医院抢救治疗。针对本起中毒事件,卫生部门立即组织专门调查小组,赴食物中毒发生现场进行调查。

调查发现,本起中毒事件中毒患者 42 名,年龄最大 62 岁,最小 30 岁,男性 24 人,女性 18 人。食物中毒潜伏期最短为 10 min,最长为 4 h,用餐后第一例中毒患者的间隔时间仅为 10 min。42 名中毒患者的主要临床症状基本相似,主要有头晕、头痛,乏力,心率加快、心律失常,呼吸困难,恶心、呕吐,腹痛、腹泻,口唇、舌尖、指甲青紫等。本次食物中毒潜伏期非常短,所以细菌性食物中毒可能性不大,初步认为本起食物中毒类型可能是化学性食物中毒。根据临床症状,一般细菌性食物中毒也有头晕、恶心、呕吐、腹痛。但不同之处是本次中毒患者出现口唇、舌尖、指甲青紫,心率加快,呼吸困难等症状,所以认为本次中毒症状与亚硝酸盐食物中毒症状较为吻合。根据临床症状,可进一步排除细菌性食物中毒,初步确定可能是亚硝酸盐引起的化学性食物中毒。那么怎么会引起亚硝酸盐中毒?是食物本身,还是人为造成?需要进一步调查、分析中毒原因。

(1)调查进餐史 调查发现在食物中毒患者发病前 24 h 内,均有 2001 年 6 月 30 日午餐进餐史。

(2)调查可疑食物 2001 年 6 月 30 日午餐食物品种有番茄炒鸡蛋、肉丝炒辣椒、拌黄瓜、冬瓜汤、米饭和馒头(实习表 6-1)。

实习表 6-1　就餐者进餐史调查

食物编号	午餐进食品种	食用人数	发病患者数
番茄炒鸡蛋(A)、肉丝炒辣椒(B)、拌黄瓜(C)、冬瓜汤(D)、米饭(E)、馒头(F)	A、B、D、E	23	0
	A、C、D、F	32	32
	A、B、D、F	6	6
	B、C、D、E	34	0
	B、D、E、F	6	4

主食食用米饭者均未出现中毒,42 名中毒者均有食用馒头史,食用米饭和馒头两种主食者 6 人,其中 2 人食用量少者未出现中毒症状。根据情况分析,初步确定可疑食物与馒头有关。为何馒头带毒?需进一步调查制作馒头的原料和加工过程。调查发现,食堂职工张某在加工馒头时误把亚硝酸盐当作纯碱放入面粉中。因此,判断造成本次中毒事故的可疑食物为馒头。

（3）确定致病因子　为进一步确定致病因子，采集中毒现场的剩余馒头和中毒患者的呕吐物。经检测，呕吐物中亚硝酸盐含量为 850.3 mg/kg，现场采集剩余馒头，亚硝酸盐含量为 942.5 mg/kg。

根据流行病学调查资料，结合临床症状和实验室检测结果，可确定本次食物中毒为一起因误食亚硝酸盐引起的化学性食物中毒。

问题讨论

1. 食入亚硝酸盐的来源都有哪些？
2. 亚硝酸盐中毒机制及临床表现有哪些？
3. 亚硝酸盐中毒的判定原则是什么？
4. 简述亚硝酸盐中毒急救治疗措施。

选择题参考答案

第一章

1. E 2. C 3. C 4. C 5. B 6. B 7. D 8. B

第二章

1. C 2. B 3. E 4. D 5. D 6. B 7. A 8. C 9. A 10. C 11. E 12. D
13. C

第三章

1. C 2. A 3. B 4. B 5. C 6. E 7. D 8. D 9. A 10. A 11. C 12. C
13. E 14. E 15. D 16. A 17. B 18. B 19. C 20. D 21. A 22. E 23. B 24. E
25. C

第四章

1. D 2. C 3. A 4. B 5. D 6. A 7. B 8. C 9. C 10. E 11. D 12. D
13. E 14. C 15. A 16. D 17. C 18. D

第五章

1. A 2. A 3. E 4. C 5. E 6. D 7. E 8. E 9. A 10. A

第六章

1. E 2. D 3. B 4. A 5. B 6. D 7. D 8. B 9. D 10. D 11. A 12. A
13. B 14. B 15. D 16. D 17. A 18. B 19. E 20. B 21. A 22. B 23. C 24. D
25. E 26. C 27. A 28. A 29. C 30. E 31. D 32. A 33. B 34. B 35. C

第七章

1. C 2. E 3. E 4. C 5. A 6. C 7. D 8. D 9. A 10. C 11. D 12. C
13. D 14. D 15. B

第八章

1. A 2. E 3. C 4. D 5. E 6. D 7. B 8. E 9. E 10. A 11. B 12. C
13. C 14. C 15. A

第九章

1. A 2. E 3. C 4. E 5. E 6. A 7. D 8. B 9. D 10. E 11. A 12. B
13. A 14. D 15. E 16. A 17. B 18. A 19. A 20. E 21. C 22. B 23. D 24. A
25. E 26. A 27. E 28. A 29. C 30. A 31. B 32. A 33. B 34. A 35. E 36. D
37. D 38. D 39. D 40. D 41. D 42. B 43. B 44. B 45. B 46. E 47. A 48. C
49. E 50. E

参考文献

[1]张合喜.预防医学[M].北京:人民卫生出版社,2016.

[2]中国营养学会.中国居民膳食指南 2016[M].北京:人民卫生出版社,2016.

[3]静香芝,朱新义.预防医学[M].人民卫生出版社,2016.

[4]景兴科.预防医学[M].北京:科学技术文献出版社,2016.

[5]王福彦.预防医学[M].北京:人民军医出版社,2016.

[6]静香芝.预防医学[M].北京:人民卫生出版社,2015.

[7]康美玉,孔浩.预防医学[M].北京:人民卫生出版社,2015.

[8]魏双平.预防医学[M].3 版.西安:第四军医大学出版社,2015.

[9]郑延芳.社区护理学[M].郑州:河南科学技术出版社,2015.

[10]沈洪兵.流行病学[M].8 版.北京:人民卫生出版社,2015.

[11]中国营养学会.中国居民膳食营养素参考摄入量速查手册[M].北京:中国标准
    出版社,2014.

[12]李春玉.社区护理学[M].3 版.北京:人民卫生出版社,2014.

[13]刘明清.预防医学[M].5 版.北京:人民卫生出版社,2014.

[14]景学安.医学统计学[M].北京:人民卫生出版社,2014.

[15]凌文华.预防医学[M].北京:人民卫生出版社,2013.

[16]张合喜,钟朝辉.预防医学[M].西安:世界图书出版西安有限公司,2013.

[17]傅华,段广才,黄国伟.预防医学[M].6 版.人民卫生出版社,2013.

[18]杨克敌.环境卫生学[M].7 版.北京:人民卫生出版社,2013.

[19]孙长颢.营养与食品卫生学[M].7 版.北京:人民卫生出版社,2012.

[20]李鲁.社会医学[M].4 版.北京:人民卫生出版社,2012.

[21]罗家洪.流行病学[M].北京:科学出版社,2012.

[22]马骁.健康教育学[M].2 版.北京:人民卫生出版社,2012.

[23]段蕾蕾.世界预防儿童伤害报告[M].北京:人民军医出版社,2012.

[24]孙要武.预防医学[M].4 版.北京:人民卫生出版社,2010.

[25]傅华.预防医学[M].5 版.北京:人民卫生出版社,2008.

[26]高永清.营养与食品卫生学[M].北京:科学出版社,2008.

[27]徐飚.流行病学原理[M].上海:复旦大学出版社,2007.

[28]吴凡.伤害与暴力社会调查指南[M].北京:人民卫生出版社,2006.

[29]黄吉武.预防医学[M].3 版.北京:人民卫生出版社,2005.

[30]李学信.流行病学[M].北京:中国医药科技出版社,1999.

附 录

附录一 家庭访视病案首页

第_____次收案:_____ 医疗付款方式:_____ 家庭地址:_____

个人编号:_____ 姓名:_____ 性别:男/女

出生日期:___年___月___日

婚姻状况:未 已 离 丧 职业:_____ 籍贯:_____

民族:_____ 身份证号:_____ 电话:_____

家庭地址:_____ 邮编:_____

联系人姓名:_____ 与访视对象的关系:_____

联系人电话:_____

联系人地址:_____

收案日期:_____年_____月_____日 个案类别:_____

简要病史(医疗诊断、现病史、症状、体征、治疗用药情况):

家庭医生医嘱:

家庭医生签名:

消案日期:_____年_____月_____日

消案依据:

家庭访视小结:

家庭访视人员签名:

家庭医生医嘱：

家庭医生签名：

家庭访视护士护嘱：   家庭访视人员签名：

                                                   年   月   日

附录二　家庭访视病案评估表

姓名：_____ 性别：_____ 年龄：_____ 职业：_____ 文化程度：_____

医疗诊断：_____ 家庭医生：_____ 收案时间：_____

简要病情（现病史、症状、体征、用药及治疗情况）：

生命体征：体温_____（℃） 脉搏_____（次/min） 呼吸_____（次/min）

血压_____（mmHg）

意识：清醒　模糊　嗜睡　谵妄　昏迷   表情：正常　淡漠　痛苦

面色：正常　潮红　苍白　黄染　其他_____

营养：身高____（cm） 体重____（kg） 过去3个月体重有无减轻：无　减轻____ kg

体型：一般　消瘦　肥胖　其他_____

皮肤：正常　潮红　黄染　苍白　发绀　紫癜　搔痒　完整　破损部位　大小

压疮部位　大小

皮肤饱满度：正常　干燥　水肿部位   程度

口腔黏膜：完整　破损　溃疡　其他_____

假牙：无　上牙/下牙　活动/固定

食欲：正常　不佳　增加　恶心　呕吐　咀嚼困难　吞咽困难

饮食：流质　半流质　普通　低盐　低脂　鼻饲　造瘘管　静脉营养

排尿：正常　失禁　潴留　尿频　尿急　尿痛　排尿困难　留置尿管　少（无）

尿量

尿色：正常　茶色　混浊　血尿

排便：正常　便秘　腹泻　次/d　失禁　形状变细

大便颜色：正常　血便　黑便　陶土色

活动：正常　容易疲倦　室内活动　能坐　轮椅　床上活动　卧床不起　偏瘫

截瘫高位/低位

自理能力：自理　需帮助（喂饭　个人卫生　上厕所　穿衣）　完全依赖

睡眠：正常　失眠　易惊醒　多梦　梦游　日夜颠倒　服镇静剂（药名____

剂量____）

视觉：视力正常　视力低下（左　右）　失明（左　右）　其他_____

听力：听力正常　听力低下（左　右）　失聪（左　右）　其他_____

疼痛：无　有（部位_____ 性质_____ 持续时间

间隔时间_____）

饮食习惯:普通　禁忌　偏好

吸烟:不吸　吸(每日_____支,已吸_____年)　已戒_____年

饮酒:不饮　　偶尔饮　　大量(每日_____两_____酒)　已戒_____年

过敏史:无　有(过敏药物/物品名称_____　过敏反应表现_____)

曾患疾病_____　曾做过手术_____　家庭史_____

沟通方式:语言　文字　手势　表达与理解能力:良好　差　与人交流:良好　差

对疾病认识:完全明白　一知半解　不知　情绪(患者自诉/外在表现):_____

居住情况:光线充足　一般　昏暗　居住面积_____(m²)

降温或取暖设备:无　空调　电扇　煤炉　暖气　其他_____

卫生间:坐厕　蹲厕　公共厕所　其他_____

安全防护设施:无　防滑　走道扶手　防坠床　其他_____

经济来源:薪金　离退休金　子女交养老金　救济金　积蓄　其他亲属

医疗费用:医疗保险　自费(能支付　有困难)

家庭成员:_____　　同住亲友:_____

与亲友关系:密切　一般　冷淡　联系人姓名:_____　联系人电话:_____

联系人与患者关系:_____　资料提供者:患者　家属　其他_____

家庭访视人员:_____　所属社区卫生服务中心:_____

评估日期:　年　月　日　患者个人健康档案编号:_____

附录三　*t*界值表

自由度 v	双侧	概率 P				自由度 v	双侧	概率 P			
		0.10	0.05	0.02	0.01			0.10	0.05	0.02	0.01
	单侧	0.05	0.025	0.01	0.005		单侧	0.05	0.025	0.01	0.005
1		6.314	12.706	31.821	63.657	21		1.721	2.080	2.518	2.831
2		2.920	4.303	6.965	9.925	22		1.717	2.074	2.508	2.819
3		2.353	3.182	4.541	5.841	23		1.714	2.069	2.500	2.807
4		2.132	2.776	3.747	4.604	24		1.711	2.064	2.492	2.797
5		2.015	2.571	3.365	4.032	25		1.708	2.060	2.485	2.787
6		1.943	2.447	3.143	3.707	26		1.706	2.056	2.479	2.779
7		1.895	2.365	2.998	3.499	27		1.703	2.052	2.473	2.771
8		1.860	2.306	2.896	3.355	28		1.701	2.048	2.467	2.763
9		1.833	2.262	2.821	3.250	29		1.699	2.045	2.462	2.756
10		1.812	2.228	2.764	3.169	30		1.697	2.042	2.457	2.750
11		1.796	2.201	2.718	3.106	40		1.684	2.021	2.423	2.704
12		1.782	2.179	2.681	3.055	50		1.676	2.009	2.403	2.678

续表

自由度 v	双侧	概率 P				自由度 v	双侧	概率 P			
		0.10	0.05	0.02	0.01			0.10	0.05	0.02	0.01
	单侧	0.05	0.025	0.01	0.005		单侧	0.05	0.025	0.01	0.005
13		1.771	2.160	2.650	3.012	60		1.671	2.000	2.390	2.660
14		1.761	2.145	2.624	2.977	70		1.667	1.994	2.381	2.648
15		1.753	2.131	2.602	2.947	80		1.664	1.990	2.374	2.639
16		1.746	2.120	2.583	2.921	90		1.662	1.987	2.368	2.632
17		1.740	2.110	2.567	2.898	100		1.660	1.984	2.364	2.626
18		1.734	2.101	2.552	2.878	200		1.653	1.972	2.345	2.601
19		1.729	2.093	2.539	2.861	500		1.648	1.965	2.334	2.586
20		1.725	2.086	2.528	2.845	∞		1.644	1.960	2.326	2.575

小事拾遗：......

......

......

......

......

......

......

学习感想：......

......

......

......

......

......

......

　　学习的过程是知识积累的过程，也是提升能力、稳步成长的阶梯，大家的注释、理解汇集成无限的缘分、友情和牵挂，请简单手记这一过程中的某些"小事"，再回首时定会有所发现、有所感悟！

学习的记忆

姓名：＿＿＿＿＿＿＿＿

本人于20＿＿年＿＿月至20＿＿年＿＿月参加了本课程的学习

此处粘贴照片

任课老师：＿＿＿＿＿＿＿　＿＿＿＿＿＿＿　班主任：＿＿＿＿＿＿＿＿

班长或学生干部：＿＿＿＿＿＿＿　＿＿＿＿＿＿＿　＿＿＿＿＿＿＿

我的教室（请手写同学的名字，标记我的座位以及前后左右相邻同学的座位）